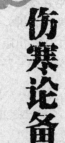

◇ 听香室医集 ◇

伤寒论备讲

主　编　王德群　边玉鸾

副主编　庆　兆　边玉凤　边玉龙
　　　　边玉俊　张华东　边玉虎

编　委　程铭恩
　　　　陈文忠　费宗翔

　　　　张　玲

中国中医药出版社
· 北 京 ·

图书在版编目（CIP）数据

伤寒论备讲/王德群，边玉鸾主编．—北京：中
国中医药出版社，2019.11（听香室医集）（2020.11重印）
ISBN 978－7－5132－5602－5

Ⅰ．①伤… Ⅱ．①王… ②边… Ⅲ．①《伤寒论》–研究
Ⅳ．① R222.29

中国版本图书馆 CIP 数据核字（2019）第 112303 号

中国中医药出版社出版

北京经济技术开发区科创十三街 31 号院二区 8 号楼
邮政编码 100176
传真 010-64405750
山东百润本色印刷有限公司印刷
各地新华书店经销

开本 880×1230 1/32 印张 17.75 字数 371 千字
2019 年 11 月第 1 版 2020 年 11 月第 2 次印刷
书号 ISBN 978－7－5132－5602－5

定价 69.00 元
网址 www.cptcm.com

社 长 热 线 010-64405720
购 书 热 线 010-89535836
维 权 打 假 010-64405753

微信服务号 zgzyycbs
微商城网址 https://kdt.im/LIdUGr
官 方 微 博 http://e.weibo.com/cptcm
天猫旗舰店网址 https://zgzyycbs.tmall.com

如有印装质量问题请与本社出版部联系（010-64405510）
版权专有 侵权必究

总序

边正方先生，吾祖父挚友也。他视我为孙辈，我称他为爷爷。

1958年，边爷爷曾巡回医疗来到我家乡安徽省全椒县马厂公社（即马厂镇），镇中心有一堵数丈高墙，绘了一大幅宣传画，一只大手正在抓一只横行的螃蟹，题目是"看你横行到几时"。问祖父，方知是边爷爷站在高桌上，手执竹竿，竿尖缚笔勾画出来的，吾心佩服其才气也。隔壁大祖父腹痛难忍，边爷爷药下病除，此胆道蛔虫也；又姑母疔毒走黄，命危旦夕，边爷爷从箱底翻出救命之药，一服而安。吾佩其治疗神奇也。这是童年的记忆。

1974年，我有机会到全椒县中学工作，常去县医院看望边爷爷，或带病人就诊于他。边爷爷用伤寒法治病效非凡响，见效快、疗程短，吾慕其医术高明也。

1976年，安徽省滁县地区（现为滁州市）办了一届"西医学习中医培训班"。边爷爷亲往执教，我因帮助县卫生局培训赤脚医生而争取一名额随去滁县，使我有缘成为边爷爷门生，一生中之幸事也。

边爷爷在培训班上，常夸我头乳喝得好！因我学之不杂，由自学中药，再随他学中医，习《伤寒论》，并勤奋好学。一天晚上，边爷爷转到学生宿舍，只见我一人捧着书用心阅读，他兴致勃勃取过去看是何书，这是学习《伤寒论》辅导之书。他翻到前言，看了几行，一下把书扔出去数丈远，"这样的书也能看！胡说八道。"我一头雾水，这是伤寒名家所著，觅到不容易。后来边爷爷告诉我："所谓真寒假热，真热假寒是说不通的。疾病无思想与理智，表现出的寒热皆真无假，只是在人体部位和层次不同，靠医者辨证准确而用药也。"

又一次，我看到杂志上一篇论文，介绍治疗瘰疬经验，觉得挺好。正好边爷爷在身旁，请其指点。他稍阅片刻，拿起笔在纸上留下一行字："集软坚散结之大成也！"写完后头也不回就走了。看着边爷爷背影，我知道自己又错了！

一天，边爷爷语重心长地对我说："一个人不仅仅需要好学，还要深思，学会思考，持之以恒，就会提高！"我把恩师之语记下来，成为一生的座右铭。

1977年下半年我随边爷爷临床，他当时已74岁高龄，每天半日班。边爷爷治病与他医比较，效果大不相同！我庆幸自己找到了"明师"！

有一产妇面色㿠白，舌质红润，虽是夏秋之季，畏寒特甚。边爷爷方中既有祛寒之附片，又有清热之黄连，寒热看似杂陈，其实序度井然。患者二诊未遇边爷爷，请另医治之，我在其旁。此医知上方效佳，但看不明白，既然畏寒，上方有附片，用吧！但又不敢多用，减半。谁知患者次晨赶来最早，服二诊药后畏寒特甚，几乎难以忍受。边爷爷看了前医所用之方，笑笑，知其医未懂其内涵。其实边爷爷治病重视舌、脉，尤其舌诊，根据舌质、舌苔及润燥，参以脉之强弱、大小、浮沉治之。前因舌质虽红，但有薄白润苔，用附片祛寒，而内火甚，必有清火之剂；次诊，表寒已尽，再用附片恰如火上烧油。内火炽盛，外则畏寒更甚。三诊边爷爷从新调治，不日即愈。

我随边爷爷时间稍长，似乎能看出一些诀窍。一日，患者找某医诊治癫痫未遇，因我另半日伴此医抄方，央求我给他续方。患者服前医之方，久治无效，我遂改为边爷爷之法，治以化痰、散结、润下。二日后复诊，患者告之现发作次数已减四分之三，偶有发作，十分高兴！随后又复诊两次，疗效肯定。原医上班后，患者告知吾治效果，此医问用何方，未敢实告，只云加火麻仁、元明粉等。他很兴奋，要我把此案整理出来，此等效果难获！其实他的方法永远无法获此殊效也。

有远道赶来求医之癌症患者，告知十年前家乡曾有一胃癌患者，术后复发，原医院已不收治，抬至全椒县医院也不收治，病家求边爷爷诊治。边爷爷在走廊诊治处方，春节将至，严寒冬季病人在外诸多不便，遂让患者回家服用。过了一段时间，患者恢复甚佳，自己步行二三十里路赶来复诊。边爷爷也回忆起来，此为一女性胃癌病人，约治三四次后，就未再来。获此信息，我利用周末骑自行车一路寻去。见面后，了解服了边爷爷中药，恢复较快，后来渐渐一切正常，家务、上街采购均是她在操持，精神状态很好。

边爷爷曾治疗很多癌症，尤其对十分凶险之白血病患者多有良效，也有不少治愈病例。血液病的诊治惊动北京，曾有专人来访，征求专方，边爷爷均是辨证治疗，并无专方。他曾高兴地写信告诉我，近日遇到一例从未见过的红斑狼疮患者，仅凭辨证治疗，很快痊愈。

我随边爷爷学习不足一年，还未入门就随恢复高考的机会而入安徽中医学院药学专业学习，边爷爷甚感惋惜和伤感！信中曰："伯牙为失钟子期而碎其琴，盖亦为知音之难得也。当碎琴之时，其悲怨为何如耶？若有人，心有所会，学有所得，而无可告语者，其悲苦岂少于伯牙碎琴之事哉。东坡有言：'渺渺兮予怀，望美人兮天一方。'"后次女玉凤继承父业，成为全椒县名医，她待病人如亲人，循循开导，多方关心与病人为朋友，不分上下班接诊患者，终因劳累过度突发疾病倒在岗位上。她对父亲医集出版盼之久矣，积极配合尽力收集资料，未亲见父亲医集出版，悲夫痛哉！

我祖父去世，边爷爷心情沉重，撰写五首诗以纪念之。如七律一首，题为"挽王稼老"："忍看乔木摧枯尽，叶落疏林怅岁寒。蔬食幸能过九九，禅功想已破三三。百年事业休评议，十载睽违更老残。自古人生谁无死，为公不禁一潸然。"又安慰祖父的学生一首"致业广"："显实开权法最尊，大无碍智可通灵，死生老病人间事，假象如何便作真。"祖父是一位笃信佛教的居士，82岁逝世，正所谓"蔬食幸能过九九"。边爷爷的诗中佛理与世间理融合，原来其弟兄四人均出家九华山，又是闽南佛学院首期学员，与懒悟、巨赞是同窗好友。边爷爷在29岁时就是九华山最著名的

"祇园寺"方丈，后来46岁还俗，以医济人。

一次信中，边爷爷告知欲赠书法作品予我，十分高兴！我从小随祖父习书法，在家乡小有名气，后来专心医药，不再接触。虽然在祖父与老友书法大家林散之先生联系中，常当信使，对书法作品只是一般欣赏而已。当欣赏了边爷爷书法后，心灵是一种震撼！难怪他的子女均云，在他们眼中，未见多少书法家超过其父者。在边爷爷的《听香室诗书画》集中，真如此也。他在九华山出家时，曾替九华山玉屏峰下慧居寺书写一副自撰对联："长江此仙堑，云海苍茫，时闻天风传塔语；九华真佛国，梵宫巍峻，日照神岭散炉烟。"我有机会登九华路过慧居寺时，必驻足瞻仰和留影，怀念八十多年前的边爷爷书法遗珍！

边爷爷之画更有特色，既有文人们喜爱的山水和四君子（松、梅、竹、兰），更有与佛教相关的荷花、菊花，甚至蔬菜，还有孔雀、虾趣等。对于画一窍不通的我，不再多述，读者可欣赏选录边爷爷的绘画作品。

边爷爷于诗文、书画、医学研究颇精深，但最大的贡献莫过于中医。他7岁丧父，14岁在姐丈家学习中医外科，获很多李自成随军医生王氏的外科良方，后又由外科而内科。在医学理论上，先温病，后发现伤寒法优于温病法，用数十年时间，攻读并悟出很多至理，先后两次担任《伤寒论》教师，为全椒县和滁县地区（现为滁州市）培养了一批重视学《伤寒论》的中医。62岁时写出了他学习《伤寒论》心得《伤寒扫尘论》，内有诸多全新的论点，对习医者颇有启发！

例如：

·伤寒为万病立法。

·仲师立"伤寒""中风"此二名，是作为全论的总冒来提贯全文的，是全论之经。成氏（无己）把它只做太阳两个病证来看待，岂不害死了人。

·"六经"是全论之纬，做人体内外之分，既不离经，亦不为经所拘，是仲师的创作。"六经"证候是显示敌人所在之处，表里的深浅上下及敌我斗争情况。

·伤寒者从因立名，热病者从果立名。谓因伤于寒，结果则病热。

·伤寒必病热，热非寒变。

·万病皆邪正相争之表现。伤寒总持之法，即万病总持之法也。总持云何？一纲二目，一纲即名曰伤寒是也；二目即"风"与"寒"二名是也。所谓二目者，从太阳至厥阴皆普遍以之为目也。

·《活人书》训阴阳为寒热，河间驳之，至为明确。而三阳为热，三阴为寒之说，至今仍脍炙人口，古今来误人多矣！病者何辜，遭其荼毒，思之恸心！

·寒为外邪，热为正气。

·执一御万，天下之至巧也。治医之道亦然。伤寒一论之所以统摄诸病者，以万病皆邪正相争之表现也。证候虽多，其理至约。仲师执此为论，故文少而义无不赅。后世学者，多谈玄妙，阴阳营卫，神机出入。自以为"玄之又玄，众妙之门"。或旁征博引，自眩渊雅，实则自欺欺人，苦尽苍生，此何事乎？罪莫大焉。

·一般医籍总以肝胆记左关，脾胃记右关，然不知肝胆居人身之右，其相应当在右。例如：人身之左面生肿疡，左脉必大数，反之也是。唯李东垣说过，左右手是指医者，而不是病者，如是，则病人之左手正当医者之右手；病人之右手当是医者之左手，乃符合实际矣。

边爷爷原名边宝新，成年后，自改名边正方，乃立志方正做事，方正做人之意。出家法号宏志，亦寓志向宏大也。75岁时，写了一首长诗，以表达志在万里之外，以及医学上独特见解，不被世人理解，甚至被人误解为醉语。虽然不想青史留名，也不管良相良医，但对医界误入歧途，生灵涂炭，誓为之昭雪，"所仗还有心头热。誓当横戈跃马作前锋，荡开妖垒逞雄烈！"所以，他到90岁仍给人看病，还欲在疑难疾病上闯出新路来。诗名"七十五岁初度信笔"。

> 七十四年过去，七十五岁从斯。
>
> 过去一事无成，今后可想而知。
>
> 落花流水无情，赚得两鬓如丝。
>
> 不想青史留名，哪问良相良医。
>
> 人生岂能无欲，要当与世有益。
>
> 志应在万里之外，岂仅如老骥伏枥。
>
> 医虽小道利人宏，理应奋发乘长风。
>
> 曾过兰台饮杯酒，醉语语人人不从。
>
> 人人各有玄妙法，五行五脏相制克。
>
> 来自内难皆圣言，后人谁敢不守则。
>
> 圣经岂能皆无过，精粗真伪需分别。
>
> 百年之前有叶吴，温邪上受三焦列。
>
> 大言门对仲景开，欲与六经争雄杰。
>
> 天下从风少异言，顿使浓云蔽日月。
>
> 春夏秋，不用说，冬天也有温邪杂。

凡是有病皆温邪，伤寒论方置高阁。

可怜四野怨魂多，谁能为之一昭雪。

兰台酒，力不弱，一醉到今未醒彻。

虽然老眼已昏花，所仗还有心头热。

誓当横戈跃马作前锋，荡开妖垒逞雄烈。

　　边爷爷引导我学会思考，走正中医药探索之路，我心存感激！我的恩师边正方先生的《听香室医集》能成功出版，首先感谢母校安徽中医药大学在我退休后仍为我创造条件，专门成立了"王德群教授工作室"，并配备专职教师帮助整理、编辑资料。此部医集缘起于中国中医药出版社邹运国编辑，我们在烟台参会期间，他敏感地捕捉到边正方先生著作的重要价值，出谋划策帮助我们完成初稿，并在出版社立项。邹编辑是一位负责任和守信的人，当他工作另有安排后，仍将该书稿交由中国中医药出版社，随后王秋华主任非常热心负责地安排、规划此书，做了很多前期工作，以致后期的编辑出版工作非常顺利。刘聪敏、刘喆两位编辑辛勤认真的工作，也为医集增辉良多，谢谢！

王德群

戊戌年二月廿四日

目录

自序

一九六二年春，余奉上级分配，为中医班讲授《伤寒论》。心虽畏怯，然未能辞也。窃思伤寒一书，继《内》《难》而作，为诸方之祖，为万病总持，指导临床，其面颇广，教之不当，学之必舛，于广大人民之身体健康关系大矣。于是搜集各家注释得十余种，虽遗缺颇多，然大意可窥。选择引用，务使学者能心领神会，理路贯通，适用于临床。而先辈虽各有妙义，亦未免互有差异。若去取随心，岂能皆中肯綮？设有不当，过莫大焉。乃于诸注中，择最切于条文义理，或字句之考究者，录之。或两家义有出入，或竟抵牾者，亦并录之，以作对照。讲解时，并以告诸学者，然又恐学者未知衷尚，乃略加按语，虽多乖谬，只自当之，不敢枉屈先贤也。讲时，学子以记录为难，乃抄于黑板，继又为节省时间，乃施之于油印。始固未有作成书想也。其间多得领导勉励支持，暨汪岳尊、仲祝华、龚锡嘏诸同仁不时启发教益，遂俨然成书矣。然以予之浅学，又且于诊务与教学之微暇，仓卒为之，错谬必多，尚希同道大家指教，以便修改为幸。

边正方

一九六三年冬月于全椒县医院中医班教研室

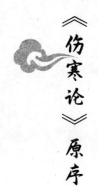

　　余每覽越人入虢之診，望齊侯之色，未嘗不慨然嘆其才秀也。

　　或本首有论曰二字，盖此篇，其体为序，其事则论，论世人之徒迷名利，而不知有病祸也。越人，即扁鹊，姓秦氏，渤海郑郡人也。过虢，太子死，若太子病，所谓尸厥者也。形静如死状，太子未死也。乃使弟子子阳，厉针砥石，以取外三阳五会，有间，太子苏，乃使子豹为五分之熨，以八减之齐，和煮之，以更熨两胁下，太子起坐，更适阴阳，但服汤二旬而如故。扁鹊过齐，齐桓侯客之，入朝见曰：君有疾在腠理，不治将深。桓侯曰，寡人无疾。扁鹊出。桓侯谓左右曰：医之好利也，欲以不疾者为功。后五日，扁鹊复见曰，君有疾在血脉，不治恐深。桓侯曰：寡人无疾。扁鹊出，桓侯不悦。后五日，扁鹊复见，望见桓侯而退走。桓侯使人问其故，扁鹊曰，疾之在腠理也，汤熨之所及也。在血脉，针石之所及也。其在肠胃，酒醪之所及也。其在骨髓，虽司命无奈之何。今在骨髓，臣是以无请也。后五日，桓侯体病，使人召扁鹊，扁鹊已逃去，桓侯遂死（见《史记》）。未尝即未曾。叹息即兴奋之貌。晋潘岳《闲居赋》序，未尝不慨然废书而欤。同一句法，慨，通嘅，《说文》：嘅，叹也。叹，通"欤"。

怪當今居世之士，曾不留神醫藥，精究方術，上以療君親之疾，下以救貧賤之厄，中以保身長全，以養其生。

当今居世之士，即泛指世上贪名逐利之徒。是下文所谓孜孜汲汲，惟名利是务者。留神即用心。医药、方术，互言之，作对句。《史记·始皇纪》云：悉召文学方术士。《汉书·平帝纪》云：方术本草。唐王勃曰：为人子者不可不知医。《二程全书》曰：治病委之庸医，比之不慈不孝。事亲者，不可不知医。

从"上以疗君亲之疾"字始，上二句对人，有上有下，三句对己身。为人岂可不知医哉？

但競逐榮勢，企踵權豪，孜孜汲汲，惟名利是務。

四句形容趋炎附势争逐名利。上文所谓怪者，皆指此辈而言。《汉书·萧望之传》曰：天下之士，延颈企踵，争愿自效。孜孜汲汲，勤也，剧也。孟子曰：孳孳为善。孳孳即孜孜也。

崇飾其末，而忽棄其本，欲華其外而悴其內。皮之不存，毛將安附焉？

末指上文名利言，本指养生言，外亦是末，内亦是本，互言之也。身既不存，何有名利。皮亦指本，毛亦指名利也。互成三对句。附应作傅，《左传》僖公十四年，虢射曰，皮之不存，毛将安傅。

進不能愛人知物，退不能愛躬知己。

爱人知物，即上文疗君亲救贫贱也。爱躬知己，即上文保身养生也。重复咏叹，感慨不已。

卒然遭邪風之氣，嬰非常之疾，患及禍至，而方震慄。

卒然，转变迅速，伤寒之病即非常之疾也。嬰，招也，触也。邪风，即四时不正之风也。中伤于人，皆为伤寒。方，始也。震慄，形容恐惧。

降志屈節，欽望巫祝。

降志，低其志气也。节，操也。屈节者，不能坚其素曰之操行也。钦，敬也。赞主人响神者男曰祝，女曰巫。《论语·微子》，不降其志，不辱其身。《家语》，宰予进于孔子曰：夫子之于司寇也，曰少而屈节数矣，不可以已乎。

告窮歸天，束手受敗。齎百年之壽命，將至貴之重器，委付凡醫，恣其所措。

《史记·屈原传》曰：故劳苦倦极，未尝不呼天也。赍，齎之俗字，持也。将亦作持解。人命至贵。

凡者，平凡也，轻微之称。措，置也，俗云，摆布。恣，放任之义。

咄嗟呜呼！厥身已斃，神明消滅，變爲異物，幽潛重泉，徒爲啼泣。痛夫！

咄嗟呜呼，慨叹之辞。异物，贾谊《鹏鸟赋》，化为异物兮，又何足患。幽潜重泉。江淹述哀诗，美人归重泉。人死则四大分离，各还原物，则非人矣，故曰异物。人死则埋藏地下，犹云暗藏地下。泉在地下，重泉，深名也。《左传》，郑伯克段于鄢，庄公曰：不及黄泉，无相见也。颍考叔曰：若掘地及泉，隧而相见，其谁曰不然。谚云：人死归泉下。死生亦大矣。岂不痛哉？

舉世昏迷，莫能覺悟。不惜其命，若是輕生，彼何榮勢之云哉！

或本悟字下作自盲若是。无不惜二句。

而進不能愛人知人，退不能愛身知己，遇災值禍，身居厄地，蒙蒙昧昧，惷若遊魂。哀乎！趨世之士，馳競浮華，不固根本，忘軀殉物，危若冰谷，至於是也。

惷，《千金》作懜，柯本作惷。《礼·哀公问》，寡人惷愚冥顽。游魂，《易·系辞》，游魂为变。皇甫谧《甲乙经》序曰，夫受先人之体，有八尺之躯，而不知医事，此所谓游魂耳。盖本于此。徇物，《庄子·让王》篇，今世俗之君子，危身弃生以循物。冰谷，潘岳《寡妇赋》，若履冰而临谷。《北史·周武帝纪》，诏曰：每一念及，若临冰谷。或本无此一节，盖此一节皆重述上文怪当今居世之士云云一段也。

余宗族素多，向餘二百。建安紀年以來，猶未十稔，其死亡者，三分有二，傷寒十居其七。感往昔之淪喪，傷橫夭之莫救。

纪年，纪元之年也。稔，熟也。谷一熟，为一年，十稔即十年。

指委付凡医，以致如是，悲感甚矣。

乃勤求古訓，博采眾方，撰用《素問》《九卷》《八十一難》《陰陽大論》《胎臚藥錄》，並《平脈辨證》，爲《傷寒雜病論》合十六卷。

张隐庵曰："《素问》九卷者，《素问》八十一篇，内有遗阙，故举其卷。《灵枢》君臣问答，八十一篇，毫无遗阙，故举其篇。"案九卷，即《灵枢》。《八十一难》，即《难经》也。《阴阳大论》，林亿等，以《素问》运气七篇，为《阴阳大论》。张隐庵云："《胎胪药录》者，如神农本经，长桑，阳庆禁方之类，胎胪者，罗列之谓。"丹波元简皆非之，谓无据也。

柯韵伯曰："仲景言平脉辨证，为《伤寒杂病论》，是脉与证未尝两分也。"

丹波元简曰："案平脉辨证，亦似书名，然史志未著录，今无所考。"

山田正珍谓："《八十一难》亦医经名，其书不传也。若夫今之《难经》，则后人伪撰，非古人之《八十一难》《阴阳大论》《胎胪药录》《平脉辨证》诸书，今皆不传，可叹哉。再按《阴阳大论》，林亿以运气七篇充之。本邦名古屋，玄医以阴阳应象大论充之，'说出医，学愚得'皆非也。不可从矣。《太平御览》，七百二十二，引张仲景方序曰，卫汎好医术，少师仲景，有才识，撰四逆三部厥经，及妇人胎藏经、小儿颅囟经三卷，由此考之所谓胎胪，乃妇人、小儿之义已。又按伤寒六经之目，盖据于《素问》热论者也。其所谓太阳病，刺风池、风府者，据于《素问》骨空论刺法者也。其所谓发汗后，脐下悸，以甘澜水煮药者，据于《灵枢》邪客篇，半夏煎汤法者也。其所谓伤寒厥而心下悸，宜先治水，却治其厥者，据于《素问》标本病传论，小大不利，治其标之语者也。其他本于素灵者不少，熟谓仲景不撰用素灵哉。又谓《素问》阴阳应象大论曰：治病必求于本，又曰，形不足者温之以气，精不足者补之以味，其高者因而越之，其下者引而竭之，中满者泻之于内。其有邪者，渍形以为汗，其在皮者，汗而发之。按仲景用四逆理中四逆建中真武辈，以补其不足者，用瓜蒂以越其高者，用猪苓、五苓辈，以引其下者，用承气、泻心辈，以泻其中满者，用麻黄、桂枝辈，以发其在表者，若其所谓心下有水气，胁下有水，胸中有热，胃中有邪气，胃中干燥，胃中不和，胃气不和，胃中有燥屎，胃中空虚，胃中虚冷，里有热，里有寒，热入血室，热结在里，热在下焦，热结膀胱，瘀热在里，寒湿在里，水结在胸胁，冷结在膀胱之类，皆所谓治病求于本者也。中西惟忠，乃谓质诸终篇，未尝有本于素灵者，呜呼，何其疏漏之甚也。"

雖未能盡愈諸病，庶可以見病知源。若能尋余所集，思過半矣。

言此书虽不能尽论诸病，然庶可见病而知其来源。若能细心寻求余之所辑，则虽未论及之病，亦可以治之矣。《易·系辞下》，知者观其象辞，则思过半矣。

夫天布五行，以運萬類，人秉五常，以有五藏。

五行，水、火、木、金、土也。五常，仁、义、礼、智、信也。以五藏合之。则肝仁，肺义，心礼，肾智，脾信也。

經絡府俞，陰陽會通。

经直络横，经在人身，如树木之干，络则如枝也。府是气府，俞是俞穴。

阴阳不会通，则隔绝矣。《易·系辞上》，观其会通，以行其典礼。

玄冥幽微，變化難極。自非才高識妙，豈能探其理致哉！

深奥微妙之理，非才高识妙，岂能探究，才高应上文才秀句。

上古有神農、黃帝、岐伯、伯高、雷公、少俞、少師、仲文，岐伯、伯高、雷公、少俞、少师皆黄帝臣，仲文无考。

中世有長桑、扁鵲，漢有公乘陽慶及倉公。下此以往，未之聞也。

扁鹊少时为人舍长，舍客长桑君过，扁鹊独奇之，常谨遇之，乃悉取禁方，尽与扁鹊。阳庆，汉临淄元里人，庆有古先道遗传黄帝、扁鹊之脉书，五色诊脉，知人生死，决嫌疑，定可治，及药论书甚精。《史记》有扁鹊仓公传。

觀今之醫，不念思求經旨，以演其所知，各承家技，終始順舊。省疾問病，務在口給，相對斯須，便處湯藥，按寸不及尺，握手不及足，人迎趺陽，三部不參，動數發息，不滿五十。

即前段所谓凡医。

《论语》，御人以口给，谓口才便捷。

《十便良方》，引王贶脉诀曰："说脉之法，其要有三，一曰人迎，在结喉两旁，法天；二曰三部，谓寸关尺，在于腕上侧，法人；三曰趺阳，在足面系鞋之所，法地。三者皆是气之出入要会，所以能决吉凶死生。凡三处，大小迟速，相应齐等，则为无病之人。三部不参，动数发息，不满五十，未知生死，所以三者，决死生之要也。《灵枢》根结篇曰：脉不满五十动，而一止者，一藏无气，故须候五十动。"

短期未知決診，九候曾無髣髴，明堂闕庭，盡不見察。所謂管窺而已。

陆机《叹逝赋》：嗟人生之短期。李善注，《素问》，雷公曰：请问短期。九候，即《素问》三部九候也。《说文》，仿，相似也；佛，见不审也。仿佛即髣髴。

《灵枢》五色篇曰：明堂，鼻也。阙庭，眉间也。庭者，颜也。

庄子曰：魏牟，谓公孙龙曰，而规规而求之以察，索之以辨，是直用管窥天，用锥指地，不亦小乎？

夫欲視死則生，實爲難矣。

齐侯犹生，而视其死，虢太子已死，而别其生。

孔子云，生而知之者上，學則亞之，多聞博識知之次也。

《论语·季氏》篇曰：孔子曰，生而知之者上也，学而知之者次也，困而学之，又其次也。多闻博识，与困而学之同义。

余宿尚方術，請事斯語。

仲景自谦之辞，上云生而知之者上。如前段所云才秀如扁鹊者。己则从事于学，及多闻博识耳，所谓勤求古训，博采众也之类也。亦回顾叹息，居世之士，与今之医者，不留神医药勤求古训耳。

伤寒论备讲

010

凡例

一、本编从张隐庵集注本，其与他本有增损字句，不用章节者，但注明之，如无出入者，多不入注，以非重在考据也，更不擅改条文。

二、本编原是备课时所集资料，辑引较多，话语讲解，概未写入，恐占篇幅也。

三、本篇所引，以成无己《伤寒论注解》、张隐庵《伤寒论集注》《医宗金鉴》、陈修园浅注、丹波元简《伤寒论辑义》、山田正珍《伤寒论集成》为主要。《内》《难》与方有执条辨、喻嘉言尚论、程应旄后条辨、柯韵伯论注、钱潢溯源集、张璐赞论、魏荔彤本义、张锡驹直解、汪琥辨证、曹颖甫发微引用亦多。兼涉及《巢源》《千金》《外台》，朱肱、许叔微、刘河间、张景岳、闵芝庆、林澜、吴仪洛、徐大椿、王肯堂、尤在泾、章太炎等；参阅而未加引用，或引用极少者，有陆渊雷今释，以及五院讲义，江苏、安徽所编讲义等书。所引各家，但从文义所须，不以时代先后为次序。

四、本篇和评赞一篇，是为诸家所未有者，意在使学者知其重要，不能与其他医书同等视之也。识者或不以为蛇足。

五、本编特点：诸注家引前人者，皆从己意去取，故拴其与己意相合者取录之，不合者则不引用，然则己以为是者皆是乎，恐难免有拾沙而舍金之诮矣。日本注家虽兼举出某家所解某条为误，而但指其误，不载其原文，设有误解，岂不令古人含冤地下乎？故本编凡驳某某之误，而亦多录载其文，是使设有不当，罪由己负也。

六、本编缺点：个人学力浅，参考资料少，时间短促。

附:《伤寒论》原文版本说明

1. 底本：明·赵开美翻刻宋板《伤寒论》（2009 年日本东洋医学会影印台湾故宫博物院藏本）。

2. 主校本：明·赵开美《仲景全书》（2004 年中医古籍出版社影印中国中医科学院图书馆藏本）。

3. 参校本:《伤寒论辑义》（丹波元简著，人民卫生出版社1955 年出版）;《中医八大经典全注·伤寒论》（尚志钧，翟双庆等编，华夏出版社 1994 年出版）;《中国医学大成·伤寒金匮分册》（曹炳章原辑，杨金萍等主校，中国中医药出版社 1997 年出版）。

4. 他校本:《黄帝内经·素问》（人民卫生出版社影印明·顾从德翻印宋本刊本，2013 年出版）;《针灸甲乙经》（人民卫生出版社影印明·《医统正脉》刊本，1956 年出版）;《金匮玉函经》（人民卫生出版社影印清·本衙藏板本，2013 年出版）;《备急千金要方》（人民卫生出版社影印"江户医学影北宋本"

本，1955 年出版)；《百大名家合注伤寒论》(吴考槃编，1924年上海千顷堂书局本)。

采用四校合参的方法，以底本为主，校本择善而从。

《伤寒论》，后汉张仲景著。

仲景名机，南阳人，举孝廉，官至长沙太守。湖广旧志《方伎传》载："张机学医于同郡张伯祖，尽得其传。少时与同郡何颙客游洛阳。"颙谓人曰："仲景之术，精于伯祖，著《伤寒论》十卷行世，华佗读而喜曰，此真活人书也。又著《金匮玉函经》，推为医中亚祖。"又曰："晋王叔和纂次仲景《伤寒论》为三十六卷行于世。"

《何颙别传》载："同郡张仲景总角造求，谓曰，君用思精而韵不高，后将为良医，卒如其言。王仲宣，年十七，尝遇仲景。仲景曰：君有病，宜服五石汤，不治且成。后至三十，当眉落，仲宣以其贯长也远，不治也。后至三十，病果成，其精如此。"

《医籍考》曰："《伤寒论》，后汉张仲景著，晋王叔和撰次，经六朝隋唐，而未见表章者，至宋治平中，始命儒臣校定是书，孙奇等序，载开宝中节度使高继冲，曾编录进上，然其书文理舛误，未尝校正，历代虽藏之书府，亦阙于雠校。国家诏儒臣，校正医书，臣奇先校定张仲景《伤寒论》十卷，总二十篇，合三百九十七法，除复重，有一百一十二方，其命书以伤寒者。仲景自序，称其宗族二百余，建安纪年以来，犹未十稔，其死亡者，三分有二，伤寒十居其七，感往昔之沦丧，伤横夭之莫救，遂作此书。"

林亿等校定序曰："张仲景，《汉书》无传，见《名医录》云。"

按皇甫谧《甲乙经》序，晋皇甫谧传，其被称于当时可见，晋去汉不远，其言如此，仲景虽于《汉书》无传，其为汉末人无疑矣。

《后汉书·刘表传》曰："建安三年，长沙太守张羡，率零陵、桂阳三郡畔表。表遣兵攻围，破羡平之。"《英雄记》曰："张羡南阳人，盖仲景羡之族，岂表破羡之后，使仲景代之乎？"

林亿等校定序曰："又自仲景于今八百余年，惟王叔和能学之。"

成无己亦曰："仲景之书，逮今千年，而显用于世者，王叔和之力也。"

盖仲景书，当三国兵焚之余，残缺失次，若非叔和撰集，不能延至于今，功莫大矣。

而明洪武中，苨溪黄氏作《伤寒类证辨惑》曰：仲景之书，六经至劳复而已，其间具三百九十七法，一百一十三方，纤悉毕备，有条而不紊也。辨脉平脉伤寒例三篇，叔和采摘群书，附以己意，虽间有仲景说，实三百九十七法之外者也。痉湿暍一篇，出《金匮要略》，叔和反编入于六经之前，又有汗吐下，可不可，并汗吐下后证，叔和重集于篇末云。

此说源乎王履《溯洄集》，但履以伤寒例，为仲景旧文也。从此而降，方有执、喻嘉言、柯琴辈，从而宗其说，或驳或贬，以加诋諆，如序例，则云搜集仲景旧论，《外台》乃载其文，揭以王叔和曰。则此一篇，叔和所撰，非敢伪托而作也。至辨脉、平脉、汗吐下，可不可等篇，叔和既于《脉经》中引其文，以为仲景语。

高湛《养生论》曰：王叔和性沉静，好著述，考覈遗文，采摘群言，撰《脉经》十卷。

叔和《脉经》序亦曰：今撰集岐伯以来，逮于华佗经论要诀，合为十卷。其王、阮、傅、戴、吴、葛、吕、张所传异同，咸悉载录。

伤寒例固多不合仲景之绳墨，而言属荒谬者，然叔和亦一名士也。岂有以我所立论，嫁名于前贤，而为采摘于已著书中，如毒手狡狯之伎俩乎？阴阳五行，汉儒好谈之，五藏六府，经络流注，《史记·扁仓传》间及于此，汉志亦多载其书目，仲景生于汉末，何独屏去。

今依临川吴氏之言而考之，如六经至劳复，文辞典雅蕴奥者，系于所撰用古经之文，其他言涉迂拘，而文气卑弱，世人以为叔和所羼入者，岂知非却是仲景之笔乎？因意伤寒例：及原文中，或曰疑非仲景方，或曰此余尽是仲景旧文，而前后义相矛盾，文理暧昧难晓者。古书往往有之，又何疑焉。方喻诸家逐条更定，删改字句。以为复仲景之旧，殊不知益乖本来，惑乱后人莫此为甚。视诸叔和，其功罪之轻重，果奈何也。

张遂辰《仲景全书》卷首载《医林列传》曰：王叔和撰次张仲景方论为三十六卷，大行于世。

此原出于《太平御览》引高湛《养生论》，然《隋志》等不载三十六卷目。

汪琥曰：仲景为《伤寒杂病论》十六卷，叔和编次，何至遽增二十卷书耶？则云三十六卷误矣。要之《伤寒论》一部，全是性命之书，其所关系大矣。故读此书者，涤尽胸中成见，宜于阴阳表里寒热虚实之分，发汗吐下、攻补和温之别而痛着工夫。欲方临证处疗，身亲试验之际，而无疑殆也。其中或有条理抵牾，字句钩棘，不易晓者，勿敢妄为穿凿。大抵施之行事，深切著明者。经义了然，无太难解者，太阳病，头痛发热，汗出恶风者，桂枝汤主之之类。岂不至平至易乎？学者就其至平至易处，而细勘研审，辨真假疑似之区别。而得性命上之神理，是为得之矣。其所难解释，诸家费曲说者，纵命钻究其旨，不免隔靴挠痒。如以其不的确明备者，施之于方术，则害于性命，亦不可测。然则其所难解释者，置诸阙如之例而可也。谚云：开卷了然，临证茫然，是医家之通患，学者宜致思于此，亦何苦以诋诘古人为事乎哉。

喻嘉言《尚论篇》曰：张仲景著《卒病伤寒论》十六卷，其《卒病论》六卷，已不可复睹。即《伤寒论》十卷，亦劫火之余，仅得之口授，其篇目先后差错，赖有三百九十七法，一百一十三方之名目，可为校正云云。

徐灵胎曰：仲景《伤寒论》编次者，不下数十家，因致聚讼纷纭，此皆不知作书之旨也。观伤寒叙所述，乃为庸医误治而设，所以正治之法，一经不过三四条，余皆救误之法，故其文亦变动不居。读《伤寒论》者，皆设想悬拟之书，则无往不得其义矣。今人必改叔和之次序，或以此条在前，或以此条在后，或以此证因彼证而生，或以此经因彼经而变，互相诟厉，熟知病变万端传经无定，古人因病以施方，无编方以待病。其原本次序既已散亡，庶几叔和所定为可信，何则？叔和序例云，今搜摘仲景旧论，录其证候诊脉声色对病真方，有神验者，拟防世急，则此书乃叔和所搜集，而后人辄加辩驳，以为原本不如此，抑思苟无叔和，安有此书。且诸人所编，果能合仲景原文否耶？夫六经现证，有异有同，后人见阳经一证，杂于阴经之中，以为宜改入阳经之内，不知阴经亦有此证也。人各是其私，反致古人圆机活法，泯没不可问矣。凡读书能得书中精义要诀，历历分明，则任其颠倒错乱，而我心自能融会贯通，否则徒以古书，纷更互异，愈改愈晦矣。

周省吾曰：仲景伤寒书，为叔和编次，已失其真。即林亿校本，亦已难得，今世所传，惟成无己之注释本而已。至三百九十七法，莫不津津乐道。而究鲜确指，汪苓友亦云，前人所未明言，其引张孝培《伤寒类疏》桂枝汤服后，至助药力为一法，温覆至如水流漓又一法，称与诸家不同。顾吾不知其何本而有此，考前明有吾虞赵开美翻刻宋板《伤寒论》全文，其三百九十七法，于每篇之首，注其几，先则节录原文，开明第一第二，次于原文之下，复列一二三之数，总计全书，治法了然也。但不知出自叔和，出自林亿。今之传本亡之者，殆为无己所删乎？后人未见宋刻，茫然不晓，如王安道亦未之见也。

国朝王晋三，虽于每方之下，注以各法，亦不过继张孝培、汪苓友之志，而爱礼存羊，究有未能悉洽者。故愚以为注书，不应改移，止宜就文辩论，如朱子之贤，阙文错简，皆仍其旧。无己何人，而乃檀削，以致迄今盈庭聚讼也。

《名医别录》云："仲景著《伤寒论》，诚不刊之典。"

《直斋书录解题》云："其文辞古奥，又名《伤寒卒病论》。凡一百一十二方，古今治伤寒者，未有能出其外也。"

湖广旧志《方伎传》曰："颙谓人曰：仲景之术，精于伯祖，著《伤寒论》十卷行世，华佗读而喜曰：此真活人书也。"

《医林列传》云："张机书为诸方之祖，时人以为扁鹊、仓公无以加之，故后世称为医圣。"

皇甫谧曰："仲景论广汤液，为数十卷，用之多验。"

孙思邈曰："江南诸师，秘仲景要方不传。"

朱肱曰："华佗指张长沙《伤寒论》，为活人书，昔人又以《金匮玉函》名之。其重于世，如此。然其言雅奥，非精于经络，不可晓会。"

严器之曰："伊尹以元圣之才，撰成汤液，俾黎庶之疾疢，咸遂蠲除，使万世之生灵，普蒙拯济，后汉张仲景又广汤液为伤寒卒病论十数卷，然后医方大备。至晋太医令王叔和，以仲景之书，撰次成叙，得为完帙。昔人以仲景方一部，为众方之祖，盖能继述先圣之所作，迄今千余年，不坠于地者，又得王氏阐明之力也。《伤寒论》十卷，其言精而奥，其法简而详，非寡闻浅见，所能赜究。"

刘完素曰："汉末之魏，有南阳太守，张机仲景，恤于生民多被伤寒之疾，损害横夭，因而辄考古经，以述伤寒卒病方论一十六卷，使后之学者，有可依据，然虽所论未备诸病，仍为要道，若能以意推之，则思过半矣。"

吕复曰："盖一证一方，万选万中，千载之下，若合符节，前修指为群方之祖，信矣。"

郑佐云："《伤寒论》，为文简严，而寓意深奥，详者义例甄明，略者旨趣该洽，散之若截然殊科，融之则约于一贯。"

闵芝庆曰："《伤寒论》之称诸证也。证虽纷然，称有定例，其中微旨，非易窥测。"

张隐庵曰："医理阐自轩岐，伤寒撰本灵素，千百方书，皆属旁门糟粕，独神农本经，黄帝灵素，仲祖论略，精义入神，难于窥测，学者能入仲祖之门墙，始克登轩岐之道岸，但理非浅近，中道而立，能者从之。目不识丁者，无论已。即儒理渊深、才识自负者，亦必潜心体认，寻绎再三，瞑目之际，章节旨义，宛列于前，如儒门书史，举一而前后豁然，斯为有得。"

徐灵胎曰："其《伤寒论》《金匮要略》，集千圣之大成，以承先而启后，万世不能出其范围，此之谓古方与《内经》，并垂不朽者，其前后名家，如仓公、扁鹊、华佗、孙思邈诸人，各有师承，而渊源又与仲景微别，然犹自成一家，然不能与灵素本草，一线相传，为宗枝正脉耳……若谓上古之方，则自仲景先生流传以外，无几也。如谓宋元所制之方，则其可法可传者，绝少。不合法而荒谬者，甚多，岂可奉为典章。"

陈修园曰："仲景书本于《内经》，法于伊尹，汉书文志，及皇甫谧之言可据，盖《内经》详于针灸，汤液治病，始自于伊尹，扁鹊、仓公因之，至仲景专以方药为治，而集群圣之大成，医门之仲景，即儒门之孔子也。"又曰："是书虽论伤寒，而百病皆在其中，内而藏府，外而形身，以及气血之生始，经俞之会通，神机之出入，阴阳之变易，六气之循环，五运之生制，上下之交合，水火之相济，寒热虚实，温清之补泻，无不悉备，且疾病多端，治法万变，统于六经之中，即吾道一以贯之之义。"

日人汤本求真《皇汉医学》引永富独啸庵氏曰："世医动谓，《伤寒论》治外邪，天下无加，至于杂病，则未必然。呜呼，卑哉。夫伤寒中有万病，万病中有伤寒，相互参究，始可治伤寒，始可治万病。况于古方中，若能彻底了解其内容，则《千金》《外台》，宋、元、辽、明等众多之说，亦皆为我使用矣。"又引尾台榕堂氏所著《类聚方广义》题言云："张仲景为千古用方之鼻祖，然其方则出于三代圣贤之精制。张氏只集其大成而已，其方简明严正，条理井然，宽猛之治，和攻之法，无不周悉赅备。若能精究其义，则万病之治，易如反掌矣。"又曰："如师之方法，为中国文明之精华，始终一贯，条理俱备。"又曰："世医动辄以古方稀少，难以应付众病，于是有掇拾《千金》《外台》，宋明诸家之方者，曰，非如是，则诸病不能悉愈，殊不知诸家异趣，技术不同，故其立论制方，亦各不同，而撺拾杂乱，则其方法不能统一，而治疗无规则矣，夫疾病之多，其变无穷。古来处方，莫善于张氏，实为万世典型，岂可与后世诸家私意杜撰之方，同日而语哉。故研究张氏方者，能自幼而壮而老，造次颠沛，必在于斯，犹如身在当时，亲受训诲，则自然术精技熟，遇病开方，灵机活动，意之所向，无不如法，操纵自在，左右逢源。病虽万殊，有何难应之有，此即所谓以简御繁之法也。陈实功曰：方不在多，心契则灵，证不难认，心会则明，可谓至言矣。"

仲景自序曰："余宗族素多，向余二百，建安纪元以来，犹未十稔，其死亡者三分之二，伤寒十居其七。感往昔之沦丧，伤横夭之莫救，乃勤求古训，博采众方，撰用《素问》九卷、《八十一难》《阴阳大论》《胎胪药录》，并《平脉辨证》，为《伤寒杂病论》合十六卷，虽未能尽愈诸病，庶可以见病知源。"

是仲景以悲天悯人之怀，以《内》《难》等古典著作为依据，而作《伤寒杂病论》，今但称伤寒者，是简称也。

方有执曰："金匮序略云，伤寒卒病论，卒读仓卒之卒，诚书之初名，此其有据也。但不知卒病二字，漏落于何时，俗尚苟简，承袭久远，无从可稽矣，君子于此不能无憾焉。"

喻嘉言从之，谓如卒然之卒，张隐庵曰："按卒为猝字之讹，《唐韵》仓没切，音猝，急也。"章太炎《猝病新论》的"猝"字，想亦根据于此。

何谓伤寒？《素问》曰："今夫热病，皆伤寒之类也。"又曰："人之伤于寒也，则为病热。"又曰："冬伤于寒，春必病温。"又曰："凡病伤寒而成温者，先夏至日为病温，后夏至日为病暑。"《难经》曰："伤寒有五：有中风、有伤寒、有湿温，有热病、有温病。"仲景作论，根据《内》《难》，其伤寒二字为广义而非狭义者甚明。以后如巢元方《诸病源候论》曰："经言，春气温和，夏气暑热，秋气清凉，冬气冰寒，此则四时正气之序也。冬时严寒，万类深藏，君子固密，则不伤于寒，夫触冒之者，乃为伤寒耳。其伤于四时之气，皆能为病，而以伤寒为毒者，以其最为杀厉之气也。即病者，为伤寒，不即病者，其寒毒藏于肌骨中，至春变为温病，夏变为暑病，暑病者，热重于温也。"孙思邈以下，大略皆准此。

《肘后方》云："贵胜雅言，总呼伤寒，世俗因号为时行。"

《外台秘要》，许仁则论天行病云："此病方家呼为伤寒，而所以为外感之总称者，盖寒为天地杀厉之气，亘于四时，而善伤人，非温之行于春，暑之行于夏，各旺于一时之比，是以凡外邪之伤人，尽呼为伤寒，仲景所以命书者，只取于此而已。"

张景岳《景岳全书》曰："故凡病温病热，而因于外感者，皆本于寒，即今医家皆谓之伤寒，理宜然也。近或有以温病热病，谓非真伤寒者，在未达其理耳。"又曰："夫伤寒为病，盖由冬令严寒，以水冰地裂之时，最多杀厉之气，人触犯之而即病者，是为正伤寒，此即直中之症也。惟流离穷困之世多有之，若时当治平，民安饱暖，则直中之病少见，此伤寒之一也。其有冬时感寒，不即病者，寒毒藏于营卫之间，至春夏时，又遇风寒，则邪气应时而动，故在春则为温病，在夏则为暑病，是以辛苦之人，春夏多温病者，皆由冬时触寒所伤，故随气转变，本非即病正伤寒之属。所当因其寒热而随证治之。此伤寒之二也。又有时行之气者，如春时应暖而反寒，夏时应热而反凉，秋时应凉而反热，冬时应寒而反温，此非其时而有其气。是以一岁之中，长幼之病多相似者，即时行之病，感邪风不正之气，随感随发，凡禀弱而不慎起居，多劳倦者多犯之，此伤寒之三也。凡此三者，皆伤寒之属，第其病有不同，治有浅深……"

柯韵伯《伤寒论翼》曰："仲景自序言作《伤寒杂病论》合十六卷，则伤寒杂病未尝分两书也。凡条中不冠伤寒者，即与杂病同义，如太阳之头项强痛，阳明之胃实，少阳之口苦咽干，目眩，太阴之腹痛吐利，少阴之但欲寐，厥阴之消渴，气上撞心等证，是六经之为病，不是六经之伤寒，乃是六经分司诸病之提纲，非专为伤寒一证立法也。观五经提纲，皆指热证，惟太阴提纲为寒邪伤里立。然太阳中暑，发热而亦恶寒，太阴伤热，亦腹痛而吐利，俱不离太阳主外，太阴主内之定法，而六经分症，皆兼伤寒杂病也明矣……其他结胸，藏结，阳结，阴结，瘀热发黄，热入血室，谵语如狂等证，或因伤寒，或非伤寒，纷纭杂沓之中，正可以思伤寒杂病合论之旨矣。盖伤寒以外皆杂病，病名多端，不可以数计，故立六经而分司之。伤寒之中，最多杂病，内外夹杂，虚实互呈，故将伤寒杂病而合参之，正以合中见泾渭之清浊，此扼要法也。仲景约法，能含百病，兼赅于六经，而不离六经之外，只在六经上求根本，不在诸病名目上求枝叶。"

陈修园《伤寒论浅注》例陈元蔚按曰："此上古相传之方，伊圣集为汤液经，以其治百病，非专为伤寒设也。仲景得其书而神其用，建安纪年以来，悯亲族之死于伤寒者十居其七，遂……俗伤寒方为救治，遂以此名书，其实非伤寒专方也。"

惟忠（《伤寒之研究》）曰："伤寒也者，为邪所伤害也。谓邪而为寒，盖古义也。故寒也者，邪之名也。而邪之伤害人，最多端矣。"

山田正珍曰："伤寒者，谓为风寒所伤之病，乃六经诸证统名，非独指伤寒证也。亦非独指冬时中寒之病也。王叔和以冬时者为伤寒，以他时者为时行寒疫，大非古义也。盖疫即伤寒，伤寒即疫，其谓之疫，取其役役不住，其谓之伤寒，取诸所感之源，疫者病名也，伤寒者病因也。昔之立论，舍其名而取其因者，何也？以治术之所关，不可以不明也已。后世医家，不察此义，伤寒与疫，判为二病，至其甚者，则以为鬼神所为，不亦愚乎？"

综观以上诸说，《伤寒论》之"伤寒"二字，为广义更无疑矣（自然亦包括狭义）。"伤"是伤害，"寒"即所谓邪也。"伤寒"者即吾人身体为寒邪所伤也。病名是因时而异，故方药亦因之而不同，而皆不出伤寒论法之外。故善治伤寒杂证易（见《金鉴》一语），最为简当。吴鞠通为温病大家，而朱彬序其书（《温病条辨》）谓"见其治疾，一以仲景为依归，而变化因心，不拘常格，往往神明于法之外，而究不离乎法之中，非有得与仲景之深旨者不能。"王孟英（《温热经纬》）竟引述《伤寒论》至六十条之多，以门户自封者，每谓我伤寒家也。我温病家也。各各坚其壁垒，深其鸿沟，不知何以自解矣。卒病者，卒为杂之误，观其自序为《伤寒杂病论》合十六卷之语可知矣。方有执读为仓卒之卒，喻嘉言谓为卒然之卒，章太炎因之而为猝病等，皆可从不。论者辨论之论，观其每篇皆冠以辨字可知矣。

程应旄《后条辨》曰："论，即论定后官之论。案《礼·王制》，司马辨论官材，论定然后官之，是也。论之为言，有法有戒，有案有例，在仲景俨然笔削自任，作一部医门断定之书，故论字，断不可以曰篇，曰书，曰集等字代之。"

方氏《条辨》曰："书曰论，何也？论也者，仲景自道也。盖谓愤伤寒之不明，戚宗族之非命，论病以辨明伤寒，非谓论伤寒之一病也。其文经也。其事则论，其意则又不欲以经自居。《易》曰，谦谦君子，此之谓也。吾故曰：名虽曰论，实则经也。虽然，若曰伤寒经，殊乖矣，必曰医经称情哉。"

丹波元胤曰："案论，是论难之论。《内经》诸篇，有岐黄问答之语者，必系以论字，无之者则否。《金匮要略》各篇标题下，有论几首，证几条，方几首，考之于原文，其云论者，乃问答之语也。丹溪朱氏《格致余论》序云，假说问答仲景之书也，其为论难之论，盖较然矣。"

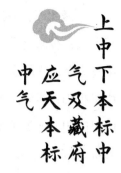

正方按 在讲解本论的条文前先谈谈一些必要知道的东西，有的是很重要的东西，而被人轻弃了；如上中下本标中气，藏府本标中气。有的是历来医家所争执的；如《伤寒论》和热病论的关系，六经的看法和传变的解释等。还有一些须当突击研究的东西。以便讲条文时易于理解和分析。

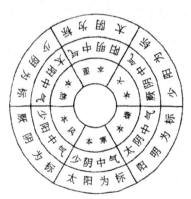

图1　上中下本标中气图

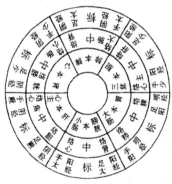

图2　藏府应天本标中气图

六经之气以风寒湿热火燥为本，三阴三阳为标，本标之中见者为中气，中气如少阳厥阴为表里，阳明太阴为表里，太阳少阴为表里，表里相通，则彼此互为中气。义出《六微旨大论》。（图1）

藏府经络之标本，藏府为本居里，十二经为标居表，表里相络者为中气居中。所谓络乃表里互相维络，如足太阳膀胱经络于肾，足少阴肾经亦络于膀胱，余仿此。（图2）

陈修园曰："按六气之本标中气不明，不可以论伤寒。《内经》云：少阳之上，火气治之，中见厥阴；阳明之上燥气治之，中见太阴；太阳之上寒气治之，中见少阴。厥阴之上风气治之，中见少阳；少阴之上热气治之，中见太阳；太阴之上湿气治之，中见阳明。所谓本也。本之下，中之见也。见之下，气之标也。本标不同，气应异象。《内经》此旨深邃难测。即王太仆所注，亦不过随文敷衍未见透彻，惟张景岳本张子和之说而发挥之，洵可谓千虑一得也。"

《至真要大论》曰："少阳太阴从本，少阴太阳从本从标，阳明厥阴不从标本，从乎中也，何则？少阳太阴从本者，以少阳本火而标阳，太阴本湿而标阴，标本同气，故当从本，然少阳太阴亦有中气，而不言从中者，以少阳之中厥阴木也。木火同气，木从火化矣。故不从中也。太阴之中阳明金也。土金相生，燥从湿化矣，故不从中也。少阴太阳从本从标者，以少阴本热而标阴，太阳本寒而标阳，标本异气，故或从标，而治之有先后也。然少阴太阳亦有中气，以少阴之中太阳水也，太阳之中，少阴火也。同于本则异于标，同于标则异于本，故皆不从中气也。至若阳明厥阴不从标本，从乎中气者，以阳明之中，太阴湿土也。亦以燥从湿化矣，厥阴之中少阳火也。亦以木从火化矣。故阳明厥阴不从标本而从中气也。要之五行之气，以木遇火则从火化，以金遇土则从湿化，总不离于水流湿，火就燥，同气相求之义耳。然六气从化，未必皆为有余。知有余之为病，亦当知其不及之难化也。夫六经之气，时有盛衰，气有余则化生太过，气不及则化生不前，从其化者化之常，得其常则化生不息，逆其化者化之变，值其变则强弱为灾。如木从火化也，火盛则木从其化，此化之太过也。阳衰则木失其化，此化之不前也。燥从湿化也，湿盛则燥从其化也，以此之太过也，土衰则金失其化，亦化之不前也。五行之气，正对俱然，此标本生化之理所必然者。化而过者宜抑，化而不及者，不宜培耶。"此说本之张景岳，诚觉颖悟。

张隐庵引《五运行大论》云："天垂象，地成形，七曜纬虚，五行丽地，地者所以载生成之形类也。虚者所以列应天之精气也。地为人之下，在太虚之中，大气举之也。"此言：地居天之中，而天道运行地之外，日随天道环转，故有昼夜之开阖，晦明。又曰："天气下降，气流于地；地气上升，气腾于天。"故燥胜则地干，暑胜则地热，风胜则地动，湿胜则地泥，寒胜则地裂，火胜则地固。天气主司天在泉，运行于五行之外，而复通于地之中，是以寒暑往来，行生长收藏之令，夫五藏者地之五行也。地之五行化生为人之五藏，三阴之气五藏之所生也。是以三阴在内，三阳在外，太阳之气，外行于三阳，内行于三阴。又《灵枢》云："太阳主外，太阴主内。"五藏三阴之气，在太阴所主之地中。朱夫子曰："天之行虽包地之外，而其气常行于地中。"膀胱所藏之津液，随太阳之气运行于肤表，犹司天之应泉下，天气之下连于水也。《经》云："怯然少气者，水道不行，形气消索。"此言：膀胱之津水，随太阳之气运行于肤表，润泽于皮毛。如水道不行，则毛膝夭焦也。《灵兰秘典论》曰："膀胱者，州都之官，津液藏也。气化则能出也。"谓：膀胱所藏之津液，随太阳气化而出，运行于肤表，非溲溺也。故太阳气有所阻，则水又押于胸胁间。至于小便通行，乃三焦之气化，三焦主决渎之府也。又《灵枢》口问篇曰："液者所以灌濡空窍者也。故液竭，则精不灌。精不灌则目无见，补天柱经挟颈。"此言：膀胱之津液上濡空窍，若液竭于上，则无所见，故补太阳经之天柱，由此推之则太阳应之，司天在泉，如天气下连于水，意可知也。

正方按 陈氏素轻景岳独于此服之，是见其妙矣。上说实立法制方之本原，今人多不讲何也？或曰："不明者亦能治病。是以知其非必要也。真是习其当然，而未究其所以然者耳。"

传
经

正方按　伤寒传经之说历来皆各执一端，这在叔和以下皆然，现在略引几则如下。

一、巢元方《诸病源候论》

伤寒一日候曰："伤寒一日，太阳受病，太阳者膀胱之经也，为三阳之首，故先受病，其脉络于腰脊，主于头项，故得病一日，而头项背膊腰脊痛也。"

伤寒二日候曰："伤寒二日，阳明受病，阳明胃之经也。主于肌肉，其脉络鼻入目，故得病二日，肉热鼻干不得眠也。诸阳在表，表始受病，在皮肤之间，可摩膏火灸发汗而愈。"

伤寒三日候曰："伤寒三日，少阳受病，少阳者胆之经也。其脉循于胁上于颈耳，故得病三日胸胁热而耳聋也。三阳经络，始相传病，未入于藏，故皆可汗而解。"

伤寒四日候曰："伤寒四日，太阴受病，太阴者脾之经也。为三阴之首，是故三日以前，阳受病讫，传于阴，而太阴受邪焉，其脉络于脾，主于喉嗌，故得病四日腹满而嗌干也。其病在胸膈，故可吐而愈。"

伤寒五日候曰："伤寒五日，少阴受病，少阴者肾之经也。其脉贯肾络肺，系于舌，故得病五日，口热舌干渴而引饮也。其病在腹，故可下而愈。"

伤寒六日候曰："伤寒六日，厥阴受病，厥阴者，肝之经也。其脉循阴器，络于肝，故得病六日，烦满而囊缩也。此则阴阳俱受病，毒气在胃，故可下而愈。"

伤寒七日候曰："伤寒七日，病法当小愈，阴阳诸经传病竟故也。今七日已后病反甚者，欲为再经病也。再经病者，是阴阳诸经络重受病故也。"

伤寒八日候曰："伤寒八日，病不解者，或是诸阴阳经络重受于病，或因发汗吐下之后，毒气未尽，所以病证犹在也。"

伤寒九日已上候曰："伤寒九日已上，病不除者，或初一经受病，即不能相传，或已传三阳讫，而不能传于阴，致停滞累日，病证不罢者，或三阴三阳传病已竟，又重感于寒，名为两感伤寒，则府藏俱病，故日数多而证候改变。"

二、方有执《伤寒论条辨》

"一日二日三四五六日者，犹言第一第二第三四五六之次序也。大要譬如计程，如此立个前程的期式约摸耳，非计日以限病之谓，证见如经为诊，不可拘日拘经以冒病，且如几几合病，太阳未过已至阳明，太少合并，阳明位间乎中，谓中间不然，可乎，此可以一日一经数乎，可以一日二经三经言也。又况一入阳明，不复再传，此可以拘日拘经数乎，再经数向何处去也。胶柱鼓瑟，刻舟求剑，圣人之道，可以如此而求之哉，故曰道在意外。呜呼，仲景远矣，纸上摸影以争奇炫巧者纷纷然矣。"

三、张隐庵《伤寒论集注》

"夫阴阳之理，从阴而阳，由一而三，厥阴为一阴，少阴为二阴，太阴为三阴，少阳为一阳，阳明为二阳，太阳为三阳。故《素问》至真要大论，论六气司天，六气在泉，皆始于厥阴，经于太阳。无病之人，六气循行，亦从厥阴而少阴，少阴而太阴，太阴而少阳，少阳而阳明，阳明而太阳。若伤寒一日太阳受病，则由阳而阴，由三而一，须知本论中纪日者，言正气也。传经者，言病气也。正气之行，每日相移，邪病之传，一方便止。《素问》云：传乘之名也。乃从此乘彼之意也。本论有脉静为不传者，有不见阳明少阳症为不传者，有作再经者，有过经十余日不解者，夫病解则其复旧，则仍从一而三，不解则从三而一，此纪日传经之大概也。若谓风寒之邪一日太阳，二日阳明，三日少阳，而传三阳，四日太阴，五日少阴，六日厥阴，而传三阴则非矣。"

四、张令韶《伤寒论直解》

"传经之法，一日太阳，二日阳明，三日少阳，四日太阴，五日少阴，六日厥阴，六气依次相传，周而复始，一定不移，此气传而非病传也。本太阳病不解，或入于阳或入于阴，不拘时日，无分第次，如传于阳明，则见阳明证，传于少阳则见少阳证，传于三阴则见三阴证，论所谓阳明少阳证不见者，为不传也。伤寒三日，三阳为尽，三阴当受邪，其人反能食，而不呕者，此为三阴不受邪也。此病邪不传也。须知正气之相传，自有定期，病邪之相传，随其证而治之，而不必拘于日数，此传经之大关目也。不然岂有一日太阳，则见头痛发热等证？至六日厥阴不已，七日来复于太阳，复又见头痛发热之证乎？此必无之理也。且三阴三阳上奉天之六气，下应地之五行，中合人之藏府，合而为一，分而为三，所赅者病。今人言太阳止曰膀胱，言阳明止曰胃，言少阳止曰胆，三阴亦然，是以有传足不传手之说，不知藏府有形也。三阴三阳，无形者也。无形可以该有形，而有形不可概无形，故一言三阳而手足三阳俱在其中，一言三阴而手足三阴俱在其中，所以六经首节，止提太阳之为病，少阴之为病，而不言足太阳、足少阴之为病，其意可思矣。况论中厥阴心包、少阳三焦、太阴肺之证颇多，又阳明燥结有不涉于大肠者乎？传足不传手之说非也。"或问曰："伤寒六气相传，正传而非邪传者固矣，不知无病之人，正亦相传否？不然，正自正传，邪自邪传，两不相涉，正传可以不论，何以伤寒必纪日数也？答曰：无病之人，由阴而阳，由一而三，始于厥阴，终于太阳，周而复始，运行不息，莫知其然（无病之人经气已传，无所凭验）。病则由阳而阴，由三而一，始于太阳，终于厥阴（自得病之日，即从太阳而逆，一日一经），一逆则病，再逆则甚，三逆而死矣，所以伤寒传经，不过三传而止，安能久逆也。其有过十八日不愈者，虽病而经不传也。不传则势缓矣。"

五、张景岳《景岳全书》

"伤寒传变，不可以日数为拘，亦不可以次序为拘。如《内经》言，一日太阳，二日阳明，三日少阳之类，盖言传经之大概，非谓凡患伤寒者，必皆如此也。盖寒邪中人，本无定体。观陶节庵曰：风寒之初中人也无常，或入于阴，或入于阳，非但始太阳终厥阴也。或自太阳始，日传一经，六日至厥阴，邪气衰，不传而愈者，亦有不罢再传者，或有兼证而传者，或有传至二三经而止者，或有始终止在一经者，或有越经而传者，或有少阳阳明而入者，或有初入太阳不作郁热便入少阴，而成真阴证者，所以凡治伤寒不可拘泥，但见太阳证便治太阳，但见少阴证便治少阴。曰合病者，两经或三经齐病不传者为合病，并病者，一经先病未尽，又过一经者为并病，所以有太阳阳明合病，有太阳少阳合病，有阳明少阳合病，有三阳合病，三阳若与三阴合病，即是两感，所以三阴无合并例也。即仲景亦曰，日数虽多，但见表证而脉浮紧者，犹宜汗之。日数虽少，但见里证而脉沉实者，犹宜下之，诚如不易之论，故不可执定日数，谓一二日宜发表，三四日宜和解，五六日即宜下，若或不知通变，因故误人者多矣，故必真知其表邪未解则当汗之，真知其胃邪已实，方可下之。真知其阴寒邪胜，自宜温之，真知其邪实正虚，客主不敌，必须补之，但能因机察变，原始要终，而纤悉无遗者，方是活人高手。"

六、柯韵伯《伤寒论翼》

"旧说伤寒日传一经，六日至厥阴，七日再传太阳，八日再传阳明，谓之再经，自此说行，而仲景之堂无门可入矣。其仲景未尝有日传一经之说，此未有传至三阴而当头痛者，曰头痛者，是未离太阳可别。"（《伤寒论注》：伤寒总论）又曰："按本论传字之义，各有不同，必牵强为传经则谬。伤寒一日，太阳受之，脉若静者为不传，是指热传本经，不是传阳明之经络。伤寒二三日，阳明少阳证不见者，以行其经尽故也。言七日当未复之原，太阳一经之病当尽，若日传一经，则不当曰行其经矣。若欲作再经，是太阳不罢而并病阳明，使经不传，是使阳明之经，不传太阳之热，非再传少阳之谓也。"

七、陈修园《伤寒论浅注》

"宋元以后医者，皆谓邪从三阳传入，俱是热证，唯有下之一法，论中四逆、白通、理中等方，俱为直中立法，何以谓之直中，谓不从三阳传入，迳入三阴之脏，唯有温之一法，凡传经俱为热证，寒邪有直中而无传经，数百年来相沿之说也。余向亦深信其然，及临证之久，乃以为不然，直中二字，《伤寒论》虽无明文，而直中之病则有之，有初病即见三阴寒证者，宜大温之，有初病即是三阴热证者，宜大凉之，大下之，是寒热俱有直中，此谓直中皆为寒证者，非也。有谓递次传入，三阴尽无寒证者，亦非也。盖寒热二气，盛则从化，余揆其故则有二，一从病体而分，一从误药而变，何则？人之形有厚薄，气有盛衰，藏有寒热，所受之邪，每从其人藏气而为热化寒化，今试譬之于酒，酒取诸水泉，寒物也。酒酿以曲药，又热物也。阳藏之人过饮之不觉其寒，但觉其热，热性反迅发则吐血、面疮诸热证作矣。阴藏之人过饮之，不觉其热，但觉其寒，寒性凝滞，则停饮、腹胀、泄泻诸寒邪作矣。知此愈知寒热之化，由病人之体而分也。何谓误药而变，凡汗下失宜，过之则伤正而虚其阳，不及则热炽而伤其阴，虚其阳，则从少阴阴化之证多……以太阳阳明递相传也。所谓寒化热化由误治而变者也。至于寒邪不相传，更为不确之说。仲景之下利腹胀满，身体疼痛者，先温其里，乃攻其表，温里宜四逆汤，攻表宜桂枝汤，此三阳之邪传入三阴，邪从阴化之寒证也。如少阴证下利宜白通汤主之，此太阳寒邪传入少阴之寒证也。谓阴不相传，无阳从阴化者理乎？"又曰："仲景《伤寒论》六经与《内经》热病论六经宜分别读。"

八、章太炎《猝病新论》

"按论云，病有发热恶寒者，发于阳也。无热恶寒者，发于阴也。发于阳者七日愈，发于阴者六日愈，此为全书起例，阳即太阳（举太阳发热恶寒为例，则阳明少阳可推之），阴即少阴（举少阴无热恶寒为例，则太阴厥阴可推知），七日愈，六日愈，则未传经甚明。病有发于阴者，则阴病不必自阳而传又甚明。又云：伤寒一日，太阳受之，脉若静者为不传。颇欲吐，若烦躁脉数急者为传也。伤寒二三日阳明少阳证不见者为不传也。伤寒三日，三阳为尽，三阴当受邪，其人反能食而不呕，此为三阴不受邪也。是虽撰用《素问》，而实阴破其义，见伤寒不传者多矣。又云：太阳病头痛至七日以上自愈者，以行其经尽故也。若欲作再经者，针足阳明，使经不传则愈。柯氏以为经指经略，非指经脉，世多疑柯氏好奇，然以《素问》《伤寒论》比度观之，彼说日行一经，六日则遍历六经，是一日为一经也。此说七日愈，为行其经尽，是七日为一经也。所谓再经者，或过经不愈，仍在太阳，或热渐向里，转属阳明，以预防其入阳明，故针足阳明尔。要之，阳病以七日为一经，阴病以六日为一经，一经犹言一候，与病脉义不相涉。至于太阳诸篇标题言辨太阳病脉证并治者，特略说大候，以示别于旧义焉尔。若然者，传经之义，虽若与《素问》相会，要其取义绝异，则可知也。阳明有太阳阳明、正阳阳明、少阳阳明之别，正阳阳明为胃家实，不由太阳少阳所传，少阳阳明为少阳病发汗利小便，致胃中燥、烦实、大便难。太阳阳明，但举脾约，而后又发为问答云：何缘得阳明病？答曰：太阳病发汗，若下；若利小便，此亡津液，胃中干燥，因转属阳明，不更衣，内实，大便难者，此名阳明也。以是见太阳阳明所由致，是则少阳阳明、太阳阳明多由误治而成，其自然转属者，独于五苓散、承气等证偶见之耳。太阳篇又言，太阳病发汗不彻，转属阳明，若太阳证不罢者，不可下，此虽转属，犹未尽入阳明也。而正阳阳明不由所致，阳明又无所复传，此于《素问》决不相谋，更可知也。夫仲景据积验，致六部各自为病，叔和拘旧义，致六经次第相传，彼之失也；则在过尊轩岐，而不暇与仲景辨其同异，后人诋讥叔和，驳正序例六日传遍之义，斯可尔，若谓叔和改窜真本，以循己意，何于此绝相抵牾之处而不加改窜耶？辨论虽繁，持之不得其故矣。"

九、曹颖甫《伤寒发微》

本书一日二日三日为一候二候三候。伤寒七日一候，中风六日一候。以下五六日，八九日等，均不在此例，所以不言四候者，以阳明居中土，无所复传。凡传三阴，大概为误治之坏病，否则别有感受也。阳明篇伤寒三日阳明脉条注曰：自来注家不明一日之为七日以上，反谓《内经》传经期日为不足据。张隐庵又强为之说，以为正气相传而不关病气，夫正气之不受病者，一日之中何经不达，不知传何为者？皆梦呓也。

十、陆渊雷《伤寒论今释》

"一日太阳，二日阳明，三日少阳，乃《素问》热论之传变法，脉静者，病轻而脉不变，可以不药而愈，故为不传，若躁烦之'若'字，作或字解，欲吐为本论之少阳证，躁烦为本论之阳明证，见少阳阳明证者为传，脉数急，对不传者之静而言，意即谓不静，此中前一条（按指论文，伤寒一日，太阳受之，脉若静者为不传，颇欲吐，若躁烦，脉数急者为传也然）。"糅合热论本论两家之言，盖《伤寒论》之驳文也。后一条为纯粹热论家言。又曰：热论与本论不同，约之得三端。热论一日传一经，六日传六经，周而复始，故七日复为太阳，本论则六七日传一经，一再传后，或愈或死，绝不周环，异一也。热论太阳传阳明，阳明传少阳，绝无例外，本论则太阳传少阳，少阳传阳明，有太阳匿传阳明者，绝无阳明反传少阳者，异二也。热论之三阳经，在本论皆为太阳证，其三阴经在本论皆为阳明承气汤证，而本论之少阳与三阴，为热论所不言，异三也。热论所说传变之形，不特异于本论，亦为临床所有不见。诸家皆不辨析，而以《素问》释伤寒，以伤寒释《素问》，及其难通，则作回曲附会之词以强通之。总之，但求贯通二书，不顾临床事实，致令后之学者，读者治病，截然分为两事。谚云读书十年，天下无可治之病，治病十年，天下无所读之书，《医宗金鉴》、张志聪伤寒集注诸书，以为伤寒传变，真为热论之次，其误固不待言，而三百年竟无一人直揭其谬，中医学之发展，能不受其影响。

传变二字分开来讲，"传"是病性循着一定的规律由这经传到那经，如太阳传少阳，或传阳明，这叫做"传"。"变"是病性超出常规而起了另外的变化，如阳证转变阴证，这叫做"变"。因此，"传变"二字已成为伤寒热病发展变化中的术语。总之，古人定下传经的法则不是绝对的公式，所以后人有"循经传""越经传"或"直中"等说法。主要在于临床者是否善于掌握病人的体质强弱和病机的转归为依据。

正方按 《伤寒》一书，注家无数，传经之说各有不同见解，略举以上诸论亦能得其大概，"热论"文简，仲师能引而伸之，所以流传千古，方氏之说即已中的，二张无病之人由阴而阳，从一而三，有病之人由阳而阴从三而一之说，是根据《素问·至真要大论》六气司天、六气在泉之义。张令韶谓"无病之人由阴而阳，由一而三，始于厥阴，周而复始，运行不息，称知其然",非指病后邪向外出之谓。曹颖甫谓"正气之不受复者,一日之中何经不达,不知何者为传,故竟斥之为梦呓",章太炎谓"仲景虽撰用《素问》而实阴破其义",似皆有过,虽然,二君皆理论要妙,但不可主观冤杀前人,姑存之以待后日之验证可耳。陆渊雷谓"热论所说传变之型,不特异于本论,亦为临床所不见",则直以"热论"为无谓之妄说矣。经典所存虽非尽是精华,若尽以糟粕视之,似亦有过。或是有无为而说,则非外人所能测矣。则大致皆同。方有执《伤寒论条辨·或问》曰:"《伤寒论》之书,本《素问》热论之旨也"。《热论》略,《伤寒论》详,极是。二张之说,能通贯不悖,他家多有顾此失彼之过。陈氏宗之实为精贯。

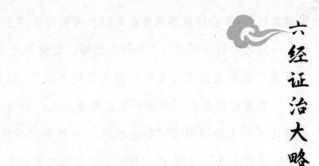

一、太阳证

（太阳为寒水之经，主一身之表）

太阳有经证：一为中风，即头项强痛恶寒发热，脉浮缓，自汗，恶风之虚邪桂枝汤证是也。一为伤寒，即脉浮紧，无汗恶寒之实邪麻黄证是也。

有府证：是表邪不去必入于里，膀胱为表中之里，有蓄水蓄血之别。蓄水者，其人口渴烦躁，不得眠，脉浮小便不利，水入即吐，宜五苓散。蓄血者，其人如狂，小腹鞭满，小便自利，脉沉，宜桃仁承气汤。

有变证：由于汗下失宜之故，或从阳或从阴而变证不一。从阴化者，如不应下而下之，续得下利清谷，身疼痛，宜四逆汤以救清谷之里，又以桂枝汤以救身疼痛之表，大汗大下利而厥冷者，四逆汤主之。太阳病发汗太过，遂漏不止，其人恶风小便难，四肢微急，难以屈伸，桂枝加附子汤主之。太阳病发汗太过，动其荣血，而卫邪反内伏，其人仍发热，心下悸，头眩，身𥆧动，振振欲擗地者，真武汤主之。等皆是汗下太过，伤正而虚其阳，阳虚则从少阴阴化之证多，因太阳少阴相为表里故也。

从阳化者，如阳盛于内，误服桂枝汤证，大汗出后，大烦大渴不解，脉洪大者，白虎加人参汤主之。伤寒若吐若下后七八日不解，热结在里，表里俱热，时时恶风，大渴，舌上干燥而烦，欲饮水数升者，白虎加人参汤主之。伤寒不大便六七日为里证，头痛发热为表证，外不解由于内不通，下之里和而表自解矣，与承气汤。病人烦热汗出则解，又如疟状，日晡所发热属阳明也。脉实者宜下之，与大承气汤。脉虚者宜发汗，与桂枝汤。发汗后恶寒者，虚故也，不恶寒但热者实也。当和胃气，与调胃承气汤。以上言汗下失宜，热炽而伤其阴，阴伤则从阳明阳化之证多，以太阳阳明递相传也。

按太阳主一身之表为六经中最外一层，所以一切表病俱属之。张隐庵谓："太阳病诸阳主气，有通体分部之不同，通体太阳如天，主周身皮肤毫毛肌表，一似天之环绕于地外，分部太阳如日，主头项脊背尾闾血室，一似日之旋转之躔度。"故又有表中之表之说，亦即所谓通体太阳证即桂枝与麻黄二汤所主是也。如病在经输者，内经曰：邪入于输，腰背乃强。本论谓：项背强几几无汗恶风宜用葛根汤。项背强几几反汗出恶风，宜用桂枝加葛根汤是也。即分部太阳证也。内经曰：太阳之上，寒气治之……所谓本也，本之下，中之见也。见之下，气之标也。又曰：太阳从本从标。又曰：太阳为开。太阳尤为寒水之经，病本寒者多，病标热者少，若标本兼病，亦以热多寒少为欲愈。所以桂麻二方取用辛热之品。

二、阳明证

（阳明主里，外候肌肉，内候胃中）

阳明有经证，身热目痛鼻干不得眠，反恶热是也。有未罢太阳、已罢太阳之别。未罢太阳者是既阳明证外，又兼见头痛恶寒自汗脉缓，则宜桂枝汤，如项背强几几，则桂枝加葛根汤主之，无汗脉浮宜麻黄汤，项背强几几葛根汤主之。已罢太阳者则无头痛恶寒或自汗之桂枝汤证，或无汗麻黄汤证存在，而但见壮热口渴之阳明经本证，宜白虎汤。

阳明有府证，潮热谵语手足濈汗出，腹满大便鞕是也。

有太阳阳明、少阳阳明、正阳阳明之分。

太阳阳明者，本太阳证，治之失法，亡其津液，故太阳之邪乘胃燥而转属阳明，为小便数，大便鞕，所谓脾约是也。宜麻仁丸润之。

少阳阳明者，本少阳证，治之失法，亡其津液，故少阳之邪乘胃燥而转属阳明，为大便燥结，所谓大便难是也。宜蜜煎胆汁导之。

正阳阳明者，病人阳气素盛，或有宿食，外邪传入，遂归于胃府，所谓胃家实是也。宜以三承气汤下之。

按本论曰："阳明之为病胃实者是也。故阳明病虽有三（太阳阳明、少阳阳明、正阳阳明），然其为胃家实则一。所以胃家实为阳明病之标也。"又曰："阳明不从标本，从乎中见。"又曰"阳明主阖"，从中见为化也。若阳明之本气（燥）太过，不从中见湿土之化。太阳病不解，则太阳之标热与阳明之燥合，以致脾之津液为其所灼而穷约使大便不更结为丸，曰脾约，即太阳阳明是也。如少阳病误发汗误利小便，使津液涸竭，则少阳之本火愈炽，与胃燥合而大便难矣。即少阳阳明是也。总而言之，阳明本燥而标阳，若无中见太阴之湿化，其燥气阳热太甚，即为胃家实。然必肌肉手足蒸蒸然热达于外，但恶热不恶寒，不大便，或以手按胃中作实鞭，或转矢气者方是阳明的证。不可轻用承气也。刘河间作三一承气，即是慎重取稳之道。陶节庵曰，"痞满燥实坚五者全具，方可用之"，亦深诚诚云意。

三、少阳证

（少阳主半表半里）

少阳有经证，口苦咽干目眩是也。有虚火实火之分，何谓虚火？即寒热往来于外，胸胁苦满，默默不欲食，心烦喜呕，宜小柴胡汤。何谓实火？即寒热往来于外，心中痞鞭，郁郁微烦，呕不止为实火，宜大柴胡汤。

少阳有府证，少阳主寒热，属于半表则为经，属于半里则为府。其证虽无寒热往来于外，而有寒热相搏于中，有痞痛利呕四证之分，因而呕痞，不痛者宜半夏泻心汤。胸中有热而欲呕，胃中有邪气而腹中痛者，宜黄连汤。邪已入里而胆火下攻于脾而自利者，宜黄芩汤。胆火上逆于胃而呕者，宜黄芩加半夏生姜汤。

按本论曰："少阳之为病，口苦、咽干、目眩是也。"

陈修园曰："柯韵伯云，'口、咽、目三者，不可谓之表，亦不可谓之里，是表之入里，里之出表处，所谓半表半里是也。

三者皆能开能阖，恰合枢机之象，苦干眩三者皆相火上走空窍而为病'。此病自内之外，人所不知，惟病人自知，诊家所以不可无此问法，此三证为少阳病机兼风火杂病而言。"《内经》曰："少阳之上，相火治之，所谓本也。本之下中之见也。中之下气之标也。"又曰："少阳从本"，又曰："少阳为枢"，少阳标阳本火，标本相同，故从本。经曰："少阳为甲木，风火之为病。"故有口苦，从火化也。咽干，火之胜也。目眩，风火相搏之故也。然此皆就气化而言，若言之脉，则如论云：少阳中风，两耳无所闻者是也。盖少阳之脉绕耳故病耳聋。目赤者，少阳之脉起于目锐眦故也。胸中满而烦者，以枢不运则满，相火与君火合则烦，汗、吐、下三法皆不可用何也？《经》曰："少阳为甲木，主风火之为病。"此为少阳自受之风邪，非尽属表可知，况其邪是在半表半里之间，主枢而不主表，故不可汗，汗之则耗伤津液，以致胃不和而谵语，而能运此枢者为胃。故论中特申之曰：此属胃，胃不和则烦，和则能转此枢而愈矣。足少阳胆与厥阴肝相表里，下则伤肝而惊，亦损下焦之气，因其邪非在内，故也。不可因而逐之也。手少阳三焦与手厥阴心包为表里，吐之则伤心包而悸，亦损上焦之气，因其邪非在上，故不可因而吐之也。然则少阳病当于和解乎？曰：亦有兼汗兼下者，如证兼太阳则治可兼汗，柴胡加桂枝汤是也。如证兼阳明则治可兼下，与柴胡加芒硝汤，大柴胡汤是也。总之，若有少阳证在，则必自和为主而柴胡实为转枢之药也。而能转其枢者为胃，故小柴胡中用参枣是补胃平之正气，所以助转枢也。柴胡龙骨牡蛎是驱胃中之邪气，亦所以助转枢，然后一法乃少阳失治坏证所立。本论曰："伤寒八九日下之，胸满烦惊，小便不利，谵语，一身尽重，不可转侧者，柴胡加龙骨牡蛎汤主之。"是也。

陈修园曰："柴胡一味，禀初阳之气，初阳者，少阳也。手少阳三焦之气上逆则为烦，足少阳胆气先越则为悸，凡少阳枢折之坏证，必重用此药以救之。"

又当则少阳亦有中风与伤寒之分，本论曰："少阳中风，两耳无所闻，目赤胸中满，而生烦者，不可吐下，吐下，则悸而惊。"又曰："伤寒脉弦细，头痛发热者属少阳，少阳不可发汗，发汗则谵语，此属胃，胃和则愈，不和则烦而悸。"是也。

四、太阴证

（太阴为湿土，纯阴之藏，从阴化者多，从阳化者少）

太阴病有从阴化，从阳化之分，从阴化者，如本论云："自利不渴者属太阴，以五藏有寒故也。当温之宜四逆辈。"陈修园曰："曰辈者，凡理中汤、通脉四逆汤、吴茱萸汤之类皆在其中。"从阳化者，如本论云："本太阳病医反下之，因尔腹满时痛者，属太阴也。桂枝加芍药汤主之，大实痛者，桂枝加大黄汤主之。"是也。

太阴病亦有中风，有伤寒，如本论云："太阴中风，四肢烦疼，阳微阴涩而长者为欲愈。"又曰："伤寒脉浮而缓，手足自温者，系在太阴，太阴当发身黄，若小便自利者不能发黄，至七八日，虽暴烦下利日十余行，必自止，以脾家实，腐秽当去故也。"

太阴病有自阳经误治而属者，如本论云："本太阳病医反下之，因尔腹满实痛者，属太阴也。桂枝加芍药汤主之，大实痛者，桂枝加大黄汤主之。"

太阴病有自受者，如本论云："太阴为病，脉弱，其人续自便利，当行大黄芍药者，宜减之，以其人胃气弱易动故也。"

本论曰：太阴之为病，腹满吐食自利不渴手足自温，时腹自痛是此病之提纲。《内经》云："太阴之上湿气治之，所谓本也，本之下中之见也。见之下，一气之标也。"又曰："太阴从本。"又曰："太阴从开。"故太阴之病应从湿治，若中见太过，太阴湿土，不与寒合而与热合，（中见阳明燥热之气）则所谓从阳化也。为桂枝加芍药，甚则为桂枝加大黄汤证。

按本篇计共八条，后人多谓为散失不全，实则其法颇备。

五、少阴证

（少阴肾有水有火病，或从水化而为寒，或从火化而为热，或水火同病）

少阴与太阳为表里，少阴本热标阴，太阳则本寒而标阳，手少阴为心，足少阴为肾，一为君火一主水火二气，故病少阴之本则热病，少阴之标则寒而太阳应之，可从火化，亦可从水化，或水火同病。

从火化则为热者，脉沉细而数但欲寐，而内烦外躁，或不卧，口中热，下利清水，小便赤是也。治当救阴，救阴之法有二：一为补正，一为攻邪，如本论云："少阴病得之二三日以上，心中烦，必不得卧，黄连阿胶汤主之。少阴病二三日至四五日，腹痛小便不利，下利不止便脓血者，桃花汤主之。少阴病之下利咽痛，胸满心烦者，猪肤汤主之。少阴病二三日，咽痛者可与甘草汤，不差与桔梗汤。少阴病咽中伤，生疮不能语言，声不出者，苦酒汤主之。"等皆补正之也。又云："少阴病得之二三日，口燥咽干者，急下之，宜大承气汤。少阴病，自利清水，色纯青，心下必痛，口干燥者，急下之，宜大承气汤。少阴病，六七日腹胀不大便者，急下之，宜大承气汤。"等皆攻邪法也。

从水化则为寒者，治当温之，一为解表，一为救里。解表者，如本论云："少阴病始得之，反发热脉沉者，麻黄附子细辛汤主之。"案张隐庵集注云："少阴始得之邪，不能上合太阳之阳，不能上济君火之热，随其在气在经而施救治之法也。此言始病少阴而阴阳内外之气贵相接也。少阴病始得之，言寒邪始伤少阴。是当无热，反发热者，太阳标阳外呈也。脉沉者少阴生气不升也。夫标阳外呈，生气不升，阴阳内外不相接矣。故以麻黄附子细辛汤主之，炮熟附子，助太阳之表阳，而内合于少阴，细辛麻黄启少阴之水阴而外合于太阳，细辛气味辛温，上与天气相合；植麻黄之地，冬不积雪，其体空通，亦主里阴而外达于毛窍，盖少阴之气主水阴，太阳之气主天表也。"

少阴篇中凡云反发热者，此在太阳上谷。"少阴病得之二三日，麻黄附子甘草汤，微发汗。以二三日无里证，故微发汗也"。救里者如云，"少阴病得之一二日，口中和，其背恶寒者，当灸之，附子汤主之。少阴病，身体疼，手足寒，骨节痛，脉沉者，附子汤主之。少阴病吐利，手足逆冷，烦躁欲死者，吴茱萸汤主之。少阴病二三日不已，至四五日腹痛，小便不利，四肢沉重疼痛，自下利者，此为有水气，其人或咳或小便利，或下利或呕者，真武汤主之。少阴病下利清谷，里寒外热，手足厥逆，脉微欲绝，身反不恶寒，其人面色赤，或腹痛，或干呕，或咽痛，或利止，脉不出者，通脉四逆汤主之。少阴病脉沉者，急温之，宜四逆汤。少阴病，欲饮食，入口则吐，心中温温欲吐，复不能吐，始得之手足寒，脉弦迟者，此胸中实，不可下也，当吐之。若膈上有寒饮干呕者，不可吐也。当温之，宜四逆汤。"等是也。

水火同病者，如本论云："少阴病欲吐不吐，心烦但欲寐，五六日，自利而渴者，属少阴也。虚故饮水自救，若小便色白者，少阴病形悉具，小便白者，以下焦虚有寒不能制水，故令色白也。"张隐庵注曰："此言少阴标本水火之为病也。少阴病欲吐不吐者，病少阴寒水之气则欲吐，得少阴君火之气则不吐。心烦者，水不济其火也。但欲寐者，神气逆于阴也。若至五日，当少阴主气之期，病在少阴不复更传厥阳矣。故五六日自利而渴者，属少阴水火之为病也。夫自利者水寒，渴者火热之证，夫小便白，以下焦虚而有寒，不能壮火之源以制其水，故令色白，由是而知，少阴水火之气，上下交济，而后可以无咎也。""少阴病自利清水，色纯清，心下必痛，口干燥者，急下之，宜大承气汤。"等是也。张隐庵注曰："……此言君相二火相扇，不得阴液以相济也。少阴病自利清水者，君火在上而水精下泄也。色纯清者，君相二火相合于上，而少阳木色下现也。阴液不上，两火如焚，则血液并竭！故心下必痛，而口干燥，若不急下，火烈伤人，宜大承气汤，急以水济火也。"

《金鉴》曰:"少阴肾经,阴盛之藏也。少阴受邪则阳气微,故脉微细也。卫气行阳则寤,行阴则寐,则阴盛而行阴者多,故但欲寐也。此少阴病之提纲,后凡指此脉证者,皆指此证而言也。"

柯韵伯曰:"少阳为阳枢,少阴为阴枢,枢机不利故欲寐,与少阳喜呕,呕者欲出,阳主外也。寐者主入,阴主内也。喜呕是不得呕,欲寐是不得寐,皆在病人意,而得枢机之象如此。"又云:"但欲寐即是不得眠,然但欲寐是病情,乃问而知之,不得眠是病形可望而知之。欲寐是阴虚,不得眠是烦躁。故治法不同。"

少阴有中风,如论云:"少阴中风,脉阳微阴浮者,为欲愈。"是也。

少阴病有变证,如论云:"少阴病咳而下利谵语者,被火气劫故也。小便必难,以强责少阴汗也。"是少阴不可发汗而强发之,因而致变是也。

《内经》曰:"少阴之上,火气治之,所谓本也。本之下,中之见也。见之下气之标也。"又曰:"少阴从标从本。"又曰:"少阴为枢。"又曰:"少阴太阳从本从标。"

陈修园曰:"按少阴本热而标寒,其病或从本而为热化,或从标而为寒化,与太阳同例,第一节言微细之病脉,但欲寐之病情,后兼水火阴阳标本寒热而提其总纲也。以下共四十四节皆本此而立论。"又论云:"少阴病者,非他经提纲者是邪之盛则实,少阴提纲俱指正气夺则虚,以少阴为人身之本也。所以第二节即言上火下水虚而未济,第三节即言外阳内阴虚而不交,

六经证治大略

053

第四节、第五节又言不可发汗，第六节又就脉而言不可下，无非着眼于虚之一字，而以根本为重也。"

六、厥阴证

（厥阴为风木之藏，从热化者多，从寒化者少）

足厥阴肝与少阳胆相为表里，而手少阳为三焦，手厥阴为心包。本病之提纲者先足提出："消渴气上撞心，心中疼热，饥不欲食，食则吐蛔，下之痢不止。"其病之交杂可知。胆居肝叶之中，木能生火而胆之本亦火，故从热化者多也。

张隐庵语云："厥阴者阴之极也。夫两阴交尽，是为厥阴，阴极而阳生，故厥阴不从标本，从中见少阳之气化也。厥阴之为病，消渴者，《经》云：厥阴之上风气主之，所谓本也。病干本气故风消而渴也。气上撞心，下焦之气不和也。心中疼热，中焦之气不和也。饥不欲食，上焦之气不和也。夫三焦者少阳也。《经》云：本之下，中之见也。厥阴中见少阳，故有三焦之病也。食则吐蛔，下之利不止者，乃厥阴标阴为病，《经》云：见之下气之标也。厥阴以阴寒为标，蛔乃阴类，不得阳热之化则顿生而吐，下之则阴极而阳不生，故利不止。愚按此节乃厥阴为病之总纲。"

陈修园曰："厥阴之为病消渴，火盛，气上撞心，气逆，即火逆也。心中疼热，火邪入心，饥火能消物也。而不欲食，木克土也。食则吐蛔，虫为风化，一闻食臭则上入于膈，而吐出，下之利不止，误下伤胃气也。厥阴为两阴交尽，宜无热证，然厥阴主肝而胆藏于内，则厥阴热证，皆少阳之火内发也。要知少阳厥阴同一相火，相火郁于内是厥阴病。相火出于表为少阳病，少阳咽干即厥阴消渴之机。胸胁苦满即气上撞心之兆，心烦即疼痛之初，不欲食是饥不欲食之根，喜呕即吐蛕之渐，故少阳不解转属厥阴为病危，厥阴病衰转属少阳为欲愈。"又曰："厥者必发热，热与厥相应，热深厥亦深，热微厥亦微，此四证是厥阴伤寒之定局，先热后厥，厥热往来，厥多热少，热多厥少，此四证是厥阴伤寒之变局，皆因其人阳气多少而然。"又曰："乘脾乘肺二证宜辨，曰伤寒腹满。《经》云：诸腹胀大，皆属于热，此由肝火也。谵语，《经》云：肝气盛则多言，寸口脉浮而紧，紧即弦脉。此肝乘脾也。名曰纵，刺期门。曰伤寒发热啬啬恶寒，肺主皮毛，因无头痛项强，非属太阳，病为肺虚，渴欲饮水，无白虎证之欲饮亦为肺虚。腹满无承气汤证，因肺虚不能通调水道，此肝乘肺也。肺金虚不能制木，肝寡于畏，侮所不胜也。名曰横，刺期门，肝有亢火，随其实而泻之。"又曰："伤寒阳脉涩，阴脉弦，法当腹中急痛，此亦肝乘脾也。先予小建中汤，平肝以补脾，不差者，中气虚而不振，邪尚留连，与小柴胡汤主之，令木邪直走少阳，使有出路，所谓阴出之阳则愈也。"又曰："伤寒厥，心下悸者，宜先治水，当服茯苓甘草汤，却治其厥，不尔，水渍入胃，必作利也。此亦肝乘肺也。虽不发热恶寒，亦木实金虚水气不利所致，上节腹满是水在中焦，故刺期门以泄其实，此水在上焦，故用茯苓甘草汤以发其汗，此方是化水为汗，发散内邪之剂，即厥阴治厥之剂也。"

从寒化者当温之，陈修园曰："病初起手足厥冷，脉微欲绝，宜当归四逆汤，有久寒加生姜吴茱酒水各半煎，以相火寄于肝经，虽寒而藏不寒，故先厥者后必发热，手足愈冷肝胆愈热，故云厥深热亦深也。姜附不可妄投。"

按本论本篇（厥阴）第二十七条曰："大汗出热不去，内拘急，四肢疼，又下利厥逆而恶寒者，四逆汤主之。"二十八条曰："大汗，若大下而厥冷者，四逆汤主之。"第四十四条曰："下利清谷，里寒外热，汗出而厥者，通脉四逆汤主之。"第四十六条曰："下利腹胀满，身体疼痛者，先温其里，乃攻其表，温里宜四逆汤，攻表宜桂枝汤。"第五十条曰："呕而脉弱，小便复利，身有微热见厥者，难治，四逆汤主之。"以上皆温之法。上四条皆是汗下，后一条为难治者，用小承气者仅第四十八条曰："下利谵语者，有燥屎也，宜小承气汤。"全篇无用大承气者。陈氏特提出告诫大有深意。

而手足愈冷肝胆愈热之说，颇得河间之旨。河间曰："若阳厥者，而至于身热而脉数也。若阳厥极深而至于身冷，反见阴脉微欲绝者，此为热极欲死也。俗皆妄谓成阴证，且曰阴阳寒热反变而不可测也。乃取阳主于生，阴主于死之说，急以火艾热药温其里，助其阳气，十无一生，俗因之以为必死之证，致使举世大惧阴证，而疑似阴者，急以温之，唯恐救之不及，而反招暴祸：岂知热病之将死者，鲜有逃于此证也。殊不知一阴一阳之谓适，偏阴偏阳之谓疾，阴阳以平为和，而偏为疾。万物皆以负阴抱阳而生，故孤阴不长，独阳不生，阳气极甚而阴气极衰，则阳气怫郁，阴阳偏倾，而不能宣行。则阳气蓄聚于内，而不能营运于四肢，则手足厥冷，谓之阳厥，故仲景曰：

热深则厥亦深，热微则厥亦微。又曰厥当下之，下后厥愈，为以除其里之热也。故病热甚则厥，又以失下则热甚而为阴证，非反变为寒病尔。夫病之传变者，谓中外上下经络藏府部分而传为病之邪气也。非寒热阴阳之反变也。法曰，阴阳平则和，偏则病，假令阳实阴虚为病热也，若果变为寒，则比之热气退去寒欲生时，阴阳平而当愈也。岂能反变为寒病软？然虽疟论言，阴胜则寒，阳胜则热者，谓里气与邪热并于表，则为阳胜而发热也。表气与邪气并之于里，则为阴胜而寒栗也。由表气虚而里气热。亢则害，承及制，故反战栗也。大抵本热非病寒也。或伤寒病，寒热往来者，由邪热在表而浅，邪恶其正，故恶寒也。邪热在里而深，邪甚无畏，物恶其极，故不恶寒而反恶热也。表里进退不已，故为寒热往来也。此气不并于表里，故异于疟而寒热微也。皆热传于表里之阴阳，而非病气寒热之阴阳反变也。或病热而寒攻过极，阳气损虚，阳气暴甚而反为寒者，虽亦有之，因药过度而致之，非自然寒热之反变也。夫六气变乱而为病者，乃相兼而同病为风热燥同，多兼化也。寒湿性同，多兼化也。性异而兼化者有之，亦已鲜矣，或制甚而兼化者，乃虚象也。如火热甚而水化制之，反为战栗者，大抵热甚，而非有寒气之类也。故渴为热在里，而寒战反渴引饮也。又如以火炼金，热极而反化为水，虽化为水，止为热极而为金汁，实非寒水也。或燥热太甚而肠胃郁结，饮冷过多而痞隔不通，留饮不能传化浸润，而寒极蓄于胃中，燥热太甚，郁于胸腹，而胀满烦渴不已，反令胃膈冷痛，呕哕浆水，而水浆难下，欲止其渴而强饮水，则满痛呕哕转甚，而渴不止，不强饮之，则烦渴不可以忍，令烦冤闷绝而欲死，若误治之即死，不治亦为难已，每用大承气汤热服，下咽而肠胃郁结痞膈即得宣通，而留饮传化浸润，则寒湿散去，肠胃之外得其润泽，热退而烦渴满痛呕哕遂止，须臾得利而已矣。然而病诸气者，必有所因，病本热而变为寒者，实亦鲜矣。大凡阳实数，身热烦渴，热甚则为阳厥，至极则身阴冷脉微而似阴证，以至脉绝而死，故阳病见阴脉者死，谓脉近乎绝也。病虽热甚而不已，则必须厥冷而脉微，以致身冷脉绝而死矣，或病本热势太甚而不已者，或失寒药调治，或因失下，或误服热药，或误熨（音闰）烙熏灸，以使热极而厥者，以承气汤之类寒药下之，热退而寒得宣通，则厥愈矣。慎不可用银粉巴豆性热大毒丸药下之，而耗阴气，而衰竭津液，使燥热传甚，而为懊憹喘满结胸腹痛，下利不止，血溢血泄，或为淋闭发黄，惊狂谵妄诸热变证，不可胜举，由此为破癥瘕坚积之药，非下热养阴之药也。古人谓治伤寒热病，若用银粉巴豆之类丸药下之，则如刀剑刃人也。及尝有阳厥而尚不下，以致身冷脉微而似阴证，反误以热药投之，病势转甚，身冷脉微而欲绝，唯心胸微暖，昏冒不知人事，而不能言，主病者，或欲以暖药急救其阳，恐阳气绝而死也。答曰，此因热极失下，反又温补而致之，若又以热药助其阳气，则阴气暴绝，阳气亦竭而死，阳气何由生也。或又曰，何不急下之，答曰，此阳胜伐阴。而阴欲先绝，则阳亦将竭矣，于此时而下之，则阴阳俱绝而立死，不救亦死，但及于期，则缓而救之，则当以寒药养阴退阳，但不令转泻，若得阴气微生，则可救之。宜用凉膈一服，则阴气可以新生，何以知之，盖以候其心胸温暖渐多，而脉渐生尔，终日三服其脉生，沉数而实，身表暖，而唯厥逆与水善饮，有时应人之问，谵妄而舌难言，方以调胃承气汤下之，获汗而愈，所谓寒药反能生脉，而令身暖者，由阳实阴虚，欲至于死，身冷脉微，今以寒药养阴退阳，而复不至于死故也。大凡治病，必先明其标本，标上首也。本根元也。故经言，先病为本，后病为标，标本相传也。先以治其急者，又言六气为本，三阴三阳为标，故病气为本，受病经络藏府为标也。夫标本微甚，治之逆从不可不通也。故经言知逆与从正行无问，明知标本万举万当，不知标本是谓妄行，阴阳之逆从标本之谓道也，斯其理欤。"（《素问玄机原病式》）然陈氏之说局于厥阴一经，而河间则泛及阴阳，开人思路，学伤寒者不可不知也。但后人多不讲。

《内经》曰："厥阴之上，风气治之，所谓本，本之下，中之见也，见之下气之标也。"又曰："厥阴不从标本，而从中见也。"又曰："厥阴为阖。"陈修园曰："盖厥阴以风木为本，以阴寒为标，中见少阳，厥阴为阴极，不从标本而从中见也。本论以厥阴自得之病为提纲，故曰消渴气上撞心，心中热疼，饥而不欲食，食则吐蚘，下之利不止等证，然必合之外证，有厥热往来之气化，或呕或利，方真厥阴，其余或厥或利或呕，内无气上撞心，心中热疼等证，皆似厥阴而非厥阴也。"

1. 太陽之爲病，脈浮，頭項強痛而惡寒。

成无己　经曰：尺寸俱浮者，太阳受病。太阳主表，为诸阳主气。脉浮，头项强痛而恶寒者，太阳表病也。

张隐庵　太阳为诸阳主气，有通体、分部之不同。通体太阳如天，主周身皮肤毫毛肤表，一似天之环绕于地外；分部太阳如日，主头项脊背尾间血室，一似日之旋绕于躔度。此首明太阳主通体之毫毛，而复有循经之分部也。太阳之为病，脉浮，言太阳运行于周身之肤表，病通体之表阳，故其脉应之而浮也。头项者，太阳经脉所循之分部也。病在表而涉于分部，故强痛也。恶寒者，恶本气之寒也。盖太阳之上，寒气主之，以寒为本，以热为标故也。

程应旄　凡云太阳病，便知为皮肤受邪，病在腠理荣卫之间而未涉乎府藏也。太阳之见证，莫确于头痛、恶寒，故首揭之，使后人一遇卒病，不问何气之交而但见兼此脉此证，便可作太阳病处治，亦必兼此脉此证，方可作太阳病处治。虽病已多日，不问其过经已未，而但见此脉此证，仍可作太阳处治。

正方按　太阳主表，为人身最外一层，风寒袭人必从外入，人身之血气通之。脉浮与脉沉为病在里是一例，是人体正气与病邪反应之不同层次之表象，亦即今人所谓自然疗能是也。邪伤太阳之经脉则头项强痛，强者不和也。外邪侵入肤表，内部阳气随血外充，正若胜邪则一汗而解；若不胜则外邪束之，阳气被遏，则上冲头项而为强痛。皮肤肌腠中之汗液，即太阳之寒水也，不能外泄则必恶寒，张隐庵所谓恶本气之寒也。汤本求真曰："头项强痛者，头部、项部比于其他体部血液充盈之强度，而为凝滞之所致，恶寒者，将欲发热，而不能发热之微也。"首言太阳之为病者，是仲景划六经以统诸病也。于下文之名为中风，名为伤寒，此属某证等自有主从之分，言外之意，不可不知。

2. 太陽病，發熱，汗出，惡風，脈緩者，名爲中風。

方有执　太阳病，上条所揭云云者是也。后皆仿此。发热，风邪干于肌肤而郁蒸也。汗出腠理疏，玄府开而不固也。此以风邪郁卫，故卫逆而主于恶风。缓，即下文阳浮而阴弱之谓。中，当也。凡首称太阳中风者，则又皆指此而言也。

喻嘉言　中字与伤字无别，即谓伤风亦可。

汪琥　脉缓，当作浮缓看。浮是太阳病脉，缓是中风脉。

钱潢　缓者，紧之对称，非迟脉之谓也。风为阳邪，非劲急之性，故其脉缓也。

成无己　风，阳也。寒，阴也。风则伤卫，发热，汗出，恶风者，卫中风也。荣病，发热无汗、不恶风而恶寒。卫病，则发热汗出，不恶寒而恶风。以卫为阳，卫外者也，病则不能卫固其外，而皮腠疏，故汗出而恶风也。伤寒脉紧，伤风脉缓者，寒性劲急，而风性解缓故也。又曰：恶风则比之恶寒而轻也。恶寒者啬啬然增寒也。虽不当风，而自然寒也矣。恶风者，谓常居密室之中幛帐之内，则舒缓而无所畏也。一或用扇，一或当风。淅淅然而恶寒，此为恶寒者也。

张隐庵 成氏谓脉缓为中风，脉紧为伤寒，夫脉缓为风，何以太阳篇云伤寒脉浮缓，阳明、太阴篇云伤寒脉浮而缓。脉紧为寒，何以阳明篇云：脉浮而紧者必潮热。须知阳邪伤阳，阴邪伤阴，正邪同类两不相持其脉则缓。寒邪伤阳，热邪伤阴，邪正阴阳两相搏击，其脉则紧，不当拘执中风脉缓，伤寒脉紧。成氏谓：伤寒恶寒，中风恶风。诚如斯言，何以本论云"伤寒四五日身热恶风"，何以"太阳中风啬啬恶寒"？须知寒为太阳之本气，风乃寒中之动气，病太阳而皮毛凝敛则恶寒，病太阳而皮毛之开发则恶风，恶寒恶风随皮毛之凝敛开发而言，如风邪始入，毛窍未开，虽中风而亦恶寒，寒入于肌，邪伤腠理，虽伤寒亦恶风，并非伤寒恶寒，中风恶风也。成氏谓伤寒无汗，中风有汗。夫伤寒既无汗，何以本论云"伤寒脉浮自汗者出"？中风既有汗，何以"太阳中风不汗出而烦躁"？须知风在皮毛亦必无汗，寒入肌腠亦当有汗，并非伤寒无汗，中风有汗也。又曰：成无己注解本论谓风则伤卫，寒则伤荣，凡遇风寒俱执是解……如谓风必伤卫，寒必伤荣，何以《素问》玉机篇云"百疾之始期也，必生于风雨寒暑，循毫毛而入腠理"？《素问》

皮部篇云"虚邪之中人也，洒淅动形，起毫毛而发腠理"？须知风寒皆为外邪，先客皮毛，后入肌腠，留而不去，则入于经，留而不去，则入于府，非必风伤卫而寒伤荣也。成氏倡之，诸家和之，固执不解，是举一而废百也。不亦诬乎。又曰：此言风伤通体之肌腠，而为中风证也。夫风者，如冬令之伤风，寒为太阳之本气，风乃寒中所生之动气也。发热者风伤太阳之标阳也。汗出者风性鼓动，开发毛腠，故也。汗出而毛腠虚，故恶风，风为阳邪，伤人阳气，两不相持，故脉缓也。此风邪开发太阳之毛窍，而（与反同）薄于通体于肌腠，故名为中风。

丹波元简 案风寒二证，譬如人之呵与吹，呵之风属阳，吹之寒属阴。阳主泄，阴主闭。故之人感邪气，其表虚泄而汗出者，名为中风；其表实闭而无汗者，名为伤寒。其实受邪之风寒，不知果何如，只就其表虚表实，无汗有汗而立其目，以为处疗之方耳，故不曰此伤寒也、此中风也，而下名为二字。

汤本求真 大凡人之体质，千差万别，若穷极之，则为二大别，其一皮肤粗疏而弛缓，有此秉赋之人若患太阳病，则为脉浮弱、自汗等之证状，以桂枝为主药之桂枝汤治之可也。其一为皮肤致密紧张者，有此体质，若患太阳病，则现脉浮紧、无汗等之证候，故以麻黄为主药之麻黄汤疗之可也。

正方按 统观诸家注释，则可知无论是原秉或现在之体质，腠理坚密者患太阳则多为伤寒，反之而弛松者，患太阳则多为中风。张氏驳成氏义极精审，何则？张氏举本篇第三十九条伤寒脉浮缓一语即足以驳倒成氏。盖第二条言太阳病发热汗出恶风脉缓者，（应兼浮）名为中风。三十九条云：伤寒脉缓身不疼，但重，乍有轻时，无少阴证者云云。方可名为太阳中风，若其证如三十九条所云，虽例脉缓而名则为伤寒矣。且三十九条明云伤寒脉浮缓，则浮紧不一定为伤寒之脉亦明矣。况本篇三十八条云太阳中风脉浮紧，发热恶寒身疼痛不汗出而烦躁者，大青龙汤主之云云。则有汗为中风，无汗为伤寒及伤寒恶寒中风恶风等之说亦不能固定矣。是当细审论文，前后照应不得断章取义，否则与仲祖意旨远矣。成氏虽大家亦未能免此，不可不深加注意耶。丹波氏解名为二字颇细致。中风之中字如伤字，古人伤风曰中风。非后世所谓中经中络中府中藏真中假中之中风也，学者皆当知之。

3. 太陽病，或已發熱，或未發熱，必惡寒，體痛，嘔逆，脈陰陽俱緊者，名爲傷寒。

成无己 经曰：凡伤于寒，则为病热，为寒气客于经中，阳经怫结，而成热也。中风即发热者，风为阳也。及伤寒云，或已发热，或未发热，以寒为阴邪，不能即热，郁而方变热也。风则伤卫，寒则伤荣（此说张隐庵非之，详见上条），卫虚者恶风，荣虚者恶寒，荣伤寒者，必恶寒也。气病者则麻，病血者则痛。风令气缓，寒令气逆。体痛呕逆者，荣中伤也。经曰：脉盛身寒，得之伤寒，脉阴阳俱紧者，知其伤寒也。

方有执 或，未定之词。寒为阴，阴不热，以其着人，而客于人之阳经，郁而与阳争，争则蒸而发热。已发热者，时之所至，郁争而蒸也；未发热者，始初之时，郁而未争也。必，定然之词，言发热早晚不一，而恶寒则必定即见也。

《金鉴》 胃中之气，被寒外束，不能发越，故呕逆也。寒性劲急，故脉阴阳俱紧者。此承前条，言太阳病，又兼此脉此证者，名为伤寒，以为伤寒病之提纲。后凡称伤寒者，皆指此脉证而言也。

柯韵伯 阴阳，指浮沉而言，不专指尺寸也。

张隐庵 太阳病者，病通体太阳之表气也。或已发热者，感太阳之标阳而为热也。或未发热者，寒邪始袭于皮毛，未得太阳之热化也。太阳以寒为本，故无分已未发热，而必恶寒也。通体之气，为阴邪所伤，故体痛。凝敛于周身之毛窍，则里气不疏，故呕逆也。夫阴阳邪正相持，其脉则紧。今伤通体之表阳，故脉阴阳俱紧，而名伤寒也。

曹颖甫 寒为阴邪，而其中人即病者，或由于暴受惊恐，心阳不振之时；或由向有痰湿之体；或由天时暴热，皮毛开泄之后，当风而卧，夜中露宿；或卫阳衰弱，寒夜卧起不定，寒因袭之。所以致病者不同，而病情则一。盖寒邪中人，皮毛先闭，汗液之未泄者，一时悉化寒水，肌里之营血并力抗拒，血热战胜，遂生表热。初病时，血热不达，或无表热，而要以恶寒为不易之标准。此证虽至鼻燥，眼中热，唇口焦，而恶寒不减，其有当六月盛暑时，犹必覆以重衾，温以炭炉者，其体痛或如锥刺，或如身卧乱石中，予于春夏之交，盖屡见之。寒郁于外，阳气不得外泄，胆胃被制而上冲，因病呕逆，间亦有不呕逆者。寒邪外逼，血热内亢，两相抵拒，故脉阴阳俱紧，寒伤皮毛，则肺受之。中医言肺主皮毛，西医谓肺中一呼吸，皮毛亦一呼吸，其理正相合也。故发表之麻黄汤，用麻黄、杏仁以开肺与皮毛之郁，桂枝以宣阳气，甘草以平呕逆，务使肺气张于内，皮毛张于外，阳气达于中，则皮里膜外之水气，因寒凝洈（音护，闭塞也）者，一时蒸迫成汗，而邪随汗解矣。

正方按　据临床体验，在恶寒未发热时，则脉虽紧而不浮。景岳《脉神》亦有此说。曹说颇精实。

4.傷寒一日，太陽受之，脈若靜者爲不傳；頗欲吐，若躁煩，脈數急者，爲傳也。

成无己　太阳主表，一日则太阳受邪，至二日当传阳明。若脉气微，而不传阳明，胃经受邪，则喜吐；寒邪传里者，则变热，如颇欲吐，若烦躁，脉急数者，为太阳寒邪变热，传于阳明也。

张隐庵　此太阳受邪，而即可传于少阴也。伤寒一日，太阳受之，言平人六气周流环转不息，若以天之寒邪伤人毛腠，则太阳正气受之，而即以一日起太阳矣，要知伤寒者言邪，而太阳者言正。脉若静者，太阳正气自和，故为不传。颇欲吐者，即少阴之欲吐不吐也。若躁烦者，感少阴阴寒之气则躁，感少阴君火之气则烦。脉数急者，诸数为热，诸急为寒，寒热相持，而脉不静，此太阳受邪，而感少阴之气化者，为传也。高子（士宗）曰：本论中凡云传者，言邪传于某经，则见某经之证，若纪日而云一日太阳，二日阳明等者，止论正气，非关邪也。

方有执　一日、二日、三四五六日者，犹言第一、第二、第三四五六之次序也。大要譬如计程，如此立个前程的期式约模耳，非计日以限病之谓。

张锡驹 数急对静而言。

柯韵伯 欲字，若字，是审其将然。脉之数急，是诊其已然。此因脉定证之法也。

丹波元简 燥烦，即躁烦之讹，以为口燥烦热者，误矣。诸注并以烦躁为解。

正方按 丹波元简所注躁烦误解为烦躁者，约指成氏等，是未见隐庵之注也。传经之说详于概论中，然有谓不传阳明者，有谓不传少阴者，有谓不传本经者。由太阳传阳明，从皮毛到肌肉，是由浅及深也；太阳传少阴者，为相表里也；不传本经者，为伤寒七日为一候。若不过七日是仍本经，脉静是欲愈。本经尚未尽了言不传者，不传其经了而病，即止于此也。义皆不悖，似可并存。

5. 傷寒二三日，陽明少陽證不見者，爲不傳也。

成无己 伤寒二三日，无阳明少阳证，知邪不传，止在太阳经中也。

陈修园 此二节一论阴阳表里相传，一论六经之气相传。

曹颖甫 《内经》一日二日，为一候二候。二候在七日以后，三候在十四日以后，盖伤寒以七日为一候也。惟传经初无定期，发于春夏之交，地中阳气大泄，人身之皮毛肌理易开，常有一二日即有传阳明者。亦有冬令严寒，二十余日不传阳明者，仲师言其常，不言其变也。以传经常例言，八日后当传阳明，十五日后当传少阳。为冬令天地闭塞，人身阳气未易外泄为汗，故为期较缓。若八日后，不见潮热渴饮、不恶寒、但恶热、谵语、小便多、大便鞕、阙上痛等证，即为不传阳明。十五日后，不见口苦咽干、目眩耳聋、吐黄色苦水，即为不传少阳。可见伤寒之轻者，虽未经疗治，亦有七日自愈、十四日自愈之证也。若始病恶寒体痛，即投以大剂麻黄汤，则一汗而病良已，宁复有传经之变证乎？

6. 太陽病，發熱而渴，不惡寒者，爲溫病。若發汗已，身灼熱者，名曰風溫。風溫爲病，脈陰陽俱浮，自汗出，身重，多眠睡，鼻息必鼾，語言難出。若被下者，小便不利，直視失溲；若被火者，微發黄色，劇則如驚癇，時瘛瘲；若火熏之，一逆尚引日，再逆促命期。

成无己 发热而渴，不恶寒者，阳明也。此太阳受邪，知为温病，非伤寒也。积温成热，所以发热而渴，不恶寒也。伤寒发汗已，则身凉。若发汗已，身灼热者，非伤寒，为风温也。风伤于上，而阳受风气，风与温相合，则伤卫。脉阴阳俱浮，自汗出者，卫受邪也。卫者，气也。风则伤卫，温则伤气。身重，多眠睡者，卫受风温而气昏也。鼻息必鼾，语言难出者，风温外胜，而气拥不利也。若被下者，则伤藏气，太阳膀胱经也。《内经》曰：膀胱不利，为癃，不约为遗溺。癃者，小便不利也。太阳之脉，起目内眦。《内经》曰：瞳子高者，太阳不足；戴眼者，太阳已绝。小便不利、直视、失溲，为下后，竭津液，损藏气，风温外胜。经曰：欲绝也为难治。若被火者，则火助风温成热。微者，热瘀而发黄；剧者，热甚生风，如惊病而时瘈疭也。先曾被火为一逆，若更以火熏之，是再逆也。一逆尚犹延引时日而不愈，其再逆者，必致危殆，故云促命期。

程应旄 冬时伤肾，则寒水被亏，是温病源头；误治温病而辛温发散，是风温源头。风温，即温病之坏病，非温病多，又有风温也。一逆者，若汗若下若火也。再逆者，汗而或下，下而或火也。温乃阳盛阴虚之病，一逆已令阴竭，况再逆乎？甚矣。温热病不同于风寒治也。

钱潢 阴阳脉俱浮，则以寸口为阳，尺中为阴，即关为阳，关后为阴之法也。阳脉浮，则风邪伤卫，毛孔不闭，故汗自出。阴脉浮，则热伤阴分，温邪熏灼，郁冒神昏，故身重多眠，而昏睡之中鼻息，必鼾齁也。其语言难出者，非舌强失音喑哑之病，乃神昏不语。温病得火，内外充斥，浸淫于藏府肌肉筋骨之间，所以时时瘈疭也。瘈疭者，筋骨瞤动，十指抽掣，臂脐坚劲，转侧而不自知也。

张隐庵 冬伤于寒，即病者名为伤寒；不即病者，至春随阳气而发，称为温病。温病者，热病也。邪病太阳之标阳，故但发热而渴，不恶寒。所谓冬伤于寒，春变为温者是也。此言寒邪伏匿，而变为温病也。夫寒邪伏匿，寒出必解。若发汗已，而身反灼热者，此非寒邪伏匿，乃风邪伏匿，而名为风温也。风邪从内以出表，故脉阴阳俱浮，腠理开，故自汗出。身重者，风伤通体之肌肉也。多眠者，风邪壅滞，而神机不出也。邪薄于阴，致颃颡不通，故睡息必鼾。邪薄于阴，致生气不达，故语言难出，此风温危险之证。若被下，则水津内竭，始则小便不利，继则津液不濡于上，而目直视矣。水道不约于下，而小便失溲矣。若被火攻，风火交织，微则身必发黄，剧则火热伤神，故如惊痫病之手足时瘛疭也。此被火为一逆，火熏为再逆。一逆尚引日，再逆促命期。由是而知风热之证，当滋养其血液，不宜汗、下、火攻也。

陈修园 且夫太阳病之即发者，有中风、伤寒之异。至于不即发者，《内经》谓冬伤于寒，春必病温，为伏邪蕴酿成热，邪自内出。其证脉浮，头项强痛，故亦谓之太阳病。但初起即发热而渴，不恶寒者，须于中风、伤寒之外区别，为温病。治宜寒凉以解散，顺其性以导之，如麻杏石甘汤之类。若无头项强痛之太阳病，但见发热而渴，不恶寒之证，是太阳底面少阴为病。《内经》谓冬不藏精，春必病温是也。如心中烦不得卧者，黄连阿胶汤主之。稍轻者，阳盛阴虚之人，周身之经络浑是热气布护，治法只宜求之太阳署之里，阳明署之表。如所云：心中懊憹，舌上胎者，栀子豉汤主之；渴欲饮水，口中干燥者，白虎加人参汤主之；脉浮、发热、渴欲饮水、小便不利者，猪苓汤主之之类，切不可用辛温以发汗。若医者误用辛温之剂汗之，其内蕴之热得辛温而益盛。不特汗后身不凉静，而且发汗已，身反灼热者，是温病为风药所坏，逆变重证。名曰风温。风温之为病若何？其脉阴尺阳寸俱浮，其证自汗出，犹为太阳中风之本象，而大可患者全显出少阴之危象。肾主骨，热其骨，故身重；热入阴分，故神昏而多睡眠；鼻息必鼾，为肾热而壅于肺；语言难出，为肾热而壅于心，以肾脉上连心肺也。若被误下者，津液竭于下，而小便不利，津液竭于上，则目系紧急而直视，且既竭之余，肾气将绝，不能约太阳之气而失溲。危乎，危乎！若更被火灸或烧针者，以热攻热，肾败而现出克攻之象。微者，皮肤发黄色，为土克水。剧则热亢攻心，如惊痫，热极生风，时瘈疭。其皮肤不止发黄，竟若火熏之，现出黄中带黑之色，是被下为一逆，被火为再逆。一逆尚可引日，再逆则促其命期。推而言之，凡服一切清导之药，皆犯被下之禁；凡服一切辛热之药，皆犯被火之禁，医者岂可不慎哉？此言太阳病中有温病，误治即变为风温也。

《金鉴》　发热不渴恶寒者，太阳证也。发热而渴不恶寒者，阳明证也。今太阳病始得之，不俟寒邪变热，转属阳明，而即热渴不恶寒者，知非太阳伤寒，乃太阳温病也。由于膏粱之人，冬不藏精，辛苦之人，冬伤于寒，内阴已亏，外阳被郁，周身经络早成温化，所以至春，一遇外邪，即从内应，感寒邪者，则名曰温病。

汪琥　小便不利四字，当在若被下者四字之前，否则既云不利，又曰失溲，悖矣。

《千金方》　风温之病，脉阴阳俱浮，汗出体重，其息必喘，嘿嘿但欲眠。下之者则小便难，发汗则谵语，加温针则耳聋难言。但吐下之，则遗尿，宜葳蕤汤。方用葳蕤、白薇、麻黄、独活、杏仁、芎䓖、甘草、青木香各二两，石膏三两。

丹波元简　案诸家以温病、风温为二证，特程注以风温为温病之坏病。今考宋版及《玉函》，温病风温连接为一条，且据若发汗已之若字，则程注为得矣。庞安时《总病论》云：病人素伤于风，又复伤于热，风热相搏，则发风温。四肢不收，头痛身热，常自汗出不解，治在少阴厥阴，不可发汗。汗出则谵语内烦，扰不得卧，善惊，目光无精，治之复发其汗，如此者医杀之耳。风温之为病，脉阴阳俱浮，汗出体重，其息必喘，默默但欲眠。下之则小便难，发汗则谵语；加温针则耳聋难言；但吐下之，则遗尿，宜葳蕤汤。案诸家以风温为别证，昉出于斯。

正方按　以温病、风温为二病当自《千金》始，庞安常（安时，字安常，宋人）之言大致出于《千金》也。本论对此证未出治方，陆渊雷谓"所以不渴不恶寒证既同阳明，则治法也在阳明法中也。不称阳明而称太阳温病者，以自古相传之六经概念，阳明由传变而来，温病则始病即始此，至于治法，则凭当前之证候，不凭原因，及以往之经过故也。"曹颖甫谓："予谓此证初起，即宜人参白虎汤及竹叶石膏汤，使其热势渐杀，或当挽救一二。门人刘仲华治安徽林振羽病，亲见之，始由某医误汗误下，诸证皆备，刘用白虎汤加西洋参、生地、犀角，二剂后，始有转机，十余日方见霍然，治法差谬，生死攸关，是不可以不慎也。又按犀角、生地能清脑中上冲之热血，恽铁樵治王鹿萍子脑中热痛，用之奏效亦其一也。"

夫伤寒与温病，自宋以来辨之者甚多，至清一代温热一派，乃成一大宗门。吴鞠通之《温病条辨》与王孟英之《温热经纬》二书，实总其大成，习温病者无不以此二书为圭臬，然《条辨》引《内经》之文有十九条。《经纬》引《内经》之文三十九条，引《伤寒论》之文五十条。后人强立门户，曰我伤寒家也，我温病家也，是忘其祖矣。要知能治伤寒者必能治温病，善治温热者岂不可通伤寒乎？又现代医学所称之肺炎，即《条辨》第二条所谓"凡病温者，始于上焦，在乎太阴肺。"其理由则如其凡例中曰："《伤寒论》六经由表入里，由浅入深，须横看，本论之二焦，由上及下，亦由浅入深，须竖看。"《经纬》第一条曰："温邪上受，首先犯肺，逆传心包。肺主气属卫，心主血属营，辨营卫气血，虽与伤寒同，若论治法，即与伤寒大异也。"大约皆主以辛凉，又现代所谓乙型脑炎及脑脊髓膜炎两病，以温病法试治之多能获效。盖前者为温湿范围，后者则为清温范围，此不能多述，当于温病学中详之。

山田氏 [山田正珍（宗俊）《伤寒论集成》] 云："若发汗以后，王叔和所加，较之伤寒例，其伪至为明显，况其曰灼热，曰阴阳俱浮，曰一逆尚引日，再逆促命期，皆非仲景氏之辞气乎？"山田氏之论亦但以重语气着想，并非有所根据，然于仲景之自叙，何独伸重尺度乎？下条发于阳者，七日愈以下亦谓仲景之言等，皆当证之于确日。

7. 病有發熱惡寒者，發于陽也；無熱惡寒者，發于陰也。發于陽者七日愈，發于陰者六日愈，以陽數七，陰數六故也。

成无己　阳法火，阴法水。火成数七，水成数六。阳病七日愈者，火数足也，阴病六日愈者，水数足也。

张隐庵　此论太阳为诸阳之首，六气运行，七日来复，环转之无端也。此言太阳、少阴之标阳、标阴为病也。以寒邪而病太阳之标阳，故发热恶寒，而发于太阳也。以寒邪而病少阴之标阴，故无热恶寒，而发于少阴也。

山田正珍　此条三阴三阳大纲领，发热虚实之本原，不可不明也。但其发于阳七日愈以下，王叔和所补。

8. 太陽病，頭痛至七日已上自愈者，以行其經盡故也。若欲作再經者，針足陽明，使經不傳則愈。

张隐庵 此论太阳为诸阳之首，六气运行，七日来复，环转之无端也。太阳病头痛者，所谓阳因而上病，病气随太阳之在高也。七日以上自愈也，以六气已周而行其经尽，太阳之气来复于高表故也。若太阳为邪所薄，不能上出于高表，而欲作再经者，针足阳明。盖阳明主经脉，经脉流通，而使表邪不传，则愈。高子曰：以行其经尽，言六气之环绕于外内也。使经不传，言使经无病邪之传也。故传经者言邪，而纪日者论正，于此可见矣。

陈修园 太阳病头痛等证，至七日以上应奇数而自愈者，以太阳之病，自行其本经已尽，七日之数故也。若未愈，欲作再经者，阳明受之，宜针足阳明、足三里穴，以泄其邪，使经不传则愈。推之发于阴者六日愈之故，亦可以此例而得其旨矣。此节承上文而言病愈之期，又提出"行其经"三字，谓自行其本经与传经不同，曲尽伤寒之变幻，六经皆有行有传，举太阳以为例。

丹波元简 案成、喻氏、程氏、钱氏及《金鉴》，并以六日传六经之说为注解，皆不可从。

9. 太陽病欲解時，從巳至未上。

成无己 巳为正阳，则阳气得以复也。始于太阳，终于厥阴。六经各以三时为解，而太阳从巳至未，阳明从申至戌，少阳从寅至辰，至于太阴，从亥至丑，少阴从子至寅，厥阴从丑至卯者，以阳行也速，阴行也缓，阳主于昼，阴主于夜，阳三经解时，从寅至戌，以阳道常绕也；阴三经解时，从亥至卯，以阴道常乏也。《内经》曰：阳中之太阳，通于夏气，则巳午未，太阳乘主也。丹波氏引为乘主也。

张隐庵 午乃太阳中天之时，巳未，前后之气交也。夫天有六气，人有六气，人得天时之助，则正气盛，而邪病解矣。

陈修园 以巳午二时，日中而阳气降，太阳之所主也。邪欲退，正欲复，得天气之助，值旺时而解矣。此一节承上文而言病愈之时，以见天之六淫，能伤人之正气；而天之十二时，又能助人之正气也。

10. 风家，表解而不了了者，十二日愈。

成无己 中风家发汗解后，未全快畅者，十二日大邪皆去，六经悉和则愈。

张隐庵 风乃阳邪，六为阴数。表解而不了了者，里邪未尽也，故遇重阴则愈。《辨脉篇》曰：以阳得阴则解也。

柯韵伯 七日表解后，复过一候，而五脏之气始充，故十二日，精神慧爽而愈。此经举风家，伤寒概之矣。

陈修园 若误治又不在此例，此一节承上文言，既愈之后而定以全愈之期也。

山田正珍 引刘栋前三条后人之所记也。

正方按 十二日愈各家各解，柯以七日加五日以充五藏之气则愈，陈修园亦用其说。隐庵谓得重阴之数，曹颖甫谓发于阳者为中风，发于阴者为伤寒。本节发于阳者为七日愈，发于阴者六日愈，为传写差误，据后文风家表解而不了了者十二日愈，十二日为两候，风家病愈在十二日，则发于阳者当云六日愈。后又云：太阳病至七日以上自愈者，以行其经所故也。伤寒以七日为一候，则发于阴者当云七日愈，但阳病遇阴数而愈，阴病遇阳数而愈，亦术家言，有时不甚可据，但存其说可也。是矣。

11. 病人身大热，反欲得近衣者，热在皮肤，寒在骨髓也；身大寒，反不欲近衣者，寒在皮肤，热在骨髓也。

成无己　皮肤言浅，骨髓言深；皮肤言外，骨髓言内。身热欲得衣者，表热里寒也。身寒不欲近衣者，表寒里热也。

张隐庵　此言太阳之根于少阴也。皮肤者，太阳表气之所主也。骨髓者，少阴里气之所主也。身大热而反欲近衣，太阳标阳外呈，而少阴之阴寒方盛于内，故反欲近衣也。大寒而反不欲近衣，太阳本寒外呈，而少阴之火热方盛于里，故反不欲近衣也。此申明太阳主皮肤，少阴主骨髓与发热、无热，而太阳、少阴并呈乎外者之不同也。

陈修园　医家辨证，开口一言太阳，瞩目即在少阴，须知太阳标热而本寒，少阴标寒而本热。太阳之标，即少阴之本；少阴之本，即太阳之标。上章以发热、无热言，犹未畅明其义。兹请再申之，为辨太阳之证者，辨到太阳之根。又曰：身之寒热不足凭，必以骨髓之寒热为主。阳根于阴，司命者，不可不深明此理也。此章承前章阴阳寒热标本之旨，深一层立论。上章言所恶，此章言其所欲，皆探其病情。程郊倩云：阴阳顺逆之理，在天地征之于气者，在人身即协之于情，情则无假。合之前三章，彼为从外以审内法，此则从内以审外法。

正方按　山田正珍谓：大寒大热之"大"字，当为太音读，犹言甚，非大小之大也。论中有微热微恶寒，而无小热小恶寒者，可以见矣。陈注明彻，义无余蕴，实为第一。又山田氏谓此条非仲景辞气，疑是古语，仲景氏采以录之耳。而汪琥则谓系叔和所增入者，前者则高之，后者则低之，主观臆见之不可凭如此。

12. 太陽中風，陽浮而陰弱。陽浮者熱自發，陰弱者汗自出。嗇嗇惡寒，淅淅惡風，翕翕發熱，鼻鳴乾嘔者，桂枝湯主之。

桂枝湯方

桂枝三兩，去皮，去其有厚皮之老幹，然嫩枝上之皮可留，下仿此　芍藥三兩　甘草二兩　生薑三兩，切　大棗十二枚，擘

上五味，㕮咀。以水七升，微火煮取三升，去滓，適寒溫，服一升。服已須臾，歠熱稀粥一升餘，以助藥力，溫覆令一時許，遍身漐漐，微似有汗者益佳，不可令如水流漓，病必不除。若一服汗出病差，停後服，不必盡劑；若不汗，更服，依前法；又不汗，後服小促其間，半日許，令三服盡；若病重者，一日一夜服，周時

观之。服一劑盡，病證猶在者，更作服；若汗不出者，乃服至二三劑。禁生冷、黏滑、肉、面、五辛、酒酪、臭惡等物。

成无己 阳以候卫，阴以候荣。阳脉浮者，卫中风也。阴脉弱者，荣气弱也。风并于卫，则卫实而荣虚，故发热汗自出也。经曰：太阳病，发热汗自出者，此为荣弱卫强者是也。啬啬者，不足也，卫虚则恶风，荣虚则恶寒。荣弱卫强，恶寒复恶风者，以自汗出，则皮肤缓，腠理疏，是亦恶风也。翕翕者，熻熻然而热也。若合羽所覆，言热在表也。鼻鸣干呕者，风拥而气逆也。与桂枝汤和荣卫而散风邪也。《内经》曰：风淫所胜，平以辛，佐以苦甘，以甘缓之，以酸收之。是以桂枝为主，芍药甘草为佐也。《内经》曰：风淫于内，以甘缓之，以辛散之。是以生姜、大枣为使也。

张隐庵 此论风邪薄于太阳通体之肌表，而与桂枝汤证也。盖风寒之邪必先毫毛而入于肌腠，太阳中风，阳浮而阴弱者，太阳主表，故阳气外浮而热发。风伤肌腠，故阴气内弱而汗出，此风伤太阳之肌腠而然也。若风邪始薄于毫毛，而未入肌腠之际，则有啬啬、淅淅、翕翕之象，啬啬者，皮毛气栗栗之状，邪在皮毛，故啬啬恶寒；淅淅者，洒淅不宁之貌。肌腠未开故淅淅恶风。翕翕者，动起合聚之意，太阳邪正之气相持，故翕者发热。夫风邪从表入肌，在皮毛则肺气不利，而鼻鸣，入于肌腠则三焦不和而干呕。桂枝汤主之，本论云：桂枝本为解肌。盖三焦木火之气通会于肌腠，桂枝为百木之长，气温色赤，秉木火之性，主助肌中之气，以解肌表之邪；芍药气味苦平，花开赤白，放于二气之中，得少阴君火之气，主益神气以助肌中之血，肌腠之气血调和，而邪自不能容矣；甘草、生姜，宣达中胃之气，而辛甘发散；大枣色黄味甘，脾之果也，主助脾气之转输，而为胃行其津液。汗乃水谷之精，故歠热稀粥，以助药力，中焦之津液外布，即有留舍之邪，与汗共并而出矣。津液外泄，则中气暴虚，故忌食生冷、肉面、酒酪、臭恶等物，使勿伤脾胃之气。

方有执 啬啬恶寒，淅淅恶风，乃双关之句。盖原太阳本恶寒而明其所以，亦恶风之情状也。啬啬，言恶寒出于内气馁，不足以耽当其渗通，而恶之甚之意。淅淅，言恶风，由于外体疏，犹惊恨雨水卒然淅沥其身，而恶之切之意。盖风动则寒生，寒生则肤粟，恶则皆恶，未有恶寒而不恶风，恶风而不恶寒者，所以经皆互文而互言之。翕翕发热乃形容热候之轻微。翕，火炙也。翕为温热而不蒸，蒸，大热也。鼻鸣干呕，乃上条之未备，鼻鸣者气息不利也，干呕者，气逆不顺也。盖阳主气而上升，气通息于鼻，阳热壅甚，故鼻窒塞而息鸣，气上逆而干呕也。然翕翕发热难晓，而鼻鸣干呕易见，有鼻鸣干呕，出翕翕发热可征矣。又曰：漐漐和润而欲汗之貌，微似二字最为要紧，有形无形之谓也。

陈修园 太阳中风，风为阳邪，而中于肌腠，其脉阳寸浮，而阴尺弱。阳浮者，风势追发，不待闭郁而热自发；阴弱者，津液漏泄，不待覆盖而汗自出。而且啬啬，欲闭之状而恶寒，淅淅欲开之状而恶风，翕翕难开难合之状而发热，阳邪上壅而鼻鸣，阳邪上逆而干呕者，中风脉证的确无疑。桂枝汤主之。

此一节言风中太阳之肌腠，立方以救治也。

曹颖甫 中风发于阳，故卫阳外浮，风著肌理之孙络，闭其外出之路，故营阴内弱，发热恶风暨恶寒并见者，上文所谓发热恶寒发于阳者是也。风袭肺窍，鼻中有清涕而气不通，故鼻鸣。风沍肌腠，脾阳内停，水湿不能作汗外达，故胃气不和而干呕。桂枝汤方用桂枝以通肌理达四肢，芍药以泄孙络，生姜、甘草、大枣以助脾阳，又恐脾阳之不动也，更饮热粥以助之。而营阴之弱者，振矣，营阴之弱者振，然后汗液由脾而泄于肌腠者，乃能直出皮毛，与卫气相接，卫始无独强之弊，所谓阴阳和而自愈者也。

正方按 自无汗用麻黄，有汗用桂枝之说起，而但凭直觉者遂以为桂枝能止汗矣。若然，则阳明胃寒多汗，阴虚之盗汗，何不广用之耶？

杨时泰《本草述钩元》论桂枝曰："世医不悟桂枝，实表之义，几以此味为能补卫而出腠理，若然，何以不用参芪耶？夫四时之风，因于四时之气，冬月寒风卫为所，不能为营气之固，而与之和，故汗出。唯桂枝辛甘，能散肌表寒风，又通血脉，故合于白芍，由卫之固以达营，使其相和，而肌解汗止。"

黄宫绣《本草求真》论桂枝曰："桂枝系肉桂枝梢，其体轻，其味辛，其色赤，有升无降，故能入肺而利气，入膀胱下气而利水，且能调和营卫，治痛风胁风，止烦出汗，驱风散邪，为解肌第一要药。故书皆言无汗能发，有汗能收，然其汗之能发，止是因其卫实营虚，阴被阳凑，故用桂枝以调其营，营调则卫气匀和，而风邪莫容，遂自汗而解。然若麻黄能开腠理，以发其汗也。其汗之能收止，因卫受风伤，不能内获于营，营其虚弱，津液不固，故有汗、发热而恶风，其用桂枝汤为治，取其内有芍药，入营以收阴，外有桂枝以入卫以除邪，则汗自克见止。然云桂枝能闭其汗孔，昧者不察，谓桂枝发汗止汗，是何意哉？徒以顺口虚喝，其失远矣。"

陈修园《本草续经》论桂枝曰："桂壮桂也。壮，阳也。即今之桂枝，桂皮也。菌，根也。菌桂即今之肉桂。不必刻意求备，皆是为施治不愈，卸罪巧法。"

曹颖甫又谓："寒湿沍与肌肉，阳气不达于外，仲师因立桂枝汤方，以扶脾阳而达营分之郁。盖孙络满布腠理，寒郁于肌，孙络为之不通，然得阳气以通之，营分中余液必不能蒸化而成汗，桂枝之开发脾，其本能也。"

邹澍《本经疏证》论桂枝曰："盖其所用之之道有六，曰和营，曰通阳，曰利水，曰下气，曰行瘀，曰补中，其功之最大，施之最广，无为桂枝汤，则和营其首功也。夫风伤于外，壅遏卫气，卫中之阳，与奔逆相遂，不得不就近曳营气为助，是以营气弱，卫气强，当此之时，又安能不调和营气之郁遏，通邪气之相并耶！"

张山雷曰："桂枝轻用之五分至七八分，重用一钱至钱半，若营血素虚，而卫阳亦微，外有凉寒，则用一二分与白芍合炒，而拣去桂枝弗用，仅取其气，不伍其味，此虽吴下近时新法，而不可谓其无深意者也。"又曰："其效在皮，可悟传抄之谬，无皮为木。而晚近未或用其木，毋乃嗜好之偏。"

又案白芍一味，本经为苦平，别录则加酸微寒，后人又有直谓酸寒者，在本方则起节制作用，以其制桂枝辛温有余之气也。

如《金鉴》方解句："名曰桂枝者，君以桂枝也。桂枝辛温，辛能发散，温通卫阳。芍药酸寒，酸能收敛，寒走荣阴，桂枝君芍药，是于发汗寓敛汗之旨，芍药君桂枝，是于和荣中有调味之功。生姜之辛佐桂枝以解表，大枣之甘，佐芍药以和中，甘草甘平有安内攘外之能，用以调和中气，即以调和表里，且以调和诸药，以桂芍之相须，姜枣之相得，藉甘草之调和，阳表阴里，气卫血荣，并行而不悖，是刚柔相济以相济和也。而精义在眼后，须臾歠稀粥以助药力。盖谷气内充，不但易为酿汗，更其使已入之邪，不能少留，将要来之邪，不得复入也。"

盖自金元以后，多以白芍为收敛矣。如张元素（金）《珍珠囊》论白芍曰："泻肝安脾肺，收胃气止泻利，固腠理，和血脉，收阴气，敛逆。"如缪希雍《本草经疏》论白芍曰："《图经》载有二种，金芍药色白，木芍药色赤，赤色利小便散血，白者止痛下气。赤行血，白补血，白补而赤泻，白收而赤散，酸以收之，甘以缓之。甘酸相合用，补阴血，通气而除肺燥。故《神农本草经》主邪气腹痛，除血痹，破坚积寒热疝瘕。通顺血脉，散恶血逐贼血，消痈肿，妇女血闭不通，目赤，肠风泻血，赤所治也。缓中去水气，利膀胱大小肠，中恶腹痛，腰痛，女人一切病，胎前产后诸病，治风补劳，退热除烦，益气泻肝，安脾肺，收胃气，止泻利，固腠理，和血脉收阴气敛逆气，理中气，治脾虚中满，心下痞，胁下痛，善噫，肺急胀逆，

伤寒论备讲

082

喘咳，太阳衄血目涩，肝血不足，阳维病苦寒热，带脉病苦腹痛满，腰溶溶如坐水中，止下痢，腹痛后重，白所治也。芍药味酸寒专入脾经血分，能泻肝家火邪，故其所主收而补，制肝补脾，陡健脾经。脾主中焦，以其正补脾经，故能缓中土。脾虚则水泛滥，脾实则水气自去，故去水气，土坚则水清，故利膀胱大小肠。中焦不治，则恶气乘虚而客之，为腹痛。补脾则中自和而邪不能留，腹痛自止矣。脾虚则湿气下流客肾，故腰痛，得补则脾气运而上行，故腰痛自愈。妇人以血为主，脾统血，故治妇人一切病，胎前产后无非血分所关。酸寒能凉血补血，故主胎产诸病。土实则金肃而木气自敛，故治风。除热益血，故能补劳，退热除烦。脾统后天之气，得补则旺，故益气。酸寒能泻肝，肝平则脾不为贼邪所干，脾健则母能令子实，故安脾肺。胃气属土，土虚则缓而散。木化作酸，故收胃气。脾虚则中气下陷而成泻利。东垣以中焦用白芍药，则脾中升阳，又使肝胆之邪不敢犯，则泻利自止矣。肺主皮毛腠理，脾主肌肉，而为肺之母，母能令子实，故固腠理。脾统血，脾和则血脉自和。酸敛入阴，故收阴气敛逆气，理中气。脾虚则中满，实则满自消。治中则心下不痞，泻肝则胁下不痛。善噫气，脾病也，脾健则不噫。肝脾之火上炎，则肺急胀满喘咳，酸寒收敛，以泻肝补脾则肺自宁，急胀逆喘咳之证自除。凉血补血，则太阳衄血自愈。脾虚则目涩，得补则涩除。肝家无火，则肝血自足。阳维病苦寒热，及带脉病苦腹痛满，腰溶溶如坐水中，皆血虚阴不足之候也。肝脾和，阴血旺，则前证自瘳矣。"

张隐庵《本草崇原》论芍药曰："芍药气味苦平，风木之邪，伤其中土，致脾络不能从经脉而外行，则腹痛。芍药疏通经络，则邪气在腹痛者可治也。心主血，肝藏血，芍药平木气而治肝，平火气而治心，故除血痹。除血痹则坚积亦破矣。血痹为病，则身发寒热坚积为病，则或疝或瘕，芍药能调血中之气，故皆治之。止痛者，止瘕疝之痛也。肝主疏泄，故利小便。益气者，益血中之气也。益气则血亦行矣。芍药气味苦平，后人妄改圣经而曰微酸。元明诸家，相沿为酸寒收敛之品，凡里虚下利者多用之以收敛。夫性功可以强辨，气味不可诬传。试将芍药咀嚼，酸味仍在。又谓新产妇人忌用芍药，恐酸敛耳。夫《神农本草经》主治邪气腹痛，且除血痹寒热，破坚积疝瘕，则新产恶露未尽，正宜用之。若里虚下利，反不当用也。又谓白芍赤芍各为一种，白补赤泻，白收赤散，白寒赤温，白入气分，赤入血分，不知芍药花开赤白，其类总一。李时珍曰：根之赤白，从花之赤白也。白根固白，而赤根亦白，切片以火酒润之，覆盖过宿，白根转白，赤根转赤矣。今药肆中，一种赤芍药，不知何草根，儿医疡医多用之，此习焉而不察，为害殊深。愚观天下之医，不察本，不辨物性，因讹传讹，固经不解，咸为习俗所误，宁不悲哉！"

　　陈修园亦宗《神农本草经》，其《本草经读》论白芍曰："芍药气平，是夏花而秉燥金之气，味苦是得少阴君火之味，气平下降，味下泄而走血。为攻下之品，非补养之物也。邪气腹痛，小便不利，及一切痛，诸皆气滞之病。其主之者，以苦平而泄其气也。血痹者，血闭而不行，甚则为寒热不调。坚积者，积久而坚实，甚则为疝瘕、满痛皆血滞之病。其主之者，以苦平而行其血也。又云益气也，谓邪气得攻而净，则元气自然受益，非谓芍药能补气也。今人妄改圣经，以'酸寒'二字易苦平，误识为敛阴之品，杀人无算。试取芍药而嚼之，似有微酸、微甘、微辛之味，久则苦多。"

邹澍《本经疏证》芍药十月生芽，三月放花。破阴寒凝冱而出，乘阳气全盛而荣。故能破阴凝，布阳和，盖阴气结则阳不能入。特其味苦酸，苦者能降不能开，故凡阴冱之结于上，非开无以致其力者忌之，酸则能破能收，故凡阴冱之结既破，不欲其大泄降者宜之，此则所宜分别也。统计《伤寒》《金匮》两书用芍药者五十四方，其功在桂枝以破营分之结，合甘草以破肠胃之结，合附子以破下焦之结，其余合利水药则利水，合通瘀药则通瘀，其体阴则既破而又有容纳之善，其用阳则能布而无燥烈之虞，虽必用他药，始能成其功，实有非他药所能兼者，世之人徒知其能收，而不知其收实破而不泄之功也。

若确审其味为微酸、微辛、多苦，合张陈邹三家之论，思之则自知其功能之多也。今所谓味之微者为不能再微之谓，而近于淡矣，所谓苦多者，亦不过较上所谓微者略多平，非为苓连之大苦也。因之亦能语经所谓破坚积者亦非如硝黄，所谓利小便者，亦非如苓连之属也，它可类推矣。

13. 太陽病，頭痛發熱，汗出惡風者，桂枝湯主之。

陈修园 桂枝汤调阴阳，和荣卫，为太阳中风之主方，而其功用不止此也。凡中风、伤寒、杂病，审系太阳之为病，医者必于头痛发热等公同证中认出。汗出一证为大主脑，汗出则毛窍空虚，亦因而恶风者，桂枝汤主之。不必问其为中风、伤寒、杂病也。第审其汗出斯用之，无有不当矣。此一节承上节而推广桂枝汤之用。

正方按　汗出自为桂枝汤之主治，但必有头痛发热之太阳公同证状，只不受病名所拘耳。

14. 太陽病，項背強几几，反汗出惡風者，桂枝加葛根湯主之。

桂枝加葛根湯方

葛根湯有麻黄，桂枝加葛根者，以桂枝加葛根，而無麻黄也。

桂枝三兩，去皮　白芍三兩　甘草二兩，炙　生薑三兩，切
大棗十二枚，擘　葛根四兩

上六味，以水七升，内諸藥，煮取三升，去滓，溫服一升，不須啜粥，余如桂枝將息及禁忌法。

张隐庵　此承上文头痛而及于项背，以见太阳循经自上而下之义也。几几者，乃短羽鸟之伸颈、鼓翼、飞翔不能之状。太阳经脉循于脊背之间，今风邪涉于分部，而经气不舒，故项背强而几几然也。循经下入，是当无汗，反汗出者，分部受邪而肌腠不密也，肌腠虚故恶风。用桂枝汤以解太阳肌中之邪，加葛根宣通经脉之气，而治太阳经脉之邪。

陈修园　夫邪之中人，始于皮毛，次及肌络，次及经输。今者邪入经输，则经输实而皮毛虚，故反汗出而恶风。视桂枝证同而不同者，非得葛根入土最深，其藤延蔓似络，领桂枝直

入肌络之内，而还出于肌肤之外者，不能捷效。必以桂枝加葛根汤主之。此一节言太阳经输之证，亦承上节，推广桂枝汤之用，而不泥其方。

15. 太陽病，下之後，其氣上衝者，可與桂枝湯。若不上衝者，不可與之。（成本桂枝湯後有"方用前法"四字）

成无己 太阳病属表，而反下之，则虚其里，邪欲乘虚传里。若气上冲者，里不受邪，而气逆上，与邪争也，则邪仍在表，故当复与桂枝汤解外。其气不上冲者，里虚不能与邪争，邪气已传里也，故不可更与桂枝汤攻表。

张令韶 经云：太阳根于（气是从起于）（本于少阴）至阴，是太阳之气，由至阴而上于胸膈；由胸膈而出于肌腠；由肌腠而达于皮毛。外行于三阳，内行于三阴，气从此而出入，邪亦从此而出入。师所谓，其气者，指此而言也。知正气之出入如此，则邪气之出入亦如此，则于此道则过半矣。所以伤寒言邪，即言正，而言正，即可以识邪。

正方按 下之后，气反上冲者，根气盛而不受邪，故不内陷而上冲也，仍当与桂枝以解肌；若下陷则无须桂枝矣。误下之变甚多，当随机应变，随证施救，不得拘泥。

16. 太陽病三日，已發汗，若吐，若下，若溫針，仍不解者，此爲壞病，桂枝不中與也。觀其脈證，知犯何逆，隨證治之。

成无己 太阳病三日中，曾经发汗、吐、下、温针，虚其正气，病仍不解者，谓之坏病，言为医所坏病也，不可复与桂枝汤。审观脉证，知犯何逆而治之，逆者随所逆而救之。

张隐庵 太阳病，至三日而已发汗，则肌表之邪已去。假使里证未除，若吐之而治其中膈，若下之而清其肠胃，若温针而理其经脉，里证仍不解者，此为坏病。夫自败曰坏，言里气自虚而败也。但胸膈肠胃经脉非肌腠之病，桂枝本为解肌，故不中与也。观其脉证，则犯何逆，或逆在膈，或逆在胃，或逆在经脉，随其证之所在而治之可也。

方有执 三日传遍三阳之时也。坏，言历遍诸治，而犹不愈，则反覆杂误之余，血气已惫坏，难以正名名也。不中，犹言不当也。末三句，言所以治之之法也。盖既不可名以正名，则亦难以出其正治，故但示人以随机应变之微旨。斯道之一贯，斯言尽之矣。

陈修园 太阳病三日，已三阳为尽，发汗，则肌表之邪当解。若温针则经脉之邪当解。当解而仍不解者，此为医者误治坏病。不关肌腠，故桂枝汤不中与也。观其脉证，知犯何逆，或随其发汗之逆，或随其吐、下、温针之逆，分各证而救治之可也。此一节承上节言，病不关于肌腠者，桂枝汤用之而不当。

王肯堂 逆者，谓不当汗而汗，不当下而下，或汗下过甚，皆不顺于理，故云逆也。

程应旄 如汗后，亡阳动经，渴躁谵语；下后，虚烦结胸痞气；吐后，内烦腹胀满；温针后，吐衄惊狂之类，纷纭杂出者，俱是为前法所坏。

山田正珍 温针发汗之法，不可得而考。《本草纲目》所载火针术，盖后世俗法也已。按少阳篇云，"若已吐下发汗温针谵语，柴胡证罢，此为坏病，知犯何逆，以法治之"。由此考之，所谓不解者，指病不解而言，非言太阳表证之不解也。盖桂枝证已变，而不复六经正证者也。坏者，自败之义，言历误治，而正证自坏也。纵为医所误，其证不坏者，仍当行桂枝也。成无己、程应旄、钱潢诸人，皆读坏为怪，以为被医坏之义，非也。果尔，则太阳病因误治而变少阳阳明者，亦不谓坏病不可也。又按桂枝、柴胡等方，非仲景氏所制，盖周汉古方，而世之所遍知，故单称桂枝、柴胡，而不必及汤字也。

丹波元简 案坏，成氏读为古坏切，云为医所坏病也，乃似于义不稳。有太阳病为医所坏，转为少阳，为阳明者，则不得谓之坏病也。《巢源》云：或已发汗吐下，而病证不解，邪热留于府藏，致令病候多变，故曰坏伤寒。《外台秘要》引文仲云：伤寒八九日不差，名为败伤寒，诸药不能消；又引《古今录验》云：伤寒五六日以上不解，热在胸中，口噤不能言，唯欲饮水，为败伤寒，医所不疗。《千金方》作坏伤寒。所谓败伤寒，盖是败坏之义，即坏病耳，当互证也。又案温针诸注欠详。王纶《明医杂著》云：问：近有为温针者，乃楚人法，其法，针于穴，以香白芷作圆饼，套针上，以艾蒸温之，多取效。答：古有针则不灸，灸则不针，未有针而加灸者，此后人俗法也。此法行于山野贫贱之人，经络受风寒致病者，或有效，只是温经通气而已。仲景楚人，此岂古温针之遗法耶？又案不中，方氏解为不当，是恐不尔。萧参希《通录》云：俚语以不可用，为不中用，自晋时已有此语。《左传》成二年，郤子曰：克于先大夫，无能为役。杜预注，不中为之役使。王充《耘读书管见》云，中土见事之当其可者，谓之中；其不可者，谓之不中。于物之好恶，人之贤不肖，皆以之目焉。简案不中用，见《始皇本纪》《韩延寿传》等。

《名医类案》 一人伤寒坏证垂死，手足俱冷，气息将绝，口张不能言。张致和以人参一两，去芦，加附子一钱，于石铫内，煎至一碗，以新汲水浸之，若冰冷，一服而尽，少顷病人汗从鼻梁上，涓涓如水，此其验也。盖鼻梁上应脾，若鼻端有汗者可救，以土在身中周遍故也。近陆同妇，产后患疫证，二十余日气虚脉弱，即同坏证，亦以此汤治之，遂愈。世谓伤寒，汗吐下三法差谬，名曰坏证。孙真人云：人参汤，须得长流水煎服，若用井水则不验。盖长流水，取其性之通达耳。案《百一选方》，破证夺命散，治伤寒阴阳二证不明，或投药错误，至患人困重垂死，即与致和方同，唯不用附子，后世所谓独参汤。《卫生家宝方》名人参夺命散，有生姜。

正方按 吾肥俚语，事之可以行者为中，不可以行者曰不中。人将死，已无法医救者，亦曰不中了。常闻他处人亦有此语。

17. 桂枝本爲解肌，若其人脈浮緊，發熱汗不出者，不可與之也，當須識此，勿令誤也。

张隐庵 其人脉浮紧，发热汗不出，乃寒伤太阳，邪正相持，拒于肤表，非桂枝解肌者所宜与也。常须识此，勿令误也。

方有执 识与志同，记也。言当常常用心，以记其事，勿忘勿怠，而不可便有一忽之失误。

山田正珍 解肌者，解散肌表邪气之谓，与发表不同。陶弘景《名医别录》注麻黄曰：解肌。及葛洪《肘后方》治天行二方：一曰麻黄解肌汤，一曰葛根解肌汤。皆视与攻表同，俱失之，抑何不知仲景氏之甚也。又引濑穆曰：常，疑当字误。此说是也。按阳明篇蜜煎导法曰：当须自欲大便。厥阴篇瓜蒂散条曰：当须吐之，可以征矣。

丹波元简 案解肌，解散肌表之邪气也。言桂枝，虽为解肌之剂，若其人脉浮紧，发热汗不出者，不可与桂枝汤，当以麻黄汤，解散其肌表之邪也。"解肌"二字，不专属于桂枝。《外台秘要》有麻黄解肌汤、葛根解肌汤。《名医别录》麻黄主疗云解肌，可以见耳。

正方按 本条首云桂枝本为解肌，本篇第二十七条曰："太阳病，发热恶寒，热多寒少，脉微弱者，此无阳也。不可发汗，宜桂枝二越脾一汤。"

又第四十二条曰："外证未解，脉浮弱者，当以汗解，宜桂枝汤。"

又第四十四条曰："太阳病外证未解，不可下也。下之为逆，欲解外，宜桂枝汤。"

又第五十二条曰："病常自汗出者，此为荣气和，荣气和者，外不谐，以正气不共荣气和谐故尔，以荣行脉中，卫行脉外，复发其汗，荣卫和则愈，宜桂枝汤。"

又第五十三条曰："病人藏无他病时发热，自汗出而不愈者，此卫气不和也。先其时发汗，则愈。宜桂枝汤。"

又第五十六条曰："伤寒发热已解，半日许复烦，脉浮数者，可更发汗，宜桂枝汤。"等等，皆直言桂枝发汗矣。然当知所发皆肌腠之汗，使与卫气和而言，非如麻黄之发汗，为解肌表之实也。所以在桂枝则可云发汗，而麻黄则未见有言解肌者。

《外台秘要》与《名医别录》所谓麻黄解肌者，恐解仲师所许也。丹波之言误，山田之说是矣。又可知麻黄云解表者是发汗以解肤表之实也。桂枝云解者则是解肌表之邪以使荣卫和也，或肤表已解而肌腠之邪未尽也。肌与肤，是有间矣。桂枝所云解表，所云发汗乃辞又害义，且服桂枝要使其微以汗，故亦言发汗也。肌腠亦人身之表也。但望麻黄证则为里矣。读者心中要有权衡耳。

《中国药学大辞典》引章次公曰："自有清中叶，苏派学说盛行，以后桂枝之价值，遂无人能解，病属外感，既不敢用之解肌，病属内伤，更不敢用之以补中，不免有弃才之叹。予遇有麻黄汤证，惧病者疑麻黄之猛悍，辄以荆防代麻黄，而以桂枝佐之，亦效。盖桂枝本质，原无发汗之能力，以其辛香窜散，故可助发汗药之作汗。"亦非能知桂枝者，何则？即使麻黄可用荆防以代之，则亦如桂枝麻黄各半，或桂枝二越婢一等汤方。而桂枝麻黄各半汤证曰："太阳病得之八九日，如疟状，发热恶寒，热多寒少，其人不呕，清便欲自可，一日二三度发，脉微缓者，为欲愈也。"脉微而恶寒者，此阴阳俱虚，不可更发汗，更下，更吐也。面色反有热色者，未欲解也。以其不能得小汗出，身发痒，宜桂枝麻黄各半汤。桂枝二越婢一汤证曰："太阳病，发热恶寒，热多寒少，脉微弱者，此无阳也。不可发汗，宜桂枝二越婢一汤。"前一方则曰不可更发汗，后一方则曰不可发汗。是故即使其有效，亦错中之偶中耳。正如河间所谓痫病人本内热，医者误认为寒，而以温药散之且得效，乃温药有疏解之功，因使内热得出，故效也。但其认证实误矣。同一道理。陈修园曰："此一节承上一节，分别桂枝本为解肌，大殊发表之剂，重为叮咛。"是矣。

18. 若酒客病，不可與桂枝湯，得之則嘔，以酒客不喜甘故也。

成无己 酒客内热，喜辛而恶甘。桂枝汤甘，酒客得之，则中满而呕。

张隐庵 经云，"饮酒者，随卫气先行皮毛，先充脉络"。若酒客病者，盖假酒客以喻病在皮毛络脉也。在皮毛则涉肌腠之外；在络脉则涉肌腠之内，故不可与桂枝汤。盖桂枝本为解肌，又主辛甘发散之剂，得之则皮毛之邪，从肌腠而入于中胃，故呕。夫辛走气，而甘缓中，得之则呕者，以酒客不喜甘味，以缓中故也。

《金鉴》 酒客，谓好饮之人也。酒客病，谓过饮而病也。其病之状，头痛、发热、汗出、呕吐，乃湿热熏蒸使然，非风邪也。若误与桂枝汤服之，则呕，以酒客不喜甘故也。

柯韵伯 仲景用方慎重如此，言外当知有葛根连芩以解肌之法矣。

陈修园 桂枝本为解肌，以汗自出为据，然亦有不可固执者，若酒客病，湿热蕴于内，其无病时，热气熏蒸，固多汗出，及其病也，脉缓汗出可知矣。然其病却不在肌腠之内，故不可与桂枝汤。若误与之，得此汤以助湿热，且甘能壅满。则为呕，盖以酒客喜苦而不喜甘故也。推之不必酒客，凡素患湿热之病者，皆可作酒客观也。此一节承上节分别桂枝本为解肌句，言湿热之自汗不为肌腠之病，又当分别。

陆渊雷　酒客，谓素常尝饮之人，病谓太阳中风也。此条所言殊不可泥，愚尝治酒客中风，头痛发热，汗出恶风，桂枝证悉具，以本证有酒客不可与桂枝汤之戒，乃书防风、苏叶等俗方与之，明日病如故，因思本证所以禁用桂枝，谓酒家不喜甘故也。桂枝汤之所以甘，以有甘草、大枣故也。甘草、大枣既非桂枝汤之主药，可以斟酌去取，乃于桂枝汤中去甘枣，加葛花、枳椇子以解酒，应手而愈，其后不遇酒客中风，问其平日是否不喜甘，乃殊不然，遂用桂枝汤原方，仍加葛花、枳椇子与之，其病亦霍然而愈，又其后遇酒客，则用桂枝原方，不复加味，虽愈期有迟速，人无得之而呕者，因知酒客服桂枝汤而呕者，亦偶然之事，不可执以为常。

19. 喘家作桂枝汤，加厚朴杏子佳。

张隐庵　此承上文言皮毛之邪不从肌腠而入于中胃，则闭拒皮毛而为喘。夫喘家肺气之不利，由于脾气不输，故作桂枝汤，必加厚朴以舒脾气，杏子以利肺气乃佳，不宜但用桂枝以解肌也。

陈修园　桂枝本为解肌，若喘则为邪拒于表，表气不通而作，宜麻黄而不宜桂枝矣。然有桂枝证悉具，惟喘之一证不同，当知是平日素有喘之人，名曰喘家，喘虽愈而得病又作，审系桂枝证，亦可专用桂枝汤，宜加厚朴，从脾而输其气，杏子从肺以利其气佳。此一节承上节，"桂枝本为解肌"句，言喘不尽由于肌腠之病，不可专用桂枝汤。

正方按 素常有喘病的人而又有桂枝汤证者，可用桂枝加厚朴杏子汤服佳。

20. 凡服桂枝湯吐者，其後必吐膿血也。

成无己 内热者，服桂枝汤则吐，如酒客之类也。既亡津液，又为热所搏，其后必吐脓血，谓之肺痿。《金匮要略》曰：热在上焦为肺痿。谓或从汗，或从呕吐，重亡津液，故得之。

《金鉴》 凡酒客得桂枝汤而呕者，以辛甘之品，能助热助涌之故也。若其人内热素盛，服桂枝汤又不即时呕出，则益助其热，所以其后必吐脓血也。然亦有不吐脓血者，则是所伤者轻，而热不甚也。

张隐庵 此承上文得之则呕而言，凡服桂枝汤吐者，不但甘味以缓中，而辛味更走气，则络脉愈伤，故其后必吐脓血也。

陈修园 凡不当服桂枝汤而服之，不但呕，而且吐者，以其人内有湿热，又以桂枝汤之辛热，以助其热，两热相冲，反能涌越。热势所逼，致伤阳络，其后必吐脓血也。此一节申明前二节得汤则呕之义。序例谓桂枝下咽，阳盛则毙者此也。

山田正珍 若夫平素好饮之客，虽有中风之证，不可执桂枝之成法与之，宜减去甘枣二物以投之，否则亦吐而不受，以酒客本恶甘味也。若夫平素有喘之人，亦不可执桂枝之成法投之，宜加厚杏二物兼制其喘气矣。按程应旄指吐脓血，以为治伤寒以中风之方之所致，非也。《金鉴》曰：酒客病，谓过饮而病也，亦非也。不可从也。又按喘家之家，与疮家、汗家、虚家皆就其人之平素为言。魏荔彤谓，素有喘证，谓之喘家，是也。

正方按 钱潢谓："其后必吐脓血句，乃未至而逆料之词也。"即是魏荔彤谓："桂枝既不可用，将坐以候之乎？此处俱无一语救正，不几令主治者茫然耶？湿热家之中风，于用桂枝之内，必佐以五苓之治法，或易桂枝为葛根，即葛根芩连汤之义也。"

曹颖甫谓："酒之为气，标热而本寒（初饮则身热，酒后则形寒），标热伤肺，则为喘；本寒伤脾，则为痰。故治酒客病者，法当利肺而舒脾。肺气利，则标热泄而喘满除；脾气舒，则本寒化而湿痰解。桂枝汤方中加厚朴之苦温，以去脾藏之湿；杏仁之苦泄，以疏肺藏之热。或可用之，否则肺脾二藏多湿热之人，本不喜甘，更用大枣以助脾湿而壅肺气，无证服汤必呕。而标热一盛再盛，肺痈既成，必吐脓血。如不得已而用桂枝汤，或加厚朴、杏仁而去大枣，理亦可通。以脾肺多湿热之人，本兼痰喘故也。故仲师首节言不可与，此其正也。次言加厚朴、杏子，言其权也。三节言甘味壅塞，必吐脓血，极其变也。仲师于此不出方治，但举喘家加厚朴、杏子，使人自悟加减之法，于不言中求生活耳。不然下之微喘条，后文自有方治。此处何烦赘说乎？盖特为酒家言耳。"皆有见地，如陆氏所言，酒客服桂枝汤而呕者，亦偶然之事，则恐如《金鉴》所谓过饮而病，其病状亦如头痛发热汗出呕吐，而误认为太阳中风，故服桂枝汤而吐，若虽为酒客，而确系桂枝证且内蕴之湿热甚微，故投以桂枝而不呕且获效也。又谓酒客亦非不喜甘者，吾以为不喜，是指胃中不受而言，非口中不喜也。若谓酒客口中皆不喜甘，岂有此事哉？如冬喜暖日，夏喜凉冰，实则受与不受也。注家皆忽之。

21. 太陽病，發汗，遂漏不止，其人惡風，小便難，四肢微急，難以屈伸者，桂枝加附子湯主之。（桂枝加附子一枚炮服依桂枝湯法）

成无己 太阳病，因发汗，遂汗漏不止，而恶风者，为阳气不足，因发汗，阳气益虚，而皮腠不固也。《内经》曰：膀胱者，州都之官，津液藏焉，气化则出。小便难者，汗出亡津液，阳气虚弱，不能施化。四肢者，诸阳之本也，四肢微急，难以屈伸者，亡阳而脱液者。《针经》曰：液脱者，骨属屈伸不利，与桂枝加附子汤以温经复阳。

方有执 此亦太阳中风误汗之变证，发汗遂漏不止者，由反治所以汗反出而势不容已也。恶风者，太阳中风本自汗出腠理疏而恶风，既漏不止，则腠理愈疏而恶愈甚也。小便难者，汗漏不止，则亡阳亡津液，亡阳则气不足，亡津液则水道枯竭。且小便者，膀胱所司也。膀胱本太阳经，而为诸阳主气，气不足则化不行也。四肢微急难以屈伸者，脾统血而主四肢，胃司津液而为之合，津液亡而胃不足，则脾亦亏，血气亏涩，筋骨所以不利也。夫固表敛液，无出桂枝之右矣。而欲复阳益气，所以有附子之加焉。

柯韵伯 是方以附子加入桂枝汤中，大补表阳也。表阳密，则漏汗自止，恶风自罢矣。汗止津回，则小便自利，四肢自柔矣。汗漏不止，与大汗出同。而从化变病则异，服桂枝麻黄汤。大汗出后而大烦渴，是阳陷于里，急当救阴，故用白虎加人参汤。服桂枝麻黄发汗遂漏不止，而不烦渴，则亡阳于外，急当救阳，故用桂枝加附子汤。要之，发汗之剂，用桂枝不当，则阳陷于里者多，用麻黄不当，则阳亡于外者多，因桂枝有芍药而无麻黄，故虽汗大出而藏府尚能自闭，多不致亡阳于外耳。

《金鉴》 太阳中风，本当解肌，若太发其汗，如水流漓，因而遂漏不止，其人必腠理大开，表阳不固，故恶风也。液伤于内，膀胱津少，故小便难也。液伤于外，复加风袭，故四肢微急，难以屈伸也。宜桂枝加附子汤主之，服依桂枝汤法者，是于固阳敛液中，和荣卫，解风邪也。

陈修园 太阳病固当汗之，若不取微似有汗，为发汗太过，遂漏不止。前云如水流漓，病必不除，故其人恶风，犹然不去，汗涣于表，津竭于里，故小便难。四肢为诸阳之本，不得阳气以煦之，故微急且致难以屈伸者。此因大汗以亡阳，因亡阳以脱液，必以桂枝加附子汤主之。方中取附子以固少阴之阳，固阳即所以止汗，止汗即所以救液，其理微矣。此章凡九节，承上数章言太阳证之变动不居，桂枝汤之泛应不穷也。张令韶云，自此以下八节论太阳之气可出可入，可内可外。外行于阳，内行于阴，出而皮肤，入而肌腠、经络，无非太阳之所操纵也。

张隐庵 此节至证象阳旦节，一气相承，论太阳之气，从肤表而肌腠，从肌腠而外行三阳，内行于三阴，有出有入，有升有降，故末二节论太阳之气入于太阴坤土之中，而见三阴之证也。

22. 太陽病，下之後，脈促胸滿者，桂枝去芍藥湯主之。若微寒者，桂枝去芍藥加附子湯主之。（成本末句去芍藥後有方中二字）

桂枝去芍藥加附子湯方：即桂枝去芍藥加附子一枚（炮）。

成无己 脉来数，时一止复来者，名曰促。促为阳盛，则不因下后而脉促者也。此下后脉促，不得为阳盛也。太阳病下之，其脉促不结胸者，此为欲解。此下后脉促而复胸满，则不得为欲解，由下后阳虚，表邪渐入，而客于胸中也。与桂枝汤以散客邪，通行阳气，芍药益阴，阳虚者非所宜，故去之。阳气已虚，若更加之，微恶寒，则必当温剂以散之，故加附子。

陈修园 上节言误汗而阳亡于外，此节误下而阳衰于内。其方只一二味出入，主治判然。按阳亡于外，宜引其阳以内入，芍药在所必用；阳衰于内，宜振其阳以自立，芍药则大非所宜也。

张隐庵 太阳病，下之后，则内亡其阴矣。脉促胸满者，太阳之气不得阴气相接，而仍在于外也。故宜桂枝汤调和太阳之气于肌腠间，芍药苦泄，恐更亡其阴，故去之。若微寒者，阳气益虚，故加熟附以固补其生阳。按上节论太阳之气，运行于肤表，此论出入于内外；上节论阳在外为阴之固，此论阴在内为阳之守。

　　山田正珍　谨考仲景氏全论，有胸胁苦满，胸满胁痛（并小柴胡汤条）及支满（《金匮》苓桂术甘汤条），逆满，（六十七条，又《金匮》附子粳米汤条），咳满，（《金匮》苓桂五味姜辛汤条），烦满（《金匮》苇茎汤，厥阴篇三百四十七条），喘满（阳明篇二百二十八条）诸语，先辈诸家并未之有辨也。盖与胀满、腹满同看。夫满者，虚之反也。（《老子》曰，消息满虚。潘岳《笙赋》曰，抑扬以虚满）必有实形之可诊，然后敢言之，所谓按之心下满痛者，此为实也，宜大柴胡汤（《金匮》）。心下痞，按之濡者，大黄黄连泻心汤主之（百六十三条）。结胸热实，脉沉而紧，心下痛，按之石鞭者，大陷胸汤主之（百四十三条）皆可见也。虽然胸胁之为地，心肺内守，肋骨外护，岂有满不满之可诊哉？况至于烦满、喘满诸语，遂不可读乎？又况其于胸胁言满，但称苦满、支满、烦满。而一无称硬满、胀满、坚满、大满者乎？造语之有异。既已如此，因考《汉书·石显传》曰：显与妻子徙归故郡，忧满不食，道病死。师古注曰：满读曰懑，音闷。《韵会小补》闷字注曰：增韵，烦懑，心郁也。或作懑，亦作满。《正字通》满字注曰：又正韵音闷，与闷通。合而考之，满即懑，懑即闷，同音通用，可见也。矧通考全论，无有一闷字，则满之为懑，愈益无疑矣。若其所谓胸满胁痛便是胸胁苦满。互字言之，犹神闲意定（郭象庄注），心烦意乱（《楚辞·卜居篇》）亦与此同法。惟自成无己以还，世为之解矣者，徒随文为说，而不复察义之当否何如，概与胀满腹胀同看，不亦疏乎？

正方按　山田氏之说，是也。

23. 太陽病，得之八九日，如瘧狀，發熱惡寒，熱多寒少，其人不嘔，清便欲自可，一日二三度發，脈微緩者，爲欲愈也。脈微而惡寒者，此陰陽俱虛，不可更發汗、更下、更吐也。面色反有熱色者，未欲解也，以其不得小汗出，身必癢，宜桂枝麻黃各半湯。

桂枝麻黃各半湯方

桂枝一兩十六銖　芍藥　生薑　麻黃去節，後仿此　甘草各一兩　大棗四枚　杏仁二十四枚，湯浸，去皮尖及兩仁者，後仿此

上七味，以水五升，先煮麻黃一二沸，去上沫，内諸藥，煮取二升，去滓，溫服一升。

成无己　伤寒八九日，则邪传再经，又遍三阳，欲传三阴之时也。传经次第，前三日传遍三阳，至四日阳去入阴，不入阴者为欲解，其传阴经，第六日传遍三阴，为传经尽而当解。其不解传为再经者，至九日又遍三阳，阳不传阴则解。如疟，发作有时也。寒多者为病进，热多者为病退。经曰：厥少热多，其病为愈，寒多热少，阳气退，故为进也。今虽发热恶寒，而热多寒少，为阳气进，而邪气少也。里不和者呕而利，今不呕，清便自调者里和也。寒热间日发者，邪气深也。日一发者，邪气复常也。日再发者，邪气浅也。日二三发者，邪气微也。《内经》曰："大则邪至，小则平。"言邪甚则脉大，邪小则脉微。今日数多而脉微缓者，是邪气微缓也，故云欲愈。脉微而恶寒者，表里俱虚，故不可更发汗、更下、更吐也。阴阳俱虚，则

面色青白，反有热色者，表未解也。热色为赤色也。得小汗则和，不得汗，则得（按此得字可简）邪气外散皮肤而为痒也。与桂枝麻黄各半汤，小发其汗，以除表邪。

《金鉴》 引吴人驹此不专事桂枝而兼合乎麻黄者，谓其面热身痒，邪在轻虚浮浅之处，惟麻黄能达也。

方有执 脉微而恶寒已下，重者不得解之言，而出其治也。阴言后，阳言前，俱虚，故攻禁也。更，再也。不可汗，已过表也。不可吐下，未见有里也。热色，阳浮外薄也。然阳虽外薄，以阴寒持之，而不能散，所以小汗，亦不能得出。气郁而痒也。桂枝麻黄各半汤者，总风寒而两解之之谓也。

张隐庵 此病三阳在外，而合并于太阳也。太阳病得之八九日者，七日来复，八日阳明，九日少阳，乃三阳所主之日也。如疟状者，太阳主开，阳明主阖，少阳主枢转以出入，故如疟状之往来寒热也。发热恶寒者，太阳之气化也。热多寒少者，三阳之气盛也。其人不呕者，不病阳明之气于内。清便欲自可者，不病少阳之气于内也。此三阳合并于太阳也。日出而阳气微，少阳之所主也。日中而阳气隆，太阳之所主也。日晡而阳气衰，阳明之所主也。一日二三度发者，感三阳之气而发也。辨脉篇曰：阴脉与阳脉同等者，名曰缓也。脉微缓者，三阳在外，得阴气以和之，此阴阳和平为欲愈也。若脉微而恶寒，此阴阳俱虚，不可更行汗、吐、下也。三阳之气，华在于面，面色反有热色者，乃三阳之气怫郁于上，未欲解也。所以未解者，以其不能得小汗出，而肌表未和，故身必痒，宜桂枝汤以解肌，麻黄汤以通表。

陈修园 太阳头痛项强，发热恶寒之病，得之八日已过，至九日，正当少阳主气之期，借其气以为枢转，故如疟状，亦见寒热往来。究竟发热恶寒，现出太阳本证，与真疟不同。所幸者，寒热并见之中，热较多而寒却少。太阳以阳为主，热多是主胜客负，露出吉兆。其人不呕，邪不转属少阳；圊便欲自可，邪不转属阳明。其寒热一日二三度发，不似疟之有定候。太阳得少阳之枢转，邪气有不能自容之象，脉微者为邪衰，缓者为正复，皆为欲愈之证脉也。设脉但见其微，而不见其缓，是邪衰而正亦衰也。不见其发热，而但见其恶寒者，是客胜主负也。盖太阳底面即是少阴，今脉微，即露少阴脉沉细之机，恶寒即伏少阴厥逆及背寒之兆。此不独太阳虚，而少阴与太阳俱虚，不可更发汗、更下、更吐也。虽然证脉如此，宜其面色无热色矣。而面色反有热色者，以诸阳之会在于面。犹幸阳气未败，尚能鼓郁热之气而见于面；独恨阳气已虚，未能遂其所欲，自作小汗而解也。兹以其不能得小汗出，辨其面色有热色，而知郁热之气欲达于肌表；又察其肌表之气未和。而知周身必痒，邪欲出而不能出。宜桂枝麻黄各半汤以助之。此一节言病在太阳，值少阳主气之期，而藉其枢转也。

山田正珍 一日二三度发六字，当移热多寒少句下，传写之误也。此条挈太阳病得之八九日为纲，系以欲愈者，与阴阳俱虚者，与未欲解者之三证，以辨其治法也。不呕者，示里无邪热之辞，如干姜附子汤、桂枝附子汤二条，并云，不呕不渴亦复然。清便者，通泄大便之谓。清与圊，古字通用。（成无己曰：清，厕也。见太阳中篇・清血注）其以通泄曰清，犹视曰目，闻曰耳，取曰手，饮酒于人曰觞，古文多有矣。《说文》厕字注曰：清也。方有执妄谓：清便自调，言小便清而大便调也。藤布哲注此条，亦依有执之说，果尔，如夫清谷、清血，亦判为二证乎？又按钱潢、《金鉴》，俱释清便，以为小便清，不知清谷、清血、清脓血，亦以为清浊之清乎？可谓不通之解矣。欲自可三字，辨不可发汗病篇，作续自可。《脉经》亦然，宜从焉。（太阳中篇，续自微汗出。太阴篇，续自便利。《金匮》风水条，续自汗出，无大热者，越婢汤主之）可者，许可也。清便续自可者，其大便自初至今，不溏不硬，无复有可言之事也。言太阳病伤寒之证，得之八九日间，若发汗，若下，若吐而病仍不解，如疟状，发热恶寒，热多寒少，一日二三发，其人不呕，大便无可言之事。脉之浮紧变为微缓者。（成无己曰：脉微缓者，是邪气微缓也）是余邪稍衰，而无入里之势，欲自解者也。桂枝麻黄各半汤，微微发之可也。此证以桂枝则宽，以麻黄则猛。

丹波元简 引《伤寒琐言》赵嗣真活人释疑曰：仲景之意，盖得病之八九日，如疟状发热恶寒，热多寒少十六字，为自初至今之证；下文乃是已后拟病防变之辞。当分作三节看，若其人不呕，清便欲自可，一日二三度发，脉浮缓为欲愈，此一节乃表和无病而脉微者，邪气微缓也，阴阳同等，脉证皆向安之兆，可不待汗，而欲自愈；若脉微而恶寒者，此阴阳俱虚，不可更汗、更下、更吐之，此一节宜温之；若面色反有赤色者，未欲解也。以其不能得少汗出，其身必痒，宜桂枝麻黄各半汤，此一节必待汗而愈也。

正方按　陈家之解，最为精妙，真如代藏府之说话也。

24. 太陽病，初服桂枝湯，反煩不解者，先刺風池、風府，卻與桂枝湯則愈。

成无己　烦者，热也。服桂枝汤后，当汗出而身凉和，若反烦不解者，风甚而未能散也。先刺风池、风府，以通太阳之经，而泄风气，却与桂枝汤解散则愈。

柯韵伯　此条治中风之变。桂枝汤煮取三升，初服者，先服一升也，却与者，尽其二升也。热郁于心胸者，谓之烦；发于皮肉者，谓之热。麻黄证发热无汗，热全在表；桂枝证发热汗出，便见内烦。服汤反烦而外热不解，非桂枝汤不当用也，以外感之风邪重，内之阳气亦重耳。风邪本自项入，必刺风池、风府，疏通来路，以出其邪，仍与桂枝汤以和营卫。《内经》曰：表里刺之，服之饮汤。此法是矣。

《金鉴》　太阳病服桂枝汤，外证不解者，可更作服。今初服不惟不解，而反加烦，是表邪太甚，若遂与桂枝，恐更生烦热，故宜先行刺法疏其在经邪热，然后却与桂枝发其肌腠风邪，俾内外调和，自然汗出而解矣。《甲乙经》风池，在项上入发际一寸，大筋宛宛中；风府在颞颥后，发际陷者中（风池，足少阳胆经穴；风府，督脉穴）。张隐庵引张氏风池、风府虽非太阳穴道，仍属太阳经脉所循之部署，故刺之以解太阳之病。

中西惟忠　烦但训热者，未尽其义也，盖不可情状。而困闷，扰挠，谓之烦也。

山田正珍　烦但训热，成无己说也。增韵训烦为闷。颇得之矣。

陈修园　风池，足少阳经穴，针入三分，留三呼。风府，督脉经穴，针入四分，留三呼。二者皆太阳经所过之处，故刺之以泻太阳之邪。

正方按　此条初服桂枝汤，反烦不解者，柯氏以为外感之风邪重，内之阳气亦重。若谓邪入于经者，岂不有加葛根之法耶？而隐庵、修园俱作是说何也？岂亦智者之一失欤？

25.服桂枝湯，大汗出，脈洪大者，與桂枝湯如前法；若形似瘧，日再發者，汗出必解，宜桂枝二麻黄一湯。

成无己　经曰：如服一剂，病证犹在者，故当复作本汤服之。服桂枝汤汗出后，脉洪大者，病犹在也；若形如疟，日再发者，邪气客于营卫之间也。与桂枝二麻黄一汤，解散荣卫之邪。

张隐庵　此言太阳通体之气，从肌腠而外合于肤表也。服桂枝汤者，承上文而言太阳之邪入于肌腠，故宜服桂枝汤也。大汗出，脉洪大者，肌腠之气而合于肤表，标阳气盛，故脉洪大而汗出也，与桂枝汤如前啜粥之法以助药力。若服汤不解而形似疟，日再发者，日中而阳隆，太阳之气从肌出表，日西而阳衰，太阳之气从表入肌，外邪未尽而寒热随之，故似疟而再发也。此肌表相持，汗出必解，故宜桂枝二麻黄一汤合解肌表之邪。

中西惟忠　再发，同一日二三发而稍轻，故不至二三而再。

再也者，不过一二之辞，二三日，逾再次之辞也。二三之所以为重也。

山田正珍 此条服桂枝汤之下十八字，盖后条之文，错乱而入者，衍文可删矣。若形以下，宜接前条则愈句下，以为一条也。论中洪大之脉，无与桂枝之例也。

26. 服桂枝汤，大汗出後，大煩，渴不解，脈洪大者，白虎加人参湯主之。

白虎加人参湯方

知母六兩　石膏一斤，碎綿裹　甘草二兩，炙　粳米六合
人参二兩

上五味，以水一斗，煮米熟，湯成去滓，温服一升，日三服。

成无己 大汗出，脉洪大而不渴，邪气犹在表也，可更与桂枝汤。若大汗出，脉洪大，而烦渴不解者，表里有热，不可更与桂枝汤。可与白虎加人参汤，生津止渴，和表散热。

《金鉴》 大烦渴，脉洪大者，是邪已入阳明，津液为大汗所伤故也。

张隐庵 此言太阳之气入于肌腠之中，而与阳明相合也。服桂枝汤大汗出者，承上文之意而言，阳明盛于肌表，汗出必解。若大汗出后，复大烦渴不解，而脉仍洪大者，此病气交于阳明，非关肌表，故宜白虎加人参汤主之。又按：此节以上论太阳之气从表入肌，而外行于三阳，下节以下论太阳之气从肌入里而内行于三阴。

陈修园 大汗出后，阳明之津液俱亡。胃络上通于心，故大烦；阳明之上，燥气主之，故大渴不解。此一节言太阳之气，由肌腠而通于阳明也。白虎为西方金神，秋金得令，而炎气自除。加人参者，以大汗之后，必救其液以滋其燥也。

丹波元简 《活人辨疑》化斑汤，治赤斑口燥，烦渴中喝（即本方）。《保命集》人参石膏汤，治膈消，上焦烦渴，不欲多食。于本方去粳米（东垣加黄芩、杏仁）。徐同知方，人参白虎汤，治伏暑发渴，呕吐身热，脉虚自汗（即本方），如伏暑作寒热未解，宜和五苓散，同煎服。《疹科纂要》，人参白虎汤，治麻疹，化斑发疹，止渴如神。于本方，去粳米，加桔梗、竹叶。《医史》云：吕沧洲治赵氏子，病伤寒余十日，身热而人静，两手脉尽伏，俚医以为死也，弗与药。翁诊之，三部举按皆无。其舌胎滑，而两颧赤如火，语言不乱。因告之曰：此子必大发赤斑，周如锦文。夫脉血之波澜也，今血为邪热所搏，淖而为斑，外见于皮肤。呼吸之气，无形可依，犹沟隧之无水，虽有风不能成波澜，斑消则脉出矣。及揭其衾，而赤斑烂然，即用白虎加人参汤，化其斑，脉乃复常，继投承气下之愈。发斑无脉，长沙所未论，翁盖以意消息耳。

27. 太陽病，發熱惡寒，熱多寒少，脈微弱者，此無陽也，不可發汗，宜桂枝二越婢一湯。

桂枝二越婢一湯

桂枝去皮　芍藥　麻黄　甘草各十八銖，炙，成本無炙字

大棗四枚，擘　生薑一兩二銖，切　石膏二十四銖，碎，綿裹，後放也

上七味，哎咀。以水五升，煮麻黄一二沸，去上沫，納諸藥，煎取二升，去滓，温服一升。

成无己　胃为十二经之主，脾治水谷为卑藏若婢。《内经》曰：脾主为胃行其津液。是汤所以谓之越婢者，以发越脾气，通行津液。《外台》方，一名越脾汤，即此义也。

《金鉴》　太阳病发热恶寒，热多寒少，此为荣卫兼病，风邪多而阳邪少也。若脉浮紧，或脉浮数，是表有阳邪郁蒸，则为无汗热多之实邪，以大青龙汤汗之可也。今脉阳微阴弱，乃为虚邪之诊，即有无汗热多之实邪，亦不可用大青龙汤更汗也。盖以脉微弱，是无太阳表脉也，故不可大汗也。然既有无汗、热多、寒少之表证，麻黄桂枝石膏之药，终不可无矣，故只宜桂枝二越婢一汤之轻剂，令微微似汗，以解肌表而和荣卫也。

喻嘉言　此亦风多寒少之证，无阳二字，仲景言之不一。无阳，乃无表，无津液之通称也。故以不可更汗为戒，然非汗则风寒终不能解，惟取桂枝之二以治风，越婢之一以治寒，乃为合法耳。

汪琥　不可更汗四字，当是不可更大发汗意，因其人脉微无阳也。此方比上小发汗之方重轻。

吴人驹　微乃微甚之微，非微细之微，但不过强耳，既曰热多，脉安得微，无阳者，谓表之阳邪微，故不可更大汗。热多者，谓肌之热邪甚，故佐以石膏，越婢者，发越乏力如婢子之盛，狭小其制，不似大青龙之张大也。

柯韵伯 此大青龙无桂枝、杏仁，与麻黄杏仁石膏汤同为凉解表里之剂。此不用杏仁之苦，而用姜枣之辛甘，可以治太阳阳明合病，热多寒少而无汗者，犹白虎汤证背微恶寒之类，而不可以治脉弱无阳之证也。

张隐庵 此言太阳阳热多、本寒少，表邪从肌腠而内陷者，治宜发越其病气也。太阳病，发热恶寒者，言病太阳标本之气，当发热恶寒。今热多寒少，乃寒已化热，阳热多而本寒少。脉微弱则表内陷，故曰，此无阳也。谓内陷则无在表之阳。不可发汗者，不可发在表之汗也。此表阳从肌入里，故宜桂枝二以解肌，越婢一以发越表阳之内陷。盖石膏质重入里，纹理疏而象肌，味辛甘而发散，直从里而外越者也；脾为阴中之至阴，植麻黄之地，冬不积雪，能通泄阳气于至阴之下，藉石膏之导引，直从里阴而透发于肌表也。此言太阳之气，从表入肌，而外合于三阳，从肌入里而内合于三阴，外内出入环转无端，太阳之正气如此出入，无病则无发热恶寒，若受风寒之邪，则病随正气内陷，故用越婢诸方。盖发越其病气也。

丹波元简 （原注）臣亿等谨案，桂枝汤方：桂枝、芍药、生姜各三两，甘草二两，大枣十二枚。越婢汤方：麻黄二两，生姜三两，甘草二两，石膏半斤，大枣十五枚。今以算法约之，桂枝汤取四分之一，即得桂枝、芍药、生姜各十八铢，甘草十二铢，大枣三枚。越婢汤，取八分之一，即得麻黄十八铢，生姜九铢，甘草六铢，石膏二十四铢，大枣一枚，八分之七，弃之。二汤所取相合，即共得桂枝、芍药、甘草、麻黄各十八铢，石膏二十四铢，生姜一两三铢，大枣四枚合方。旧云桂枝三，今取四分之一，即当云桂枝二也。越婢汤方，见《仲景杂方》中。《外台秘要》一云，越脾汤。

正方按　白虎通："脾之为言裨也。"裨者，下也，小也。以小姑之神也。以婢女之义为解，亦似能通，越脾或越婢，解为发越脾气似较稳，或谓此方为治越国之婢而得名，或为本方为得之越国之婢，皆臆想为说，不可信也。或谓宜桂枝二越婢一汤句，宜移之热多寒少句下。

曹颖甫亦同此说，谓既云不可发汗犹用此发汗之药，有是理乎？似皆未之深思也。何不考以上第二十三条有：此阴阳俱虚，不可更发汗、更下、更吐也。面色反有热色者未欲解也，以其不能得小汗出，身必痒，宜桂枝麻黄各半汤乎。此云不可发汗，彼亦云不可更发汗，此用桂枝二越婢一，彼且用桂麻各半。原为不可发汗，故用桂枝以和荣固阳，今何独处其发汗也？

欲改经文以顺己意，妄矣。临床证明，喘者用麻黄至二钱亦不可发汗。可知麻黄发汗并不烈，以麻黄汤中重用杏仁至七十个，故发汗力强也。今人但言麻黄则惧发汗太过，而独不畏杏仁，不当之甚矣。此汤且无杏仁，而各半汤尚用十二枚，何彼之不畏杏仁，而畏此也？"学而不思则殆"，可不免乎哉。

28.服桂枝湯，或下之，仍頭項強痛，翕翕發熱，無汗，心下滿，微痛，小便不利，桂枝去桂，加茯苓白朮湯主之。

桂枝去桂加茯苓白术汤方

于桂枝汤方内，去桂加茯苓、白术各三两餘，依桂枝汤法煎服，小便利则愈。

成无己 头项强痛，翕翕发热，虽经汗下，为邪气仍在表也。心下满，微痛，小便利者，则欲成结胸。今外证未罢，无汗，小便不利，则心下满，微痛，为停饮也。与桂枝汤以解外，加茯苓白术利小便行留饮。

钱潢 头项强痛，中风、伤寒均有之证也。翕翕发热，是热在皮毛，中风证也。无汗，则又伤寒之本证矣。就此诸证，为风寒兼有无疑矣，而但服桂枝汤，是治风而未治寒也，故仍头项强痛，翕翕发热，无汗而不解也。又或误下之，所以有心下满微痛之证，乃下后邪气陷入而欲结也。小便不利，太阳之热邪，内犯膀胱，气化不行也。治之以桂枝去桂加茯苓白术汤，未详其义，恐是后人传写之误，未可知也。即或用之，恐亦未能必效也。仲景立法，岂方不对证而能为后世训乎？余窃疑之，大约是历年久远。后人舛误所致，非仲景本来所系原方。近代名家悉遵成氏之训，俱强解以合其说，谓用之而诸证悉愈，吾不信也。

喻嘉言 服桂枝汤，病不解而证变，又或下之，则邪势乘虚入里，是益误矣。在表之邪未除，而在里之饮上逆，故仿五苓两解表里之法也。

林观子 头项强痛，今汗下而不解，心下满，微痛，小便不利，此为水饮内蓄，故加苓术，得小便利，水饮行，腹满减，而表证悉愈矣。如十枣汤证，亦头痛，乃饮热内蓄，表证已解，故虽头痛，只用逐饮，饮去则病自安也。

《金鉴》 去桂，当是去芍药。此方去桂，将何以治仍头项强痛、发热、无汗之表乎？细玩服此汤曰余依桂枝汤法煎服，其意自见。服桂枝汤已，温服令一时许，通身漐漐微似有汗，此服桂枝汤法也。若去桂则是芍药、甘草、茯苓、白术，并无辛甘走荣卫之品，而曰余依桂枝汤法无所谓也。且论中有脉促胸满，汗出恶寒之证，用桂枝去芍药加附子汤主之，去芍药者为胸满也。此条证虽稍异，而其满则同。为去芍药可知矣。

张隐庵 此言肌腠之邪，而入于里阴也。服桂枝汤者，言病气之在肌也。或下之者，借下之以喻太阳之气去肌而入于里阴也。服汤不解，故仍头项强痛，翕翕发热，入于里阴故无汗。邪从胸膈而入于中土，故心下满微痛。脾不能传输其津液，故小便不利。桂枝去桂者，言邪不在肌也，入于中土而津液不输，故加茯苓、白术助脾气之充达于肌腠，俾内入之邪仍从胸膈而外出焉。曰，小便利则愈者，亦言脾气之转输也。

陈修园 然无汗则表邪无外出之路，小便不利，则里邪无下出之路。总由邪陷于脾，失其转输之用，以致膀胱不得气化而外出，三焦不行决渎而下出。《内经》曰：三焦、膀胱者，腠理毫毛共应，是言通体之太阳也。此时须知利水法中，大有转旋之妙用，而发汗亦在其中，以桂枝去桂加茯苓白术汤主之。所以去桂者，不犯无汗之禁也。所以加茯苓、白术者，助脾之转输。令小便一利，则诸证霍然矣。此一节，言陷脾不转输之治法也。

《伤寒类方》 凡方中有加减法，皆佐使之药，若去其君药则另立方名。今去桂枝，而仍以桂枝为名，所不可解也。

正方按　合成、张、陈三家之说观之，已尽其义。谓无桂枝不能治头项强痛发热无汗之证者，亦刻舟求剑之属耳。谓已去桂枝，而仍以桂枝为名为不解者，其亦知攻热泻火之下剂，反名曰承气乎？此以用立名者也，无桂枝而有桂枝之用，且已服桂枝无效，而以无桂枝之方取之，脾运既转，三焦畅通，小便利而荣卫和，不用桂枝而得桂枝之效，故不削桂枝之名，盖寓有春秋笔削之义。岂其所谓仲景欤？岂其所谓圣欤？又据临床经验，阳明内实证有内外大热而无汗者，以增液承气合用则汗出则便通，又有因阳明内实而汗不到底，手温而足逆者，以承气下之，内通则汗亦澈矣，理亦与此通也。若谓非卒不足以表汗，岂不拙哉？

29. 傷寒脈浮，自汗出，小便數，心煩，微惡寒，腳攣急，反與桂枝，欲攻其表，此誤也。得之便厥，咽中乾，煩躁，吐逆者，作甘草乾薑湯與之，以復其陽。若厥愈、足溫者，更作芍藥甘草湯與之，其腳即伸。若胃氣不和，譫語者，少與調胃承氣湯。若重發汗，復加燒針者，四逆湯主之。（成本桂枝後有湯字，煩躁成本全書皆作煩燥，非是）

成无己　脉浮，自汗出，小便数，而恶寒者，阳气不足也。心烦，脚挛急者，阴气不足也。阴阳血气俱虚，则不可发汗。若与桂枝汤攻表，则又损阳气，故为误也。得之便厥，咽中干，烦躁吐逆者，先作甘草干姜汤复其阳气。得厥愈，足温，乃与芍药甘草汤，益其阴血，则脚胫得伸。阴阳虽复，其有胃燥谵语，少与调胃承气汤，微溏以和其胃。重发汗为亡阳，加烧针则伤阴。《内经》曰：荣气微者，加烧针则血不流行，重发汗，复烧针，是阴阳之气大虚，四逆汤以复阴阳之气。

张隐庵　此论太阳之气，去肌而入于三阴，在太阴所主之地中，而病三阴之气化也。伤寒脉浮者，浮为在表。自汗出者，邪入于肌，而肌腠外虚也。小便数者，病太阴脾土之气，不能转输其津液，故小便频数而短也。心烦者，病少阴君火之气也。微恶寒者，病少阴标阴之气也。脚挛急者，病厥阴风木之气而筋脉拘挛也。此太阳之气入于里阴，反于桂枝，欲攻其表，则表里阴阳之气不相顺接，便为厥矣。咽中干者，病厥阴、少阳之气也；烦躁者，病少阴太阳之气也；吐逆者，病太阴、阳明之气也。此病三阴而兼及于三阳，阴阳内外之相通也。夫太阳之气内入，在太阴所主之地中，作甘草干姜汤温太阴之土气，以复其阴中之太阳。若厥愈者，太阳之阳气复也；足温者，太阴之土气和也。更作芍药甘草汤与之，以和厥阴之气，故其脚即伸。若胃气不和谵语者，胃络上通于心，少阴君火亢极而胃气不和，神气烦乱而因发谵语，故少与调胃承气汤以和少阴君火之气，以安少阴君火之神。若重发汗复加烧针者，则神气外亡而阳气益虚，故宜四逆主之。

陈修园　伤寒脉浮自汗出，小便数，心烦，微恶寒，脚挛急，此与桂枝证相近，但脚挛急不似。考少阴之脉，针走足心，上股内后廉。凡辨证，当于同处，得其所独。今据此挛急之一证，便知太阳之标热合少阴之本热，为阴阳热化之病，热甚灼筋，故脚挛急。并可悟脉浮、自汗、小便数皆系热证，即有微恶寒一证，亦可知表之恶寒渐微，则里之郁热渐盛。其与桂枝证，貌虽相似而实悬殊。医者反与桂枝欲攻其表，此误也。病人阳盛于内，得此辛热之药，《周易》谓"亢龙有悔"阳亦外脱而亡，便见厥证，水涸而咽中干，水火离而烦躁，火逆而吐逆者，此时投以苦寒之剂不受，唯以干姜炮黑，变辛为苦，同气以招之，倍用甘草以缓之，二味合用，作甘草干姜汤与之，以从治之法复其阳。若厥愈足温者，更作芍药甘草汤与之，滋阴以退热，热退其脚即伸；若胃气不和谵语者，是前此辛热之毒留于阳明而不去，少与调胃承气汤荡涤其遗热，取硝、黄以对待乎姜、桂也。他若太阳之本寒合少阴之标寒为病，阴阳俱虚，重发其汗，则汗不止而亡阳，复加烧针者，更逼其汗而亡阳，必用四逆汤主之。均系亡阳，而彼此悬隔。此一节言太阳标热，合少阴本热之为病，误治而变证不一也。

《金鉴》 是当与桂枝增桂加附子汤，以温经止汗，今反与桂枝汤，攻发其表，此大误也。

汪琥 脉浮自汗出，小便数者，阳虚气不收摄也。心烦者，真阳虚脱，其气浮游而上走也。咽中干、烦躁者，误汗损阳，津液耗竭，阳虚烦躁，作假热之象也。吐逆者，阴寒气盛而拒膈也（膈疑是格字之误）。

程应旄 脉浮自汗出，虽似桂枝证，而头项不痛，知阳神自歉于上部，阳明内结，得之自汗出小便数上，盖津液外越，而下部之阴分更无阳以化气也，故阳回而结未破。不妨少从胃实例，一去其胃燥。

曹颖甫 自汗出、微恶寒为表阳虚，心烦、小便数、脚挛急为里阴虚，盖津液耗损，不能濡养筋脉之证也。表阳本虚，更发汗以止其阳，故手足冷而厥；里阴本虚，而更以桂枝发汗，伤其上润之液，故咽中干；烦躁吐逆者，乃阳亡于外，中气虚寒之象也。故但需甘草干姜汤，温胃以复脾阳，而手足自温。所以不用附子者，以四肢禀气于脾，而不禀气于肾也。其不用龙骨、牡蛎以定烦躁，吴茱萸汤以止吐逆者，为中脘气和，外脱之阳气，自能还入胃中也。此误用桂枝汤后救逆第一方治，而以复中阳为急务者也。至于脚之挛急，则当另治。脾为统血之藏，而主四肢，血中温度以发汗散亡不能达于上下，故手足厥，阳气上逆。至于咽干吐逆，则津液不降，血不达于上下，故手足厥，阳气上逆。师为作芍药甘草汤，一以达营分，一以和脾阳，使脾阳动而营气通，则血能养筋而脚伸矣。此误用桂枝汤后，救逆第二方治，以调达血分为主者也。芍药通血之瘀，故妇人腹中疾痛用之，外证痈脓胀痛亦用之，可以识其效力矣。至于胃气不和、谵语、重发汗烧针亡阳，则于误发汗外歧出之证，治法又当别论。夫胃中水谷之液充牣，则润下而入小肠。胃中之液，为发汗所伤，则燥实不行，壅而生热，秽热之气上冲于脑，则心神为之蒙蔽，而语言狂乱，则稍稍用调胃承气以和之。若以发汗手足冷，烧针以助其阳气，阳气一亡再亡。又独中阳虚，并肾阳亦虚，乃不得不用四逆汤矣。

山田正珍 伤寒二字，泛称疫而言，非太阳伤寒也。脉浮自汗出，小便数，心烦微恶寒，脚挛急，即少阴病。而大青龙汤所谓：若脉微弱，汗出恶风之大同小异者，故脉唯言浮之似表，而不言其为紧为缓；证唯言微恶寒之似表，而不言发热头痛；当知其汗出恶寒者，乃与附子泻心之恶寒汗出者，同为阳虚之病，故此证虽有脉浮恶寒之似表者，决不可攻表，惟宜与姜附扶阳剂，以温之也。今乃错认其似表者以发之，故有厥冷、咽干、烦躁、吐逆之变，因作干姜附子汤，以复其阳气。若其不用四逆、吴茱萸类者何？桂枝之发，徒发表气，而里气受败不深，虽有吐逆，未及下利清谷之甚故也耳。旧本作甘草干姜汤，大非也。甘草干姜汤，治肺痿多涎唾者之方，安能挽回阳气将尽者乎？若胃气不和以下，至四逆汤主之。盖他条错乱而入者，删之可也。何以知之？以上文序证至脚挛急止，而不及胃气不和等事已。按此证始则心烦，后则烦躁，其为主证可知矣。且呕家不欲甜，其非四逆所宜，亦可知矣。虽然此证而兼下利清谷，必温以四逆可也，不执复泥呕矣。又按心烦微恶寒，与白虎加人参汤似矣。而脉之虚实，口之和不和，大不同矣。再按，论中以承气命名者四方，而调胃承气，专为吐下后胃中不和者设，所以名调胃也。若不吐不下心烦者，殊是权用，而非主用也。故曰：先此时，自极吐下者，与调胃承气汤，若不尔者，不可与。又曰：大便当鞕而反下利，脉调和者，知医以丸药下之，非其治也。调胃承气汤主之（并出太阳中篇），调胃之意，可以见矣。况方中有甘草和缓之品，而其服之，亦不至五合一升之多，唯少少温服之，则其专为吐下复胃气不和者设，而非先攻下之剂也。彰彰乎明矣。今此条言胃气不和谵语者，必是吐下后之证已。甘草干姜汤、芍药甘草汤，俱仲景氏所始制，故各置作字，以分桂枝之主方也。

甘草乾薑湯方

甘草<small>四兩，炙</small>　乾薑<small>二兩</small>

上二味，以水三升，煮取一升五合，去滓，分温再服。

芍藥甘草湯方

白芍藥<small>四兩</small>　甘草<small>四兩</small>

上二味，以水三升，煮取一升五合，去滓，分温再服。

山田正珍　成本全书，二味下作㕮咀，非。

香川太冲　《药选》芍药甘草汤方中，创加白字，论中止此一项，他所无。予以为此后人之所加也，何者？既书芍药甘草汤，而不书白芍药甘草汤，惟药名，添白字，则为一剩字也甚明矣。

調胃承氣湯方

大黃<small>四兩，去皮，清酒洗</small>　甘草<small>二兩，炙</small>　芒硝<small>半升</small>

上三味，以水三升，煮取一升，去滓，内芒硝，更止火。微煮令沸，少少温服之。

山田正珍　《玉函》，成本全书，三味下有㕮咀二字，非。芒硝半升。《千金翼方》作半两。按大承气，犹不用半升，宜以半两为是。《外台秘要》作甘草三两。

四逆湯方

甘草<small>二兩，炙</small>　乾薑<small>一兩半</small>　附子<small>一枚生用、去皮破八片</small>

上三味，以水三升，煮取一升二合，去滓，分温再服。强人可大附子一枚，乾薑三两。

山田正珍　强人以下十二字，叔和所搀，当删之，否则与通脉四逆汤，无差别也。又按本草载宋雷敩说出云："附子一个，重一两者，即是气全，乃知古人所用之附子，大抵以一两，准一枚"。梁·陶弘景曰："附子乌头若干枚者，去皮毕以半两准一枚。盖以皮肉各得半两而已。"又曰："甘草二两，《千金·霍乱篇》，作一两，三味下，成本全书，并有㕮咀两字，非。"

30. 問曰：證象陽旦，按法治之而增劇，厥逆，咽中乾，兩脛拘急而譫語。師言：夜半手足當溫，兩腳當伸，後如師言。何以知此？答曰：寸口脈浮而大，浮爲風，大爲虛，風則生微熱，虛則兩脛攣。病形象桂枝，因加附子參其間，增桂令汗出，附子溫經，亡陽故也。厥逆咽中乾，煩躁，陽明內結，譫語，煩亂，更飲甘草乾薑湯。夜半陽氣還，兩足當熱，脛尚微拘急，重與芍藥甘草湯，爾乃脛伸，以承氣湯微溏，則止其譫語，故知病可愈。

成无己　阳旦，桂枝汤别名也。前证脉微自汗出，小便数，心烦微恶寒，脚挛急，与桂枝汤证相似，是证象阳旦也。与桂枝汤而增剧，得寸口脉浮大，浮为风邪，大为血虚，即于桂枝汤加附子温经以补虚，增桂枝令汗出以祛风。其有治之之逆而增厥者，与甘草干姜汤，阳复而足温，更与芍药甘草汤，阴和而胫伸。表邪已解，阴阳已复，而有阳明内结，谵语烦乱，少与调胃承气汤，微溏泄以和其胃。则阴阳之气皆和，内外之邪悉去，故知病可愈。

程应旄 此条即上条注脚。

张隐庵 此复申明上文之意，桂枝亦名阳旦汤，谓秉阳春平旦之气也。厥逆、咽干、胫急、谵语，通承上文之意以为问，皆因桂枝发汗而阴阳之气不相交济之所致也。后如师言者，诊脉而得其真也；风为阳邪而内虚，故生微热。虚则阳气不足，故两胫挛。以阳旦汤，增桂令汗出，盖汗出亡阳，附子温经而能追复其亡阳故也。所以明上文重发汗、烧针，用四逆汤以治少阴之神气外亡者如此。不但此也，更有太阴合阳明之厥冷而吐逆，厥阴合少阳之咽中干，少阴之合太阳烦躁，少阴火热合阳明之内结、谵语、烦乱。在太阴，更饮甘草干姜汤，夜半阳气还而两足热，所以明上文作甘草干姜汤与之，以复其阳而厥愈足温者如此；在厥阴，胫尚微拘急，故重与芍药甘草汤，尔乃胫伸，所以明上文作芍药甘草汤与之，其脚即伸者如此而未已也。以调胃承气汤微溏，泄其心热，则止其谵语，所以明上文"胃气不和谵语，少与调胃承气汤"以和君火之气，以安心主之神者如此。如此故知病可愈。

陈修园 问曰，证象阳旦，按桂枝汤加附子增桂，名阳旦汤之法之而增剧，厥逆，咽中干，两胫拘急而谵语。师曰：（曰字衍文）言，夜半阴阳交接，手足当温，两脚当伸，后如师言。何以知此？答曰：两手六部皆名寸口，其脉下指即见为浮，而脉现宽阔为大。浮则为风，风为阳邪也；大则为虚，阴虚于内，不能为阳之守也。风则以阳加阳，故生微热；虚则阴液不足，故两胫挛。病证象桂枝，因取桂枝汤原方加附子一枚参其间，增桂枝三两，名阳旦汤。与服以令汗出，以附子温经，亡阳故也。盖附子为温经之药，阴寒用事，得之则温经以回阳，如桂枝加附子汤之治逆是也。阳热内盛，得之则温经以亡阳，如此汤之令汗出是也。审其厥逆，咽中干，烦躁，阳明内结，谵语烦乱，知其因服辛热之药所致，遂更易其治法，饮甘草干姜汤，引外越之阳以返内。夜半，天之阳生，而人之阳气亦还，两足当温，阴阳顺接而厥回。但阴津尚未全复，故胫尚微拘急，重与芍药甘草汤，苦甘生其阴液，尔乃胫伸。其谵语未止者，误服阳旦汤之热，视桂枝汤为倍烈，以致阳明内结烦乱，是胃中有燥屎。徒用调胃承气汤少与之，恐不足以济事，必以大承气汤令大便微溏，燥屎也下，则止其谵语，故病可愈。此一节设为问答，承上节而明误药之变证，更进一层立论。

曹颖甫 此节申明上节之义，示人治病之法，当辨缓急也。太阳中风、发热、汗出、恶风为桂枝汤证，惟脚挛急不类。按寒湿在下，则足胫酸疼，当用附子以温肾。却不知此证之自汗出为表阳虚，心烦、脚挛急为里阴虚。更用桂枝发汗，则表阳更虚，而手足冷；汗出则里阴更虚，由是津液不足而咽干，血不养筋而拘急，胃中燥而谵语。但救逆当先其所急。手足厥冷，为胃中阳气亡于发汗，不能达于四肢。故先用甘草干姜汤以复中阳，而手足乃温。胫拘急为血随阳郁，不能下濡筋脉。故用疏营分瘀滞之芍药，合甘缓之甘草，使血得下行而濡筋脉，而两脚乃伸。至如胃中燥热而发谵语，则为秽浊上蒙于脑，一下而谵语即止，故治法最后。

中西惟忠 此疑非仲景之言也，或后人追论之言，谬入本文也。大抵以问答者皆然，不可从矣。

山田正珍 凡论中设问答而言之者，皆叔和所附托。非仲景氏之言。何以知之？以其言繁衍丛脞，而与本论所说大相乖戾也尔。按《金匮》产后门有阳旦汤，即桂枝汤也。《千金》阳旦汤，亦桂枝汤也。特《外台》引《古今录验》阳旦汤，桂枝汤中加黄芩二两者，非是。成无己曰：阳旦即桂枝别名，亦可以证矣。

丹波元简 案：柯氏注本阙此一条。详其文义，似后人所增，柯氏删之，实有所见也。

正方按 此条当为后人所加无疑，柯氏删之，是也。仲师岂有此繁胜之文耶？以隐庵、修园二氏之通才，亦牵强难合。然修园在前一条首先指出为阴阳热化之病，热盛灼筋，故脚挛急，并可悟自汗、小便数皆系热证，其卓见为难及，是亦得力于河间乎？曹氏之解亦较亲切。阳旦汤，则应从成氏之说。

31. 太陽病，項背強几几，無汗，惡風者，葛根湯主之。

成无己 太阳病，项背强几几，汗出恶风者，中风表虚也。项背强几几，无汗恶风者，中风表实也。表虚宜解肌，表实宜发汗，是以葛根汤发之也。

方有执 无汗者，以起自伤寒，故汗不出，乃上篇有汗之反对，风寒之辨别也。恶风，乃恶寒之互文，风寒皆通恶，而不偏有无也。

魏荔彤 其辨风寒亦重有汗无汗，亦不以畏恶风寒多少为准。畏恶风寒，不过兼言互言，以参酌之，云耳。

张隐庵 自此以下凡四节，皆论太阳分部之表阳，邪薄之而循经下入也。夫邪薄于太阳之表而为太阳病，项背强几几则循于太阳之分部矣。邪拒于表故无汗。从表而入于肌故恶风。葛根汤主之，葛根藤引蔓延，能通经脉，为阳明宣达之品，主治太阳经脉之邪；麻黄中空而象毛孔，主散表邪，配桂枝汤助津液血气充于肌腠皮肤。故取微似汗，而病可愈。

张令韶 自此以下四节，俱论太阳之气循经而入，不在肌腠之中也。

陈修园 肌腠实，则肤表虚而自汗，入于经输既有桂枝加葛根汤之法，而肤表实而无汗入于经输者，治法如何？太阳病，项背强几几，前已详其说矣，无汗为邪拒于表，表气实也。其恶风者，现出太阳之本象也，葛根汤主之。此一节言邪从肤表而涉于经输，与邪在肌腠而涉于经输者不同，另立葛根汤取微似汗法。

葛根湯方

葛根四兩　麻黄三兩　芍藥二兩　生薑三兩　甘草二兩
大棗十二枚　桂枝二兩

上七味，以水一斗，先煮麻黄、葛根，減二升，去上沫，納諸藥，煮取三升，溫服一升，覆取微似汗，不須啜粥，餘如桂枝法將息及禁忌。

成无己 本草云，轻可去实，麻黄葛根之属是也。此以中风表实，故加二物于桂枝汤中。

32. 太陽與陽明合病者，必自下利，葛根湯主之。

成无己　伤寒有合病、有并病，本太阳病不解，并与阳明者，谓之并病。两经俱受邪，相合病者，谓之合病。合病者邪气甚也。太阳阳明合病者，与太阳少阳合病、阳明少阳合病，皆言必自下利者，以邪气并于阴，则阴实而阳虚；邪气并于阳，则阳实而阴虚。寒邪气甚，客于二阳，二阳方外实而不主里，则里气虚，故必下利，与葛根汤，以散经中甚邪。又明理论曰：太阳与阳明合病，必自下利，葛根汤主之，太阳与少阳合病，必自下利，黄芩汤主之。阳明与少阳合病，必自下利，大承气汤主之。三者皆合病下利，一者发表，一者治里，一者和解，所以不同也。下利家何以明其寒热耶，且自利不渴属太阴，以其藏寒故也。下利欲饮水者，以有热也。故大便溏，小便自可者，此为有热，自利，小便色白者，少阴病悉具，此为有寒，恶寒脉微，自利清谷，此为有寒，发热后重，泄色黄赤，此为有热，皆可理其寒热也。

《金鉴》　太阳与阳明合病者，谓太阳之发热，恶寒无汗，与阳明之烦热不得眠等证，同时均病，表里之气升降失常，故下利也。治法解太阳之表，表解而阳明之里自和矣。

方有执　必，定然之词；自，谓自然而然也。伤寒无它故，自然而然下利者，太阳阳明合病。经中之邪热甚，胃气弱，不化谷，不分清，杂进而走注，所以谓之必也，但以葛根汤，散经中之寒邪，而以不治治利也。

程应旄　合病之证，凡太阳之头病、恶寒等证，与阳明之喘渴、胸满等证，同时均发，无有先后也，但见一证便是，不必悉俱，并病亦如是看，仍须兼脉法断之。

陈修园　太阳之恶寒发热、头项强痛等证，与阳明之热渴、目疼、鼻干等证，同时均发，无有先后，各曰合病。合病者，两经之热邪并盛，不待内陷，而胃中津液为其所逼而不守，必自下利。然虽下利，而邪犹在表，未可责之于里。既然非误下邪陷之里虚，断不可以协热下利之法治之。仍当以两经之表证为急，故以葛根汤主之。此一节言太阳合于阳明而为下利证也。

正方按　张洁古等以此为阳明仙药，并言邪未入阳明不可轻用。于此可见桂枝加葛根汤乃葛根汤二方，并非为邪入阳明设也。《本草纲目》按用其说，是皆误矣。

33.太陽與陽明合病，不下利，但嘔者，葛根加半夏湯主之。

成无己　邪气外甚，阳不主里，里气不和，气下而不上者，但下利而不呕，里气上逆而不下者，但呕而不下利，与葛根汤以散其邪，加半夏以散逆气。

陈修园　盖太阳主开，阳明主阖，今阳明为太阳所逼，本阖而反开。开于下则下利，开于上则为呕，即以葛根加半夏汤主之。盖以半夏除结气，以遂其开之之势而利导之也。

张隐庵　不下利但呕者，太阳之气仍欲上腾，故加半夏宣通阳明燥气，以助太阳之开。

正方按　此一节亦承上节而言，太阳与阳明合病，有下而利者，有上而呕者。下一节言太阳病误治而下利不止者，是连类及之也。

34. 太陽病，桂枝證，醫反下之，利遂不止，脈促者，表未解也。喘而汗出者，葛根黃芩黃連湯主之。

葛根黃芩黃連湯方

葛根半斤　甘草二兩　黃芩三兩　黃連三兩

上四味，以水八升，先煮葛根，減二升，內諸藥，煮取二升，去滓，分溫再服。

成无己　经曰，不宜下，而便攻之，内虚热入，协热遂利。桂枝证者，邪在表也，而反下之，虚其肠胃，为热所乘，遂利不止。邪在表则见阳脉，邪在里则见阴脉。下利脉微迟，邪在里也。促为阳盛，虽下利而脉促者，知表未解也。病有汗出而喘者，为自汗出而喘也，即邪气外甚所致。喘而汗出者，为因喘而汗出也，即里热气逆所致，与葛根黄芩黄连汤，散表邪、除里热。

柯韵伯　邪束于表，阳扰于内，故喘而汗出，利遂不止者，所谓暴注下迫皆属于热。与脉弱而协热下利不同，此微热在表，而大热入里，固非桂枝芍药所能和，厚朴杏子所能加矣。

《金鉴》　协热利二证，以脉之阴阳分虚实主治，固当矣。然不可不辨其下利之黏秽鸭溏，小便或白或赤，脉之有力无力也。

张锡驹　案：下后发喘汗出，乃天气不降，地气不升之危证，宜用人参四逆辈。仲景用葛根黄芩黄连者，专在表未解一句。

张隐庵　高子曰:（按指高士宗）"上三节乃太阳经脉之从

上而下者，复可从下而上；此言太阳肌腠之从外而内者，亦可从内而外也。"太阳病桂枝证者，病太阳之气而涉于肌腠也。医反下之，则妄伤其中土，以致利遂不止。脉促者，太阳阳气外呈，不与里阴相接，故曰表未解也。喘而汗出者，乃肌腠之邪欲出于表，故宜葛根黄芩黄连汤主之。葛根、甘草从中土而宣达太阳之气于肌表，黄芩、黄连清里热而达肺气于皮毛。

陈修园 太阳证虽邪已陷，亦可以乘机而施升发，使内者外之，陷者举之之妙也。

汪琥 成注虚其肠胃，此非肠胃真虚证，乃胃有邪热，下通于肠，而作泻也。

正方按 汪氏所驳成氏之非极是。

35.太陽病，頭痛發熱，身疼，腰痛，骨節疼痛，惡風，無汗而喘者，麻黄湯主之。

麻黄湯方

麻黄二兩　桂枝二兩　甘草一兩　杏仁七十個，湯皮去尖

上四味，以水九升，先煮麻黄，減二升，去上沫，內諸藥，煮取二升半，去滓，溫服八合，覆取微似汗，不須啜粥，餘如桂枝湯將息法。

成无己 《内经》曰，寒淫于内，治以甘热，佐以苦辛。麻黄、甘草，开肌发汗；桂枝、杏仁散寒下气。

方有执 身疼腰痛，即上条之体痛而详言之也。上条言必恶寒，而此言恶风者，乃更互言之。又曰：麻黄有专攻之能，故不须啜粥之助。

喻嘉言　盖恶风未有不恶寒者。

《金鉴》　此为纯阳之剂，过于发汗，如单刀直入之将，用之若当，一战成功。不当，则不战而招祸，故可一而不可再。如汗后不解，便当以桂枝代之。此方为仲景开表逐邪，发汗第一峻药也。又曰：麻黄汤峻与不峻，在温覆与不温覆也。

张隐庵　此论寒伤太阳通体之表气，而为麻黄汤证。太阳病头痛者，病太阳之气在上也。发热者，感太阳之标阳而为热也。太阳之气为寒邪所伤，故身疼腰痛。经云：节之交，三百六十五会，神气之所游行出入。寒伤神气，故骨节疼痛。肌表不和，故恶风。寒邪凝敛于皮毛，故无汗。表气不通，故喘。宜麻黄汤，通达阳气以散表邪。麻黄空细如毛，气味苦温，主通阳气达于肤表；又肺主皮毛，配杏仁以利肺气而通毛窍；甘草和中而发散；桂枝解肌以达表。覆取微似汗者，膀胱之津液随太阳之气运行肤表，由阳气之宣发而后熏肤、充身、泽毛，若雾露之溉，如大汗出，则津液漏泄矣。不须啜粥者，此在表之津液化而为汗，非中焦水谷之精也。

山田正珍　喘是表热延及所致之客证，非主证也。但以此证多兼之，故及此已。故虽无喘者，既已有主证，则可与之矣，不可泥喘之有无也。又按无汗二字，必置之喘者上。盖承前条喘而汗出句，以示其差别也。又引虞德升《品字笺》痛字注曰：疼痛，痛之浅者为疼，疼之甚者为痛。

36.太陽與陽明合病，喘而胸滿者，不可下，宜麻黄湯。

成无己　阳受气于胸中，喘而胸满者，阳气不宣发，壅而逆也。心下满、腹满、皆为实，当下之。此以为胸满，非里实，故不可下。虽有阳明，然与太阳合病，为属表，使与麻黄汤发汗。

张隐庵　太阳之气从胸上出，而膺胸乃阳明所主之分部，故二阳合病，喘而胸满，宜从太阳之表而用麻黄汤，不可从阳明之阖而妄下也。

陈修园　前以治太阳与阳明合病，重在太阳之开一边也。然二阳合病，其阳明主阖之势过于太阳，则为内而不外之证，不可不知。何则？太阳之气，从胸而出，而阳明亦主膺胸，若与阳明合病，二阳之气不能外达皮毛。不能外达，势必内壅作喘，而又见胸满之的证者，切不可下，以致内陷者终不能外出，宜麻黄汤之发汗以主之。此一节言太阳与阳明合病之用麻黄法也，重在阳明主合一边，与上章用葛根法分别。

山田正珍　太阳者，承前章麻黄汤证言之，与葛根汤合病条同也。阳明者，指所交见阳明轻证一二而言也。喘而胸满，殊是兼证耳，不必拘其有无而可也。满与懑同，闷也。说已见上，此条唯言胸满，不言胸胁苦满，明其未至于柴胡证也。再按喘而胸满，因喘而胸满也，与喘而汗出同，故重在喘，而不在胸满也。

37. 太陽病，十日以去，脈浮細而嗜臥者，外已解也。設胸滿脅痛者，與小柴胡湯。脈但浮者，與麻黃湯。

成无己 十日以去，向解之时也。脉浮细而嗜卧者，表邪已罢也。病虽已和解之，若脉但浮而不细者，则邪气但在表也，与麻黄汤发散之。

方有执 脉浮细而嗜卧者，大邪已退，血气乍虚，而肢体倦怠也。又曰：胸满胁痛，则少阳未除。

程应旄 脉浮细而嗜卧者，较之少阴为病之嗜卧，脉浮则别之；较之阳明中风之嗜卧、脉细又别之。脉静神恬，解证无疑矣。设于解后，尚见胸满胁痛一证，则浮细自是少阳本脉，嗜卧为胆热入而神昏，宜与小柴胡汤。脉但浮者，与麻黄汤。彼已现麻黄汤脉，自应有麻黄汤证符合之。从嗜卧依然，必不胸满胁痛可知。

张隐庵 此言太阳少阴之气合于肌表并主神机出入之义。太阳病者，本太阳之为病也。十日已去，当少阴主气之期。脉浮细者，太阳之为病，脉浮及于少阴则脉细也。嗜卧者，阴阳荣卫之气交相舒应，故曰外已解也。设胸满胁痛者，太少未尽之邪从胸胁而外达，宜与小柴胡汤。脉但浮而不细者，太阳之气从外达表，宜与麻黄汤。愚按小柴胡汤、麻黄汤，不过假此以明太少之由枢而外，从外而表，非真与之，故曰设也。又《医案》云：此节言阳病遇阴，阴病遇阳，阴阳和而自愈，非表病变阴、阳病而得阴脉之谓。读论者，当知阴阳之道变通无穷，幸勿胶柱，庶为得之。

陈修园 此言太少阴阳之气，表里相通，而太阳又得少阴之枢，以为出入也。又曰：盖少阴为阴枢，少阳为阳枢，惟小柴胡汤能转其枢。

张令韶　此以上三节皆用麻黄汤，而所主各有不同也。首节言太阳之气在表，宜麻黄汤以散在表之邪；次节言太阳之气合阳明而在胸，宜麻黄汤以通在胸之气；此节言太阳之气自不能外出，不涉少阴之枢，亦宜麻黄汤导之外出也。

《金鉴》　案论中脉浮细，太阳少阳脉也；脉弦细，少阳脉也；脉沉细，少阴脉也。脉浮细，身热嗜卧者，阳也；脉沉细，身无热嗜卧者，阴也；脉缓细，身和嗜卧者，已解也。是皆不可不察也。

正方按　以上三章可以知病之主次先后，脉证之鉴明用方之手段矣。将所引各家注解详细体认，自可临证不惑，死于汤方之下也。

38. 太陽中風，脈浮緊，發熱，惡寒，身疼痛，不汗出而煩躁者，大青龍湯主之。若脈微弱，汗出惡風者，不可服。服之則厥逆，筋惕肉瞤，此爲逆也。

大青龍湯方

麻黃四兩　甘草二兩　杏仁四十枚　大棗九枚　生薑三兩

石膏如雞子大　桂枝二兩

上七味，以水九升，先煮麻黃，減二升，去上沫，内諸藥，煮取三升，温服一升，取微似汗，出多者，温粉撲之。一服汗者，停後服。

成无己　此中风见寒脉也。浮则为风，风则伤卫，紧则为寒，寒则伤荣。荣卫俱病，故发热恶寒，身疼痛也。风并于卫者，为荣弱卫强；寒并于荣者，为荣强卫弱。今风寒两伤，则荣卫俱实，故不汗出而烦躁也。以大青龙汤发汗，以除荣卫风寒。若脉微弱，汗出恶风者，为荣卫俱虚，反服青龙汤，则必亡阳，或生厥逆，筋惕肉瞤，此治之逆也。

喻嘉言　天地郁蒸，得雨则和；人身烦躁，得汗则解。大青龙汤证，为太阳无汗而设，与麻黄汤证何异？因有烦躁一证兼见，则非此法不解。

程应旄　脉则浮紧，证则发热恶寒，身疼痛，不汗出而烦躁，明是阴寒在表，郁住阳热之气在经，而生烦热，热则并扰其阴而作躁，总是阳气怫郁不得越之故。此汤，寒得麻黄汤之辛热而外出，热得石膏之甘寒而内解，龙升雨降，郁热顿除矣。然此非为烦躁设，为不汗出之烦躁设。若脉微弱，汗出恶风者，虽有烦躁证，乃少阴亡阳之象，全非汗不出而郁蒸者比也。

柯韵伯　此即加味麻黄汤也。诸证全是麻黄，而有喘与烦躁之不同。喘者是寒郁其气，升降不得自如，故多杏仁之苦以降气；烦躁是热伤其气，无津不能作汗，故特加石膏之甘以生津。然其质沉，其性寒，恐其内热顿除，而外之表邪不解，变为寒中，而协热下利，是引贼破家矣。故必倍麻黄以发汗，又倍甘草以和中，更用姜枣以调荣卫，一汗而表里双解，风热两除。此大青龙清内攘外之功，所以佐桂麻二方之不及也。

张隐庵　此言风伤太阳而内干少阴之气化也。太阳中风，脉浮紧者，浮则为风，风乃阳邪，入于里阴，阴阳邪正相持则脉紧也。发热恶寒、身疼痛者，太阳受病也。不汗出者，表邪内入也。烦躁者，太阳而得少阴之气化也。此风邪随太阳之气内入，与少阴之热气相接，故宜大青龙汤主之。用麻黄配石膏通泄阳气，直从里阴出表，甘草、姜、枣助中焦水谷之津而为汗，配桂枝以解肌、杏子以疏表。此病气随太阳内入，宜从里阴而宣发于外。若脉微弱，里气虚也，汗出恶风，表气虚也。表里皆虚，大青龙汤不可服。服之，则阴阳表里不相顺接而为厥逆矣。太阳主筋，阳气虚而筋惕；少阴君主之神合三焦出气以温肌肉，心液虚而内瞤。筋惕肉瞤，此为治之逆也。

陈修园 不得汗出，则邪热无从外出而内扰不安为烦躁者，是烦躁由不汗出所致，与少阴烦躁不同，以大青龙汤之发表清里主之。若脉微弱，微为水象，微而兼弱，病在坎中之阳，少阴证也。少阴证原但厥无汗，今汗出而恶风者，虽有烦躁症，乃少阴亡阳之象，全非汗不出而郁热内扰者比，断断其不可服。若误服之，则阳亡而厥逆，阴亡于内而筋惕肉瞤，此为逆也。按此句下，以真武汤救之，方、喻各本皆然。意者仲师当日不能必用法者尽如其法，故更立真武一汤救之，特为大青龙汤对峙。一则救不汗出之烦躁，兴云致雨，为阳亢者设；一则救汗不收之烦躁，燠土制水，为阴盛者设。烦躁一证，阴阳互关，不可不辨及毫厘。此一节言大青龙汤为中风不汗出而烦躁者之主方也。

张令韶 合下四节，论大、小青龙汤功用之不同。

丹波元简 《伤寒类方》曰：此合麻黄桂枝越脾三方为一方，而无芍药，何以发汗如是之烈？盖麻黄汤麻黄用二两，而此用六两，越脾汤石膏用半斤，此用鸡子大一块，一剂之药，除大枣，约共十六两，以今称计之，亦重三两有余，则发汗之重剂矣。虽少加石膏，终不足以相制也。又按：温粉未详，《总病论》载《肘后》川芎、苍术、白芷、藁本、零陵香和米粉身。辟温粉方云：凡出汗太多，欲止汗，宜此法。《活人书》去零陵香，直为温粉方，录大青龙汤后。尔后《本事方》《三因方》《明理论》等皆以辟温粉为温粉，不知川芎、白芷、藁本、苍术能止汗否？吴氏《医方考》有扑粉方，龙骨、牡蛎、糯米各等分为末，服发汗药，出汗过多者，以此粉扑之。此方予常用有验。又《伤寒类方》曰：此外治之法，论中无温粉方，后人用牡蛎、麻黄根、铅粉、龙骨亦可。又《孝兹备览》扑身止汗法，麸皮、糯米粉二合，牡蛎、龙骨二两，上共为极细末，以疏绢包裹，周身扑之，其汗自止，免致亡阳而死，亦良法也。《产宝》糯米散，疗产后汗不止，牡蛎三两，附子一两，炮，白糯米粉三升，上为散，搅令匀，汗出敷之。案此亦扑粉之法也。

山田正珍　成无己《明理论》，载《外台》辟温粉方，以为温粉，非也。辟温粉，乃辟温疫之粉，非止汗之设也。无己引而混之，可谓鲁莽矣。香川太冲《行余医言》，论《本事》《三因》《明理》诸书，所载温粉方曰：按张机原无温粉方，唯用白米粉，温而扑之耳，后虽立温粉方，如许叔微、陈言、成无己，而皆俱和米粉用之，米粉居四之三，安在芎、芷、藁、术之四味乎。又按：若其所谓烦躁不得眠者，乃干姜附子汤证，不复真武汤证也。

正方按　成本，此为逆也，下有"大青龙汤主之"六字，非《活人书》引高若之内。《伤寒类纂》云："凡发汗过多，筋惕肉𪖰，振振动人，或虚羸之人微汗出，便有此证俱宜服真武汤救之，方、喻诸家皆宗之，汪氏非之，而曹颖甫则称为有见地也。"

39. 傷寒脈浮緩，身不疼，但重，乍有輕時，無少陰證者，大青龍湯主之。

成无己 此伤寒见风脉也。伤寒者，身疼，此以风胜，故身不疼；中风者身重，此以兼风，故乍有轻时。不发厥，吐利，无少阴里证者，为风寒外甚也。与大青龙汤，以发散表中风寒。

柯韵伯 脉浮缓下，当有发热、恶寒、无汗、烦躁等证。盖脉浮缓，身不疼，见表证同轻；且身重乍有轻时，见表证将罢；以无汗烦躁，故合用大青龙。无少阴证，仲景正为不汗出而烦躁之证。因少阴亦有发热、恶寒、无汗、烦躁证，与大青龙同，法当温补。若反与麻黄之散，石膏之寒，真阳立亡矣。

《金鉴》 身轻，邪在阳也；身重，邪在阴也。乍有轻时，谓身重而有时轻也。若但欲寐，身重无轻时，是少阴证也。今虽但欲寐，身虽重乍有轻时，则非少阴证。

张隐庵 此言寒伤太阳而内干太阴之化也。伤寒脉浮缓者，邪在太阳则浮，入于太阴则缓。太阴篇云：伤寒脉浮而缓，手足自温者，系在太阴。身不疼者，邪正之气并陷于内而不在于肌表也。身重者，一身乃太阴坤土之所主，邪薄之而气机不利也。乍有轻时者，太阴主开有时，合太阳之开而外出也。上节不汗出而烦躁，乃少阴之证，此身不疼而但重，乃太阴之证，故曰无少阴证者，大青龙汤发之。入于坤土之内，故曰发，犹用越脾之发越其病气也。

丹波元简 案：程氏曰：小青龙汤，坊本俱作大青龙。余幼读古本，实是小青龙。观条中脉证，总非大青龙病。宜世人有伤风兼寒之说。张氏《缵论》亦改作小青龙汤，然无明据，不可从也。且程氏所谓古本，不知何等本，恐是依托之言也。又引《伤寒类方》曰：案此条必有误，脉浮缓，邪轻易散，身不疼，外邪已退，乍有轻时，病未入阴，又别无少阴等证，此病之最轻者，何以投以青龙险峻之剂？此必别有主方，而误以大青龙当之者也。

    正方按   当以《伤寒类方》之说为是，隐庵之说虽较近理，但即使太阳之邪内干太阴而身重，然脉浮缓，身不疼，其证之轻可知，何须此峻发之剂耶？小青龙亦不切。韵伯谓当有发热、恶寒、无汗、烦躁等证，近之矣。但与前条有何异乎？或仲师本未治法，即残缺也。

40. 傷寒表不解，心下有水氣，乾嘔，發熱而咳，或渴，或利，或噎，或小便不利，少腹滿，或喘者，小青龍湯主之。

    小青龍湯方

芍藥　麻黃　細辛　乾薑　甘草　桂枝各三兩　半夏半斤，洗，後放此　五味子半斤

上八味，以水一斗，先煮麻黃，減二升，去上沫，内諸藥，煮取三升，去滓，溫服一升。若渴，去半夏，加栝樓根三兩；若微利，去麻黃，加蕘花如一鷄子，熬令赤色；若噎，去麻黃，加附子一枚，炮；若小便不利，少腹滿，去麻黃，加茯苓四兩；若喘，去麻黃，加

杏仁半斤，去皮尖。

成无己 伤寒表不解，心中有水饮，则水寒相搏，肺寒气逆，故干呕发热而咳。《针经》曰：形寒饮冷则伤肺。以其两寒相感，中外皆伤，故气逆而上行，此之谓也。与小青龙汤发汗散水。水气内渍，则所传不一，故有或为之证。随证增损，以解化之。又曰：寒邪在表，非辛甘不能散之。麻黄、桂枝、甘草之辛甘，以发散表邪。水停心下而不行，则肾气燥。《内经》曰：肾苦燥，急食辛以润之。干姜、细辛、半夏之辛，以行水气而润肾。咳逆而喘，则肺气逆。《内经》曰：肺欲收，急食酸以收之。芍药、五味子之酸，以收逆气而安肺。

张隐庵 经云，在天为寒，在地为水。水气即寒水之气而无形者也。太阳秉膀胱寒水之气，运行于肤表，出入于胸膈。今寒伤太阳正气，不能运行出入，故表不解而致心下有水气。水气逆于心下，故干呕。表不解，故发热。水寒上逆故咳。气不化而水不行，故有或渴，或利，或噎，或小便不利，少腹满，或喘诸证，但见一证即是，不必类具，小青龙汤主之。用麻黄、桂枝解肌表之寒邪；甘草、干姜、半夏助中焦之火土；芍药、细辛、五味子启春生之木气，达太阳之水气，从胸膈而转达于肌表，表气行而水气散矣。若渴者，水逆于下，火郁于上，去半夏之燥，加栝楼根以启阴液。利者，水寒下乘而火气不能下交，荛花秉性虽寒，能导心气以下降，花萼在上，如鸡子大，熬令赤色，咸助心火下交之义。水得寒气，冷必相抟，其人即噎，加附子以温水寒。小便不利，少腹满者，水气下逆，故加茯苓补中土以制伐其水邪。喘者，水气上乘而肺气厥逆，故加杏仁以利肺气。此皆水寒内逆，故并去其麻黄。

陈修园 此节言寒伤太阳之表，而动其里之水气也。本方散心下之水气，藉麻黄之大力，领诸药之气布于上，运于下，达于四旁。内行于州都，外行于元府，诚有左宜右有之妙。

正方按 条文中"或"字乃设想之辞，以水性变动难必，预作此理设治之法也。噎字，《唐韵》乌结切，《集韵》《韵会》一结切，并音咽，《说文》，饭窒也。《广韵》食塞，《疏》噎者，咽喉闭塞之名。成注，乌金嗢同，并引辨脉，水得寒气，冷必相搏，其人必嗢为证。方注亦云：噎与嗢，咽同，水寒气窒也。他家有谓噎者呃逆也，或谓为呃逆之轻者，皆不知何据？似不可信。

41. 傷寒，心下有水氣，咳而微喘，發熱不渴。服湯已，渴者，此寒去欲解也。小青龍湯主之。

成无己 咳而微喘者，水寒射肺也。发热不渴者，表证未罢也。与小青龙汤，发表散水。服汤已渴者，里气温，水气散，为欲解也。

钱潢 发热不渴者，因心下有水气，故虽发热，亦不渴也。服汤，谓服小青龙汤也。服汤已而渴，则知心下之水气已消，胃中之寒湿已去。但以发热之后，温解之余，上焦之津液尚少，所以反渴也。前以有水气，故发热不渴；今服汤已而渴，故知寒水去而欲解也。小青龙汤主之句，当在发热不渴句下，今作末句者，是补出前所服之汤，非谓寒去欲解之后，更当以小青龙汤主之也。

张璐 虽渴而不必服药，但当静俟津回可也。

周杨俊 小青龙汤主之句，是缴结上文之词，况服汤二字明明指定。他书曾易经文，今仍古本读。

陈修园 服汤已而渴者，此寒去欲解，而水犹未解也，仍以小青龙汤主之，再散其水气而愈。

曹颖甫 水气在胃之上口，胃不能受，则为干呕，为咳，为喘；水气下陷于十二指肠，则为利、为少腹满；水气阻隔，液不上承，则为渴；水合痰涎，阻于上膈，则食入而噎；水和痰涎下走输尿管中，沾滞而不得畅行，故小便不利；间或水气上行，冲击肺脏而为微喘与咳；或营气为水邪所郁而生表热。水气上承喉舌，因而不渴。失时不治，即为痰饮，故小青龙汤为《痰饮篇》咳逆倚息之主方。但令太阳水气得温药之助，作汗从毛孔外泄，则心下水邪即尽。津液不能独存，故服汤已而渴者，为欲解。但此条为不渴者言之耳。若阳气为水邪阻塞，不得上至咽喉而渴，得小青龙汤温化，必反不渴。以水气作汗外泄，胃中津液以无所阻隔而上承也。（说见《金匮》苓甘五味姜辛汤条下）

丹波元简 《伤寒类方》曰："小青龙汤主之"，此倒笔法，而指服汤已三字，非谓欲解之后，更服小青龙汤也。案汪氏引《补亡论》，小青龙汤主之六字，移在发热不渴字下。张璐、志聪、《金鉴》皆从其说。不知仲景章法，固有如此者，盖未考耳。

正方按 以上诸家有谓"小青龙汤主之"六字，应置在"发热不渴"句下，有谓为倒笔法。而陈修园谓为虽服汤已，寒去而水气未解，故仍须服之，颇亦近理。曹氏所举，更有所据。证之临床水气在胸，阻膈津液，不能上润咽喉而渴，得水气去而即不渴者，亦多矣。

42. 太陽病，外證未解，脈浮弱者，當以汗解，宜桂枝湯。

成无己 脉浮弱者，荣弱卫强也。

张隐庵 自此以下凡十五节论桂枝、麻黄二汤各有所主，为发汗之纲领。言邪有在肌在表、在肌之浅深，汗有津液、血液之变化。夫皮毛为表，肌腠为外，太阳病，外证未解，肌腠之邪未解也。浮为气虚，弱为血弱，脉浮弱者，充肤热肉之血气两虚，宜桂枝汤以助肌腠之血气而为汗。

43. 太陽病，下之微喘者，表未解故也。桂枝加厚朴杏仁湯主之。

桂枝加厚朴杏仁湯方

桂枝三兩　甘草二兩　生薑三兩　芍藥三兩　大棗十二枚
杏仁五十枚　厚朴二兩，炙，去皮，後仿此

上七味，以水七升，微火煮取三升，去滓，温服一升，覆，取微似汗。

成无己 下后大喘，则为里气太虚，邪气传里，正气将脱也。下后微喘，则为里气上逆，邪不能传里，犹在表也。与桂枝汤以解外，加厚朴、杏仁以下逆气。

张隐庵 此言肺气通于皮毛，虽下之，而不因下殒。微喘，表未解者，宜桂枝汤加厚朴杏仁从肌而达表。

正方按　此与上文喘家作桂枝加厚朴、杏仁佳，无二义也。但此因下之而作，深恐人因误下，而不敢复用桂枝也。

44. 太陽病，外證未解，不可下也，下之爲逆。欲解外，宜桂枝湯。

钱潢　太阳中风，其头痛项强，发热、恶寒、自汗等表证未除，理宜汗解，慎不可下。下之则于里为不顺，于法为逆，逆则变生。而邪气乘虚内陷，结胸痞鞕，下利喘汗，脉促胸满等证作矣，故必先解外邪，欲解外者，宜以桂枝汤主之，无他法也。

《金鉴》　凡表证未解，无论已汗未汗，虽有可下之证，而非在急下之例者，均不可下。

张璐　下之为逆，又独指变结胸等证而言，即三阴坏病，多由误下所致也。

柯韵伯　外证初起，有麻黄桂枝之分，如当解未解时，唯桂枝汤可用。故桂枝汤，为伤寒中风杂病解外之总方。凡脉浮弱、汗自出，而表不解者，咸得而主之也。即阳明病脉迟，汗出多者宜之，太阳病脉浮者亦宜也。则知诸经外证之虚者，咸得同太阳未解之治法，又可知桂枝汤不专为太阳用矣。

丹波元简　《伤寒选录》张氏曰：予观仲景周旋去就之妙，穿至事理之极，尤且未肯放乎，尚言欲解外，宜桂枝汤，其一欲字，权衡犹未放乎？更有踌躇详审不尽之意。后之学者，当反复斟酌，别其所宜，庶无差失之患，此乃临证审决之意也。

卷内凡言宜者，即同此理也。

山田正珍 此亦已经发汗，而表犹未解者也。桂枝汤方后曰：服一剂尽，病证犹在者，更作服，若汗不出者，乃服至二三剂，是所以更行桂枝也。

45. 太陽病，先發汗不解，而復下之，脈浮者不愈。浮爲在外，而反下之，故令不愈。今脈浮，故知在外，當先解外則愈，宜桂枝湯。

成无己 经曰：柴胡汤证具，而以他药下之，柴胡证仍在者，复与柴胡汤，此虽已下之不为逆，则其类矣。

正方按 上条言外证未解而反下之，一次误治而外证仍在者，则仍当从外解。此条先发汗不解，又复下之是两次误治矣。但有表证在，则仍当以表解也。皆宜桂枝汤。使人知误治后，虽至二次但不为逆，而外证仍在者，皆仍当从表治也。或曰：此不难解也，何劳叮嘱至再？余曰：知之易，行时则迷耳，设有前一医，治太阳中风，以桂枝投之未愈，复延一医，再以桂枝投之，必从旁哂曰："余早投桂枝，其奈不效何？君技亦止此耳。"不知一剂未效，二剂则愈矣。二剂未彻，三剂可继投耳。

46. 太陽病，脈浮緊，無汗，身熱，身疼痛，八九日不解，表證仍在，此當發其汗。服藥已，微除，其中發煩目瞑。劇者必衄，衄乃解，所以然者，陽氣重故也。麻黃湯主之。

成无己 脉浮紧，无汗，发热，身疼痛，太阳伤寒也。虽至八九日，而表证仍在，亦当发其汗。既服，温暖散汤药，虽未作大汗，亦微除也。烦者，身热也。邪气不为汗解，郁而变热，蒸于经络，发于肌表，故生热烦。肝受血而能视，始者寒气伤荣，寒既变热，则血为热搏，肝气不治，故目瞑。剧者，热甚于经，迫血妄行而为衄，得衄则热随血散而解。阳气重者，热气重也。与麻黄汤以解前太阳伤寒之邪也。

张隐庵　八九日不解，表证仍在，乃太阳合阳明、少阳之气而在表，故当发其汗。服药已，微除者，服麻黄汤而表证微除。其人发烦者，阳热盛而病及于络脉也。阳热盛，则卫气不得从太阳之睛明而出，故目瞑。剧者必迫血上行而为衄，衄乃解，所以然者，太阳合阳明、少阳之气在表而阳气重故也。麻黄汤当在发其汗之下。愚按：太阳病，得之如疟状，乃阳明、少阳之气合并于太阳，故用桂枝麻黄各半汤从太阳而解。此太阳病八九日不解，观阳气重一语可知矣。

正方按　此条与二十三条，太阳病得之八日，如疟状，发热恶寒……面色反有热色者，未欲解也。以其不得小汗出，身必痒，可知阳明少阳之邪欲从太阳而解，故宜与桂枝麻黄各半汤。此条亦太阳病八九日，服药已，但微除，是未全解也。其人发烦，目瞑，剧者必衄，衄乃解，所以然者，阳气重故也。阳气重，又欲从衄解，而不从皮毛，可知欲从阳明解也。则张注是也。衄后予麻黄，岂理也哉。故下条即申明曰：太阳病，脉浮紧，发热，身无汗，自衄者愈。成氏、方氏、喻氏、程氏都谓衄后更用麻黄汤误矣。丹波元简谓此乃仲景倒句法，与此寒去欲解也，小青龙汤主之同，不可改易原文。陈修园、曹颖甫等皆尽改之矣，衄亦称红汗。

47. 太陽病，脈浮緊，發熱身無汗，自衄者愈。

张隐庵　此申明上文之义，言脉浮紧、发热、无汗，有用麻黄汤因致衄而解者，有不因发汗而自衄以愈者。

正方按　此条既申明上文，亦告人以虽不用麻黄发汗，而自衄者，同样可愈也。是另多一义，否则赘矣。

48. 二陽並病，太陽初得病時，發其汗，汗先出不徹，因轉屬陽明，續自微汗出，不惡寒。若太陽病證不罷者，不可下，下之爲逆，如此可小發汗。設面色緣緣正赤者，陽氣怫鬱在表，當解之、熏之；若發汗不徹，不足言陽氣怫鬱不得越，當汗不汗，其人躁煩，不知痛處，乍在腹中，乍在四肢，按之不可得，其人短氣，但坐，以汗出不徹故也，更發汗則愈。何以知汗出不徹？以脈澀故知也。

成无己　太阳病未解，传并入阳明，而太阳证未罢者，名曰并病，续自微汗出不恶寒者，为太阳证罢，阳明证具也，法当下之。若太阳未罢者，为表未解，则不可下，当小发其汗，先解表也。阳明之经循面，色缘缘正赤者，阳气怫郁在表也，当解之、熏之，以取其汗。若发汗不彻者，不足言阳气怫郁，止是当汗不汗，阳气不得越散，邪无从出，拥甚于经，故躁烦也。邪循经行，则痛无常处，或在腹中，或在四肢，按之不可得而短气，但责以汗出不彻，更发汗则愈。《内经》曰：诸过者切之。涩者，阳气有余，为身热无汗。是以脉涩，知阳气拥郁而汗出不彻。

张隐庵 此言太阳汗出不彻，转属阳明而为并病者，更当小发其汗也。二阳并病，因太阳之表汗不彻而转属阳明。续自微汗出者，阳明水谷之精也。不恶寒者，阳明之热化也。若太阳病证不罢者，不可下，下之为逆，非其治矣，如此可小发汗者，或用桂枝麻黄各半汤可也。设面色缘缘正赤者，此阳明之气拂郁在表，当用汤药熏蒸其面以解之。若因太阳之发汗不彻，不足言阳明之气拂郁不得越矣，盖当小发其汗而不汗，以致其人躁烦，不知痛处者，太阳合少阴之气化也。乍在腹中，乍在四肢者，阳明合太阴之气化也。按之不可得者，经脉为病也。其人短气者，一呼一吸，脉行六寸，血脉涩阻，则呼吸不利而短气也。然此无有定处之证，但坐以汗出不彻故也，更发其汗，使经脉之血气行散于肌腠之外内则愈。何以知汗出不彻？以脉涩故知皮腠之不通，由于经脉之阻塞也。姚氏曰：更发其汗，宜桂枝汤，脉涩二字，更贯通节。

汪琥 此条虽系二阳并病，其实太阳证居多。始则太阳经，汗先出不彻，因转属阳明，成并病，此作首一段看。虽续得微汗，不恶寒，然太阳证不因微汗而罢，故仍可发汗，此又作一段看。设其人面色缘缘正赤，此兼阳明邪热，郁甚于表，当解之熏之，此又作一段看。若此者，终是初得病时，发汗不彻之误，以至因循当汗不汗，其人阳气怫郁而面赤，犹不足言也。当见烦躁短气，浑身上下痛无定著，此虽与阳明并病，而太阳之邪，又稍衰也。故云更发汗则愈，此又作一段看。不彻者，不透也。不足言者，犹言势所必至，不须说也。

魏荔彤 缘缘者，自浅而深，自一处而满面之谓。古人善于用字，故取象至妙。

周杨俊 躁烦以下，种种证候，不过形躁烦二字，非真有痛，故曰，按之不可得也。

丹波元简 《总病论》，无"其人躁烦"以下二十一字，"不彻故也"下有"宜麻黄汤"四字。注云：古本字多差误，以从来所见病人证候中符合如此，故改正。案更发汗，喻氏云：桂枝加葛根汤。张璐云：桂枝二越婢一汤。陈氏云：不但用解剂如大青龙汤辈，而且兼熏法，用麻黄等煎汤，从外蒸以助其汗。张志聪云：可小发汗者，或用桂枝麻黄各半汤，可也。姚氏云：更发其汗，宜桂枝汤。《金鉴》云：麻桂各半汤或桂枝二越婢一汤，小小发汗以和其表，更用大青龙汤，或葛根汤发其汗。魏氏云：风因仍用桂枝汤，寒因仍用麻黄汤，风寒两感，仍用桂枝麻黄各半汤。诸家处方如此，然原文语意未太明，故未审定为何是也。

正方按 张隐庵本，怫郁，作拂郁，非。怫，郁也。怫，拂，不相通。

49. 脉浮數者，法當汗出而愈。若下之，身重心悸者，不可發汗，當自汗出乃解。所以然者，尺中脈微，此裏虛，須表裏實，津液自和，便汗出愈。

成无己 经曰：诸脉浮数，当发热而洒淅恶寒，言邪气在表也，是当汗出愈。若下之，身重心悸者，损其津液，虚其胃气。若身重心悸而尺脉实者，则下后里虚，邪气乘虚传里也。今尺脉微，身重心悸者，知下后里虚，津液不足，邪气不传里，但在表也。然以津液不足，则不可发汗，须里气实，津液足，便自汗出而愈。

程应旄 今脉虽浮数，而尺中则微，是为表实里虚，麻黄汤之伐营，为表里俱实者设，岂可更用之以虚其里乎？须用和表实里之法治之，使表里两实，则津液自和，而邪无所容，不须发汗，而汗出愈矣。

陈修园 尺中脉微，尺为阴而主里，此里阴之虚，慎勿乱药，惟糜粥自养，渐复胃阴。又依《内经》之说，月廓满则气血实、肌肉内坚，预告病人勿幸速效，须俟谷气充，天时旺，则表里之气实，而津液自和，便自汗出而愈。此法外之法也。此一节言汗乃血液，血液少者不可汗也。

丹波元简 案：张璐、《金鉴》，并主小建中汤，周氏引东垣亦主建中，然东垣说，未知何书载之，录后俟考。

山田正珍 此条云法当，云所以然，皆叔和家言，且脉分三部，亦仲景氏之所不取。

50. 脉浮紧者，法当身疼痛，宜以汗解之。假令尺中迟者，不可发汗。何以知之然？以荣之不足，血少故也。

柯韵伯 假令，是设辞，是深一层看法，此与脉浮数，而尺中微者同义。

魏荔彤 治之之法，建中而外，少阴温经散寒诸方，犹不可不加意也。

正方按 《本事方》一则云：昔有乡人丘生者，病伤寒，予以诊视，发热、头疼、烦渴，脉虽浮数而无力，尺以下，迟而弱，予曰：虽麻黄证，而尺迟弱，仲景云，尺中迟者，营气不足，血气微少，未可发汗，予于建中汤加当归、黄芪令饮，翌日，脉尚尔，其家煎迫，日夜督发汗药，几不逊矣。予忍之，但只用建中调荣而已。至五日，迟脉方去，遂投麻黄汤，啜第二服发狂，须臾稍定略睡，已得汗矣。信知此事是难，仲景虽云，不避晨夜，即宜便治，医者亦须顾其表里虚实，待其时日；若不循次第，暂时得安，亏损五脏，以促寿限，何足贵也。则亦不可拘定一方矣。修园谓用糜粥将养亦可也。但当对证对人审确其亏虚之程度，酌情予以调补可耳。

51. 脈浮者，病在表，可發汗，宜麻黃湯。

成无己 浮则伤卫，数则伤荣。荣卫受邪，为病在表，故当汗散。

张隐庵 此反结上文两节之意，言里气不虚，不必诊尺，但见脉浮与脉浮数而病在表者，皆可麻黄汤发其汗也。愚按：上文曰：脉浮数，曰：脉浮紧，此但言浮而不言紧，故下文第三节复言"伤寒脉浮紧"，以申明衄血之不同于荣血也。

程应旄 麻黄汤，为寒伤荣之主剂，而所禁多端。乃尔，将令后人安所措手乎？曰：亦于脉与证之间，互参酌之，不必泥定紧之一字，始为合法也。脉浮无紧，似不在发汗之列，然视其证，一一寒伤荣之表病，则不妨略数脉而详证，无汗可发汗，宜麻黄汤。脉浮数者，虽与浮紧稍异，然邪势壅遏在表可知。则不必寒伤荣之表病具备，自不妨略证而从脉。无汗可发汗，亦宜麻黄汤。

52.病常自汗出者，此爲榮氣和。榮氣和者，外不諧，以衛氣不共榮氣諧和故爾。以榮行脈中，衛行脈外，復發其汗，榮衛和則愈。宜桂枝湯。

成无己 风则伤卫，寒则伤荣。卫受风邪，而荣不病者，为荣气和也。卫既客邪，则不能与荣气和谐，亦不能卫护皮腠，是以常自汗出，与桂枝汤解散风邪，调和荣卫则愈。

张隐庵 此言桂枝汤，能宣发荣卫之气血而为汗，又能调和荣卫之气血而止汗也。病常自汗出者，此为荣气和，言荣气自和于内也。故申言荣气和者，外不谐，所谓外不谐者，以卫气不共荣气和谐故尔。所谓不共和谐者，以荣自行于脉中，致卫自汗与脉外。此虽自汗，当以桂枝汤发之，荣卫和而病自愈，桂枝汤所以能发汗，而复能止汗者如此。

程应旄 此不必其为太阳中风，而桂枝汤亦宜者，如今人滋阴敛汗等类。

柯韵伯 下条发热汗出，便可用桂枝汤。见不必头痛恶风俱备，此只自汗一证，即不发热者，亦用之，更见桂枝方，于自汗为亲切耳。

丹波元简 《伤寒类方》云，荣气和者，言荣气不病，非调和之和，自汗与发汗迥别，自汗乃荣卫相离，发汗使荣卫相合，自汗伤正，发汗驱邪。复发者，因其自汗，而更发之，则荣卫和，而自汗反止矣。案《灵枢·荣卫生会篇》云：荣在脉中，卫在脉外。又《卫气篇》云：其浮气之不循经者，为卫；其精气之行于经者，为荣气。正此段之所根柢也。

正方按　丹波氏所引，极为精当，程柯二氏亦正合经旨。

53.病人藏無他病，時發熱，自汗出，而不愈者，此衛氣不和也。先其時發汗則愈，宜桂枝湯。

成无己　藏无他病，里和也。卫气不和表病也。《外台》云：里和表病，汗之则愈。所谓先其时者，先其发热汗出之时发汗则愈。

张隐庵　上节自汗出，言荣气自和于内，致卫气不与相谐而其病在荣；此节自汗出，言卫气不和于外，至荣气不与相将也，故时发热自汗出而其病在卫。时发热者，发热有时也。先其时发汗者，先其未热之时，而以桂枝汤发其汗也。合上二节皆言桂枝汤调和荣卫之义。

汪琥　藏无他病者，谓里和能食，二便如常也。

程应旄　如病人藏无他病，属之里分者，只发热自汗出，时作时止，缠绵日久而不休，此较之太阳中风证之发无止时不同矣。既无风邪，则卫不必强，荣不必弱，只是卫气不和，致闭固之合有乖，病即在卫，自当治卫，虽药同于中风，服法不同，先其时发汗，使功专于固卫，则汗自敛，热自退，而病愈。此不必与太阳中风，而桂枝汤可主者一也。凡藏病，亦有发热汗自出，连绵不愈者，骨蒸劳热类是也。

正方按　程注极精透，韵伯隐庵义皆同，惟方氏诸家皆以为中风证，未免胶柱，恐非仲师意矣。

54. 傷寒脈浮緊，不發汗，因致衄者，麻黃湯主之。

按：此条注家意见分歧。

《金鉴》 伤寒脉浮紧，法当发汗，若不发汗，是失汗也。失汗则热郁于营，因而致衄者，宜麻黄汤主之；若能于未衄之先，早用麻黄汤汗之，汗出则解，必不致衄，其或如前条自衄而解，亦无须乎药也。

《活人书》 衄家不可发汗，汗出额上陷，脉紧急直视不能瞬，不能眠。然而无汗而衄，脉尚浮紧者，须与麻黄汤。脉已微者，不可发汗，黄芩芍药汤、犀角地黄汤。

程应旄 大抵伤寒见衄者，由其人营分素热，一被寒闭，营不堪遏，从而上升矣。

王肯堂 夺血者无汗，既致衄，不可轻用麻黄汤，须审之又审，点滴不成流者，可也。

陈修园 前言邪从衄解，一在八九日，三阳热盛，服麻黄汤之后而解也；一在太阳本经热盛，亦有不服麻黄汤自衄而解也。然二者皆以衄后而解，亦有衄后而不解者，不可不知。伤寒，脉浮紧，不发汗，因致衄者，其衄点滴不成流，虽衄而表邪未解，仍以麻黄汤主之。俾元府通，衄乃止，不得以衄家不可发汗为辞，谓汗后有额上陷，脉紧，目直视不能眴，不得眠之变也。然彼为虚脱，此为盛盈，彼此叛然，且衄家是素衄之家，为内因致衄；此是有内因而致，为外因。此一节又补言衄后邪不解之症也。然邪解而脉微，邪不解而脉浮，以此为辨。

柯韵伯　伤寒脉浮紧者，麻黄汤主之，不发汗，因致衄。注云：不发汗，阳气内扰，阳络伤，则衄血，是夺血者，无汗也。若用麻黄汤再发汗，液脱则毙矣。言不发汗，因致衄，岂有因致衄，更发汗之理乎？愚故亟为校正，恐误人者多耳。

正方按　较之陈说，似欠圆通矣。江瓘《名医类案》载一则云：陶尚人治一人，伤寒四五日，吐血不止，医以犀角地黄汤等治，而反剧，陶切其脉，浮紧而数，若不汗出，邪何由解？遂用麻黄汤，一服汗出而愈。或问：仲景言衄家不可汗，出血家不发汗，而此用麻黄汤，何也？瓘曰：久衄之家不可汗，亡血已多，今缘当汗不汗，热毒蕴结，而成吐血，当分其津液乃愈。故仲景又曰：伤寒脉浮紧，不发汗，因致衄血者，麻黄汤主之。盖发其汗，则热越而出，血自止也。于此可见陈说精矣。

55．傷寒不大便六七日，頭痛有熱者，與承氣湯。其小便清者，知不在裏，仍在表也，當須發汗；若頭痛者必衄，宜桂枝湯。

成无己　不大便六七日，头痛有热者，故宜当下。若小便清者，知里无热，则不可下。经曰：小便数者，大便必鞕，不更衣十日无所可也。况此不大便六七日，小便清者，不可责邪在里，是仍在表也，与桂枝汤以解外。若头疼不已，为表不罢，郁甚于经，迫血妄行，上为衄也。

方有执　承气汤有四方，此不明言，要当随证辨用耳。

张隐庵　此论承气之上承热气，以明头痛有在上、在表、在经之不同。伤寒不大便六七日，热邪内乘也。头痛者，病太阳之在上也。有热者，里有热也。夫承气者，乃承在上之热气而使之下泄，头痛有热，故可与承气汤。其头痛而小便清者，知热不在里，仍在表也，当须发汗。若发汗不已而复头痛者，太阳高表之邪入于经脉，故必衄，宜桂枝汤。言太阳有在上、在表、在经之不同如此。张氏曰：当须发汗，宜麻黄汤。鲁氏曰：本证中，凡言不大便之日期，非关六气日期也。

陈修园 以上两言得衄而解，不言得衄而仍不解，大旨以汗之与血异名同类。不从汗解，必从衄解。既衄而不成衄者，又当从汗而解之，言之详矣。然衄证又当以头痛为提纲，以头为诸阳之会。督脉与太阳同起于目内眦，邪热盛则越于督脉而为衄也。然头痛病在上也。而察其病机则在于下：一曰大便，一曰小便。若伤寒不大便六七日，又值太阳主气之期，头痛有热者，热盛于里，而上承于头，与承气汤，上承热气于下，以泄其里热，其头痛有热，而小便清者，知热不在里，仍在表也，当须发汗，以麻黄汤泄其表热。此一表一里之证，俱见头痛。若头痛不已者，势必迫血上行而衄，此可于未衄之前，以头痛而预定之也。然犹有言之未尽者，病在表者宜麻黄汤，至于病在肌表，其邪热从肌腠入经络，头痛亦必作衄，宜以桂枝汤于未衄之前而解之。此一节隅而反之。

正方按 与承气汤，《玉函》上有"未可"二字，则正与此文义相反。有热，王肯堂校本、《千金翼》作身热，热下有"小便赤"三字，其小便清，作若小便利。又《伤寒类方》云：伤寒不大便六七日，宜下之候，头痛有热者，未可与承气汤，太阳证仍在，不得以日久不便而下也。丹波元简曰："未可二字，从《金匮》增入，《伤寒论》失此二字。"又曰："张志聪，发汗而用麻黄汤，柯氏改小便清，作大便圊并非也。"殊是。《伤寒选录》云：丹溪曰：谨案外证未解不可下，下为逆，今头痛有热，宜解表，反与承气，正是责其妄下之过也。故下文又言，小便清者，知其无里邪，不当行承气。又继之曰当须发汗，曰头痛必衄血，宜桂枝汤。反复告诫之，证甚明，而注反直曰，故当宜下，想因六七日不大便尔。虽不大便，他无所苦，候表解，然后攻之，正仲景法。注意似未莹是指成注无非也。殊是，且与《玉函》说同。

56. 傷寒發汗，已解半日許，復煩，脈浮數者，可更發汗，宜桂枝湯。

成无己 烦者，热也。发汗身凉为已解，至半日许，身复热，脉浮数者，邪不尽也。可更发汗与桂枝汤。

张隐庵 伤寒发汗而表邪已解，半日许复发烦者，未尽之余邪传舍于肌腠之间，故复烦而脉浮数者，宜桂枝汤更发其汗，以解肌腠之余邪，此言桂枝汤主解肌腠未尽之余邪而为汗者也。愚按：半日许复烦者，犹之日西而太阳之气从表入肌之意也。

《金鉴》 伤寒服麻黄汤发汗，汗出已热退，身凉解半日许，复烦热而脉浮数者，是表邪未尽，退而复集也。可更发汗，其不用麻黄者，以其津液，前已为发汗所伤，不堪再任麻黄，故以桂枝更汗可也。

山田正珍 成无己以烦训热，未尽其义也，盖烦犹言闷也。

闷之轻为烦，烦之重为闷，故言烦闷，而不言闷烦，犹言疼痛，而不言痛疼矣。更犹再，对上文发汗言之。方有执读为平声，训为改前法之义，非也。不知上篇各半汤条，所谓更发汗、更下、更吐者，亦谓之改用他药，以行发汗吐下而可乎？真堪一笑也。喻昌从而和之，噫，是诚何心哉？钱潢云：风寒并有之症，但以麻黄汤发汗，则荣邪去而解矣。解后半日许，复烦者，因在卫之风邪，未解故也。宜桂枝汤。止此，辨则辨矣，奈天下绝无此事何，何者？以风寒本一气，合而不离也。又按：方有执、喻昌、濑穆皆以其复烦脉浮数，为再感之病，非也。惟成无己，以为邪未尽。《金鉴》从之，是也。凡论中言复利复恶寒之类，皆非云再感也。

57. 凡病，若發汗、若吐、若下、若亡血、亡津液，陰陽自和者，必自愈。

成无己　因亡津液则不能作汗，必待阴阳自和，乃自愈矣。

《金鉴》　凡病，谓不论中风、伤寒一切病也。其邪正皆衰，可不必施治，惟当静以候之。

张隐庵　愚按：自此以下十三节，首二节言津液虽亡而阴阳自和者愈，三、四、五节言汗下而脉微细、脉沉微、脉沉迟，是为虚寒亡血之证，六、七、八、九、十节，言发汗不解致伤五脏之气，而阴阳不和，十一、二节，言太阳少阴之神气虚微，至末十三节，乃言胃实之证以结之。此言发汗、吐、下后虽亡血、亡津液，若阴阳和者必自愈，凡风寒暑湿燥火之病皆然，不独伤寒已也。

丹波元简 案：程氏、柯氏、汪氏，并谓用生津益血之剂，则阴阳和，而病自愈，此不必矣。今审察原文语意，自和、自愈，两自字，分明不假药力，可以见耳。

58. 大下之後，復發汗，小便不利者，亡津液故也。勿治之，得小便利，必自愈。

成无己 因亡津液而小便不利者，不可以药利之，俟津液足，小便利必自愈也。

张隐庵 此言大下后，复发汗，津液亡而小便不利，得小便利而自愈者，亦上文阴阳自和之意也。

山田正珍 其得小便利四字，疑是古注文，或叔和语也，宜删。若有此四字，则"必自愈"三字，果是何等病证乎？

59. 下之後，復發汗，必振寒，脈微細。所以然者，以内外俱虛故也。

成无己 发汗则表虚而亡阳，下之则里虚而亡血。振寒者，阳气微也。脉微细者，阴血弱也。

柯韵伯 内阴虚，故脉微细，外阳虚，故战栗恶寒，即干姜附子汤证。

张隐庵 钱氏曰：合下三节皆论内亡血液，故言证而及于脉也。下后复汗，必振寒者，太阳阳气虚于外也；脉细微者，少阴阴血虚于内也。所以然者，以阴阳血气内外俱虚故也。

汪琥 案此条证，必病人表里证悉具。以故汗下相反，但小便不利，无他变也。设使无里证而先下，无表证而复汗，则病人变证峰起，岂但小便之不利哉？

喻嘉言 言下后复发汗，有俟津液自回之法，若强责其小便，则膀胱之气化不行，有增鞕满喘胀者矣。故宜以不治治之。

丹波元简 案：汪氏引《补亡论》，常器之云，素无热人，可与芍药附子汤；有热人，可与黄芪建中汤。魏氏云：四逆汤之属。学者宜从其轻重，而择用耳。

山田正珍 "所以然者"四字盖叔和所加，凡称"所以然者"皆尔。必者，十而八九然之谓也。下则虚其内，发汗则虚其外，其邪虽解，表里之阳俱虚。所以振振寒慄为阳气微，以脉微细为阴血弱，凿矣。惟忠云：凡曰实者皆是邪实，药之所治；凡曰虚者，皆是正虚，以谷肉果菜养之，非药之所治之也。呜呼！惟忠过矣，如此条振寒脉微细者，岂不药而可哉，亦岂谷肉果菜之所可得而养邪？

正方按 山田氏之言，当也。

60. 下之後，復發汗，晝日煩躁不得眠，夜而安静，不嘔不渴，無表證，脈沉微，身無大熱者，乾薑附子湯主之。

乾薑附子湯方

乾薑一兩　附子一枚生用，去皮，破八片，後仿此

上二味，以水三升，煮取一升，去滓，頓服。

成无己 下之虚其里，汗之虚其表，既下又汗，则表里俱虚，阳旺于昼，阳欲复，虚不胜邪，正邪交争，故昼日烦躁不得眠；夜阴旺，阳虚不能与之争，是夜则安静。不呕不渴者，

里无热也。身无大热者，表无热也。又无表证而脉沉微，知阳气大虚，阴寒气胜，与干姜附子汤，退阴复阳。

程应旄 昼日烦躁不得眠，虚阳扰乱，外见假热也。夜而安静，不呕不渴，无表证，脉沉微，身无大热，阴气独治，内系真寒也。宜干姜附子汤，直从阴中回阳，不当于昼日烦躁一假证狐疑也。

张隐庵 莫氏曰：上节言阴阳血气皆虚，此节言阳气虚，下节言阴血虚。昼日烦躁不得眠者，昼为阳，阳虚外越故上烦下躁而不得眠也。夜而安静者，夜为阴，阴气内存，故安静而不呕渴也。无表证者，无太阳表热之证。脉沉微则生阳之气不升。身无大热则表阳之气外微。故主干姜附子汤，生附启下焦之生阳，干姜温外微之阳热。

徐彬 脉微无大热，是外无袭邪，而更烦躁，非阳虚发躁烦之渐乎？故以生附干姜，急温其经。比四逆，不用甘草者，彼重在厥，故以甘草，先调其中，而壮四肢之本；此重在虚阳上泛，寒极发躁，故用直捣之师，而无取扶中为治耳。

柯韵伯 茯苓四逆，固阴以收阳；干姜附子，固阳以配阴。二方皆从四逆加减，而有救阳救阴之异。茯苓四逆，比四逆为缓，固里宜缓也。姜附者，阳中之阳也，用生附而去甘草，则势力更猛，比四逆为峻，回阳当急也。一去甘草，一加茯苓，而缓急自别，加减之妙，见用方之神乎？

陈修园 下之后复发汗，亡其阳气。昼日为阳，阳虚欲援同气之救助而不可得，故烦躁不得眠；夜为阴，阴盛则相安于阴分而安静。其于不呕，不渴，知其非传里之热邪；其于无表证，知非表不解之烦躁也。脉沉微，气虚于里也；身无大热者，阳虚于表也。此际不急复其阳，则阳气先绝而不可救，以干姜附子汤主之。此一节言汗、下之后，亡其阳气也。

《续易简方》（宋·卢祖常、施发同编）干姜一两，附子一枚，生去皮脐。然附子，纵重一两，去皮脐，已不等分，况有不重一两者乎？兼其方，载干姜，既为主治之君，在附子之上，已知其不责附子之等分也。又曰：仲景一百十三方，用附子者二十一，熟用者十有三，必佐麻黄、桂枝、大黄、黄连、黄芩、细辛辈，生用者八，姜附汤、四逆汤、白通汤、白通猪胆汤、通脉四逆汤、通脉四逆加猪胆汤、四逆人参汤、茯苓四逆汤是也。必方方皆用干姜为正，未闻用熟附子干姜也。

《千金翼》 姜附汤，主痰冷澼气方。于本方，以生姜代干姜。

山田正珍 上条论汗下俱犯后之常证，此条论其有变证者如此者也。其所以异于前条者，无振寒而反有烦躁，所谓真寒假热者也。其所谓昼日烦躁，夜而安静者，乃表里俱虚之候，如其所以然者，则存而不论，非不论也，不可知也。不呕不渴者，示其里无邪热之辞。盖对烦躁之似里热而言，如桂枝附子汤条，不呕不渴，桂枝麻黄各半汤条，不呕，皆然，烦躁专属阳证。而今无少阳主证之呕，阳明主证之渴，太阳主证之身热，而其脉沉微，其非阳证之烦躁明矣。身无大热者，言皮肤之表无有翕翕之热也。大音泰，详见上篇。又曰：按本章及麻黄杏仁甘草石膏汤条，并称身无大热；大陷胸汤，白虎加人参汤，并单称无大热，而无身字。皆承上篇身大热文而言，故虽省身字，亦自通矣。极审。

61. 發汗後，身疼痛，脈遲沉者，桂枝加芍藥、生薑各一兩，人參三兩，新加湯主之。

桂枝加芍藥生薑人參新加湯方

桂枝二兩　芍藥四兩　甘草二兩　人參三兩　大棗十二枚
生薑四兩

上六味，以水一斗二升，煮取三升，去滓，溫服一升。按他本芍藥生薑下有各一兩三字，人參下有三兩二字。

成无己　汗后身疼痛，邪气未尽也。脉沉迟，荣血不足也。经曰：其脉沉者，荣气微也。又曰：迟者，荣气不足，血少故也。与桂枝汤以解未尽之邪，加芍药、生姜、人参以益不足之血。

张兼善　仲景凡言发汗后，以外无表证，里无热证，止余身疼一身而已。若稍浮盛，则为表邪未尽解，今言脉沉迟，此血虚而致然也，故加人参、生姜、芍药以益血。

张隐庵　发汗后，身疼痛，血液内亡也。脉沉迟者，血液亡而经脉虚微也。故用桂枝汤助三焦之血液，加人参增姜芍以资心主之神气，神气充而血液生矣。曰新加汤者，谓集用上古诸方治疗表里之证，述而不作如此汤方，则其新加者也，亦仲祖自谦之意。

钱潢　此本中风，而以麻黄汤误发其汗，遂使阳气虚损，阴液耗竭，不能充灌滋养，故身疼痛，而脉沉迟，非伤寒脉浮紧而身疼痛之可比也。

陈修园 此一节，言汗后亡其阴血也。

山田正珍 发汗后，诸证皆去，但身痛未除者，是余邪未尽之候。其脉沉迟者，过汗亡津液也。故与桂枝以解未尽之邪，增芍药生姜，加人参以补其津液。其不用附子者，以未至筋惕肉瞤，汗出恶风之剧也。又按：方有执、钱潢、岛寿诸人，皆以身疼痛为汗后邪气骤去，血气暴虚之所致，非也。本篇伤寒医下之，续得下利，清谷不止，身疼痛条，及厥阴篇下利腹胀满，身体疼痛条，可参考。再按，桂枝去芍药证者，太阳中风，医下之，颇剧，表邪被劫而其证伏者也。故除胸满外，虽别无表里证，脉仍不复。新加证者，太阳伤寒医发之太峻，血液因而顿损者也。故虽脉见沉迟，身痛仍未去也。

正方按 以上诸家所说，血虚则一，而一为邪尽，一曰邪未尽或被劫而伏，然以桂枝为主，则邪伏或邪未尽之说当矣。然则脉沉迟者，是汗后血弱不能鼓脉气外浮故也。

62. 發汗後，不可更行桂枝湯。汗出而喘，無大熱者，可與麻黄杏仁甘草石膏湯主之。

麻黄杏仁甘草石膏湯方

麻黄四兩, 去節　杏仁五十個, 去尖皮　甘草二兩　石膏半斤

上四味，以水七升，先煮麻黄，減二升，去上沫，内諸藥，煮取二升，去滓，溫服一升。

张隐庵 此言在表之邪不解，内乘于肺而为喘也。以桂枝汤发汗后，不可更行桂枝汤，盖太阳之气主皮毛。而肺气亦主皮毛。若汗出而喘，乃肌腠虚而表邪未解，致内搏于肺而为喘。

无大热者，太阳标阳内乘也。标阳内乘，肺气拂郁，治宜达太阴之肺气于皮毛，发越太阳之标阳而外出，故可与麻黄杏仁甘草石膏汤主之。

陈修园 且汗、吐、下不如法而误施之，既已增病，亦恐伤及五藏之气，先以热邪乘肺言之；盖太阳之气与肺金相合而主皮毛。若麻黄证标阳盛者，竟用桂枝汤啜粥以促其汗，发汗后，切不可更行桂枝汤，何也？桂枝之热虽能令其汗出，而不能除麻黄本证之喘，究竟汗为热汗，而麻黄本证之汗未尝出也。无大热者，热胜于内，上乘于肺，而外热反轻也，可于麻黄杏仁甘草石膏汤主之。取石膏止桂枝热逼之汗，仍用麻黄出本证未出之汗也。此一节言汗出不解，邪乘于肺而为肺热证也。张令韶云：自此以下五节，因误施汗、吐、下致伤五藏之气也。柯韵伯云：温病、风温仲景无方，疑即此方也。按柯氏此论，虽非正解，亦姑存之，以备参考。

李时珍 麻黄乃肺金专药，虽为太阳发汗之重剂，实发散肺金火郁之药也。杏仁利气，而能泄肺，石膏寒凉，能肃西方金气，引泻肺肃肺之剂，非麻黄汤及大青龙之汗剂也。世俗不晓，惑于《活人书》及陶节庵之说，但见一味麻黄，即以为汗剂，畏而避之，不知麻黄汤之剂，欲用麻黄以泄营分之汗，必先以桂枝，开解卫分之邪，则汗可出而邪去矣。所以麻黄不与桂枝同用，止能泄肺邪，而不致大汗泄也。观后贤之麻黄定喘汤，皆因之以立法也。

张兼善 余观仲景常言发汗后，乃表邪悉解，止余一证而已，故言不可行桂枝汤。今汗出而喘，无大热，乃上焦余邪未解，当用麻黄杏仁甘草石膏汤以散之，桂枝加厚朴杏仁汤，乃桂枝证悉具，而加喘者用之。注（按指成无己）言汗出而喘，以为邪气壅甚，非桂枝所能发散，此误也。况身无大热，更无他证，何故复言表邪必甚？

山田正珍　此条与葛根黄芩黄连汤，皆表邪已解，而上焦余热未尽，内迫肺中而喘者，张兼善所解是也。但彼下后，此汗后，彼喘而汗出，此汗出而喘，彼以喘为主，此以汗为主，所以治法有异也。若无汗而喘，且有大热者，乃麻黄汤证也。无大热者，谓表无翕翕之热也。成无己注于干姜附子汤下，以为表无热，今又注于此条，以为表邪盛，遂失前后之照应矣。且谓此证邪气拥甚，桂枝汤不能发散也。殊不知麻黄之所以能发汗者，唯在其辅佐之任，而不在麻黄一品之力矣。历代诸医皆云：麻黄发汗之药也，此未必然也。有人于此，发热恶寒，身疼无汗，太阳证具焉。试取麻黄一品，浓煎与之，终不能有汗焉，必也温覆而后汗，可得而言已，决不能如彼巴豆甘遂之下咽乃泄也。唯以麻黄能行阳气通腠理，若佐以桂枝之辛，与温覆之势，则令夫难发之邪，能与汗偕出，麻黄之所以为麻黄，全在于此也。故无汗者用以发之，有汗者用以收之，要顾其辅佐如何而已，岂在一品之力乎？《金匮》越婢汤、越婢加术汤，《千金》西州续命汤，《外台》所引《删繁》治内热方，皆有麻黄，以治自汗。且其肉极方中有言，麻黄止汗通肉，可见麻黄之性，不独发汗，亦能收汗矣。尝考本草，有麻黄能发汗，而根节止汗说，是亦因其辅佐而然者，其实非根节有别性也。试看常山蜀漆，芫花芫根，功用不异。椒树，其实辛，则根皮亦辛。人参其根能益元气生津液，则叶亦有益元气生津之功。惟力有强弱，功有迟速已。岂有如此霄壤之悬隔哉？若其参芦吐人，当归头尾破血诸说，皆妄诞不经之谈，固不足论已。又考《金匮》救卒死还魂汤方，用麻黄杏仁甘草三物。盖亦取诸通阳气。又尝考《和兰本草》，麻黄有达神经之言，而无有发汗之说，益可以征予言之不诬云。

正方按 山田氏之说极精透，其论麻黄不发汗之说，引证甚凿，尤为淋漓尽致，可一洗千古之妄说。本编前亦说及，得此益证实矣。试以麻黄嗅之嚼之，其辛气果如何乎？较之细辛、荆芥、薄荷、桂枝、花椒等品之辛窜，瞠乎后矣。

63. 發汗過多，其人叉手自冒心，心下悸，欲得按者，桂枝甘草湯主之。

桂枝甘草湯方

桂枝四兩　甘草二兩

上二味，以水三升，煮取一升，去滓，頓服。

成无己 发汗过多，亡阳也。阳受气于胸中，胸中阳气不足，故病叉手自冒心。心下悸欲得按者，与桂枝甘草汤，以调不足之气。

钱潢 阳本受气于胸中，故膻中为气之海，上通于肺而为呼吸，位处心胸之间，发汗过多，则阳气散亡，气海空虚，所以叉手自冒覆其心胸，而心下觉惕惕然悸动也。凡病之实者皆不可按，按之则或满或痛，而不欲也。此以误汗亡阳，心胸真气空虚而悸动，故欲得按也。

柯韵伯 叉手自冒心，则外有所卫，得按则内有所依，如是不堪之状，望之而知其虚矣。

张隐庵 此因发汗而虚其心气也。发汗过多，则过伤其心液矣。其人叉手自冒心者，心主之气虚也。心下悸欲得按者，下焦之气乘虚上奔，故悸而欲按也。宜桂枝保固心神，甘草和中以防御其上逆。

正方按 《说文》，悸，心动也。《活人书》云，悸气者，动气也。或谓悸，即怔忡，则非矣。所以云，心下悸。盖皆言动气也。设作怔忡者，岂脐下之可云乎哉？山田正珍云：大抵病人有虚热者，每见此证，以腹气不充，而其脉愤兴也。是矣。

64. 發汗後，其人臍下悸者，欲作奔豚，茯苓桂枝甘草大棗湯主之。

茯苓桂枝甘草大棗湯方

茯苓半斤　桂枝四兩　甘草四兩　大棗十五枚

上四味，以甘瀾水一斗，先煮茯苓，減二升，內諸藥，煮取三升，去滓，溫服一升，日三服。作甘瀾水法，取水二斗，置大盆內，以杓揚天，水上有珠子五六十顆相逐，取用之。

成无己 汗者，心之液。发汗后，脐下悸者，心气虚而肾气发动也。肾之积，名曰奔豚。发则从少腹上至心下，为肾气逆欲上凌心。今脐下悸为肾气发动，故云欲作奔豚。与茯苓桂枝甘草大枣汤，以降肾气。方汤注曰：桂枝之辛，走肺而益气。甘草之甘，入脾而缓中。

魏荔彤 此条乃申明发汗后阳虚之变证也。汗出过多，阳浮于上，阴阳二者，相维而不相离。阳既上浮，阴即下动，其脐下悸者，阴气欲上乘而作奔豚，容不急温中固阳以御之乎？阳盛于中，阴自安于下，斯奔豚欲作，而终不能作也乎。

柯韵伯 脐下悸时，水气尚在下焦，欲作奔豚之兆，而未发也。

汪琥 奔豚，《难经》云，肾气积名，此言奔豚，乃肾气发动，如欲作奔豚之状，非真脐下有积如豚也。

张隐庵 此因发汗，而更虚其肾气也。发汗后，其人脐下悸者，是虚其肾藏之精血矣。夫肾藏之精血虚，则虚气反欲上奔，故欲作奔豚。豚乃水畜，其性躁，善奔，故名奔豚。用桂枝、茯苓保心气以下伏其水邪，甘草、大枣助中土而防御其奔逆，用甘澜水者，取其水性无力，不助肾气上奔也。

山田正珍 此是下焦之阳，从来不足，而复为发汗见伤者也。奔与愤，古字通用，考《韵会小补》《康熙字典》诸书，奔通作贲，愤亦通作贲，愤，懑也。《荀子·强国篇》曰：下比周贲溃，以离上矣。唐·杨倞注曰：贲读为愤，愤然也。民逃其上，曰溃。由此考之，奔豚当读曰愤豚。清·王子接《古方选注》，作贲豚汤，其解曰：贲与愤同，俗读奔豚，是也。盖豚者，猪之小者，其性善嗔，故有愤豚之称也。而鱼中鲢鲐，亦复善嗔之物，故又称之河豚焉。又曰：甘澜水，方有执、张璐，及《金鉴》《金匮》，治胃反呕吐，大半夏汤及此条，皆用甘烂水者。盖取其甘淡和缓，能收辑穆之功也。烂与炼同，所谓以杓扬之是也。《神农本草经》马矢蒿，一名练石草，一名烂石

草。《康熙字典》煉字注曰：又《集韵》，即旰切，音釺，本作
爛，或作燗。又爛字注曰：《集韵》與爛煉同，止此可見爛煉相
同矣。謂之甘煉者，言煉之使甘也。當云煉甘，而云甘煉者，
猶下才，曰才下。《唐書·蕭遘傳》曰：保衡才下，諸儒靳薄之
不甚齒。秦先曰先秦……亦古書一體已爾，古今注家，皆謂奔
豚腎之積，用甘爛水者，取不助腎氣也。此素難五行家之說，
素不足取矣。《病源》云：奔豚者，氣下上游走，如豚之奔，故
曰奔豚。古今注家，亦皆沿此說，然不若奔讀曰憤之穩，不可
從也。

伤寒论备讲

168

正方按　宋本瀾作爛，然宋本作甘爛水法：水上有珠子
五六千，陳修園諸家皆然，唯張本作十。甘爛水，即勞水，孫
思邈曰，"活五勞七傷羸弱之病，煎藥宜以陳蘆勞水，取其水不
强，其火不盛也"。

65. 發汗後，腹脹滿者，厚朴生薑甘草半夏人參湯
主之。

厚朴生薑甘草半夏人參湯方

厚朴炙，半斤　生薑半斤　半夏半斤　甘草二兩　人參一兩
上五味，以水一斗，煮取三升，去滓，温服一升，
日三服。

成無己　吐後腹脹與下後腹滿皆為實，言邪氣乘虛入里為
實。發汗後外已解也。腹脹滿知非里實，由脾胃津液不足，氣
澀不通，壅而為滿，與此湯和脾胃而降氣。方注曰：《內經》
曰：脾欲緩，急食甘以緩之，用苦泄之。厚朴之苦，以泄腹滿；

人参、甘草之甘，以益脾胃；半夏、生姜之辛，以散滞气。

程应旄　胃为津液之主，发汗亡阳，则胃气虚，而不能敷布诸气，故壅滞而为胀满，是当实其所虚，自能虚其所实矣。虚气留滞之胀满，较实者，自不坚痛。

张隐庵　此因发汗而致脾藏之穷约也。夫脾主腹，为胃行其津液者也，胃府之津液消亡，则脾气虚而腹胀满矣。厚朴气味辛温，色赤性烈，凌冬不凋，盖得阴中之生阳，具木火之体，用炙香主助太阴脾土之气，甘草、人参资生津液，生姜、半夏宣发胃气而上输于脾。

正方按　以上三家注解，合而观之，义无余蕴矣。陈修园曰：同学周镜园云："太阳发汗，所以外通阳气，内和阴气，发汗不如法，致太阳之寒，内合太阴之湿，故腹胀满之病作矣。"是又举出太阴之理为一义，颇合厚朴姜夏之用。

66.傷寒若吐若下後，心下逆滿，氣上衝胸，起則頭眩，脈沉緊，發汗則動經，身爲振振搖者，茯苓桂枝白术甘草湯主之。

茯苓桂枝白术甘草湯方

茯苓四两　桂枝三两　白术　甘草各二两

上四味，以水六升，煮取二升，去滓，分温三服。

成无己　吐下后里虚，气上逆者，心下逆满，气上冲胸；表虚阳不足，起则头眩；脉浮紧，为邪在表，当发汗；脉沉紧，为邪在里，则不可发汗。发汗则外动经络，损伤阳气，阳气外虚，则不能主持诸脉，身为振振摇也。与此汤以和经益阳。

张隐庵 此言吐、下、发汗而致肝气之虚逆也。伤寒若吐、若下后，则胃中虚微，以致肝气上逆，故心下逆满也。气上冲胸者，即厥阴之气上撞心也。起则头眩，风气胜也。在表之邪内搏于阴，故脉沉紧。若发汗，则动其肝藏之血而经络空虚，故身为振振摇。茯苓桂枝白术甘草汤主之，白术、茯苓、甘草补中土之虚，桂枝助肝木之气。

陈修园 起则头眩，即《内经》所谓，诸风掉眩，皆属于木是也。脉沉紧，肝之脉也。发汗则动经，身为振振摇者，经脉空虚而风木动摇之象也。《金匮》：知肝之病，当先实脾，却是不易之法，以茯苓桂枝白术甘草汤主之。此一节言吐下而伤肝气也。

曹颖甫 苓桂术甘汤，为痰饮主方，心下逆满，气上冲胸，起则头眩，为水气凌心，此与痰饮篇胸胁支满目眩，苓桂术甘汤主之者，其病正同。惟发汗动经，身𥆧动振振欲擗地者，即后文真武汤证。盖发汗阳气外泄，水气乘虚而上，则为头眩；阳气散亡，气血两虚，故气微力弱，不能自持，而振振动摇，若欲倾．者然。然则本条茯苓桂枝白术甘草汤主之，当在头眩之下，发汗动经，身为振振摇者下，当是脱去真武汤主之五字。盖汗出亡阳，正须附子以收之也。况脉之沉紧，正为肾气虚寒乎。此与后两条用附子同例，张隐庵乃谓振振摇，为中胃虚微，振振欲擗地，为心肾两虚，不知何所依据而强分为二也？

正方按 山田正珍注与曹义同，真武汤条曰："太阳病，发热汗出不解，心下悸，头眩，身𥆧动，振振欲擗地。"则曹氏之言当矣。正珍又云：故以脉沉紧三字，缀在头眩后，所以使之不混也。此乃一书文法，宜与第二十三条第四十一条第四十六条同看。古今注家不察其义，皆混为一证，不达文法故也。按逆满与支满苦满，皆读满为懑，不曰鞕满胀满，而曰逆满支满，造语亦自有差别如此。《金匮》附子粳米汤条，亦有腹中寒气，雷鸣切痛，胸胁逆满语，其非鞕满，胀满明矣。钱潢曰："逆满，气逆中满也。非也。设其言之是乎，则下文气上冲胸，岂不一剩语乎？《金鉴》云：吐下则胸虚邪陷，故心下逆满，气上冲胸，非也。若是邪陷之满，乃为实满，非大陷胸，则不可得而当焉，岂此汤之所能蠲耶？又尝见喻昌注本，于伤寒后，加若发汗三字，非也。再按，若下后，《玉函》有若发汗三字，喻昌或据之乎？"皆有真见，足供吾辈条研，又隐庵谓："桂枝助肝木之气。"上既云："风气胜"，则木胜克土矣。何得更助之也？若云木得桂为枯，所以衰之也。抑肝即是培土，庶乎成理。则隐庵之解未能令人信服。

67. 發汗，病不解，反惡寒者，虛故也，芍藥甘草附子湯主之。

芍藥甘草附子湯方

芍藥　甘草各三兩　附子一枚，炮

上三味，以水五升，煮取一升五合，去滓，分溫三服。

张隐庵　夫发汗所以解病，今病不解；发汗所以散寒，今反恶寒者，里气太虚而太阳之表阳复虚故也。芍药甘草附子汤主之，芍药、甘草资中焦之血气，熟附补内外之阳虚。

钱潢　或曰：既云发汗病不解，安知非表邪未尽乎？曰：

若伤寒汗出不解，则当仍有头痛发热，脉浮紧之辨矣。而仲景非惟不言发热，且毫不更用解表，而毅然断之曰虚故也。则知所谓虚者阳气也，其脉必微弱，或虚大，或虚数。

周杨俊 汗多为阳虚，而阴则素弱，补阴当用芍药，回阳当用附子，势不得不芍、附兼资。然又惧一阴一阳两不相和也，于是以甘草和之，庶几阴阳谐，而能事毕矣。

柯韵伯 脚挛急，与芍药甘草汤，本治阴虚，以阴阳俱虚，故加附子，皆仲景治里不治表之义。又曰：案少阴亡阳之证，未曾立方，本方恰与此证相合，芍药止汗，收肌表之余津，甘草和中，除咽痛而止吐利，附子固少阴，而招失散之阳；温经络而缓脉中之紧，此又仲景隐而未发之旨钦。

汪琥 叔和认为伤寒病，发汗不解而恶寒乃表邪未尽，仍宜发汗。因疑此方为非仲景意，似不可用。故《外台》方议亦云：若非大汗出，又反恶寒，其脉沉微，及无热证者，不可服也。明乎此，而此方之用，可无疑矣。

丹波元简 案：此方，于芍药汤中加附子，于四逆汤中去干姜，代芍药，阴阳双救之意，可自知也。

正方按 此方为阴阳双救无疑，但治里不治表之方也。若有表证者，自当慎用。曹颖甫谓："发汗病不解，未可定为何证也。汗大出恶热，则为白虎汤证，外证不解，汗出恶风，则仍宜发汗，为桂枝汤证。"

68. 發汗若下之，病仍不解，煩躁者，茯苓四逆湯主之。

茯苓四逆湯方

茯苓四两　人参一两　附子一枚，生　甘草二两　乾薑两半

上五味，以水五升，煮取三升，去滓，温服七合，日三服。

张隐庵　上节言太阳阳气虚微，此节言少阴神气烦乱。盖心主之血气不足则烦，少阴之神机不转则躁，宜茯苓、人参资在上之心气，以解阳烦；四逆汤启水中之生阳，以消阴躁。陆氏曰：启水中之生阳，故用生附。

陈修园　虚人发汗且为虚虚，汗而又下，便入阴而为危证矣。太阳病发汗，病不解，若下之，而病仍不解，忽增出烦躁之证者，以太阳底面即是少阴。汗伤心液，下伤肾液，少阴之阴阳水火离隔所致也。以茯苓四逆汤主之。此一节，言虚入误施汗下，恐少阴水火之气因之离隔而难治。烦者阳不得遇阴，躁者阴不得遇阳也。

《金鉴》　大青龙汤证，不汗出之烦躁，乃未经汗下烦躁，属实；此条病不解之烦躁属虚，然脉之浮紧沉微，自当别之。恐其误人，故谆谆言之也。

丹波元简　案此汤症，阳证具备，而不然者，身虽烦热，而手足指尖，微有厥冷，虽有烦渴引饮，亦自喜热而恶冷，舌苔白滑，或假生燥胎，脉虽洪大，或散而数，或弦大浮疾而空虚，无力无底。总之取脉不取症，庶几无失真的矣。

69.發汗後，惡寒者，虛故也；不惡寒但熱者，實也。當和胃氣，與調胃承氣湯。

成无己　经曰：汗出不恶寒者，此表解里未和，与调胃承气汤，和胃气。

张隐庵　此承上文而申言汗后亦有胃实之证也。发汗后，恶寒者，虚故也，此上文所已言者也。若不恶寒，但热者，乃里气有余而阳热过盛，是为实也。夫实则泄之，热则凉之，故当与调胃承气以和其胃气焉。愚按：《灵》《素》中凡论五藏必兼言胃，凡论虚寒必结实热一证，而本论亦然。

陈修园　要之病变虽多，不外虚实二证。凡发汗后恶寒者，虚故也。发汗后，不惟不恶寒，而且但见其热者，实也。盖因发汗，以致胃燥而为实热之证。当和胃气，与调胃承气汤。甚矣！温补凉泻之不可泥也。此一节总结上文数节之意，言虚证固多，而实证亦复不少。而又有提出胃气二字，补出调胃承气汤一方，其旨微矣。太阳病以微盛而转属；阳微而转属少阴为虚证，太阳与少阴相表里也；阳盛则转属阳明为实证，以太阳与阳明递相传也。

柯韵伯　虚实具指胃言，汗后正气夺则胃虚，故用附子、芍药。邪气盛则胃实，故用大黄、芒硝。此自用甘草，是和胃之意，此见调胃承气汤，是和剂而非下剂也。

丹波元简　案：阳明篇，太阳病三日，发汗不解，蒸蒸发热者，属胃也。调胃承气汤主之。正与此条发矣。

正方按　《玉函》及《脉经》《千金翼》，故也后皆有"芍药甘草附子汤主之"九字，调胃承气作小承气，《千金》又注曰："一云调胃乘气。"钱潢："既汗之后，阳气已虚，不宜大下，故当与调胃承气汤，即阳明篇所谓，与小承气汤，微和胃气，勿令大下是也。盖调胃承气与小承气皆然大下之剂也。微溏之，以和胃气而已。"

70. 太陽病，發汗後，大汗出，胃中乾，煩躁，不眠，欲得飲水者，少少與飲之，令胃氣和，愈。若脈浮，小便不利，微熱消渴者，五苓散主之。

五苓散方

猪苓十八銖　　澤瀉一兩六銖　　白术十八銖　　茯苓十八銖

桂枝半兩

上五味搗爲末，以白飲和，服方寸匕，日三服，多飲煖水，汗出愈。

成无己　发汗已解，胃中干，烦躁不得眠，欲饮水者，少少与之，胃气得润则愈。若脉浮者，表未解也；饮水多而小便少者，谓之消渴，里热甚实也；微热消渴者，热未成实，上焦燥也，与五苓散，生津液和表里。又方注曰：淡者，一也。口入一而为甘，甘甚而反淡，甘缓而淡渗。猪苓、白术、茯苓，三味之甘，润虚燥而利津液；咸味下泄为阴，泽泻之咸，以泄伏水；辛甘发散为阳，桂枝之辛甘，以和肌表。

汪琥　此条论当作两截看。太阳病发汗后云云，至胃气和则愈。此系胃中干，烦躁作渴，止须饮水以和胃气，非五苓散证也。若脉浮，小便不利，微热消渴，此系水热结于膀胱而渴，乃为五苓散证。太阳病，乃合中风伤寒而言之也。方喻列入中风，何其执也。

魏荔彤　大汗出，所谓如水流漓也。于是胃中津液受伤而干，而干而燥，因燥因烦，因烦躁而不得眠，此一串而至者，唯恐人误认为传里之躁烦，误下也。于是标出欲饮水者一证。

张隐庵　不可恣其所欲，须少之与饮之。盖阳明乃燥热之气，水乃阴寒之质，令阴阳合而胃气和则愈。若脉浮者，浮则为虚，脾虚不能为胃行其津液，故小便不利也。身微热者，脾气虚而身热也。消渴者，津液不输而消渴也。五苓散主之，白术助脾土之上输，苓、泽运水道之升已而降，桂枝助三焦之气以温肌肉，用散者取其四散之意，多饮煖水汗出者，助水津之布也。

陈修园　微热，乃在表之邪未解也；消渴者，饮入而消，热甚于里也。以脉浮在表而微热。又曰心不交肾则烦，肾不交心则躁，而为实热之证。

张令韶　合下四节，皆论发汗后烦渴证也。

正方按　此条作两截看条文自明显。成陈二氏皆以微热，脉浮，为在表之邪未解，隐庵则皆以虚视之。愚以为二者皆有可能，何则？观汗出后，大汗出，则表邪已解，虚亦随之，则隐庵之言是也。大汗出则表阳虚邪复来之，亦非不可能，而五苓散正合太阳表里俱实之证。

71. 發汗已，脈浮數，煩渴者，五苓散主之。

成无己　发汗已，脉浮数者，表邪未尽也。烦渴，亡津液胃燥也，与五苓散和表润燥。

张隐庵　承上文而言，不但脾气虚微小便不利者，五苓散主之，即脉浮数而烦渴者，亦五苓散主之。盖发汗而渴，津液竭于胃，必藉脾气之转输而后能四布也。

方有执 已者，言发汗毕，非谓表病罢也。烦渴者，膀胱
水蓄不化津液，故用四苓以利之。浮数者，外表未除，故凭一
桂以和之。所以谓五苓能两解表里也。按方注系《金鉴》改订，
故与原书有异同焉。

《金鉴》 发汗已，为太阳病已发过汗也。脉浮数，知邪仍
在表也。若小便利而烦渴者，是初入阳明胃热，白虎汤证也。
今小便不利而烦渴，是太阳府病，膀胱水蓄，五苓证也。故用
五苓散，如法服之，外疏内利，表里均得解矣。

丹波元简 案：表邪未解，则阳气盛于外，而津液亦走于
外，下焦蓄水，则升腾之气液失其常，是以胃中燥而烦渴，故
主以五苓，外发表邪，内利蓄水也。成注：为亡津液，而胃燥
之解，恐非是也。

72.傷寒汗出而渴者，五苓散主之。不渴者，茯苓甘草湯主之。

茯苓甘草湯方
茯苓二兩　桂枝二兩　甘草一兩　生薑三兩
上四味，以水四升，煮取三升，去滓，分溫三服。

成无己 伤寒汗出而渴者，亡津液胃燥，邪气渐传里也，
五苓散以和表里。若汗出不渴者，邪气不传里，但在表而表虚
也，与茯苓甘草汤和表合卫。又方解曰：茯苓、甘草之甘，益
津液而和卫；桂枝、生姜之辛，助阳气而解表。

张隐庵 此释上文之义，而申明助脾调胃之不同也。夫汗

出而渴者，乃津液之不能上输，用五苓散主之以助脾。不渴者，津液犹能上达，但调和中胃可也，茯苓甘草汤主之。方中四味主调和中胃而利三焦。

陈修园　盖汗有血液之汗，有水津之汗，如伤寒汗出而渴者，水津之汗也。汗出而脾虚，津液不能上输而致渴，以五苓散主之，若汗出而不渴者，血液之汗也。心主血脉，以茯苓甘草汤主之。方中茯苓、桂枝以保心气，甘草、生姜，调和经脉。此一节上二句申明上文两节之义，言水津之汗也。下二句补出血液之汗，另出方治。

《金鉴》　今惟曰汗出者，省文也。渴而不烦，是饮盛于热，故亦以五苓散主之，利水以化津也。若不烦且不渴者，是里无热也。惟脉浮数汗出，小便不利，是荣卫不和也，故主以茯苓甘草汤，和表以利水也。

山田正珍　此亦承上二条，以略其脉证，特举其所兼之异证，以示其治也。异证者何？所谓汗出是也。言脉浮，或浮数，小便不利，微热汗出而渴者，五苓散主之。若此证而无渴者，其病轻一等，宜用茯苓甘草汤，以其表证未全解，故仍用桂枝以发之也。冒首伤寒二字，泛指太阳病，不必拘麻黄桂枝二汤之证也。先辈诸子，深泥伤寒二字，非也。成无己谓，渴者邪气渐转传里也，亦非矣。凡病人小便不利而渴者，皆内有停水之所致，非邪热传于里也。

73. 中風發熱，六七日不解而煩，有表裏證，渴欲飲水，水入則吐者，名曰水逆，五苓散主之。

成无己 中风发热，至六七日，则当解；若不解烦者，邪在表也。渴欲饮水，邪传里也。里热甚则能消水，水入则不吐，里热小，则不能消水，停积不散，饮而吐水也。以其因水而吐，故名水逆，与五苓散和表里散停饮。

张隐庵 此言不因发汗，若欲作再经而烦渴者，亦主五苓散，以别上三节"发汗而渴"之意。中风发热至六七日不解，夫六日一周，七日来复而不解，将值阳明主气之期。烦渴者，胃络不上通于心则烦，风热交炽于内则渴。发热不解，表证也；渴欲饮水而烦，里证也。水入则吐者，胃气之不舒，名曰水逆。夫胃既不能游溢精气上输于脾，仍藉脾气之散精，通调输布，五苓散主之，是其义也。

陈修园 中风发热六日，是六经已尽，七日而又来复于太阳，而其发热不解而烦，谓之表证。而何以又谓之有表里证？以渴欲饮水为里证，合而言之者，为表里证也。盖风为阳邪，阳热甚则渴，不关于发汗亡津液所致也。《内经》云，饮入于胃，游溢精气，上输于脾，脾气散精，上归于肺。今脾不能散精归肺，以致水入则吐者，名为水逆，谓水逆于中土而不散也。以五苓散主之，助脾气以转输。又曰：近注以太阳为表为标，膀胱为里为本，此证名为犯本，又名为表里传，反多枝节，与本论之旨不合。

山田正珍 此亦承上诸条，只略诸条脉证，以从简省，特举其异者，以示其治也。表，指脉浮、头痛、发热、恶寒等而言。里，指渴欲饮水、水入即吐，及小便不利等言也。言太阳病，发热汗出，至六七日仍不解，反加小便不利，渴欲饮水，水入则吐之证者，此以汗后有微渴，饮水过度，水停不行之所致，故用五苓散，以发未尽之表，且利其停水则愈。谓之水逆者，示其病因之词，义与火逆同矣。注家皆谓因其吐水，故名水逆；果然，则火逆之证，为吐火乎？可谓不通矣！按表里证者，以表有太阳证，里有停水，或下利，或呕逆、干呕，或心下有痞鞭等证言之，如桂枝人参汤表里不解，十枣汤表解里未和类，可以证矣。方有执以经府言之，王肯堂以太阳阳明言之，惟忠、刘栋以为少阳柴胡证，皆非也。又按，五苓散、猪苓汤，其证大同小异，其所异者，但由挟表证与否已。故于五苓散条，则冠以太阳病，或发汗已，或伤寒，或中风等之文，且称有表里证。于猪苓汤条，则未尝冠以此等文。其辨在其恶寒、恶风、头痛项强等上而判矣。不可不审也。

丹波元简 引张杲《医说》曰，春夏之交，人病如伤寒，其人汗自出，肢体重痛，转仄难，小便不利，此名风湿，非伤寒也。阴雨之后卑湿，或引饮过多，多有此证，但多服五苓散，小便通利，湿去则愈，切忌转泻发汗，小误必不可救。初虞世云，医者不识，作伤风治之，发汗死，下之死。己未年，京师大疫正为此，予自得其说，救人甚多。壬辰年，予守宫洪州，一同官妻，有此证，因劝其速服五苓散，不信，医投发汗药，一夕而毙，不可不谨也。大抵五苓散，能导水去湿耳，胸中有停痰及小儿吐呗，欲作痫，服五苓散，最效。初君之说详矣，予因广其说，以信诸人。

正方按 五苓散为逐内外水饮之首剂，《金匮》治心下支饮眩冒，用泽泻汤，治呕吐思水用猪苓汤，总皆以此方为祖。又治霍乱吐泻燥渴引饮，凡系水饮停留津液固结皆宜用之，但须随证加减耳。自七十条至此凡三条皆言太阳病渴者，与五苓散主之。或曰：发汗后，大汗出，胃中干，烦躁不得眠。或曰：发汗已，脉浮数，或曰：伤寒汗出。或曰：中风发热六七日不解而烦，有表里证。盖尽管证状多少不同，或中风，或伤寒，而渴之一证，为必有者，学者不可不详。若津液亏损，阴血伤耗亦作渴，或小便不利者，投之立死，学者更不得不慎也。

74. 未持脈時，病人叉手自冒心，師因教試令咳而不咳者，此必兩耳聾無所聞。所以然者，以重發汗，虛故如此。

成无己 发汗多亡阳，胸中阳气不足者，病人手叉自冒心，师见外证知阳气不足也。又试令咳而不及咳者，耳聋也，知阳气虚明矣。耳聋者，阳气虚，精气不得上通于耳故也。

陈修园 阳气不充于胸中，故手叉自冒。精气不充于耳，故耳聋无闻。阳气、精气，非一亦非二也。汗后交虚病故如此。岂茯苓甘草汤所胜任哉？此一节言血液之汗发之太过，致伤心肾之气，非茯苓甘草汤所能致治也。后学周宗超按：正气虚之耳聋，与少阳邪盛之耳聋，分别在手自冒心。

75. 發汗後，飲水多，必喘，以水灌之，亦喘。

张隐庵 此言水津四布，匪只脾气转输，更由肺气之通调也。是以发汗后，则肺气已虚，若再饮冷寒形，则肺藏伤而必喘。

76. 發汗後，水藥不得入口爲逆。若更發汗，必吐下不止。

张隐庵　此言发汗后，匪只胃亡津液而为烦为渴，更有伤其胃府之真气者。水药不得入口，则胃府真藏之气将虚，是为逆矣。若更发汗，则上虚下竭而吐下不止。

陈修园　发大汗后，水药不得入口，以汗本于阳明水谷之气而成。今以大汗伤之，则胃气大虚，不能司纳如此，此为治之之逆。若不知而更发其汗，则胃虚阳败，中气不守，上下俱脱，必令吐下不止。此与五苓散证之水逆何涉哉？此一节言发汗后胃虚水药不入之证，与五苓散大不相涉。自未持脉至此，共三节，以反掉笔为结尾，故不必出方。然读仲景书，须于无字处求字，无方处索方，方可谓之能读。

正方按　以上三条皆未出方治，刘栋谓"七十四条系后人所换。恐是上文'叉手自冒心'之注，误出于此"。山田谓"为王叔和敷渲桂枝甘草汤意者。辞气与平脉法相似，决非仲景氏之言也宜删"。七十五条、七十六两条，刘栋谓"恐是上文水逆之注"，山田谓"前一条是麻杏石甘汤注，后条乃水逆注"。以入水灌之。柯氏谓"汉时治病，有火攻水攻之法，故仲景言之"。丹波元简谓"案水攻，论中无所考，唯《玉函》《脉经》，有可水篇，其中一条云：寸口脉洪而大，数而滑云云，针药所不能制，与水灌枯槁，阳气微散，身寒，温衣覆汗出，表里通利，其病即除，正其义也"。本论文蛤散条云："若以水灌之，若噀之。"盖即柯氏所谓水攻也。虽本论未用攻字，但即攻之意也。刘栋、山田二氏谓是前条之注，与陈氏所谓反掉笔之意合。又七十五条或主以麻杏石甘（喻氏、张氏、魏氏）或主以五苓（柯氏）或主以苓桂姜草加厚朴（汪氏）或主以去麻黄加葶苈之小青龙。七十六条或主以小半夏加茯苓汤，大半夏加橘皮汤（《活人书》）。或主以五苓散（喻氏、魏氏、张氏、周氏）。或主以栀子汤，瓜蒂散（柯氏），似皆未洽，丹波元简谓："盖此条证，其人素有痰饮，清阳之气久虚者，误汗则风药挟饮，结聚上焦，以致水药拒格不入也。故主以小半夏加茯苓汤等，下逆驱饮者，为允当，若寒多者，理中去术加生姜汤之属。"较是。或参以张杲《医说》之言为妥，然研系五苓证而反汗之，致成火逆之证。亦正如初氏之言，恐亦难救矣。仲师不出为治者，其为此乎？《玉函》无末两句。

77.發汗吐下後，虛煩不得眠；若劇者，必反覆顛倒，心中懊憹，栀子豉湯主之。若少氣者，栀子甘草豉湯主之。若嘔者，栀子生薑豉湯主之。

栀子豉湯方

栀子十四枚　香豉四合，綿裹，餘如此

上二味，以水四升，煮栀子，得二升半，内豉，煮取升半，去滓，分溫二服。（舊本有一服得吐止後服，七字，此因瓜蒂散中有香豉而誤傳於此也。今爲刪正）

栀子甘草豉湯方

栀子十四枚　甘草二兩　香豉四合

上三味，以水四升，先煮栀子甘草取二升半，去滓，分温二服。

栀子生薑豉湯方

栀子十四枚　生薑五兩　香豉四合

上三味，以水四升，先煮栀子、生薑取二升半，去滓，分温二服。

成无己　发汗吐下后，邪热乘虚客于胸中，谓之虚烦者，热也。胸中烦热郁闷，而不得发散者是也。又曰与栀子豉汤，以吐胸中之邪。又方注曰：酸苦涌泄为阴。苦以涌吐，寒以胜热，栀子豉汤相合，吐剂宜矣。

喻嘉言　不得眠，即卧起不安之互词。

汪琥　虚烦二字，不可作真虚看，作汗吐下，暴虚看。

张隐庵　自此以下凡六节，皆论栀子豉汤之证治。夫少阴主先后天之阴阳、水火，心肾二气上下时交，下焦之阴气上交于心，以益离中之虚；上焦之君火下交于肾，以助坎中之满；中焦之津汁上资于心而为血，下藏于肾而为精。发汗吐下后则中上两虚，是以虚烦不得眠也。不曰伤寒中风，亦不曰太阳病，而曰发汗吐下后，谓表里无邪而为虚烦也。心气虚则烦，胃不和则不得眠也。剧，甚也。反覆颠倒者，不得眠之甚也。懊憹者，烦之甚也。栀子豉汤主之，栀子凌冬不凋，得冬令水阴之气，味苦色赤，形圆小而象心，能启阴气上资于心，复能导心中之烦热以下行；豆乃肾之谷，色黑性沉，署熟而成轻浮，主启阴藏之精，上资于心胃，阴液上资于心而虚烦自解，津液还入胃中而胃气自和。夫气发原于下，而生于中，若少气者，加甘草以利中；呕者，中气逆也，加生姜以宣通。曰少气者，谓栀子豉汤之从下而中；曰呕者，由中而上也。本方栀子原无炒黑二字，栀子生用，其性从上而下，若炒黑则径下而不上矣。陆氏曰：首节论栀子从下而上，以下论栀子从上而下，故末节曰：病人旧微溏者，不可与服之。按：元人王好古曰："本草中并不言栀子能吐，奚仲景用为吐药？嗟！嗟！仲祖何曾为吐药耶？即六节中并不言一吐字，如瓜蒂散证，则曰：此为胸有寒也，当吐之。"况既汗、吐后，焉有复吐之理？此因讹传讹，宜为改正。沈氏曰：治伤寒虽有汗、吐、下三法，而本论四百七十四证，内有吐者只二三证，复列医吐之过者数条，盖吐则伤膻中之宗气，伤中焦之胃气，故不轻用也。

正方按 此条汪氏亦谓，发汗吐下后者，谓虽经汗吐且下，而伤寒之邪热，犹未解也。邪热未解，必乘其人之虚，而客于胸中，胸中烦热，因生烦躁，与成氏同一见解，误矣。当以张隐庵之说为当。刘河间《伤寒直格》谓："懊憹者，烦心热躁，闷乱不宁也。甚者，似中巴豆、草乌头之类，毒药之状也。"又曰："或吐者，上后服，凡诸栀子汤，皆非吐之药，以其燥热郁结之甚，而药顿攻之，不能开通，则郁发而吐，因其呕吐，发开郁结，则气通津液宽行而已，故不须再服也。"丹波元简引王氏曰："憹即恼字，古通用，杨雄《方言》曰：愁恚愦愦，毒而不发谓之氐惆，郭璞注云：氐惆，懊憹也。孙奕《示儿编云》，糊涂，读鹘突，或曰不分明也。"又案："此似鹘，隼也。突起鲁莽之状。后世所谓嘈杂，《医学统旨》曰，馎者，似饥而甚，似躁而轻，有懊恼不自宁之况。皆因心下有痰火而动，或食郁而有热故作，是也。"山田正珍谓："心中热扰，谓之烦，烦甚而致反复颠倒，谓之懊憹。本章所说其义了然，凡伤寒若发汗、若吐、若下后，诸证皆去，但胸中热烦，不得眠者，是大邪已去，正气暴虚，而余热内伏之候，故谓之虚烦，虽则曰虚，其实非为真虚也。亦唯汗吐下后，一时之虚已，故与栀子豉汤，以解其余热，则其虚不补而自复也。如竹叶石膏汤，治伤寒解后，虚羸少气，亦逆欲吐者，亦然矣，若发汗，大汗出后，烦躁不得眠，欲得饮水者，乃津液内竭，胃中干燥之所致，少少饮水以滋润之则愈，今此证，唯烦而不渴，知其非胃燥也。若汗下后，烦躁不得眠，不呕不渴无表证，其脉沉微者，便是真虚，不复一时暴虚之比，宜以干姜附子汤、茯苓四逆汤，急温之，慎不可与栀子豉汤也。"云云。颇为准确，与隐庵注合看，义略能尽。河间解：或吐者止后服云云，又非今大多数注家所能道反矣。医而称神，唯河间，其谁与归。

78. 發汗，若下之而煩熱，胸中窒者，梔子豉湯主之。

成无己 阳受气于胸中，发汗、若下，使阳气不足，邪热客于胸中，结而不散，故烦热而胸中窒塞，与栀子豉汤，以吐胸中之邪。又《明理论》曰：烦热与发热，若同而异也，发热者怫怫然发于肌表，有时而已者是也。烦者为烦而热，无时而歇者是也。二者均是表热，而烦热为热而烦，非若发热而时发时止也。

张锡驹 窒，窒凝而不通也。热不为汗下而解，故烦热；热不解而留于胸中，故窒塞而不通也。亦宜栀子豉汤，升降上下，而胸中自通矣。

方有执 窒者，邪热壅塞而窒塞，未至于痛，而此痛较轻也。

程应旄 烦热二字互言，烦在内，热在外也。

张隐庵 此言香豉能上升，而栀子能下降也。发汗若下之，则虚其中矣。烦热胸中窒者，余热乘虚而窒塞于心下也。宜栀子导君火之气以下行，香豉启阴中之液以上达，阴阳上下相和而留中之虚热自解矣。

陈修园 盖以胸中为太阳之里，阳明之表，其窒塞因烦热所致，必令烦热止而窒塞自通矣。此一节，言栀子豉汤不特交通上下，而且能调和中气也。按：此证最多烦，当切记。

曹颖甫 吐下后而烦热，与下后身热不去同，皆因液虚之后，津液不能外出，皮毛标热而不去也。盖在外之标阳，以汗液和之则散。然液亏之人，又不能用发汗峻剂，故但用香豉而已足。津液内亡是生里热，于是气壅上膈，则胸中窒，甚则心中热。但病后余热与实热不同，故但用生栀子十四枚而已足，在表者散而去之，在高者引而下之，而病后之余邪自解矣。

79. 傷寒五六日，大下之後，身熱不去，心中結痛者，未欲解也，栀子豉湯主之。

柯韵伯 病发于阳，而反下之，外热未除，心中结痛，虽轻于结胸，而甚于懊憹也。结胸是水结胸胁，用陷胸汤，水郁则折之也。此乃热结心中，用栀豉汤，火郁则发之也。

程应旄 所结者，客热烦蒸所致，而势之散漫者，当连及表，故云未欲解复也。

张隐庵　此言外邪未尽而心中结痛者，栀子豉汤能解表里之余邪也。伤寒五六日，病当来复于太阳，大下之则虚其中而热留于内，是以心中结痛而身热不去，此未欲解也。宜栀子豉汤，清表里之余热，从外内以分消。盖栀子苦能下泄，以清在内之结痛；香豉，甘能发散，启阴液为微汗，以散在表之身热。按：葛翁《肘后方》，用淡豆豉治伤寒，主能发汗。

正方按　吴瑭之银翘散，亦从此方出。谓伤寒方不能治温病，谬哉。是忘其祖矣。

80.傷寒下後，心煩，腹滿，臥起不安者，栀子厚朴湯主之。

栀子厚朴湯方

栀子十四枚　　厚朴四兩　　枳實四枚，炒，水浸去液，後仿此

上三味，以水三升半，煮取一升，去滓，分溫二服。

张隐庵　此言伤寒下后，余热留于胸、腹、胃者，栀子厚朴汤主之也。夫热留于胸则心烦，留于腹则腹满，留于胃卧起不安。栀子之苦寒能泄心下之烦热，厚朴之苦温能消脾家之腹满，枳实之苦寒能解胃中之热结。高子曰：枳实，按《神农本草经》主除寒热结气、长肌肉、利五藏、益气轻身，盖枳实臭香，色黄味辛，形圆宣达中胃之品也，炙香而配补剂，则有长肌益气之功，生用而配泄剂，则有除邪破结之力。元人谓枳实泻痰，能冲墙倒壁，而后人即为破泄之品，不可轻用。且实乃结实之通称，无分大小，宋《开宝》以小者为实，大者为壳，而后人即谓壳缓

而实速，壳高而实下，此皆不明经旨，以讹传讹耳。

正方按　成注谓与栀子厚朴汤，吐烦泄满。服法，亦有一服得吐者止后服数字。下条注义亦同，盖凡用栀子，皆必谓为吐也，固矣。或谓方名后人脱枳实二字。

81. 伤寒，醫以丸藥大下之，身熱不去，微煩者，栀子乾薑湯主之。

栀子乾薑湯方

栀子十四枚　乾薑二兩

上二味，以水三升半，煮取一升半，去滓，分温二服。

张隐庵　愚按：本论中凡曰丸药下之者，乃假丸药以言邪留于脾胃也，仲祖取意以脾胃属土，形如弹丸，类相感尔。伤寒，医以丸药大下之，则余邪下留于脾矣。身热不去者，太阴外主肌肉也。微烦者，脾是动病则上走于心，故微烦也。用干姜温脾而治身热，栀子泻心以除烦。陈氏曰：栀子、干姜一导心热下行，一宣脾气上达，火土相生亦交姤坎离之义也。

陈修园　伤寒中有栀子证，医者不知用栀子汤，反以丸药大下之，则丸缓留于中而陷于脾矣。身热不去，此太阴脾土本脏之热发于形身也。微烦者，以脾为至阴，内居中土，上焦之阳不得内归于中土也。此热在上而寒在中，以栀子干姜汤主之。此一节言下后脾气虚寒，栀子又宜配以干姜以温脾也。男蔚按：栀子性寒，干姜性热，二者相反，何以同用之？而不知心病而烦，非栀子不能清之；脾病生寒，非干姜不能温之。有是病则用是药，有何不可？且豆豉合栀子，坎离交姤之义也；干姜合栀子，火土相生之义也。

曹颖甫 以上二节，皆为病后，有表里证言之也。若但有里证，而不兼表证，香豉之发散，要在必去之例。但里证，各有不同，借如伤寒下后，心烦腹满，卧起不安，则为湿热余邪留于肠胃，郁热上搏心脏，则心烦；湿与热壅塞于腹部，欲下行而不得，故卧起不安。方中栀子以降之，厚朴以燥之，枳实以通之，则大便通而上烦下满除。又如以丸药大下后，身热不去，而微烦，则未下之先，原有表热，表热不为下后而减，加以以心烦，一似实热在里，当用凉解者。如白虎汤、葛根黄芩黄连汤、竹叶石膏汤之类皆是。不知下为大下，脾阳必以下陷而虚寒，浮热之在表者，既不得脾津以相接，而为之和洽，故用干姜，盖所以温脾而生津，若蒸气四出者，然使得和表也。虚阳张于上，而心为之烦，故用生栀子以降之，盖所以定心气而抑虚烦也。此又肠胃无湿热之治法也。

82．凡用栀子汤，病人旧微溏者，不可与服之。

成无己 病人旧微溏者，里虚而寒在下也。虽烦，则非蕴热，故不可与栀子汤。《内经》曰：先泄而后生他病者，治其本。必且调之后，乃治其他病。

张隐庵 此言栀子而不言豉者，申明栀子之苦能下泄，故病人旧微溏者，不可与服之。邱氏曰：至此亦结胃气一条。

陈修园 此一节言栀子虽能止烦清热，然苦寒之性却与虚烦之体不宜，故结此叮咛。男元犀按：栀子下禀寒水之精，上结君火之实，既能起水阴之气而滋于上，复能导火热之气而行于下，故以上诸证，仲师用之为君。然惟生用之，真性尚存。今人相沿炒黑，则反为死灰无用之物矣。

曹颖甫　栀子味苦而主泄，能使脾湿下陷，故病人旧微溏者，不可与服。今人动以栀豉汤为吐剂，夫探吐之剂，当从口出，岂有反能下泄者？其谬一。第一节言汗吐下后之余邪，岂有吐后虚烦而更吐之理？其谬二。况呕逆者，加生姜以止之，岂吐剂反能止呕者？其谬三。盖旧本方治后有"得吐止后服"五字，此因瓜蒂散中有香豉而误。张隐庵本删之，具见特识，为标出也。

正方按　以上文条，前五条为栀子之主证，后一条为忌证。栀子非吐药，曹氏再辨之甚明，且赞隐庵删之有特识。余以为究不若河间之言为通彻也。学者，当细玩河间之言，即知删之亦为多事矣。"然须知得吐是自吐，非探之而吐也。若郁热壅盛，则必自吐，若微者，则不吐，药后亦能解病也。若探之，何药不吐耶？成氏以栀子为吐剂，更误矣"。

83. 太陽病，發汗，汗出不解，其人仍發熱，心下悸，頭眩，身瞤動，振振如擗地者，真武湯主之。（方載少陰篇）

成无己 发汗不解，仍发热，邪气未解也。心下悸，头眩，身瞤动，振振欲擗地者，汗出亡阳也。里虚为悸，上虚为眩，经虚为身瞤振振摇，与真武汤主之，温经复阳。

张隐庵 愚按：自此以下凡八节皆言汗后变证，以示不可轻汗之意，此言发汗夺其心液而致肾气虚微也。太阳发汗仍发热者，太阳之为不解也。心下悸者，夺其心液而心气内虚也。头眩者，肾精不升，太阳阳气虚于上也。身瞤动，振振欲擗地者，生阳之气不充于身，筋无所养，故有经风不宁之象也。又曰：用熟附壮火之源，温下焦之寒水，白术补中焦之土气，生姜达上焦之阳气，茯苓归伏心气，芍药通调经脉，三焦和而元真通畅，心气宁而经脉调和矣。

《金鉴》 此示人以救逆之法也。振，耸动也。振振欲擗地者，耸动不已，不能兴起，欲堕于地，阳虚，气力不能支也。

钱潢 汗出不解，仍发热者，非仍前表邪发热，乃汗后亡阳，虚阳浮散于外也。心下悸者，非心悸也，盖心以下，胃脘之上，鸠尾之间，气海之中，《灵枢》谓膻中为气之海也。误汗亡阳，则膻中之阳气不充，所以筑筑然跳动者也，振振欲擗地。前注不解，而方氏引《毛诗》注云：擗，拊心也。喻氏谓无可置身，欲擗地而避处其内，并非也。愚谓振振欲擗地者，即所谓发汗则动经，身为振振摇之意，言头眩而身体瞤动，振振然身不能自持，而欲擗地。因卫分之真阳，丧亡于外，周身经脉总无定主也。方用真武汤者，非行水导湿，乃补其虚，而复其阳也。

丹波元简 案：仍发热者，成氏、方氏、魏氏、锡驹、志聪、张璐，并以为表邪未解，非是也。又方、喻二氏，张璐、魏氏，以此条证，为误服大青龙汤之逆变。钱氏、汪氏，驳其拘泥，为得矣。又按，擗字，与躄通，倒也。见唐《慧琳藏经音义》，可以确钱氏及《金鉴》之说也。

山田正珍 擗地二字，诸家纷纭，未有归一之说。按：《法华经》信解品云，转更惶怖，闷绝躄地。唐慧琳《音义》云：躄，脾役切，倒也。宋方回《虚谷闲抄》，幽州石老条云：擗地号叫，人异而观之。《字典》云：音擗，倒也。类篇，扑也。《正字通》云：躄与辟通。又《字典》擗字注云：通作辟。合而考之，躄、擗、辟三字通用，所谓擗地，即躄地也。又曰：此条言太阳病，以麻黄、青龙辈，大发其汗。其人充实者，当汗出复常也。若其人虚弱者，汗出表证罢，而病仍不解，发热心下悸，头眩，身瞤为欲扑地。此以汗出多，而亡阳故也。虽有发热，非表不解之发热，乃虚火上炎之发热，后世所谓，真寒假热者也。心下悸者，胃阳虚而水饮停蓄也。头眩者，头中之阳虚也。茯苓桂枝白术甘草汤条所谓发汗则动经，身为振振动，是也。此表里上下俱虚之候具焉，故与真武汤，以复其阳，以行其水也。成无己曰：仍发热邪气未解也，此与桂枝新加汤之身疼痛、柴胡桂枝汤之发热微恶寒同看，以为表邪未解也，盖为仍字所误也。故亦误解茯苓四逆汤，发汗若下之病仍不解烦躁者，以为阴阳俱虚，邪独不解，岂邪气未解之发热烦躁？反剂姜附辈以温补之乎？抱薪救火，愚哉，妄哉。方有执、张璐徒皆云，此条太阳中风误服大青龙而致逆之救法也，虽然古者发汗之法种种不同，岂独为大青龙而设乎？不知麻黄、葛根发汗之后，而见本节证候者，别有何等救法哉？可谓拘累之甚矣。

正方按　方喻等之注辩字，迂曲可笑，成等谓外邪未解，既云外未解何得用真武汤耶，亦不思之甚矣。山田氏之语，痛快淋漓，义极精当。钱注亦佳。学者当遵之也。

84.咽喉乾燥者，不可發汗。

成无己　津液不足也。

张隐庵　高子曰：此足上文之意，故无下文。夫心脉从心系入肺，上挟咽，咽干而燥，心血虚也。肾脉入肺中，循喉咙，喉干而燥，肾精虚也。若咽喉干燥者，心肾之精血皆虚，故不可发汗，发汗则心下悸，而有上文之变证矣。上文言汗后之变证，此乃示发之先机，本论错宗之妙，读者以意会之。

《金鉴》　咽喉干燥，津液不足也。更发其汗，则津液益枯，故戒人虽有可汗之证，亦不可发汗也。

程应旄 凡遇可汗之证，必当顾虑夫上焦之津液，有如此者。

方有执 末后无发汗之变，疑有漏落。

汪琥 《补亡论》常器之云，可与小柴胡汤，其言于义未合。张璐云，宜小建中汤，其言犹近乎理。

85. 淋家不可發汗，發汗必便血。

成无己 膀胱里热则淋，反以汤药发汗，亡耗津液，增损客热（此句难解，恐系错简），膀胱虚燥，必小便血。

张隐庵 太阳之表汗，膀胱之津液也。淋家者，病五淋之人，膀胱之津液已虚，故不可发汗，发汗必动胞中之血而下便。夫膀胱者，胞之室也。

程应旄 淋家热蓄膀胱，肾水必乏。更发汗以泄其津，水府告匮，徒逼血从小便出耳。凡遇可汗之证，必当顾虑夫下焦之津液，有如此者。

汪琥 常云，宜猪苓汤，然用于汗后小便血者，亦嫌其过于渗利也。张璐云：未汗宜黄芪建中汤。盖此汤用于疮家身疼痛者其妙，若淋家，犹未尽差。

陈修园 素有淋病，名曰淋家，其津液久虚，不可发汗，更走其津液。若发汗，则津液竭于外而血动于内，干及于胞中，必患便血。何以言之？《内经》云：膀胱者，津液藏焉。又曰：膀胱者胞之室。是胞为血海，居于膀胱之外，而包膀胱，虽藏血、藏津液有别，而气自相通。参看太阳热结膀胱血自下证，则恍然悟矣。淋家病，为膀胱气化不能行于皮毛，津液但从下走而为淋。膀胱已枯，若再发其汗，必动胞中之血，非谓便血自膀胱出也。

86.瘡家雖身疼痛，不可發汗，汗出則痓。（成本汗出，作發汗）

成无己 表虚聚热则生疮，疮家身疼如伤寒，不可发汗。发汗则表气愈虚，热势愈甚，生风，故变痓也。

张隐庵 诸痛疮痒，皆系心火。身疼痛者，太阳之为病也，太阳之气上合心主之神而外浮于肌表。疮家神气已虚，虽身疼痛，若再夺其汗，则筋脉不能荣养而为痓。金氏曰：血虚则痓，是以产后妇人及跌扑、刀斧伤者多病痓，疮家则失其脓血多矣，故汗出则燥，强而为痓。

曹颖甫 惟疮家脓血太多，不能再行发汗，发汗则肌肉中荣血不足以资营养筋脉，刚燥而为痓，故虽身疼痛不止，宜熏洗而不当发汗。盖熏洗从外治，自能得微汗而解。

正方按 痓，《玉函》作痉，曹本从之是也。《说文》，痉，僵直急也。痓，《字汇》，充智切，恶也。《正子通》，痉（痉的正体字）欲作痓，盖巠之省书为呈，遂与至相似，而乃以痉为痓矣。成注身疼如伤寒，柯注亦同，误矣。张锡驹谓，疮家久失脓血，则充肤热肉之血虚矣。虽身疼痛而得太阳之表病，亦不可发汗。钱潢谓，身疼痛，伤寒之表证也。言疮家气虚血少，营卫衰薄，虽或有伤寒，身体疼痛之表证，亦慎不可轻发其汗。又曰：疮家非谓疥癣之疾也。盖指大脓大血，痈疽溃疡，杨梅结毒，臁疮痘疹马刀侠瘿属也，均是。但疮家是限于溃疡后，若痈疽初起，宜发汗者，多矣。学者当知之也。

87. 衄家不可發汗，汗出必額上陷，脈緊急，目直視，不能眴，不得眠。

成无己 衄者，上焦亡血也。若发汗，则上焦津液枯竭，经络干涩，故额上陷，脉急紧。诸脉者，皆属于目。筋脉紧急，则牵引其目，故直视不能眴，眴，瞬合目也。《针经》曰：阴气虚则目不瞑，亡血为阴虚，是以不得眠也。

钱潢 衄，鼻出血也。额上，非即额也。额骨坚硬，岂得即陷？盖额以上之囟门也。

尤在泾 血与汗皆阴也。衄家复汗，则阴重伤矣。脉者，血之府，额上陷者，额上两旁之动脉，因血脱于上，而陷下不起也。脉紧急者，寸口之脉，血不荣，而失其柔，如木无液，而枝遒劲也。直视不眴不眠者，阴气亡，则阳独胜也。经曰："夺血者无汗。"此之谓矣。

陈修园 此三阳之急证也。

丹波元简 额上陷，谓额上肉脱，而陷下也。

正方按 额上陷，诸注家有不释者，有释者，释者，亦不一致，皆难作准。成氏等释眴瞬为合目，应作目动解。衄家乃久有衄病之人，非伤寒得血衄之衄也。

88. 亡血家不可發汗，發汗則寒慄而振。

成无己 《针经》曰："夺血者无汗。"亡血发汗，则阴阳俱虚，故寒栗而振摇。

张隐庵　此言吐血、便血、及妇人崩淋亡血者，不可发汗，若发汗更夺其血液，则必寒栗而振。本论曰：涩则无血，厥而且寒。

《金鉴》　凡失血之后，血气未复，为亡血虚家，皆不可发汗也。盖失血之初，固属阳热，然亡血之后，热随血去，热固消矣。而气随血亡，阳亦微矣。若再发汗，则阳气衰微，力不能支，故身寒噤栗，振振耸动，所必然也。

汪琥　常云：可与芍药地黄汤。夫亡血家，亦有阴虚发热者，上汤固宜用之。石硕云：黄芪建中汤，误汗振栗，苓桂术甘汤，加当归，据成注云：亡血发汗则阴阳俱虚。愚以上二汤，皆亡血家汗后之剂。

丹波元简　案：汗后寒栗而振，非余药可议，宜芍药甘草附子汤、人参四逆汤之属。

山田正珍　亡血家者，如呕血下血、崩漏产后、金疮破伤类是也。亡者，失也，非灭也。寒栗而振，乃干姜附子汤之证。

正方按　山田正珍于淋家条亦谓宜附子理中之类，皆急于救阳也。常器之则谓可与芍药地黄汤，是急于救阴也。夫咽喉干燥、淋家、疮家、衄家、亡血家及下条汗家皆阴亏液损者也？阴液亡，若至阳无所附时，则救阳急于救阴，若未至此，则自当以常言为当。救阳救阴，是在医者临机应变，审证宜确，否则，差之毫厘，失之千里矣。然以上数条皆言，液伤后再发汗，亡阳者多，附子干姜为宜，加芍药以保阴，甘草以和阴阳，尤为妥当，斟酌损益要须能手。

89. 汗家重發汗，必恍惚心亂，小便已，陰疼，與禹餘糧丸。

成无己 汗者，心之液。汗家重发汗，则心虚恍惚心乱。夺汗则无水，故小便已，阴中疼。

程应旄 心主血，汗者，心之液，平素多汗之家，心虚血少可知，重发其汗，遂至心失所主，神恍惚而多忡憧之象，此之谓乱；小肠与心为表里，心液虚，而小肠之水亦竭，以致小便已，阴中疼。与禹余粮丸，其为养心血，和津液，不急于利小便，可意及也。

张隐庵 夫汗家则虚其水谷之精矣，中焦之津液入心化赤而为血，下挟膀胱而运行于肤表。水谷之精液虚而重发其汗，则上动心主之血液而恍惚心乱矣，下动膀胱之所藏则小便已而阴疼矣。禹余粮生于山泽中，秉水土之专精，得土气则谷精自生，得水气则阴疼自止，此方失传，或有配合。

曹颖甫 汗家非中风有汗之证，中风之证，当云风家。汗家云者，以阳明多汗言之也。阳明有余之证，复发汗以劫胃中之液，则胃中燥气上搏于脑，而心神为之不宁。按人之思索事理，必仰其首，或至出神而呼之不应，心神有所专注，凝定而不散也。若胃中燥热上搏，则心神所寄，欲静而不得，于是恍惚心乱，遂发谵语，则论中“恍惚心乱”四字，直以谵语当之。所谓胃中水竭，必发谵语也。后文又云小便已，阴疼，盖汗后重发汗，必大肠燥实，燥气熏灼于前阴，故小便短赤而阴疼，此为大承气的证，予亲验者屡矣。后文“宜禹余粮丸”五字，实为下利证脱文，与本篇利在下焦，用赤石脂禹余粮汤同例。不知者误移于此，药为止涩之药，喻嘉言常用之以治下利。历来注家强作解人，不可从。

正方按 曹氏之言是矣。

90. 病人有寒，復發汗，胃中冷，必吐蚘。（蚘音蛔，餘同）

成无己 病人有寒，则当温散；反发汗损阳气，胃中冷，必吐蚘。

张隐庵 血气津液皆胃府之所生，故本论汗、吐、下后，必结胃气一条，治伤寒者，当以胃气为本也。

柯韵伯 有寒，是未病时原有寒也。内寒则不能化物，饮食停滞而成蚘。以内寒之人，复感外邪，当温中以逐寒。若复发其汗，汗生于谷，谷气外散，胃脘阳虚，无谷气以养其蚘，故蚘动而上从口出也。蚘多不止者死，吐蚘不能食者死。

方有执 复，反也。言误也。

汪琥 《补亡论》，常器之云：可服乌梅丸。愚以乌梅丸，乃治吐蚘之药，若于未发汗之前，还宜服理中汤也。

《活人书》 先服理中丸，次用乌梅丸。

《金鉴》 胃寒复汗，阳气愈微，胃中冷甚，蚘不能安，故必吐蚘也。宜理中汤送乌梅丸可也。

山田正珍 有寒，谓肠胃虚寒，太阴篇所谓自利不渴者属太阴，以其藏有寒故也。当温之，宜服四逆辈是也。友人栗山献臣曰：尝解剖刑人数人矣。肠胃之间，皆有蚘虫存焉。意者，蚘之于肠胃，盖亦相扶以消化谷食者已，非无用之长物也。《入门》小儿死证部蚘虫下有消食虫名。予闻而疑之久矣。顷者偶检《太平御览》，援东方朔《神异经》云，南方有甘蔗，可以节蚘虫，蚘虫状如蚓，消谷虫也。多则伤人，少则谷不消。是甘蔗，能减多益少，凡蔗亦然，予虽未信然否，书以广异闻。按《神异经》所谓甘蔗，盖指其生草言之，乃蔗浆是也，古人所用皆然。若夫煎炼成砂糖者，多食生虫，岂有减虫之效乎？况其法初于唐太宗时，而唐以前，则世未尝有此物也。又按甘蔗，出《名医别录》。《汉书》郊祀歌所谓，泰尊柘浆，析朝酲，乃是蔗浆，详见《本草纲目》。喻昌云：寒，亦痰也。惟忠云，有寒，谓胸中有停饮也。此与瓜蒂散条，胸中有寒之寒同看，不知有寒饮之人，何害禁汗也。汗之之后，亦何故吐蚘也。《金鉴》云，复发汗者，谓汗而复汗也，非也。

正方按 复与覆同，反也。不得作又字解。反复之复读房六切，复又之复，读扶富切。予幼时见宰牛剖其腹，有蛔虫集之成球，多而不可数计。盖满腹皆虫，别无他物。予为之咋舌骇诧者久之。又早年曾读《法苑珠林》谓人身皆为虫户，凡人之饥饱感觉皆虫之动向表现。今时思之，或所指即人身之细胞乎？抑或，有虫作用于人身各部乎？书此以待后证。以上八条皆为禁汗之例。下则论当汗禁下之例。自桂枝证起，而葛根、而桂枝、而五苓、而栀子，乃接禁汗之条，是为汗表作防，亦即为汗表作结也。下接当汗必汗，不得下，下之则为逆，当下而汗之亦逆。文章真八面玲珑，瞻前而顾后，如神龙之首尾。不特是妙法，亦是妙文。学者若作片段读之，辜负仲师矣。又宋古本八十九条蚘作逆。

91. 本發汗而復下之，此爲逆也；若先發汗，治不爲逆。本先下之，而反汗之爲逆，若先下之，治不爲逆。

成无己 病在表者，汗之为宜，下之为逆；病在里者，下之为宜，汗之为逆。经曰：阳盛阴虚，汗之则死，下之则愈；阳虚阴盛，汗之则愈，下之则死。

张隐庵 愚按：自此以下凡六节，论太阳之气从内而出，复从表而入，由升而降，复由降而升。病气因正气而出入，即可从外内以分消，故有先汗复下，先下复汗之法也。病气在外，宜从汗解，而复下之，此为逆也。若发先汗而外邪不尽，复从太阳之气内入，即可从乎下解，故治不为逆。若病气在里，宜先从下解，而反汗之为逆，如下之而里邪未尽，复随太阳之气外出，又可从乎汗解，故治不为逆。此言病随正气之环转者如此。

《金鉴》 若表急于里，本应先汗，而反下之，此为逆也。若先汗而后下，治不为逆也。若里急于表，本应先下，而反汗之，此为逆也。若先下而后汗，治不为逆也。

汪琥 大约治伤寒之法，表证急者，即宜汗；里证急者，即宜下，不可拘拘于先汗而后下也。汗下则宜，治不为逆。

92. 傷寒，醫下之，續得下利，清穀不止，身疼痛者，急當救裏；後身疼痛，清便自調者，急當救表。救裏宜四逆湯；救表宜桂枝湯。

成无己 伤寒下之，续得下利清谷不止，身疼痛者，急当救里者，以里气不足，必先救之，急与四逆汤。得清便自调，知里气已和。然后急于桂枝汤以救表。身疼者，表邪也。《内经》曰：病发而不足，标而本之，先治其标，后治其本，此以寒为本也。

张隐庵 天气下降，地气上升，此言地气下陷而正气虚脱者，当急救其表里焉。伤寒医下之，则正气随之内陷矣。续得下利，清谷不止者，土气虚也。身疼痛者，邪未解矣。土虚则下焦之生阳不升，而外邪未解，宜四逆汤救其里，启下焦之生阳助中焦之土气；后清便自调而身仍疼痛者，里和而表未和，复宜桂枝汤急救其表。盖桂枝汤主宣发中焦之精气，充肤热肉，濡养筋骨，血气充溢而疼痛始解。从下焦而达于中焦，四逆汤也；从中焦而达于肌表，桂枝汤也。由是而地气升而天气降矣。

张锡驹 言伤寒下之，而正气内陷，续得里虚之证。下利清谷不止者，虽身疼痛，表证仍在，急当救里。救里之后，身疼痛而清便自调者，知不在里，仍在表也，急当救表。救里宜四逆汤，以复其阳；救表宜桂枝汤，以解其肌。生阳复而肌腠解，表里和矣。本经凡曰急者，急不容待，缓则无及矣。

柯伯韵 身疼本麻黄证，而下利清谷，其腠理之疏可知。必桂枝汤和营卫，而痛自解，故不曰攻，而仍曰救，救表仍合和中也。

程应旄 急救其表，而用桂枝汤，壮阳以和营卫。诚恐表阳不壮，不但身疼痛不止，并里所新复之阳，顷刻间重为阴寒所袭，故救之宜急。

喻嘉言 救里与攻里天渊，若攻里必先表后里，必无倒行逆施之法。惟在里之阴寒极盛，恐阳气暴脱，不得不急救其里。俟里证稍定，仍救其表，初不敢以一时之权宜，更一定之正法也。厥阴篇，下利腹胀，身体疼痛者，先温其里，乃攻其表。温里四逆汤，攻表桂枝汤，曰先温，曰乃攻，形容不得已之次第，足互此意。

沈亮宸 此大关键，不可不知，若两感者，亦可类推矣。

《活人书》 两感者，表里俱病也。仲景无治法，但云两感病俱作，治有先后，发表攻里，本自不同。寻至第三卷中，言伤寒下之云云，遂以意寻比仿效，治两感有先后，宜先救里，若阳气内正，即可医也。内才正，急当救表。盖内尤为急，才温内，则急救表，亦不可缓也。

正方按 曹颖甫《伤寒发微》改桂枝为麻黄，注谓："唯体痛为伤寒的证，他病所无，故身疼痛、腰痛、骨节疼痛，麻黄汤主之。脉浮紧者，法当身疼痛，宜以汗解之。师虽未出方治，其为麻黄汤证，决然无疑。《金匮》痉湿暍篇云：风湿相搏，一身尽疼痛，法当汗出而解。又云湿家身烦疼，可与麻黄加术汤，发其汗。又云病者一身尽疼，发热，日晡所剧者，可与麻黄杏仁薏苡甘草汤。则身疼痛之当用麻黄已可类推，况本论又云，桂枝本为解肌，若其人脉浮紧，汗不出者，不可与之。则身疼痛而急当救表之证，身必无汗，脉必浮紧，桂枝汤正在禁例，何得反云宜桂枝汤？故知仲景原文必云，救表宜麻黄汤云

云。"殊有见地。宜从清便自调，清即圊便即大便，自调即调和
也。清谷即大便有完谷也，方注清便为小便清，钱注清谷为清
水完谷皆误矣。详见前二十三条，清便欲自可注。

93. 病發熱，頭痛，脈反沉，若不差，身體疼痛，當救其裏，宜四逆湯。

成无己　发热、头痛，表病也。脉反沉者，里脉也。经曰：
表有病者，脉当浮大；今脉反沉迟，故知愈也。见表病而得里
脉则当差，若不差，为内虚寒甚也，与四逆汤救其里。

方有执　此凭脉不凭证之大旨。

张隐庵　病发热、头痛，邪在太阳之高表，其脉当浮反沉
者，阳气内入也。平脉篇云：病人若发热，身体疼，脉沉而迟
者，知其差也。今不差，身体疼痛而脉沉，则知正气之虚陷矣，
故当救里，宜四逆汤。曾氏曰：上节论地气下陷，则天气亦不
能从地而升；此言天气下陷，则地气亦不能上腾于天，故并宜
四逆汤，助中下二焦之生气者也。又曰：合上两节论太阳之从
天而降，下节论从地而升，末二节从中而出。

柯韵伯　此太阳麻黄汤证，病为在表，脉当浮而反沉，此
为逆也。若汗之不差，即身体疼痛不罢，当凭其脉之沉，而为
在里矣。阳证亦阴脉，是阳消阴长之兆也。热虽发于表，为虚
阳，寒反据于里，是真阴矣。必有里证，伏而未见，藉其表阳
之尚存，乘其阴之未发，迎而夺之，庶无吐利厥逆之患，里和
而表自解矣。邪之所凑，其气必虚，故脉有余，而证不足，则
从证；证有余而脉不足，则从脉。有余可假，而不足为真，此

仲景心法。

《金鉴》 身体疼痛之下当有下利清谷四字，方合当温其里之文。

正方按 程本亦据《金鉴》改救字为温字，非。丹波元简曰："若果如《金鉴》之说，则与前条无别，似剩义矣。"

94. 太陽病，先下之而不愈，因復發汗，以此表裏俱虛，其人因致冒，冒家汗出自愈。所以然者，汗出表和故也。得裏未和，然後復下之。

成无己 冒者，郁也。下之则里虚而亡血；汗之则表虚而亡阳。表里俱虚，寒气怫郁，其人因致冒。《金匮要略》曰：亡血复汗，寒多，故令郁冒，汗出则怫郁之邪得解，则冒愈。《金匮要略》曰：冒家欲解，必大汗出，汗出表和。而里未和者，然后复下之。

张隐庵 此言太阳之气入于地中，而复上腾于天表也。先下之不愈而复发汗者，先降而后升也。表里俱虚者，内外之邪皆去也。其人因致冒者，在地之气上腾于天，所谓戴阳于上也。《金匮要略》云：冒家欲解，必大汗出。故冒家汗出自愈，所以然者，阳气分部于肤表，汗出则表和故也。得里未和，然后复下之者，谓正气宜从上以出表，得里有邪然后复从下解，如无里证，不必下也，此仲祖微言，以证先下之误。

程应旄 先下之而不愈，阴液先亡矣。因复发汗，营从卫泄，阳津亦耗，以此表里两虚。虽无邪气扰敌，而虚阳戴上，无津液之升以和之，所以怫郁而致冒。冒者，清阳不彻，昏蔽及头目也。必得汗出津液到，而怫郁始去，所以然者，汗出表和故也。汗者，阳气之所酿，汗出，知阳气出于表，故愈。则非用发表之剂，而和表之剂可。而里气未和者，阳气虽返于内，阴气尚未滋而复，得字宜玩，迟久之辞。盖大便由溏而燥，由燥而鞕，至此不得不斟酌下之，以助津液矣。和表药，桂枝加附子汤；或大建中汤之类也。

张璐 冒为发汗过多，胃中清阳气伤，宜小建中汤加参芪。若更加熟附子，昏冒耳聋，非大剂温补，不能取效也。

丹波元简 案：此条证，汪氏和表用桂枝汤、小建中汤、黄芪建中汤，和里用桂枝大黄汤，而驳常器之和表用小柴胡汤，和里用调胃承气汤，并似乖于经旨焉。

95. 太陽病未解，脈陰陽俱停，必先振慄汗出而解，但陽脈微者，先汗出而解；但陰脈微者，下之而解。若欲下之，宜調胃承氣湯。

成无己 脉阴阳俱停无偏胜者，阴阳气和也。

张隐庵 停，均也。

程应旄 太阳病不解，脉阴阳俱停止，而不见者，是阴极而阳欲复也。

曹颖甫 师言太阳病未解，初未尝言欲解也。脉阴阳俱停，不可通，停，实微字之误。玩下文，但阳脉微、但阴脉微两层，其误自见。按：脉法云，脉微而解者，必大汗出。又曰，脉浮而紧，按之反芤，此为本虚，当战而汗出也。浮紧为太阳本脉，芤则为营气微，微则血中热度不高，阳热为表寒所郁，不能上达，必待正与邪争而见寒战，乃能汗出而愈。脉阴阳俱微者，气血俱微，即脉法所谓本虚也。至如但阳脉微者，阴液充足易于蒸化成汗，故先汗出而解。但阴脉微者，津液不足，中脘易于化燥，故下之而解也。张隐庵不知"停"字为"微"字之误，浸以"均"字释之，并谓表里之气和平，不知正气内微，勉与表寒相抗。至于战栗，然后发热，汗出而解，一似疟发之状，其表里之不和平显然可见，则张注不可通也。《脉法》又云：脉大而浮数，故知不战，汗出而愈。所以然者，以阳气本旺，表寒不能相遇，故能不待寒战自然汗出而解，此正与阴阳俱微相反。病之当战汗而解，与不待战而自汗解者，可以得其标准矣。

丹波元简 案：停脉，成氏谓均调之义，方、喻、张、柯、魏、汪并同，程、钱二氏及《金鉴》，为停止之谓。然据下文阴脉微、阳脉微推之，宋版注，一作微者，极为允当。况停脉，《素灵》《难经》，及《本经》中，他无所见，必是讹谬，且本条文义与他条不同，诸注亦未明切。

正方按 曹氏之言是也。

96.太陽病，發熱汗出者，此爲榮弱衛強，故使汗出。欲救邪風者，宜桂枝湯。

成无己 太阳中风，风并于卫，则卫实而荣虚。荣者阴也，卫者阳也。《内经》曰：阴虚者，阳必凑之。故少气时热而汗出，与桂枝汤解散风邪，调和荣卫。

张隐庵 上文论病气随太阳之正气而出入，此言太阳之气又随荣卫之气而出入焉。发热汗出者，太阳中风病也。荣弱卫强者，荣气弱于内而不外，卫风强于外而不内，所谓荣自行于脉中，卫自行于脉外。此邪风薄于太阳而病荣卫之不和，故使汗出。荣卫不相将，则太阳之气亦逆矣。欲和荣卫而救太阳之邪风者，宜桂枝汤，夫桂枝汤所以和荣卫者也。今曰：救邪风，所以救荣卫，救荣卫所以救太阳耳。

方有执 不曰风邪，而曰邪风者，以本体言也，又曰：救者，解救、救护之谓。

喻嘉言 邪风，即风邪，勿凿看。

曹颖甫 邪风，即饮酒当风。汗出当风，所受之风邪，邪乘皮毛之开，内袭肌理，肌理闭塞而孙络中血热与之相抗，因而发热；血热内蒸，皮毛不闭，故常汗出，此即太阳中风之本病。此节所谓荣弱卫强者，即肌理不开、皮毛独疏之谓，非于中风之外，别有所谓风邪也。又按：脾为统血之藏，外主肌肉，肌理为孙络丛集之处，而为里阴从出之道路，故谓之营，西医所谓微细血管也。唯其营弱，故里汗闭而不出；唯其卫强，故表汗独泄也。

山田正珍 上三条，并王叔和所撰之，非仲景氏之言也。凡称所以然者，盖叔和家言矣。且脉之分阴阳，及调胃承气汤，本非下剂，而称欲下之，仲景未尝语营卫，而称营弱卫强者，皆是以发其奸，况文采辞气，本自不同乎？

正方按 山田氏之言，颇有见地。其余第十二条太阳中风，阳浮而阴弱，阳浮者，热自发，阴弱者，汗自出，亦作同一看法，实皆太阳中风证而已，殊无另义。上两条所举亦是。然汪琥有言曰："然仲景书，当三国时兵火之后，残缺失次，若非叔和撰集，不能延至于后。"又指方、喻、程三家之书，皆倒乱仲景六经篇原文，彼虽各有其理，要之六经原次，或当日叔和未尽改易，其间仲景妙文，焉知不反由此新编而尽失耶？故条文及各家注解仍如其他条录之，在学者之心会而已。于辨证论治，亦非毫无补益也。岂特取其文句乎哉？

97. 傷寒五六日，中風，往來寒熱，胸脅苦滿，默默不欲飲食，心煩喜嘔，或胸中煩而不嘔，或渴，或腹中痛，或脅下痞鞕，或心下悸，小便不利，或不渴，身有微熱，或咳者，小柴胡湯主之。

小柴胡湯方

柴胡半斤　黃芩　人參　甘草　生薑各三兩　半夏半斤，古本作半升　大棗十二枚

上七味，以水一斗二升，煮取六升，去滓，再煮取三升，日三服。

若胸中煩而不嘔者，去半夏、人參加栝樓實一枚；若渴者，去半夏，加人參、栝樓，合前成四兩半，加栝樓根四兩；若腹中痛者，去黃芩，加芍藥三兩；若脅下痞鞕，去大棗，加牡蠣四兩；若心下悸，小便不利者，去黃芩，加茯苓四兩；若不渴，外有微熱者，去人參，加桂枝三兩，溫服取微汗，愈；若咳者，去人參、大棗、生薑，加五味子半斤，乾薑二兩。（成本五味子半升，他本亦多從之）

成无己　病有在表者，有在里者，有在表里之间者。此邪

气在表里之间，谓之半表半里证。五六日，邪气自表传里之时。中风者，或伤寒，至五六日也，《玉函》曰：中风五六日，伤寒，往来寒热即是。或中风，或伤寒，非是伤寒再中风，中风复伤寒也。经曰：伤寒中风，有柴胡证，但见一证便是，不便悉具者，正是。谓或中风或伤寒也，邪在表则寒，邪在里则热，今邪在半表半里之间，未有定处，是以寒热往来也。邪在表则心腹不满，邪在里则心腹胀满，今止言胸胁苦满，知邪气在表里之间也。默默，静也。邪在表则呻吟不安，邪在里则烦闷乱。《内经》曰：阳入之阴则静。默默者，邪方自表之里，在表里之间也。邪在表则能食，邪在里则不能食，不欲食者，邪在表里之间，未至于必不能食也。邪在表，则不烦不呕；邪在里，则烦满而呕。心烦喜呕者，邪在表方传里也。邪初入里，未有定处，则所传不一，故有或为之证，有柴胡证，但见一证便是，即是此或为之证。

又方解曰:《内经》曰：热淫于内，以苦发之。柴胡、黄芩之苦，以发传邪之热。里不足者，以甘缓之。人参、甘草之甘，以缓中和之气。邪半入里则里气逆，辛以散之，半夏以除烦呕；邪在半表，则荣卫争之，辛甘解之，姜、枣以和荣卫。

后加减法曰：若胸中烦而不呕，去半夏、人参，加栝楼实一枚。胸中烦而不呕，热聚而气不逆也。甘者令人中满，方热聚，无用人参之补；辛散逆气，既不呕，无用半夏之辛，温热宜寒，疗聚宜苦，栝楼实苦寒以泄胸中蕴热。若渴者去半夏加人参，合前成四两半，栝楼根四两。半夏燥津液，非渴者所宜。人参甘而润，栝楼根苦而凉，彻热生津，二物为当。若腹中痛者，去黄芩，加芍药三两，去黄芩恶寒中，加芍药以通壅。若胁下痞鞕，去大枣加牡蛎四两。甘，令人中满痞者，去大枣之甘。咸以软之，痞鞕者，加牡蛎之咸。若心下悸，小便不利者，去黄芩，加茯苓四两。饮而水蓄不行为悸，小便不利。《内经》曰：肾欲坚，急食苦以坚肾，则水益坚，故去黄芩。淡味渗泄，以泄伏水。若不渴，外有微热者，去人参，加桂枝三两，温覆取微汗愈。不渴者，里和也，故去人参。外有微热，表未解也，加桂枝以发汗。若咳者，去人参、大枣、生姜，加五味子半升，干姜二两。咳者，气逆也。甘则壅气，故去人参、大枣。《内经》曰：肺欲收，急食酸以收之。五味子之酸，以收逆气。肺寒则咳，散以辛热，故易生姜以干姜之热也。

张隐庵 愚按：自此以下凡十五节，皆论柴胡汤之证治。言太阳之气运行于皮表，从胸膈而出入，若逆于三阴三阳之内，不能从胸膈以出入，须藉少阳之枢转而外出。盖胸乃太阳出入之部，胁为少阳所主之枢，小柴胡汤以枢转而达太阳之气于外者也。伤寒五六日中风，犹言无分伤寒、中风而至五六日也。六气已周当来复于太阳，若病气逆于五运之中，不能从枢外达是以往来寒热而开阖不利，胸胁苦满而出入不和。默默者，太阳之气不能合心主之神而外出也。不欲饮食者，阳明胃气之不和也。夫默默必神机内郁而心烦，不欲饮食必胃气不和而喜呕，呕则逆气稍疏，故喜也。或胸中但烦而不呕，涉于少阴心主之气分矣；或渴者，在于阳明也；或腹中痛者，涉于少阴之脾气矣；或胁下痞鞕者，涉于厥阴之肝气矣；或心下悸而小便不利者，涉于少阴之肾气矣；或不渴，身有微热者，无阳明胃热之证，而太阳合心主之神气以外浮，为欲愈也；或咳者，涉于太阴之肺气矣。此太阳之气逆于太阴所主之地中，而见五藏之证，但见一证便是，不便悉具，宜小柴胡汤从中土而达太阳之气于外。柴胡根生白蒻，香美可食，感一阳之气而生；半夏气味辛平，形圆色白，感一阴之气而生，柴胡、半夏启一阴一阳之气而上合于中焦；人参、甘草、生姜、大枣滋补中焦之气而横达于四旁；黄芩气味苦寒，外肌皮而内空腐，能解躯体之邪热。正气内出，邪热外清，此运枢却病之神方也。若胸中烦而不呕，烦乃火热上乘，故去半夏之辛燥，不呕，则中胃不虚，无庸人参之助胃，加栝楼实导胸中之烦热以下降；若渴者，乃阳明燥热之气，故去助火土之半夏，易启阴液之蒌根，倍人参以滋阳明之阴液；若腹中痛者，太阴脾土虚寒，故去黄芩之寒凉，加芍药以助心火之神而益太阴之气；若胁下痞鞭，乃厥阴肝木之不舒，牡蛎咸能软坚，能启厥阴之生阳，以解胁下之痞鞭，大枣补脾土而缓中，故去之；若心下悸，小便不利者，肾藏寒水之气欲逆于上，水气上奔，故加茯苓伏心气以助脾土而制伐其水邪，芩乃苦寒之剂，故去之；若不渴，外有微热也，太阳合心主之神气以外浮，故加桂枝三两助心主之血液，而覆取微似汗则愈，无阳明燥渴之证，故不必滋胃之人参；若咳者，太阴肺气之不利，五味子秉阳春宣达之气味，从肝肾而上达于肺，干姜气味辛温，暖太阴之寒金，散肺气之咳逆，人参、大枣、生姜皆补益中胃之品，肺气逆，故去之。夫三阴者，五藏之气也，在于太阴所主之募原，募原者，藏府之膏膜，内有肌理，太阳之气逆于募原之中，病三阴而涉于藏气，非病有邪之五藏，故末结肝乘脾、肺以分别之。金氏曰：此节言五藏，亦必兼言胃。五藏者，三阴之所主；胃者，阳明之所主。小柴胡汤从少阳而达太阳，则三阴三阳六气俱该，不但此节论三阴，下节论三阳也。

钱潢　往来寒热者，或作或止，或早或晏，非若疟之休作有时也。

陈修园　李士材，谓柴胡乃少阳引经之药，若病在太阳用之若早，反引贼入门，后人不察经旨，俱宗是说，谬矣。

曹颖甫　从来治伤寒者，凡见小柴胡证，莫不以少阳二字了之。试问所谓少阳者，手少阳乎？抑足少阳乎？窃恐仲师而后无有能言之者，此正中医不治之痼疾，贻笑于外人者也。吾谓此当属手少阳三焦。手少阳三焦，唐容川概谓之网油，非也。《内经》云：上焦如雾，中焦如沤，下焦如渎。如雾者，淋巴管中水液排泄而出，已化为气，未受鼻窍冷空气者也。如沤者，淋巴管中始行排泄之水液，含有动气者也。如渎云者，即肾与膀胱交结之淋巴系统，西医直谓之输尿管，水由肾藏直接膀胱而外泄，故《内经》谓之决渎之官。盖太阳之脉夹脊抵腰中，而三焦直为太阳寒水之经隧，如渎之下焦，即从腰中下泻太阳之府。此可见太阳之病，关于少阳者，三焦为之主也。本节所列证象，全系夹湿。太阳汗液不能透发，留蓄皮里膜外，湿甚则生表寒；血热内亢，是生表热。故其病为往来寒热，胸臆苦满，默默不欲饮食；心烦喜呕者，气为湿阻。柴胡以散表寒，黄芩以清里热；温甚生痰，则胸胁满，故用生姜、生半夏以除之；中气虚，则不欲饮食，用人参、炙甘草、大枣以和之，此小柴胡之大旨也。胸中烦而不呕,是湿已化热,故去半夏、人参,加栝楼实以消胃中宿食,而湿热清矣。若渴者,津液少也,故去半夏,加人参、栝楼根以润之。腹中痛则寒湿流入太阴,而营分郁,故去苦寒之黄芩,加疏达血分之芍药以和之。胁下痞鞕,下焦不通而水逆行也,故去滋腻之大枣,用牡蛎以降之。心下悸,小便不利,是为水气凌心,故去黄芩加茯苓以泄之。不渴外有微热者,内有湿而表阳不达也,故去人参,加桂枝以汗之。咳者,湿胜将成留饮也,故去人参、大枣之培补,加五味子、干姜以蠲饮。

钱潢 柴胡汤而有大小之分者,非柴胡有大小之异也。盖以其用之轻重,力之大小而言也。牡蛎,《名医别录》云:治心胁下痞热,加五味子、干姜者,以水寒伤肺,故以此收肺气之逆,即小青龙汤之制也。肺热气盛者,未可加也。

程应旄 咳者,半表之寒,凑入于肺,故去参、枣,加五味子,易生姜为干姜,以温之,虽肺寒不减黄芩,恐干姜助热也。又腹痛为太阴证,少阳有此,由邪气自表之里,里气不利所致。

《伤寒类方》 此汤除大枣,共二十八两,较今秤亦五两六钱零,虽分三服,已为重剂。盖少阳介于两阳之间,须兼顾三经,故药不宜轻。去滓再煎者,此方乃和解之剂,再煎则药性和合,能使经气相融,不复往来出入,古圣不但用药之妙,其煎法俱有精义。古方治嗽,五味、干姜必同用,一以散寒邪,一以敛正气,从无单用五味治嗽之法,后人不知,用必有害,况伤热劳怯火呛,与此处寒饮犯肺之症不同,乃独用五味,收敛风火痰涎，深入肺藏，永难救疗。

《苏沈良方》 此药，《伤寒论》虽主数十证，大要其间有五证最的当，服之必愈。一者身热心中逆，或呕吐者，可服，若因渴饮水而呕者，不可服；身仍不温热者，不可服。二者，寒热往来者，可服。三者，发潮热者，可服。四者，心烦胁下满，或渴或不渴，皆可服。五者，伤寒已差后，更发热者，可服。此五证，但有一证，更勿疑，便可服，若有三两证以上，更的当也。世人但知小柴胡汤治伤寒，不问何证，便服之，不徒无效，兼有所害，缘此药差寒故也。元祐二年，时行无少长皆咳，本方去人参、大枣、生姜，加五味子、干姜各半两，服此皆愈。常时上壅痰实，只依本方，食后卧时服，甚妙。赤白痢尤效，痢药中无如此妙，盖痢多因伏暑，此药极解暑毒。

《古今医统》 张仲景著《伤寒论》，专以外伤为法，其中顾盼脾胃元气之秘，世医鲜有知之。观其少阳证，小柴胡汤，用人参，则防邪气之入三阴，或恐脾胃稍虚，邪乘而入，必用人参、甘草，固脾胃以充中气，是外伤未尝不内固也。可见仲景公之立方，神化莫测，或者只以外伤是其所长，而内伤非所知也，此诚不知公之论也。

正方按 以张、曹二家言合看，可以知此条之病机矣。一旧一新，有相得益彰之妙，而曹氏三焦之论，尤为切要，故皆录其全文，《外台》《千金》又作黄龙汤。《活人书》黄龙汤不用半夏，此汤又名三禁汤，谓忌发汗，忌利小便，忌利大便，故名，见王好古《此事难知》。柴胡，古本作茈胡。李时珍本草茈胡条曰：茈是古柴字。去滓再煎，王子接《古方选注》曰：恐刚柔不相济，有碍于和也。又按，本方加减法极多，因之所治之证甚广，如《千金方》云：妇人去褥得风。盖四肢苦烦热，皆自发露所为，若头不痛，但烦热，与三物黄芩汤，头痛与小柴胡汤。《圣惠方》治阳毒伤寒，四肢壮热，心膈烦躁，呕吐不定方，于本方去大枣加麦门冬、竹叶（《十便良方》名人参饮子）。又治伤寒干呕不止，心胸烦躁四肢热，柴胡散方，于本方加麦门冬、枳壳、枇杷叶。伤寒十余日，热气结于胸中，往来寒热，柴胡散方，于本方去人参，加枳实、赤芍药、桔梗。又治妊娠伤寒微呕，心下支满，外证未去，柴胡散方，于本方加芍药、犀角屑、麦门冬。《直指方》，小柴胡汤，治男女诸热出血，血热蕴隆，于本方加乌梅。又治伤暑外热内渴，于内更加生姜为妙。《保命集》治上焦吐，头发痛，有汗脉弦，镇青丸，于本方去枣，加青黛，为细末，姜汁浸蒸饼为丸。又治产后经水适断，感于异证，手足牵搐，咬牙昏冒，宜增损柴胡汤，于本方加石膏、知母、黄芪。又治产后日久，虽日久，而脉浮急者，宜服三元汤，本方合四物汤（又名柴胡四物汤，《医垒元戎》名调经汤）。又产后日久虚劳，针灸小药俱不效者，宜服三分汤，本方或四物汤加白术、茯苓、黄芪。小儿直诀地骨皮散，治虚热，于本方加知母、茯苓、地骨皮，等等不一而足。柯韵伯谓为脾家虚热，四时疟疾之圣药，近人多以之治疟疾矣。有人谓柴胡是治表热往来者，非治疟之药，然用之多验，又何拘乎？但谓为非见疟而论即可。

98.血弱氣盡，腠理開，邪氣因入，與正氣相搏，結於脅下，正邪分爭，往來寒熱，休作有時，默默不欲飲食。藏府相連，其痛必下，邪高痛下，故使嘔也。小柴胡湯主之。服柴胡湯已，渴者，屬陽明也，以法治之。

成无己 人之气血随时盛衰，当月廓空之时，则为血弱气尽，腠理开疏之时也。邪气乘虚，伤人则深。《针经》曰：月廓空，则海水东盛，人血气虚，卫气去，行独居，肌肉减，皮肤缓，腠理开，毛发残，腠理薄，烟垢落，当是时遇贼风，则其入深者是矣。邪因正虚，自表之里，而结于胁下，与正分争，作往来寒热。默默不欲饮食，此为自外之内。经络与藏府相连，气随经必传于里，故曰其痛下。痛，一作病。邪在上焦为邪高，邪渐传里为痛下，里气与邪气相搏，逆而上行，故使呕也。与小柴胡汤，以解半表半里之邪。

王宇泰 血弱气尽，至结于胁下，是释胸胁苦满句，正邪分争三句，是释往来寒热之句，倒装法也。默默不欲饮食，兼上文满痛而言，藏府相连四句，释心烦喜呕也。

柯韵伯 此仲景自注柴胡证，首五句释胸胁苦满之因，正邪三句释往来寒热之义，此下多有阙文，故文理不连属也。

曹颖甫 藏府相连数语，尤为人难索证，吾直以藏，即肾藏寒水之藏也。府即膀胱寒水之府也，藏府相连，为下焦决渎之道路，即西医所谓输尿管，《内经》所谓水道出焉者是也。盖肾与膀胱以二输尿管相连属，故仲师谓之以藏府相连。邪正相搏结于胁下，适当太阳寒水藏府相连之处，下焦决渎阻而不行，于是胁下之痛，下连少腹。太阳标阳吸于上，下焦水道阻于下，遂至倒行逆施而成呕。且痛之为义，本为邪正相持，水拥肾与膀胱而痛连一藏一府，究其实则为下焦不通，《内经》所谓不通则痛也。

正方按 山田氏引刘栋曰：此条后人所记，上条注文也。而以服柴胡汤已三句为另一条，以法治之。钱潢谓，但云以法治之，而不言法者，盖法无定法也。假令无形之热邪在胃，烁其津液，则有白虎汤之法以解之。若津竭胃虚，又有白虎加人参之法救之。若有形之实邪，则有小承气，及调胃承气汤和胃之法。若大实满，而潮热谵语，大便鞕者，则有大承气攻下之法。若胃气已实，而身热未除者，则有大柴胡两解之法。若此之类，当随时应变，因证便宜云云。郑重光谓少阳阳明之病机，在呕渴中分，渴则转属阳明，呕则仍在少阳，如呕多，虽有阳明证不可攻之，因病未离少阳也。服柴胡汤渴当止，若服柴胡汤已，加渴者，是热入胃府，耗津消水，此属阳明也。陈修园亦谓以白虎加人参汤，皆是。

99. 得病六七日，脈遲浮弱，惡風寒，手足溫，醫二三下之，不能食，而脅下滿痛，面目及身黃，頸項強，小便難者，與柴胡湯。後必下重，本渴，飲水而嘔者，柴胡湯不中與也。食穀者噦。

成无己 得病六七日，脉迟浮弱，恶风寒，手足温，则邪气在半表半里，未为实。反二三下之，虚其胃气，损其津液，邪蕴于里，故不能食而胁下满痛。胃虚为热蒸之，熏发于外，面目及身悉黄也。颈项强者，表仍未解也。小便难者，内亡津液。虽本柴胡汤证，然以里虚，下焦气涩而小便难，若与柴胡汤，又走津液，后必下重也。不因饮水而呕者，柴胡汤证。若本因饮水而呕者，水停心下也。《金匮要略》曰，先渴却呕者，为水停心下，此属饮家。饮水者，水停而呕；食谷者，物聚而哕。皆非小柴胡汤所宜，二者皆柴胡汤之戒，不可不识也。

方有执　六七日经尽之时也。脉迟浮弱，风寒入里，而表未除，所以犹恶风寒也。手足温，半入于里而未可下也。不能食，误下而里伤也。胁下满痛，邪搏少阳也。面目及身黄，土受木贼而色外薄也。颈项强，太阳阳明之证犹在也。小便难，亡津液也。后以大便言，下重者，柴胡寒，里阴已虚而气滞也。本渴而饮水呕者，水逆也。柴胡不中与者，以呕由水逆，非少阳或为之证也。食谷者哕，言过饱则亦当哕噫，申明上文，呕非柴胡汤所宜之意，末后疑有脱落。

张隐庵　首节论太阳之气在太阴之地中，此节论太阳之气在阳明之中土，皆柴胡汤主之；此即总论太阴、阳明之气虚者，柴胡不中与也。盖中焦之气本于下焦所生，如土气虚败而与柴胡汤，则拔其根气而元神将惫矣。得病六七日，太阳之气当来复于肌表。脉迟，里虚也，浮为气虚，弱为血弱，脉迟浮弱，里之气血虚也。恶风寒，表之气血虚也。手足温者，系在太阴也。太阴篇曰：伤寒脉浮而缓，手足自温者，系在于阴。后凡言手足温者，俱仿此也。医二三下之，则大伤其中土矣。不能食者，中焦之气虚也。胁下满痛者，生阳之气逆也。面目及身黄者，太阴湿土之虚黄也。颈项强者，太阳之气虚也。小便难者，脾不能转输其津液也。夫里气虚微，急当救里，与柴胡汤启其生气之根源，则地气虚陷而后必下重，太阴之土气将败矣。本渴，饮水而呕者，阳明胃气虚也，入胃之水谷，亦藉下焦之生气以温蒸，故胃气虚者，柴胡不中与也。若再启其根源，则食谷不化而发呕逆，而阳明之土气将败矣。嗟！嗟！后人皆以小柴胡汤为伤寒和解之剂，不知柴胡、半夏启下焦之生阳，黄芩彻太阳之表热，生姜散阳明之胃气。元阳之气，发源在下，根气虚者，误用此汤，是犹揠苗助长，鲜不败矣。张氏曰：柴胡汤不中与，仅指柴胡不必拘泥全方，如厥阴篇，反与黄芩汤彻其热亦然。

柯韵伯 浮弱为桂枝脉，恶风寒为桂枝证，然手足温而身不热，脉迟为寒，为无阳，为在藏，是表里虚寒也。法当温中散寒，而反二三下之，胃阳丧亡，不能食矣。食谷则哕，饮水则呕，虚阳外走，故一身面目悉黄。肺气不化，故小便难而渴；营血不足，故颈项强；少阳之枢机无主，故胁下满痛；此太阳中风误下之坏证，非柴胡证矣。与小柴胡汤，后必下利者，虽有参、甘，不禁柴、芩之苦寒也。

程应旄 后必下重者，脾孤而五液注下，液欲下，而已无液可下，则虚虚之祸，因里寒而益甚耳，遇此之证，无论无里热证，即有里热证，亦属假热，柴胡汤不中与也。

钱潢 后，谓大便也。下重者，非下体沉重，即大便后重也。若再误犯谷气，必至哕而不治矣。哕者，即呃逆也。《素问·宝命全形论》曰：病深者其声哕。仲景阳明中风，即有加哕者不治之语。方氏疑末后尚有脱落，不知仲景以不治之证作结，彼竟茫然不知，何哉？尚论并弃而不载，又不知何意，前辈用心，终莫知其意指也。

张锡驹 柴胡汤之害非小，今人不明是理，辄以小柴胡为和解之剂，不问表里之虚实，而乱投之，且去人参，止用柴、芩等辈，杀人更猛。学者能三复斯言，实苍生之幸也。

程知 后言柴胡证，但见一证便是，此更言胁下满痛，亦有不宜柴胡者，以为戒也。

曹颖甫 得病六七日，当是论小柴胡汤证，兼及不宜小柴胡汤证，所恨诸家望文生训，不能补其脱漏，令仲师立言本旨，前后自相刺谬也。夫曰得病六七日，脉迟浮弱，与上血弱气尽何异？恶风寒手足温，此证属肌理凝闭，与中风同。本书所谓伤寒脉浮缓，手足自温者，系在太阴，正以足太阴脾主一身肌肉故也。此本桂枝二麻黄一汤证，医家不知病在太阳，而反二三下之，以致中虚而不能食；太阳寒水陷于胁下，而成满痛，此与上默默不欲饮食，邪正相搏，结于胁下又何异？况太阳病十日已去，胸满胁痛者，与小柴胡汤成例俱在，焉可诬也？若以小柴胡汤为禁忌，则后此《阳明篇》，胸胁满而不去，小柴胡汤主之；胁下满不大便而呕，舌上白胎者，可与小柴胡汤;《少阳篇》，胁下鞕满不能食，脉沉紧者，与小柴胡汤，俱不可通矣。吾直谓满痛下遗脱小柴胡汤主之六字，面目及身黄以下乃为忌柴胡证。夫面目及身黄，即《阳明篇》身目俱黄，寒湿在里不解之证，轻则宜麻黄加术，重则桂枝附子、白术二汤，可知也。颈项强小便难，此太阳经输未解而里阴先竭，上文所谓亡津液之证，阴阳和必自愈者也。若寒湿在里之证，更投黄芩以撤热，则腹痛下利可以立见。津液亡而更以柴胡劫其表汗，则虚阳吸于外，肠胃固以内，必致欲大便而不得。虽下节颈项强，手足温而渴者，未尝不用柴胡，但彼系未经二三度误下之证，不似此证之亡津液也，此所谓与小柴胡汤后必下重者也。若夫本渴饮水而呕，是名水逆，为五苓散证，或中有留饮故也。于此而不以五苓散利其小便导上逆之冲气，使之下行，反与小柴胡汤迫其战汗，致令阳气外浮，胃中虚冷而食入呃逆矣，故曰食谷者哕也。无如庸工密传衣钵，动以柴胡汤为和解之剂，而不知为发汗之剂，何怪遇液虚者而重虚之？卒令津枯胃败，致人于死而不知也。

山田正珍 刘栋曰：此下伤寒四五日条之注文，后人所搀误出于此也。

正方按 小便难或作小便黄，喻氏、周氏、魏氏、张氏本，并无此条。则与刘栋之说同一看法已无远近耶，此条注家解说纷纭，曹氏且谓满痛下，遗脱"小柴胡汤主之"六字，面目及身黄下，始是柴胡之禁忌证。且举太阳病，十日已去，胸满胁痛者，与小柴胡汤之例。又举后此之阳明篇，胸胁满而不去，又胁下满，不大便而呕，舌上白胎者，少阳篇，胁下鞕满不能食，脉沉紧者，皆与小柴胡汤，然此皆非二三度下之之后也。是难以令人信服。若弃本篇，凡柴胡汤症而下之，若柴胡证不罢者，复与柴胡汤，又太阳病过经十余日，反二三下之后四五日，柴胡证仍在者，先与小柴胡汤为例，似为有力。虽然，还当待之后证。学者当与临床时视其人而适当用之，庶乎无咎。

100.伤寒四五日，身热恶风，颈项强，胁下满，手足温而渴者，小柴胡汤主之。

成无己　身热恶风，颈项强者，表未解也。胁下满而渴者，里不和也。邪在表则手足通热，邪在里则手足厥寒。今手足温者，知邪在表里之间也，与小柴胡汤以解表里之邪。

张隐庵　此言太阳分部之邪涉于里阴而不内陷者，小柴胡汤主之。伤寒四五日，乃太阴少阴主气之期。身热恶风，颈项强，太阳分部之邪未解也。胁下满者，少阳主枢而少阴亦主枢也。手足温者，系在太阴也。渴者，表里津液之气不和也。是宜达太阳之邪从枢转以外散，小柴胡汤主之。陆氏曰：手足温者，手足热也，乃病人自觉其热，非按而得之也。不然何以本论既云身热，而复云手足温？有谓身发热而手足温和者，非也。凡灵素中言温者，皆谓热也，非谓不热也。时医不知经义，遇不发热之证，而曰温病，曰温疟，更曰温伤寒，随口取给，良可鄙也。

钱潢　仲景原云，伤寒中风，有柴胡证，但见一证便是，不必悉具，故虽有太阳未罢之证，汗之则犯之禁例，故仍以小柴胡汤主之。但小柴胡汤，当从加减例用之，太阳表证未除，宜去人参加桂枝，胁下满，当加牡蛎，渴则去半夏加栝楼根为是。

丹波元简　案：参前条考之，不身热而手足温者，非柴胡证，身热而手足温者，乃柴胡证。又案方氏、喻氏，依颈项强之一证，为三阳合病，非也。颈项强，乃太阳证，而非阳明证，详义见于葛根汤。又案《外台》，引仲景《伤寒论》，本条亦云，与小柴胡汤主之，而其方则柴胡桂枝干姜汤也。盖从加减例，而改易者，与钱氏之意符矣。

正方按 隐庵所引陆氏曰：手足温者云云。《金鉴》引作："手足温者，手足不冷也。非病人自觉其温，乃诊者按之而得也。"两正相反。

101.傷寒，陽脈澀，陰脈弦，法當腹中急痛，先與小建中湯，不差者，與小柴胡湯。

小建中湯方

芍藥六兩　桂枝三兩　甘草二兩　生薑三兩　膠飴一升
大棗十二枚

以水六升，先煮五味，取三升，去滓，內飴，更上微火消解，溫服一升，日三服。（成本下有嘔家不可用建中湯，以甜故也）

成无己 脉阳涩、阴弦，而腹中急痛者，当作里有虚寒治之。与小建中汤，温中散寒。若不差者，非里寒也。必有邪气自表入里，里气不利所致。与小柴胡汤去黄芩加芍药，以除传里之邪。又方解曰：建中者，建脾也。《内经》曰：脾欲缓，急食甘以缓之。胶饴、大枣、甘草之甘以缓之也。辛润散也，荣卫不足润而散之，桂枝、生姜之辛，以行荣卫。酸收也，泄也，正气虚弱，收而行之，芍药之酸，以收正气。

张隐庵 此言小柴胡汤，主旋转少阳之枢，能行皮肤气分之邪，又能行经脉外内之血者也。夫皮肤经脉之血，生于胃府水谷之精，由胃之大络而注于脾之大络，脾之大络，名曰大包，从大包而行于藏府之经隧，从经隧而外出于经络、皮肤。伤寒阳脉涩、阴脉弦是皮肤经脉之血气逆于脾络之间，故法当腹中急痛。先与小建中汤，桂枝辛走气，芍药苦走血，故易以芍药为君，加胶饴之甘以守中，不宣发谷精而为汗，故名曰建中。曰"先与"，便含不差意，不差者与小柴胡汤，夫小柴胡汤主旋转少阳之枢者也，少阳三焦又与厥阴包络相合，而主通体之血脉，少阳枢转则通体之血脉亦行，故可与之。

汪琥　此条乃少阳病兼挟里虚之证，伤寒脉弦者，弦本少阳之脉，宜与小柴胡汤。兹但阴脉弦，而阳脉则涩，此阴阳以浮沉言，脉浮取之，则涩而不流利，沉取之亦弦而不和缓。涩主气血虚少，弦又主痛，法当腹中急痛，与建中汤者，以温中补虚，缓其痛，而兼解其邪也，先温补矣。而弦脉不除，痛犹未止者，为不差，此为少阳经有留邪也。后与小柴胡汤去黄芩加芍药以和解之。盖腹中痛，亦柴胡证中之一候也。愚以先补后解，乃仲景神妙之法。

张锡驹　先与小建中，便有与柴胡之意，非因小建中不效，而又与小柴胡也。

柯韵伯　仲景有一证用两方者，如用麻黄汗解，半日复烦，用桂枝更汗同法，然皆设法御病，非必然也。先麻黄，继桂枝，是从外之内法；先建中，继柴胡，是从内之外法。

魏荔彤　此条，亦即太阳、阳明诸篇，里虚先治里之义也。方氏则公然谓小建中为不对，亦可哂矣夫。

正方按　成谓先当作里有虚寒治之，与建中，不差始知非里寒，再与小柴胡，亦魏氏所谓可哂也矣。将以仲师为何如人也。岂非变神奇为腐朽乎？

102.傷寒中風，有柴胡證，但見一證便是，不必悉具。

张隐庵　此接上文首节之义，恐认伤寒五六日而复中风，恐泥而烦，或渴，或痛，或痞，或悸，或咳之并呈，故于此申明之。

103.凡柴胡湯病證而下之，若柴胡證不罷者，復與柴胡湯，必蒸蒸而振，卻復發熱汗出而解。

成无己　邪在半表半里之间为柴胡证，即未作里实，医便以丸药下之。若柴胡证仍在者，虽下之不为逆，可复与柴胡汤以和解之。得汤，邪气还表者，外作蒸蒸而热，先经下里虚，邪气欲出，内则振振然也。正气胜，阳气生，却复发热，汗出而解也。

张隐庵　夫柴胡汤证乃太阳之气逆于中土，必从枢转而出，故虽下不罢，复与柴胡汤达太阳之气从地而升，汗出而解。曾氏曰：柴胡汤原非发汗之剂，而曰"却复发热汗出"者，谓地气上升，天气四布而自能为云为雨也。其言"蒸蒸而振"，仍不离少阳枢转之义欤。按下文皆曰："下之"，又假医以丸药下之，盖言气分之邪不入于有形之藏府，因藏府之气虚而复内入也。

104.傷寒二三日，心中悸而煩者，小建中湯主之。

成无己 伤寒二三日，邪气在表，未当传里之时。心中悸而烦者，是非邪气搏所致。心悸者，气虚也；烦者，血虚也。以气血内虚，与小建中汤，先建其里。

张隐庵 伤寒二三日，乃阳明少阳主气之期。心中悸而烦者，胃络上通于心，少阳三焦与心包相合，心血虚而悸烦也，病气入于心主之血分，故宜小建中汤主之。

钱潢 心中，心胸之间，非必心藏之中也。悸，虚病也。

《金鉴》 伤寒二三日，未经汗下，即心悸而烦，必其人中气素虚，虽有表证亦不可汗之。盖心悸阳已微，心烦阴已弱，故以小建中汤，先建其中，兼调荣卫也。

程应旄 虽悸与烦，皆小柴胡汤中兼见之证，而得之二三日，里证未必便具，小柴胡非所与也。

105.太陽病，過經十餘日，反二三下之，後四五日，柴胡證仍在者，先與小柴胡湯。嘔不止，心下急，鬱鬱微煩者，爲未解也。與大柴胡湯下之，則愈。

大柴胡湯方

半夏　柴胡各半斤　黃芩　芍藥各三兩　生薑五兩　枳實四兩，炙　大棗十二枚

上七味，以水一斗二升，煮取六升，去滓，再煎，溫服一升，日三服。

成无己 日数过多，累经攻下，而柴胡证不罢者，亦须先与小柴胡汤，以解其表。经曰：凡柴胡汤病证而下之，若柴胡证不罢者，复与柴胡汤是也。呕止者，表里和也。若呕不止，

郁郁微烦者，里热已甚，结于胃中也。与大柴胡汤下其里热则愈。

张隐庵 此言太阳病过则少阴，郁于心下，仍欲合少阳之气而外出也。太阳病过经十余日，此十日已去，而过在少阴也，太阳、少阴与神气相合而外浮，病气宜从外解，反二三下之，则病邪留滞于中矣。后四五日乃十五六日之交，作再经而当少阳主气，柴胡证仍在者，太阳之气不因下殒而仍欲外出也。先与小柴胡汤，藉少阳之枢转以达太阳之病气。若呕不止，心下急，郁郁微烦者，此病气留于心下，为未解也。与大柴胡下之则愈，用芍药、枳实、黄芩之苦泄以去心下之烦热，柴胡、半夏、生姜、大枣宣达中下二焦之气，盖病从下解而气仍外出也。

正方按 本汤，再煎下，《玉函》《外台》，有取三升，依小柴胡汤煎法。《玉函》及成本，本方有大黄二两，《肘后》《千金》《千金翼》《外台》皆同，《本事方》，本方有大黄。注云：伊尹汤液论，大柴胡，同姜枣共八味。《金鉴》本无，脱之也。《金鉴》曰：许叔微云，大柴胡汤，一方无大黄，一方有大黄，此方用大黄者，以大黄有荡涤蕴热之功，为伤寒中要药。王叔和云：若不用大黄，恐不名大柴胡汤，且经文明言下之则愈，若无大黄，将何以下心下之急乎？应从叔微为是，柴胡证在，又复有里，故主少阳两解之法，以小柴胡汤，加枳实、芍药者，解其外，以和其内也。去参、草者，以里不虚也。少加大黄，所以泻结热也。倍生姜者，因呕不止也。汪昂《医方集解》云，此乃少阳、阳明，故加减小柴胡、小承气而为一方，少阳固不可下，然兼阳明府证则当下，宜大柴胡汤。则此汤应加大黄矣。

然隐庵未用，修园亦从之，或以在二三下之以后为兼乎？愚以为上条未经汗下因其人素虚而悸烦，且禁小柴胡，而此条系二三下之后，若其人素实者大柴胡且不兼也。此正仲师妙义婆心要人知文外之意，正恐人疑未经下而不虚，既二三下之而非实也。

106. 傷寒十三日不解，胸脅滿而嘔，日晡所，發潮熱，已而微利，此本柴胡證，下之而不得利，今反利者，知醫以丸藥下之，非其治也。潮熱者實也，先宜小柴胡湯以解外，後以柴胡加芒硝湯主之。

柴胡加芒硝湯方

柴胡二兩　黃芩　甘草　人參　生薑各一兩　半夏二十銖　大棗四枚　芒硝二兩

上八味以水四升，煮取二升，去滓，內芒硝，更煮微沸，分溫再服，不解更作。

成无己　伤寒十三日，再传经尽，当解之时也。若不解，胸胁满而呕者，邪气犹在表里之间，此为柴胡汤证；若以柴胡汤下之，则更无潮热自利。医反以丸药下之，虚其肠胃，邪热乘虚入府，日晡所发潮热，热已而利也。潮热虽为热实，然胸胁之邪未已，故先以小柴胡汤以解外，后以柴胡加芒硝以清胃热。又明理论曰：潮热者若潮水之潮，其来不失其时也。一日一发，指时而发者，谓之潮热，若日三五发者，即是发热，非潮热也。

张隐庵　此言太阳病气逆于阳明中土不得外出者，先宜小柴胡汤以解太阳之邪，后加芒硝以清阳明之热。伤寒十三日不解，此太阳病气入于中土，从阳明之阖不能枢转而外出，故胸胁满而呕者。日晡所，阳明主气之时也。潮热者，值阳明气旺而热如潮汐之来而有信也。夫阳明居中土，气机内陷，故已而微利。此本属柴胡汤证，虽下之而不得利，今反微利者，知医以丸药下之，夫丸缓留中，不外不内，非其治也。夫潮热为实，先宜小柴胡汤以解太阳之病气于外，后以柴胡加芒硝汤清阳明之实热于内。

程应旄 胸胁满而呕，日晡所发潮热，此伤寒十三日不解之本证也。微利者，已而之证也。本证经而兼府，自是大柴胡，能以大柴胡下之，本证且罢，何有于已而下之利？乃医不以柴胡之辛寒下，而以丸药之毒热下？虽有所去，而热以益热，遂复留中而为实，所以下利自下利，而潮热乃潮热，盖邪热不杀谷，而逼液下行，谓云热利是也。潮热者，实也。恐人疑攻后之下利为虚，故复指潮热以证之，此实得之攻后，究竟非胃实，不过邪热抟结而成。只须于小柴胡解外，后但加芒硝一洗涤之，以从前已有所去，大黄并可不用，盖节制之兵也。

喻嘉言 申酉戌间独热，余时不热者，为潮热，若他时热，即为忽闪热，非潮热矣。

汪琥 潮热二字，原兼汗出而言，然发热汗出，为太阳中风本有者。何以辨之？不知太阳之发热汗出，是自汗，阳明之大热汗出，自是潮，潮者潮润也。谓汗者汗漫之谓，各有意象。今谚谓潮湿者即此，乃由热气熏蒸，郁闷而作，当每年梅雨之时，衣物之间，无不潮湿者此也。（按丹波元简谓此注奇甚，然潮热竟未知何义。）

山田正珍 先宜以下十二字，后人挽入之文，宜删去之。何者？以柴胡非解外之药也。十三日当作十余日。盖餘字，省文作余，余讹为三矣。《韵会小补》曰：餘通作余，《周礼·委人》，凡其余聚以待，颁赐，注，余当为餘。又三字注曰：三，《集韵》作或。犹痊省作痊，讹为痊；屎，通作矢，讹为失类。后人不察，妄意傅会过经之说，殊不知论中言十余日者数条，其称十三日者，不过二条，其误可见矣。日晡所发潮热者，谓申时前后发热也。所字属日晡，大陷胸汤条，日晡所，小有潮热谵语，可以见矣。所，犹言前后也。《尚书》云：多历年所。《史记·东方朔传》云：率取妇一岁所者，即弃去更取妇。《汉书·原涉传》云：涉居谷口半岁所，自劾去官。《礼记·檀弓》注云：高四尺所，疏云：所，是不定之名，是也。满：读曰懑，闷也。言伤寒十余日不解，胸胁苦闷而呕，且日晡所发潮热者。是少阳病之带阳明者，乃大柴胡之所主也。于法当不下利，今反利者，知先此时，医以丸药迅下之，非其治也。迅下则水去，而燥屎不去。故凡内有燥屎而发身热者，非汤药下之则不解，今反下之用丸药，所以其热不解，徒动藏府而致微利也。恐医以下后之利为虚寒自利之病，故复指之曰，潮热者实也。是示其可再以汤润下之也。此证不用大柴胡者，因其先经丸药攻下，而续自微利也。故唯加芒硝润燥以取利，是又下中兼和之意也。按阳明篇云：阳明病发潮热，大便溏，小便自可，胸胁满不去也，小柴胡汤主之，其证全与本条同，但一则由攻下而致微利，一则不由攻下而自溏。故芒硝犹有所畏，况大黄乎？是以虽有潮热，不敢以攻之也。

正方按　此汤实小柴胡减制加芒硝者。半夏，《玉函》《外台》，皆作五枚。《千金翼》作一合，原注云：臣亿等谨案《金匮》《玉函》。方中无芒硝，别一方云：以水七升，下芒硝二合，大黄四两，桑螵蛸五枚，煮取一升半，服五合，微下即愈，本云柴胡，再服以解其外，余二升，加芒硝、大黄、桑螵蛸也。《外台》，煮取间，有七味二字，煮微沸，作上火煎一二沸七字。再服下，《玉函》有以解为差四字。《千金翼》有以解其外四字，成本不载本方，第十卷云，小柴胡方内，加芒硝六两，余依前法服，不解更服。案今本《玉函》，有芒硝二两，而方后云：上七味，知是后人所添。而本方后，更载柴胡加大黄、芒硝、桑螵蛸汤方，柴胡二两，黄芩、人参、甘草炙、生姜各十八铢，半夏五枚，大枣四枚，芒硝三合，大黄四两，桑螵蛸五枚，上前七味，以水四升，煮取二升，去滓。下芒硝、大黄、桑螵蛸，煮取一升半，去滓，温服五合，微下而愈，本方柴胡汤，再服以解其外，余一服加芒硝、大黄、桑螵蛸，《千金翼》并同，作大黄四分。汪琥云：医用丸药，此是许学士所云，巴豆小丸子药，强迫溏粪而下，夫巴豆辛烈，大伤胃气，若仍用大柴胡，则枳实、大黄之峻，胃中之气，已不堪受其削矣。故易以小柴胡加芒硝汤，用人参、甘草，以扶胃气，且微利之后，溏者已去，燥者自留，加芒硝者，能胜热攻坚，又其性速下，而无碍胃气，乃一举而二得也。柯韵伯云：不加大黄者，以地道原通，不用大柴胡者，以中气已虚也。后人有加大黄、桑螵蛸者，大背仲景法矣。《伤寒类方》云：《神农本草经》，芒硝治六府积聚，因其利而复下之，所谓通因通用之法也。潮热而利，则邪不停结，故较之大柴胡证用药稍轻，又曰：不解，不大便也。此药剂之最轻者，以今秤计之约二两，分二服，则一服止一两耳。案大柴胡汤，加大黄、枳实，乃合用小承气也。此加芒硝，乃合用调胃承气也。皆少阳阳明同治之法。张锡驹云：应以大柴胡加芒硝，日人中西惟忠与刘栋，皆谓为大柴胡。刘栋且云：凡特云柴胡汤者，必大柴胡汤也。此既有小柴胡，而特云柴胡，故曰必大柴胡加芒硝也。则论中柴胡桂枝汤，柴胡加龙骨牡蛎汤，柴胡去半夏加栝楼汤，皆谓大柴胡乎？恐非仲景意矣。柯氏以不解为不大便，非是。料是由已而微利着想也。

107. 傷寒十三日不解，過經，讝語者，以有熱也，當以湯下之。若小便利者，大便當鞕，而反下利，脈調和者，知醫以丸藥下之，非其治也。若自下利者，脈當微厥，今反和者，此內實也，調胃承氣湯主之。

成无己 伤寒十三日，再传经尽，谓之过经。谵语者，阳明胃热也，当以诸承气汤下之。若小便利者，津液偏渗，大便当鞕，反下利者，知医以丸药下之也。下利，脉微而厥者，虚寒也，今脉调和，则非虚寒，由肠虚胃热，协热而利也，与调胃承气汤以下胃热。

张隐庵 此言病气已入阳明胃府，无分便鞕、自利，审为实热之证者，俱可从乎下解也。伤寒十三日不解，过阳明经而谵语者，以内有热也，当以汤药下之。若小便利者，津液下注，大便当鞕，内热而燥，汤药下之可也。若过经谵语而反下利，脉调和者，知医以丸药下之，夫丸缓留中，徒伤胃气，非其治也。若自下利而涉于里阴者，其脉当缓，手足当厥，今反调和者，此为阳明内实而腐秽当下也，调胃承气汤主之。高子曰：上节论于中土而病气欲出，宜先从外解，此言过在阳明而入于胃土，宜但从下解，仲贤本论，有条不紊，学者辨之。

山田正珍 微厥，当作微结，因声近而讹。（厥与结俱入声，牙音清行字）结者，脉之名，即脉动之忽有断绝者。谓之结也，以如一直线中，忽有交结之处也。炙甘草汤条结代之结，抵当汤条沉结之结，皆同焉。微结者，谓微弱而结代也。成无己、程应旄、刘栋、惟忠诸人皆以为脉微而厥冷，非也。果然，宜云脉微而厥，不可云脉当微厥也。钱潢云，微厥者，忽见微细也。然训厥为细，不知何所考据，想亦任笔杜撰而已，岂足论乎？此条盖深于前条一等者，言伤寒十余日不解，表证已罢而谵语者，此以内有热邪也，法当以大小承气汤下之。若小便利者，大便当鞕，而反下利，其脉调和者，知医以巴豆、甘遂等丸药下之，续自下利矣，此非其治也。若又不因丸药攻下而自利者，乃内虚有寒之所致，其脉当微结，四逆、真武等所得而主也。今反调和者，此非虚寒，便为内实有热也。虽有下利，乃热药有毒之利已，宜和胃气，调胃承气汤主之。按调和二字，一以脉证不相乘言之，一对微结言之，其实当沉而数滑也，非平人无病之调和也。又见后二百二十一条。

正方按 山田注二百二十一条，（隐庵本二百二十二条）脉自和者不死句云：凡病人谵语，其脉洪大滑数者，是脉与证不相龃龉，是以谓之和也，非无病之平脉也。云云。

108. 太陽病不解，熱結膀胱，其人如狂，血自下，下者愈。其外不解者，尚未可攻，當先解外。外解已，但小腹急結者，乃可攻之，宜桃核承氣湯。

桃核承氣湯方

桃仁五十個，取仁　大黃四兩　甘草二兩　桂枝二兩　芒硝二兩

上五味，以水七升，煮取二升半，去滓，內芒硝，更上火微沸，下火，先食，溫服五合，日三服，當微利。

成無己　太陽，膀胱經也。太陽經邪熱不解，隨經入府，為熱結膀胱，其人如狂者，為未至于狂，但不寧爾。經曰：其人如狂者，以熱在下焦，太陽多熱，熱在膀胱，必與血相搏，若血不為蓄，為熱迫之則血自下，血下則熱隨血出而愈。若血不下者，則血為熱搏，蓄積于下，而少腹急結，乃可攻之，與桃核承氣湯，下熱散血。《內經》曰：從外之內而盛于內者，先治其外，後調其內，此之謂也。又方解曰：甘以緩之，辛以散之。少腹急結，緩以桃仁之甘；下焦蓄血，散以桂枝之辛，大熱之氣，寒以取之。熱甚搏血，故加二物于調胃承氣湯中也。

張隱庵　此言太陽病氣合陽明從胸膈而下入于膀胱也。太陽病不解，應傳陽明，太陽之邪合陽明之熱從胸而下，謂之熱結膀胱。其人如狂者，乘陽明之熱氣也。曰如狂，病屬氣分，非若抵當湯之發狂也。血自下，下者愈，無形之熱邪從有形而散也。故其外不解者，尚未可攻，當先解外，外內之相連也。

外解已，但小腹急而复结者，乃太阳表邪合阳明之气而结于少腹，急欲下而不能出，宜桃核承气汤，微利则愈。用芒硝上承阳明之热气，大黄、桃仁破血散结，配甘草、桂枝资中焦之精，达太阳之气。热邪下解而正气外出，此热结膀胱从胸内入，故列于柴胡汤中，意谓从胸而入，亦可从胸而出也。

柯韵伯　冲任之血，会于少腹，热极而血不下而反结，故急。然病自外来者，当先审表热之轻重，以治其表，继用桃核承气，以攻其里之血结。

汪琥　解其外，《补亡论》郭白云采《千金方》云：宜桂枝汤。及考《外台》方议云：若其外证不解，或脉带浮，或恶寒，或身痛等证，尚未可攻，且与葛根汤，以解其外。二汤，皆太阳病解外之药，学者宜临证消息用之。

钱潢　注家有血蓄膀胱之说，尤为不经。盖太阳在经之表邪不解，故热邪随经内入于府，而瘀热结于膀胱，则热在下焦，血受煎迫，故溢入回肠，其所不能自下者，蓄积于少腹而急结也。膀胱为下焦清道，其蒸腾之气，由气化而入，气化而出，未必能藏蓄血也。若果膀胱之血，蓄而不行，则膀胱瘀塞，所谓少腹硬满，小便自利者，又何自出乎？有识者，不为然也。

陈修园　此一节言太阳之邪循经而自入于本府也。

曹颖甫　太阳病不解，标热陷手少阳三焦，经少阴寒水之藏，下结太阳寒水之府，直逼胞中血海，而血为之凝，非下其血，其病不愈。考其文义，当云血自结，下之愈。若血既以自下而愈矣，不特下文尚未可攻，乃可攻之，俱不可通，即本方亦为赘设矣。此非仲师原文，必传写之伪谬也。至如如狂之状，非亲见者不能道，非惟发即不识人也，即荏弱少女，亦能击伤壮夫。张隐庵以为病属气分，非若抵当汤之发狂，徒臆说耳，岂气分亦可攻耶？若进而求如狂所自来，更无有能言之者。盖热郁在阴者，气发于阳。尝见狐惑阴蚀之人，头必剧痛，为毒热之上冲于脑也。热结膀胱之人，虽不若是之甚，而蒸气上蒙于脑，即神智不清，此即如狂所由来。热伤血分，则同气之肝藏失其柔和之性，而转为刚暴，于是有善怒伤人之事，所谓铜山西崩，洛钟东应也。血之结否不可见，而特以如狂为之候。如狂之愈期何所定？而以医者，用下瘀方治为之候，故曰：其人如狂，血自结，下之愈也。惟外邪未尽，先攻其里，最为太阳证所忌。故曰：尚未可攻。而解外方治，仲师未有明言。唯此证由手少阳三焦水道下注太阳之府，则解外方治，其为小柴胡汤，万无可疑。惟少腹急结无他证者，乃可用桃核承气汤，以攻其瘀，此亦先表后里之义也。

　　山田正珍　"下者愈"三字，《脉经》作"下之则愈"四字，宜从而改，否则下文，尚未可攻一句，无所照应也。少腹之少，《玉函》及程应旄本作小，是也。盖脐上曰大腹，脐下曰小腹。《素问·藏气法时论》，有明文可征矣。又考释名云：自脐以下作水腹，今本作小腹非也。格所镜原，引释名，作水腹，水沟所聚也。又曰：少腹，少小也，比于脐以上为小也。止此。由是观之，小讹为少，其来久矣。又曰：此方也，即调胃承气汤，加桃核、桂枝者，桃核，即桃仁，非不用仁，而用核也。又曰：但其所以加桂枝之意，不可得而详也。

兹录诸说，以俟后考。

成无己曰：下焦蓄血，散以桂枝辛热之气。

王肯堂曰：当是桂，非桂枝也。盖桂枝轻扬治上，桂厚重治下，成氏随文顺释，未足据。

张志聪曰：配甘草、桂枝，资中焦之精。

魏荔彤曰：桃核承气中，复兼桂枝，犹恐里邪未全尽，而表邪亦未全尽也。

方有执曰：桂枝解外也。

程应旄曰：兼桂枝者，以太阳随经之热，原从表分传入，非桂枝不解耳。

喻昌曰：桂枝分解外邪，正恐少有未解，其血得以留恋不下乎？

钱潢曰：桂之为用，通血脉，消瘀血，尤其所长也。

希哲曰：吴山甫曰，桂枝辛物也，能利血而行滞也。

山田正珍 按以上诸说，要之不过行瘀解外之二涂也。果桂之行瘀乎，则抵当汤丸专主瘀血，而不用之者，何也？果取解外之义乎，则奈经文外解已三字何？又如《金匮》所载桂枝茯苓丸，则虽专主瘀血乎，其方盖出后人附入，何者？其所谓妇人素有癥病，数十字，文之与义，皆不似仲景氏法，且其以炼蜜和丸，食前服一丸者，亦是非全论义例乎？遂乃洗心涤虑，沉默涵泳，再三易稿，才得其绪端，盖此条为发汗后，外解已，而如狂之证不止，小腹急结者设之，夫既发之汗，又从而下之，不能无亡阳之虞，故加桂枝，以护其阳也。抵当二方则否，所以不用桂枝也。如桂枝甘草汤、茯苓桂枝甘草大枣汤、茯苓桂枝白术甘草汤、救逆汤类，亦皆为其发汗过多，中下焦之阳，为之亡故也。非因其表未解也。虽然，仲景氏之方，去今久远，义理最奥，增减甚谨。吾安知其果然否乎，聊识以告同志云尔。

正方按 曹氏与山田之论精矣。

109.傷寒八九日，下之，胸滿煩驚，小便不利，譫語，一身盡重，不可轉側者，柴胡加龍骨牡蠣湯主之。

柴胡加龍骨牡蠣湯方

柴胡四兩　龍骨　黃芩　生薑　人參　茯苓　鉛丹
牡蠣　桂枝各兩半　半夏二合　大棗六枚　大黃二兩

上十二味，以水八升，煮取四升，内大黃，更煎一二沸，去滓，溫服一升。（成本無黃芩，上十二味作十一味，内大黃，後有"切如棋子"四字，陳修園從之）

成无己 伤寒八九日，邪气已成热，而复传阳经之时，下之虚其里而热不除。胸满而烦者，阳热客于胸中也；惊者，心恶热而神不守也；小便不利者，里虚津液不行也；谵语者，胃热也。一身尽重不可转侧者，阳气内行于里，不营于表也。与柴胡汤以除胸满而烦，加龙骨、牡蛎、铅丹，收敛神气而镇惊；加茯苓以行津液，利小便；加大黄以逐胃热止谵语；加桂枝以行阳气而解身重。错杂之邪，斯悉愈矣。

张隐庵 此言少阳枢转于内不能出入者，须启生阳之气以达之。伤寒八九日，当阳明、少阳主气之期，只藉少阳之枢转以外出。若下之则枢转有乖，开阖不得，开则胸满，阖则烦惊。决渎有愆，则小便不利。阳明内热，则发谵语。一身尽重，不可转侧者，少阳主枢，枢折而不能转侧也。柴胡龙骨牡蛎汤主之，用小柴胡汤达伤寒之邪，仍从胸胁以外出；加龙骨、牡蛎启水中之生阳以助少阳之气。经云：少阳属肾。少阳之气生于水中，上合三焦，与心主包络相合而主血。铅得火而成丹，用铅丹、桂枝、茯苓以助心主之神，而达少阳之气；大黄清阳明之热。盖邪热清而少阳之气转，生气升而少阳之枢续矣。沈氏曰：章内二三日，四五日，六七日，八九日，十余日，以至十三日，后四五日，皆六气相传，各为主气之期，以正气为主，兼论病邪之有无，读者不可以近而忽之也。

吴仪洛 此汤治少阳经邪犯本之证。故于本方中，除去甘草，减大枣上行阳分之味，而加大黄行阴，以下夺其邪，兼茯苓以分利小便，龙骨、牡蛎、铅丹，以镇肝胆之怯，桂枝以通血脉之滞也，与救逆汤同义。彼以龙骨牡蛎，镇太阳经火逆之神乱，此以龙骨、牡蛎、铅丹，以镇少阳经误下之惊烦。亦不易之定法也。

曹颖甫 伤寒八九日，正二候阳明受之之期，本自可下，下既无气，浮阳上薄于脑，则谵语而烦惊。水湿内困于脾，则胸满而身重。所以小便不利者，下既无气以泄之，上冒之浮阳，又从而吸之也。以太阳寒水下并太阴而为湿也，因有胸满身重、小便不利之变，故用柴胡汤以发之。以阳明浮热，上蒙脑气，而为谵语，上犯心藏，而致烦惊，于是用龙、牡、铅丹以镇之。以胃热之由于内实也，更加大黄以利之。此小柴胡汤加龙骨牡蛎之大旨也。张隐庵妄谓龙骨、牡蛎启水中之生阳，其于火逆惊狂起卧不安之证，用桂枝去芍药加蜀漆龙牡救逆者，及烧针烦躁，用桂甘龙牡者，又将何说以处之？要而言之，邪热之决荡神魂也，若烟端火焰上出泥丸，既飘忽无根，于是忽梦山林，忽梦城市，忽梦大海浮舟，而谵语百出矣。湿邪之凝闭体魄也，若垂死之人，肌肉无气，不能反侧，于是身不得起坐，手足不得用力，而一身尽重矣。是故非降上冒之阳而下泄之，则神魂无归；非发下陷之湿而外泄之，则体魄将败，是亦阴阳离决之危候也。彼泥柴胡为少阳主方者，又乌乎识之！

丹波元简 引汪琥是方也。表里齐走，补泻兼施，通涩并用，恐非仲景之旧，或系叔和采辑时，有差错者。若临是证而用是药，吾不敢也。何也？倘谓胸满谵语，是实证，则当用大黄者，不当用人参；倘谓惊烦小便不利身重是虚证，则当用人参、大枣、茯苓、龙骨等药者，不当用大黄，况龙骨、牡蛎、铅丹皆系重坠收涩阴毒之品，恐非小便不利所宜也。汪氏此说，似有所见，然而今以是方治此证，而奏效者不鲜，故未敢为得矣。

山田正珍 按方名柴胡加龙骨牡蛎汤，则宜于小柴胡汤方中加二物也，不则加字失义。今此方有铅丹、桂枝、茯苓、大黄四味者，非仲景氏本色也。方后先煮诸药，后内大黄及切如棋子文，在煎法中者，论中无再见，倍知其不为真方矣。《外台》此方引《千金翼》，而不引《伤寒论》，亦可以证矣。刘栋云，大柴胡方中加二品也，非也。说见前柴胡加芒硝条。

正方按 曹氏之说较隐庵为明确，汪氏谓是药表里齐走，补泻兼施，通涩并用为惧，然乌梅丸寒热并用，辛酸互陈，河间之治阴阳交错之证，正以有如是错杂之病，即有如是错杂之方也。亦未足怪，更不足惧。《伤寒类方》谓，此乃正气虚耗邪已入里，而复外扰三阳，故现证错杂，药亦随症施治，真神化无方者也。按此方，能治肝胆之惊痰，以之治癫痫必效。山田氏之说有据，并存之，以待后证。

110. 傷寒腹滿譫語，寸口脈浮而緊，此肝乘脾也，各曰縱，刺期門。

陈修园 伤寒腹满，为太阴证，谵语为阳明证，其脉不宜浮紧矣。乃取之寸口，三部脉浮而紧，其名曰弦。弦为肝脉，此肝乘脾之病也。《内经》云：诸腹胀大，皆属于热。又云：肝气盛则多言。是腹满谵语，乃肝旺所发也。旺则侮其所胜，直犯脾土，名之曰纵，谓纵热而往无所顾虑也。宜刺期门二穴，以制其纵。此一节合下节，论病在有形之藏，而不在无形之气也。在无形之气，则曰太阴、厥阴；在有形之藏，则曰脾、曰肝、曰肺也。

111. 傷寒發熱，嗇嗇惡寒，大渴欲飲水，其腹必滿，自汗出，小便利，其病欲解，此肝乘肺也，名曰橫，刺期門。

陈修园 伤寒发热，病在表也。太阳主表，而肺亦主表。嗇嗇恶寒，皮毛虚也。太阳主皮毛，金受火克，故大渴欲饮水，饮水过多，肺气不能通调水道，故其腹必满。若得自汗出，则发热恶寒之证便有出路。小便利，则腹满之证便有去路。此肺气有权，得以行其治节，则其病欲解。而不然者，发热恶寒如此，腹满又如此，此肝木乘肺金之虚，而侮其所不胜也，名之曰横，谓横肆妄行，无复忌惮也。亦刺期门二穴，以平其横。按期门二穴，在乳下第二肋端，去乳头约四寸，肝募也，厥阴阴维之会，刺入四分。此穴刺法，能佐小柴胡汤所不及。《活人》云：穴在乳直下肋骨近腹处是也，则是第二肋，当从下数起，恰在软肋之两端。是穴刺法，肥人一寸，瘦人半寸，不肥不瘦中取之。但下针令病人吸五吸，停针良久，徐徐出针，此平泻法也。

《金鉴》于上条注曰：伤寒脉浮紧，太阳表寒证也。腹满谵语，太阴、阳明里热也。欲从太阳而发汗，则有太阴、阳明之里，欲从太阴、阳明而下之，又有太阳之表，主治诚为两难，故不药而用刺法也。虽然太阴论中，太阳表不解，太阴腹满痛，而用桂枝加大黄汤，亦可法也。此肝乘脾，名曰纵，刺期门，与上文义不属，似有遗误。本条注曰：伤寒发热，啬啬恶寒，无汗之表也。大渴欲饮水，其腹必满，停饮之满也。若自汗出，表自可解，小便利，满可自除，故曰其病欲解也。若不汗出小便闭，以小青龙汤，先解其外，外解矣其满不除，十枣汤下之，亦可愈也。此肝乘肺，故曰横，刺期门，亦与上文义不属，似有遗误。

曹颖甫 期刺门二节，有数疑窦，不特无刺期门之确证，即本文多不可通。腹满谵语似阳明实证，脉应滑大而数，不应见浮紧之太阳脉，一可疑也。即张隐庵引辨脉篇曰：脉浮而紧名曰弦。不知紧与弦本自无别，若即以此为肝脉，其何以处麻黄证之浮紧者？是使后学无信从之路也，二可疑也。《金匮·妇人杂病》，原自有热入血室而谵语者，然必昼明了而夜谵语，即不定为夜分谵语，亦必兼见胸胁满如结胸状；又有下血谵语者，又必以但当头汗出为验，今皆无此兼证，三可疑也。发热恶寒病情正属太阳，不应即见渴欲饮水之阳明证，四可疑也。腹满为病，固属足太阴脾，然腹满而见谵语，何以谓之肝乘脾？五可疑也。且渴饮，胃热也；腹满，脾湿也。何证属肝？何证属肺？而必谓之肝乘肺？六可疑也。云云。又曰：吾谓上节乃太阳寒水，不行于表，分循三焦下陷胞中，水与血并结膀胱之证属血分。次节为胃中胆汁，郁热上搏，吸引水道，不得下行之，证属气分，故首节当云少腹满痛，谵语，寸口脉沉而紧，惟少腹满而痛见谵语者，乃可据为膀胱蓄血；脉沉紧者，责诸有水，太阳之水，合其标热下陷寒水之一藏一府，乃有蓄血之证，蓄血则痛，即前文所谓藏府相连，其痛必下者，是如是方与《金匮》刺期门条例相合。盖水胜则肝郁，郁则伤及血分，气闭而为痛，小柴胡、小建中汤诸方，并同此例。然则刺期门者，正所以宣肝郁而散其血热也。次节当云发热汗出，渴欲饮水，其腹必满。盖胃中胆汁太多，化为阳明浮火发热。自汗者，浮火之上炎也。浮火在上，则吸引水气而不得下泄，故其腹必满。盖胆火上炎，外达肺主皮毛为发热，为自汗，故谓之肝乘肺。阳热在上，吸水不行，则腹为之满，非刺期门而疏肝郁，则胆火不泄；胆火不泄则浮阳上吸而小便不利；小便不利，则腹满不去，病将何自解乎？水气直下为纵，纵者直也；水气倒行为横，横者逆也。后文太阳少阳并病，刺期门者，义与此同。

正方按 钱潢、柯韵伯、周扬俊、张璐本皆无此二条，山田引刘栋谓此二条连下二条皆为后人所记。《玉函》《脉经》，饮水之水字，皆作酢浆，脉浮紧即是弦，隐庵、修园同然。曹氏之说颇辨，然就条文之义亦理顺易解，如前条之腹满谵语，下以肝乘脾结之，夫肝乘脾则脾病而腹满，肝与胆相表里，肝胆之热上熏于脑而谵语也。下条发热啬啬恶寒，大渴欲饮水者，肝乘肺，则肺满，肺病则毛窍不利，而肝胆之热内熏，寒邪外侵则内外之寒热不相协调，岂能不啬啬而恶寒乎？若肺不受肝之乘而就行清肃之权，而汗出小便利非欲愈而何？曹氏解纵为直，横为逆固是，然指水气而言则非矣。盖肝乘脾为木克土，顺直而乘之，故称纵也。肝乘肺是横逆而乘，故曰横也。皆刺期门者，以皆当疏泄肝气故也。肝胆之郁热既泄，则脾肺皆不可病矣。不合己意，即改原文，去后愈远，则《伤寒论》文皆非复为仲景之言矣，可不惧哉。曹氏固多特达之见，然任改原文，过莫大焉，其亦功不补患耳。《金鉴》谓与上文义不属，更不知其意义矣。平坦之文，必以险曲解之何也？

112. 太陽病二日，反躁，凡熨其背，而大汗出，火熱入胃，胃中水竭，躁煩，必發譫語，十餘日，振栗自下利者，此爲欲解也。故其汗，從腰以下不得汗，欲小便不得，反嘔，欲小便不得溲，足下惡風，大便鞕，小便當數而反不數，及多，大便已，頭卓然而痛，其人足心必熱，穀氣下流故也。

成无己 太阳病二日，则邪在表，不当发躁，而反躁者，热气行于里也。反熨其背而发汗，大汗出，则胃中干燥，火热入胃，胃中燥热，躁烦而谵语，至十余日，振栗，自下利者，火邪势微，阴气复生，津液得复也，故为欲解。火邪去，大汗出，则愈。若从腰以下不得汗，则津液不得下通，故欲小便不得，热气上逆，而反呕也。欲失溲，足下恶风者，气不得通于下而虚也。津液偏渗，令大便鞕者，小便当数。经曰：小便数者，大便必鞕也。此以火热内燥，津液不得下通，故小便不数及不多也。若火热消，津液和，则结鞕之便得润，因自大便也。便已，头卓然而痛者，先大便鞕，阳气不得下通，既得大便，则阳气降下，头中阳虚，故卓然而痛。谷气者，阳气也。先阳气不通于下之时，足下恶风，今阳气得下，故足心热也。

张隐庵 自此以下凡十一节，皆论火攻之误。盖火为阳，水为阴，太阳为诸阳主气，而上合君火之神，不可妄用火攻者也。高子曰：此节分二段看，"太阳病"，至"此为欲解也"，一段，言阳明得少阴之气而自解；下段言少阴得阳明之气相济而释所以不解之义。金氏曰：此下虽论火攻，其中正邪、虚实、表里、上下、阴阳气交，血气流行为治病之张本。

正方按 《玉函》《脉经》无下利，成注明畅已极，曹本改反躁为烦躁，非是。此条病机自转而愈，待时而矣，下必妄用方治也。

113. 太陽病中風，以火劫發汗，邪風被火熱，血氣流溢，失其常度，兩陽相熏灼，其身發黃，陽盛則欲衄，陰虛則小便難，陰陽俱虛竭，身體則枯燥，但頭汗出，劑頸而還，腹滿微喘，口乾咽爛，或不大便，久則谵语，甚者至哕，手足躁扰，撚衣摸床，小便利者，其人可治。

成无己 风为阳邪，因火热之气，则邪风愈甚，迫于血气，使血气流溢，失其常度。风与火气谓之两阳，两阳相熏灼，热发于外，必发身黄。若热搏于经络为阳盛，外热迫血上行，必衄；热搏于内者，为阴虚内热，必小便难。若热消血气，血气少，为阴阳俱虚。血气虚少，不能荣于身体，为之枯燥。三阳经络至颈，三阴至胸中而还，但头汗出剂颈而还者，热气炎上，搏阳而不搏于阴也。《内经》曰：诸胀腹大，皆属于热。腹满微喘者，热气内郁也。《内经》曰：火气内发，上为口干咽烂者，火热上熏也。热气上而不下者，则大便不鞕。若热气下入胃，消耗津液，则大便鞕，故云或不大便。久则胃中燥热，必发谵语。《内经》曰：病深者，其声哕。火气大甚，正气逆乱则哕。《内经》曰：四肢者，诸阳之本也，阳盛则四肢实。火热大甚，故手足躁扰，捻衣摸床，扰乱也。小便利者，为火未剧，津液未竭，而犹可治也。

张隐庵 愚按通节皆危险之证，重在小便利者，其人可治，所谓阴阳自和者勿治之，得小便利者必自愈。凌氏曰：此假小便之利，以喻三焦中胃之和，勿专泥于小便可也，仲贤之文每当悟于言外。

陈修园 此一节言火攻危证也。汪苓友云：诸家注皆言小便自利。夫上文既言小便难，岂有病剧而反有自利之理？必须用药以探之，其人小便利犹为可治之证；如其不利，治亦罔效矣。此说亦通。按：探法，猪苓汤可用，或茵陈蒿汤亦妙。

正方按　以上四条，山田引刘栋谓皆后人所记，究其语气，此二条与第三十条相类，似可信也。

114. 伤寒脉浮，醫以火迫劫之，亡陽，必驚狂，起臥不安者，桂枝去芍藥加蜀漆牡蠣龍骨救逆湯主之。

桂枝去芍藥加蜀漆牡蠣龍骨救逆湯方

桂枝三兩　甘草二兩　大棗十二枚　生薑三兩　牡蠣熬，五兩　龍骨四兩　蜀漆三兩，洗去腥

上七味，以水一斗二升，先煮蜀漆，減二升，内諸藥，取三升，去滓，温服一升。

成无己　伤寒脉浮，责邪在表，医以火劫发汗，汗大出者，亡其阳。汗者，心之液。亡阳则心气虚，必恶热，火邪内迫，则心神浮越，故惊狂、起卧不安。与桂枝汤，解未尽表邪；去芍药，以芍药益阴，非亡阳所宜也。火邪错逆，加蜀漆之辛以散之；阳气亡脱，加龙骨、牡蛎之涩以固之。《本草》云：涩可去脱。龙骨、牡蛎之属是也。

张隐庵　伤寒脉浮，病在太阳之表，以火迫劫则阳气外亡矣，亡阳则神先失养，必惊狂而起卧不安也。用桂枝保助心神；龙骨、牡蛎启入水中之生阳；蜀漆乃常山之苗，从阴达阳以清火热；甘草、姜、枣助中焦水谷之精，以生此神；芍药苦泄，故去之。夫太阳合心主之神外浮于肤表，以火迫劫之，此为逆也。用桂枝加蜀漆龙骨牡蛎汤启下焦之生气，助中焦之谷精，以续外亡之阳，故名救逆。

钱潢　火迫者，或熏或熨，或烧针，皆是也。劫者，要挟

逼胁之称也。以火劫之，而强迫其汗，阳气随汗而泄，致卫阳丧亡，而真阳飞越矣。

丹波元简 案：此条论，喻氏以下，多为风寒两伤证，不必拘矣。

山田正珍 起卧，应作卧起，成本作起卧，诸注本皆从之，非也。古人唯有卧起之语，未见有起卧之文也。栀子厚朴汤条云，卧起不安，《汉书·苏武传》云，杖节牧羊，卧起操持，节旄尽落。又《金曰磾传》云，曰磾两子，赏、建，俱侍中，与昭帝略同年，共卧起。黄庭坚诗云，卧起一床书，是也。此条卧起不安，乃前条胸满之外候，救逆二字，后人所加，宜删。按前条论柴胡证而被火攻者，本节论桂枝证而被火攻者也。前言八九日，此言脉浮，其义可见矣。惊狂卧起不安，乃火攻发汗过多，遂亡其阳，火热乘虚陷脉中，上而乘心，心气为之不镇也。故于桂枝方内，去芍药加蜀漆、牡蛎、龙骨，以镇其躁扰也。成无己云，芍药养阴，非亡阳所宜。误矣！再按，此证虽云亡阳，然而未至汗出恶寒、四肢厥冷之甚，故无取乎姜附剂也。《金鉴》云，不用附子四逆辈者，以其为火劫亡阳也。非矣。

正方按 甘草，他本多从成无己用炙。又按：蜀漆常山盖一物也。或谓蜀漆为常山之苗或谓常山乃蜀漆之苗，性能无所异。许小士曰：常山之治疟发明，可谓甚古，《神农本草经》《别录》、甄权不云乎，考之历代之治疟药物，非参用本品不为功，此则校勘古书之治案，即可得也。脾为无管腺之一，其实盖一较大之淋巴腺耳，有制造白血球及淋巴球的功能，据一般医学家研究，凡人体感传染病时，而脾藏常肿大，所以然者，因脾细胞有吞噬细菌之作用，淋巴腺则在人体中，有吸收水分及杂质之特能；其次，凡有害于身体之细菌，亦多为淋巴球所困，使不致有蔓延作祟之虞。综上所述之生理病理，及证之余个人临床之经验，确知常山之有治疟羸能者，第一即能中和疟原虫在血液中分泌之毒素，并有扑杀疟原虫之可能性，第二当有刺激淋巴尽量吸收毒素及排除毒素等抗毒作用，故凡患者服用常山后，血液中之毒素，被其中和，精神不受刺激，其伤热当不发，故疟愈。疟愈则淋巴已无毒素之遗留，故脾肿亦消，其有患久疟之缓性脾肿者，则常山服之无效，因此时脾藏内之血管，已发生栓塞，故必须用去瘀药攻之，常山无荡涤瘀血之功能，故服之不效也。晚近治疟之药物，莫不知有奎宁（金鸡纳霜）其药者，然疟证服奎宁后，往往有复发之记录。服本品则否，故余谓本品有扑杀疟原虫者。盖即绝对可信者也。据《植物辞典》谓，本品之汁液，外用可杀牛马之虻，可知内服当亦有杀病原虫之作用，以此而证明，本品治疟之特效，愈觉先民之发明药理，真确可靠，予我人研究之兴趣，此其功德至可钦佩也者。虽然本品不仅治疟而已，别录之治鼠瘘，甄权之治项下瘤瘿，鼠瘘、瘤瘿之病状部位，非项下之淋巴腺肿胀乎。所以然之谓，因淋巴有吸收毒素之抗毒作用，今淋巴因吸收某种毒素太多，腺之间隙，被其梗阻，以致淋巴不能流通，故其处肿大或发炎也。故认为常山有刺激淋巴，吸收毒素及排除毒素等抗菌作用者。若用以治此淋巴腺之肿胀，而促进其循环，其奏效亦何疑耶？至谓其治胸中痰涎，及方书之所谓无痰不成疟者，我人若深明淋巴之生理，及此谓所无痰不成疟之语意，则此所谓无痰不成疟之痰字，乃为疟时之一种经胃间之渗出物之证状，所以然者，因淋巴原为吸收人体中之水分及杂质之机能，今因本身吸收毒素太多之故，而疟原虫之分泌毒素，复原原而来，如是因循，则其系何之抗毒作用，以感不平衡，遂致肺胃间之杂质水分，难以尽量之吸收，故潴留而为痰为涎矣。故疟愈，则淋巴之机能以恢复原状，而营其原有之生理工作。于是之所谓痰涎之来说，遂可不治而愈，俗医不知其理，因治疟时，见其多痰多涎，即疑疟为痰涎所作，彼又安知此所谓痰涎云者。盖其淋巴失其功用乎？此文适可作本条用蜀漆之注。虽然，义岂尽于此耶？夫三焦者，乃阴阳出入之道路，内外联系之机枢，柴胡启三焦生发之机枢，常山利三焦渗化之道路。故皆能治寒热也。岂仅能治疟而已耶？今人论柴胡但谓能治寒热如疟者，论常山但谓能截疟，皆未得其要也者。本条伤寒脉浮，有寒热可知，以火迫劫之，治非其法则原病未解，亡阳，则阴无所附矣。故必惊狂且起卧不安也。桂、甘、姜、枣去脉浮之寒热外邪兼助常山以温利三焦。三焦之道路通，龙骨、牡蛎得桂能敛外亡之阳，且以至阴之气，得纯阳之化，再得甘草、姜、枣以和之，使阴阳交而水火济，则此条之证，焉有不迎刃而解耶？亦可以见经方之妙矣。岂浅见者所得而知乎？陈修园谓此一节为火逆出其方也。当知手厥阴证之专方，非火逆再用之方也。又曰汪苓友疑阳证不能胜蜀漆之暴悍，柯韵伯疑当时另有蜀漆，非常山苗也。愚每以茯苓代之，热盛者以白薇代之，其所谓手厥阴之专方者偏见于惊狂起卧不安之证状谓其必不能安静也。不知本为三焦热滞，心神乃受其影响而不宁，若三焦之解热，心神将受何影响而不宁乎？汪、柯之说，皆不审。

115. 形作傷寒，其脈不弦緊而弱。弱者必渴，被火者，必讝語。弱者發熱、脈浮，解之當汗出而愈。

成无己 形作伤寒，谓头痛身热也。脉不弦紧，则无伤寒表脉也。经曰：诸弱发热，则脉弱为里热，故云弱者必渴。若被火气，两热相合，传于胃中，胃中躁烦，必发谵语。脉弱发热者，得脉浮，为邪气还表，当汗出而解矣。

张隐庵 此形体虚弱而自作寒热，亦不可以火攻也。形作伤寒者，形体自作之寒，非感天之寒邪也，夫正受邪克，其脉则弦，邪正相恃，其脉则紧，此非外邪，故脉不弦紧而但弱也。弱为阴虚，故弱者必渴。若被火攻，则火热入胃，神气虚微，必发谵语。夫弱为阴虚，不但于渴，而且发热矣。得脉浮而气行于周身之肤表，则解之当自汗出而愈矣。曾氏曰：久病虚弱之人，忽作寒热，发热而渴，即形作伤寒也，医以外感治之，而致败者不可胜数矣。

钱潢 此温病之似伤寒者也。形作伤寒者，谓其形象有似乎伤寒也，亦有头项强痛，发热体痛，恶寒无汗之证，而实非伤寒也，因其脉不似伤寒之弦紧而反弱，弱者细软无力之谓也。如今之发斑者，每见轻软细数无伦之脉，而其实则口燥舌焦，齿垢目赤，发热谵语，乃脉不应证之脉也。故弱者必渴，以脉虽似弱，而邪热则盛于里，故胃热而渴也。以邪热炽盛之证，又形似伤寒之无汗，故误用火劫取汗之法，必至温邪得火，邪热愈炽，胃热神昏而语言不伦，逆成至剧难治之病矣。若前所谓，其脉不弦紧而弱者，身发热而又见浮脉，乃弱脉变为浮脉，为邪气还表，而复归于太阳也。宜用解散之法，当汗出而愈矣。

丹波元简 案：此条难解，方氏、汪氏以弱为风脉，张氏、周氏、志聪、锡驹并云，东垣所谓内伤发热者，汪氏、程氏乃为大青龙汤证。《金鉴》改弱作数云，当汗出，宜大青龙。沉数发热，宜调胃承气汤，渴而谵语，宜白虎汤、黄连解毒汤。以上数说，未有明据，只钱氏稍事允当。

正方按 成注极明畅，夫壮火食气，而阴亦虚，脉乌得不弱也。壮火则体内热，气虚则卫外之阳亦弱，与外寒相接，则两不相调，故恶寒。隐庵谓形体自作之寒，非也。阴虚火壮，乌得不渴。被火者，两火相搏则胃燥。热上熏脑则神昏谵语，脉浮是火热欲从外解也。若津液尚能作汗，则自汗出而愈，若津液少，或外寒迫，不能作汗者，当增其津液而凉解之。吾常见脉弱者多舌绛苔少，体软无力，或食纳增多或少，或无味，或易饥，或胸满，皆以清化之法得效。亦不拘为何病。此条但举一端耳。仲师自序曰，若能寻予所集，思过半矣。其是之谓乎？钱氏谓脉虽似弱，而邪热则盛于里，斯近之矣。然专指温病，又未免隔一层皮肉矣。丹波氏谓钱氏稍事允当。见不为差。汪氏、程氏乃以为大青龙汤证。相去何止千里哉？《金鉴》改弱作数，复举出当汗出宜大青龙。沉数发热，宜调胃承气。渴而谵语，宜白虎汤、黄连解毒汤，真是张冠硬与李戴。曾氏所谓而致败者，不可胜数矣。盖指此辈也。学者皆当凛之。又按：《玉函》《脉经》，无形作二字，难从。而下无一弱字。《千金翼》

同，然有无皆可，因义无出入也。

116. 太陽病，以火熏之，不得汗，其人必躁，到經不解，必圊血，名爲火邪。

成无己　此火邪迫血，而血下行者也。太阳病，用火熏之，不得汗，则热无从出。阴虚被火，必发躁也。六日传经尽，至七日再到太阳经，则热气当解。若不解，热气迫血下行，必圊血，圊，厕也。

张隐庵　太阳病，以火熏之，则伤其表阳之气。不得汗，则不得阴液以和之。火伤心主之神，故其人必躁，躁者，上伤心主之神，而下动少阴之气也。

正方按　成本圊作清义同。方氏无经字，注云，到，反也，反不得解也。柯氏改为过经。程氏云，到经者，随经入里也。魏氏云，火邪散经络为害。王氏云，到，与倒通，反也。到不解者，尤云，反不解而加甚也。方王等之说难从。

117. 脈浮熱甚，反灸之，此爲實。實以虛治，因火而動，必咽燥唾血。

成无己　此火邪迫血，而血上行者也。脉浮热甚为表实，医以脉浮为虚，用火灸之，因火气动血，迫血上行，故咽燥唾血。

张隐庵　高子曰，上文动皮腠之血而下圊，此动下焦之血而上唾，下节动脉中之血而难复，血气流行确有妙义，读者其致思焉。

118. 微數之脈，愼不可灸，因火爲邪，則爲煩逆，追虛逐實，血散脈中，火氣雖微，内攻有力，焦骨傷筋，血難復也。

成无己 微数之脉，则为热也。灸则除寒，不能散热，是慎不可灸也。若反灸之，热因火反甚，遂为烦逆。灸本以追虚，而复逐热为实。热则伤血，又加火气，使血散脉中，气主呴之，血主濡之，气血消散，不能濡润筋骨，致骨焦筋伤，血散而难复也。

陈修园 微为虚之脉，数为热之脉，虚热盛则真阴虚，慎不可灸。若误灸之，因致火盛，为邪上攻，则为烦逆。且阴本虚也，更追以火，使虚者愈虚；热本实也，更逐以火，使实者愈实。阴主荣血，而行于脉中，当逐追之余，无有可聚之热，以致血散脉中，彼艾火之气虽微，而内攻实为有力，焦骨伤筋，大为可畏。所以然者，筋骨藉血以濡养之。今血被火而散于脉中，血一散则难复也。终身为残废之人，谁职其咎耶？此一节言火邪之逆于中也。虚热之人，以火攻散其脉中之血，则难复也。愚按：速用芍药甘草汤，可救十中之一二。

正方按 《千金方》狐惑篇引本条：以甘草泻心汤主之，汪氏注，常器之云，可依前救逆汤，其有汗者宜桂枝柴胡汤，皆不如陈说，总以养阴为妥。

119. 脈浮，宜以汗解，用火灸之，邪無從出，因火而盛，病從腰以下必重而痺，名火逆也。欲自解者，必当先烦，乃有汗而解。何以知之？脉浮，故知汗出解也。

张隐庵　成氏曰，脉浮在表，宜以汗解之。医以火灸之，则阴液不施而邪无从出，阳气因火而盛于上，则病从腰以下必重而痹。所以然者，气浮于外而反灸之，则启其身半以下之阳并于上矣，从腰以下阳气虚微，故身重而痹。此因火而致阳气上逆，名火逆也。夫脉浮者，太阳与心主之神气相合而外浮，心主之血液欲化为汗而自解者，必当先烦，乃有汗而解。何以知之？以脉浮则知气行于周身之肤表，而血液随之外出，血随气行者也。燕氏曰：此节申明前节脉浮，解之当汗出而愈之义。

正方按　成氏谓以火灸取汗，而不得汗，邪无从出，又加火气相助，则热愈甚，身半以上，同天之阳，身半以下，同地之阴，火性炎上，则腰以下，阴气独治，云云。

120. 燒針令其汗，針處被寒，核起而赤者，必發奔豚。氣從小腹上衝心者，灸其核上各一壯，與桂枝加桂湯，更加桂二兩。

桂枝加桂湯方

桂枝三兩　芍藥三兩　生薑三兩　甘草二兩　大棗十二枚
牡桂二兩，合桂枝五兩

上六味，以水七升，煮取三升，去滓，溫服一升。

成无己　烧针发汗，则损阴血，而惊动心气。针处被寒，气聚而成核。心气因惊而虚，肾气乘寒气而动，发为奔豚。《金匮要略》曰：病有奔豚，以惊发得之。肾气欲上乘心，故其气从少腹上冲心也。先灸核上，以散其寒，与桂枝加桂汤以泄奔豚之气。

张隐庵　夫经脉之血气，主于上焦之心神，而本于下焦之肾精者也。烧针令其汗者，取经脉之血液而为汗也。针处被寒，核起而赤者，寒薄于外而君火之气应之也。神气外浮，必动其肾气而作奔豚，心肾之气相应也。灸其核上各一壮，以开经脉之闭吸，脉道疏通，则神机旋转而邪奔自下矣。与桂枝加桂汤，益心主之神，资中焦之汁，申明加桂者，更加牡桂二两也。

陈修园　汗为心液，烧针令其汗，则心液虚矣。针处被寒，核起而赤者，心虚于内，寒薄于外，而心火之色现也。少阴上火而下水，火衰而水乘之，故必发奔豚，其气从少腹上冲心者，灸其核上各一壮，助其心火并散其寒，再与桂枝加桂汤。即于原方更加桂二两，温少阴之水藏，而止其气虚奔。此一节，言外寒束其内火，用火郁发之之义也。汪苓友云：此太阳病未发热之时，误用烧针开发腠理，以引寒气入藏，故用此法。若内有郁热，必见烦躁等证，又不在此例矣。

121.火逆，下之，因烧針煩躁者，桂枝甘草龍骨牡蠣湯主之。

桂枝甘草龍骨牡蠣湯方
桂枝一兩　甘草二兩　龍骨二兩　牡蠣二兩，熬
上四味，以水五升，煮取二升半，去滓，溫服八

合，日三服。

成无己 先火为逆，复以下除之，里气因虚，又加烧针，里虚而为火热所烦，故生烦躁，与桂枝甘草龙骨牡蛎汤以散火邪。又方解曰：辛甘发散，桂枝、甘草以发散经中之火邪；涩可去脱，龙骨、牡蛎之涩，以收敛浮越之正气。

张隐庵 火逆者，因火而逆也，逆则阳气上浮，下之则阴气下陷，因加烧针则阴阳水火之气不和。夫太阳不得少阴之气以和之则烦；少阴不得太阳之气以下交则躁。宜桂枝甘草龙骨牡蛎汤，和太阳少阴、心肾相交之血气。

122. 太陽傷寒者，加溫針必驚也。

成无己 寒则伤荣，荣气微者，加烧针则血留不行，惊者温针，损荣血而动心气。《金匮要略》曰：血气少者原于心。

张隐庵 太阳伤寒者，寒伤太阳之气也。妄加温针，以取血脉之汗，无故而殒，必发惊也，观此则知伤寒病在六气而不涉经脉矣。施氏曰：温者，热也，温针者，即燔针、焠刺之类也；烧针者，即针而以艾火灼之也，皆为火攻之义。

钱潢 温针，即前烧针也。太阳伤寒，当以麻黄汤发汗，乃为正治，若以温针取汗，虽欲以热攻寒而邪受火迫，不得外泄，而反内走，必致火邪内犯阳神，故震惊摇动也。

正方按 前条魏氏以烦为躁即救逆汤，惊狂、卧起不安之渐也。故用四物，以扶阳安神为义，不用姜枣之温补，不用蜀漆之辛快，正是病轻则药轻也。柯氏谓：近世治伤寒者，无火熨之法，而病伤寒者多烦躁惊狂之变，大抵用白虎承气辈作有余治之。然此证属实热者固多，而属虚寒者兼有，则温补安神之法，不可废也。更有阳盛阴虚而见此证者，当用炙甘草加减，用枣仁、茯苓、当归等味，又不可不择。诸说皆可参考。又按：《玉函》无者字。《脉经》《千金翼》，无太阳二字。《千金翼》作火针，于义皆无出入。

123. 太陽病，當惡寒發熱，今自汗出，反不惡寒發熱，關上脈細數者，以醫吐之過也。一二日吐之者，腹中飢，口不能食；三四日吐之者，不喜糜粥，欲食冷食，朝食暮吐，以醫吐之所致也，此爲小逆。

成无己 恶寒发热，为太阳表病；自汗出，不恶寒发热者，阳明证。本太阳表病，医反吐之，伤动胃气，表邪乘虚传入阳明也。以关脉细数，知医吐之所致。病一二日，为表邪尚寒而未成热，吐之则表寒传于胃中，胃中虚寒，故腹中饥而口不能食。病三四日，则表邪已传成热，吐之，则表热乘虚入胃，胃中虚热，故不喜糜粥，欲食冷食，朝食暮吐也。朝食暮吐者，晨食入胃，胃虚不能克化，即知至暮胃气行里，与邪气相搏，则胃气反逆，而以胃气尚在，故止云小逆。

张隐庵 此下凡四节统论吐之太过，而有邪正虚实之分焉。此节言吐伤中土而脾胃虚寒，一二日乃阳明主气，故吐之则伤胃；三四日乃太阴主气，故吐之则伤脾也。病属太阳当恶寒发热，今自汗出，反不恶寒发热而关上脉细数者，何也？以医吐之过也。夫吐之则津液外亡，中气内虚，是以汗出而关脉细数，关以候中也。夫一二日吐之，则伤阳明胃土之气，故腹中虽饥而口不能食，胃主纳谷故也。三四日吐之，则伤太阴脾土之气。夫胃气虚者，糜粥自养，今不喜糜粥；胃气寒者，饮食宜温，今欲食冷食；夫阳明太阴互相资益，朝食暮吐者，脾不磨而反出，脾主消谷故也。凡此皆以医吐之所致也。本论曰：脉浮大，应发汗，医反下之，此为大逆。今但以医吐之，故为小逆。马氏曰：正虚邪陷，胃气孤危，此尚得为小逆乎？此为小逆，诘词也，亦通。金氏曰：本文虽言一二日、三四日，究以二日、四日为主，所谓言不尽意也。

钱潢　病在太阳，自当恶寒发热，今自汗出而不恶寒已属阳明。然阳明当身热汗出，不恶寒而反恶热，今不发热，乃关上脉见细数，则又非阳明之脉证矣。其所以脉证不相符合者，以医误吐而致变也。夫太阳表证，当以汗解，自非邪在胸中，岂宜用吐？若妄用吐法，必伤胃气。然因吐得汗，有发散之意寓焉，故不恶寒发热也。关上，脾胃之部位也，细则为虚，数则为热。误吐之后，胃气既伤，津液耗亡，虚邪误入阳明，胃脘之阳虚躁，故细数也。一二日邪在太阳之经，因吐而散，故表证皆去，虽误伤其胃中之阳气，而胃未大损，所以腹中犹饥，然阳气已伤，胃中虚冷，故口不能食。三四日则邪已深入，若误吐之，损胃尤甚，胃气虚冷，状如阳明中寒，不能食，故不喜糜粥也。及胃阳虚躁，故反欲食冷食，及致冷食入胃，胃中虚冷不化，故上逆而吐也。此虽因误吐致变，然表邪既解，无内陷之患，不过当温中和胃而已，此为变逆之小者也。

程应旄　吐之不当，则周身之气皆逆，而五藏颠覆，下空上逆，气不能归，故有如此景气。

张锡驹 自汗出者，吐伤中气，而脾津外泄也。程云，表邪不外越而上越，故为小逆。

《金鉴》 欲食冷食之下，当有"五六日吐之者"六字，若无此一句，则不喜糜粥，欲食冷食，与朝食暮吐之文，不相联属，且以上文一二日、三四日之文，细玩之，则可知必有五六日吐之一句，由浅及深谓也。

柯韵伯 此为小逆四字，移吐之过也下。

汪琥 《补亡论》常器之云，可与小半夏汤，亦与半夏干姜汤。郭白云：《活人书》大小半夏加茯苓汤，半夏生姜汤，皆可选用。

曹颖甫 世之治伤寒者，动称汗、吐、下三法，此大谬也。三阳之证惟汗下为常法，然汗之太过，下之太早，尚不免于流弊，至于吐则在禁例，与火劫发汗相等。即如太阳伤寒，恶寒发热其常也，此麻黄汤证也；即自汗出而见发热亦其常也，此中风主桂枝汤之证也。今自汗出，反不恶寒发热，关上脉见细数，细则为虚，数则为热，关上则为脾胃。胃中原有胆汁，及肝脾之液为之消谷，惟吐之太过，胆汁倾泄则黄而苦，肝液倾泄则清而酸，脾液倾泄则腻而甜（脾，西医谓之脺，亦称甜肉）。吐之太过则胃中虚寒，不能消磨水谷，细数之脉真寒而假热，脉数者，当消谷，今不能食，此与后文发汗令阳气微，膈气虚之脉数正复相等。仲师言一二日吐之，腹中饥，口不能食者，一候至二候为八九日之期，八九日则太阳气将传阳明，用药吐之则伤胃气，胃伤不受水谷，故腹中饥而口不能食。其所以不能食，膈上之虚阳阻之也。此证宜附子理中冷服方受，或于温药中略增川连以导之。言三四日吐，不喜糜粥，欲食冷食，朝食暮吐者，三候至四候为二十二三日之期，二十二三日病气将传太阴，此时用药吐之，伤其脾精，脾液不能合胆汁肝液还入胃中而消谷。气逆于膈上，则生虚热；阳微于中脘，则生实寒。虚热在上，不能受糜粥之热，故反喜冷食，胃中本寒，热食尚不能消，况于冷食，故朝食而暮吐，此证名反胃，宜大半夏汤，半夏宜生用，甚则吴茱萸汤。谓之小逆者，此虽吐之内烦，不比汗下亡阳之变，一经温中，<u>虚烦立止</u>，故称小逆。

丹波元简 《金鉴》柯氏二说皆不可从。

124. 太陽病吐之，但太陽病當惡寒，今反不惡寒，不欲近衣，此爲吐之内煩也。

成无己 太阳表病，医反吐之，伤于胃气，邪热乘虚入胃，胃为邪热内烦，故不恶寒，不欲近衣也。

张隐庵 此言吐亡津液，而致阳热过盛也。太阳病反不恶寒至不欲近衣，乃阳热盛而阴液消亡。此为吐之闷烦者，言吐伤心主之气而烦也。

方有执 不恶寒，不欲近衣者，虽不显热而热在内也。故曰内烦。

《金鉴》 太阳病吐之表解者，当不恶寒，里解者亦不恶热。今反不恶寒不欲近衣者，是恶热也。此由吐之后，表解里不解，内生烦热也。盖无汗烦热，热在表，大青龙汤证也；有汗烦热，热在里，白虎汤证也；吐下后心下懊憹，无汗烦热，大便虽鞭，热犹在内，栀子豉汤证也；有汗烦热，大便已鞭，热悉入府，调胃承气汤证也。今因吐后，内生烦热，是为气液已伤之虚烦，非未经汗下之实烦也。以上之法，皆不可施，惟宜用竹叶石膏汤，于益气生津中清热宁烦可也。

陈修园 太阳病不当吐而吐之，但太阳病原当恶寒，今吐后反不恶寒，不欲近衣者，此为吐之伤上焦心主之气，阳无所附而内烦也。

曹颖甫 太阳病当恶寒，以吐之之故，反不恶寒，此与前条同。惟不欲近衣者，则与前条异。热在骨髓，乃不欲近衣，吐之内烦，何以见此证情？仲师又不出方治，此正所当研核者也。盖太阳之气标热而本寒，太阳寒水不能作汗，反随涌吐而告竭，标热乃独张于外，此证若渴饮而脉洪大则为人参白虎汤证，为其入阳明也。若但热不渴者，则为桂枝白虎汤证，为其入阳明而未离太阳也。学者能于此而推广之，则思过半矣。

山田正珍 太阳病吐之句下，似有阙文。

正方按 第二句用但字，与第一句太阳病吐之，语气不属，山田氏之说或是。

125.病人脈數，數爲熱，當消穀引食，而反吐者，此爲發汗，令陽氣微，膈氣虛，脈乃數也。數爲客熱，不能消穀，以胃中虛冷故也。

成无己 阳受气于胸中，发汗外虚阳气，是令阳气微，膈气虚也。数为热，本热则合消谷，客热则不能消谷，因发汗外损阳气，致胃中虚冷故吐也。

山田正珍 数为热，乃令阳气微等语，自有辨脉平脉法中辞气。又引刘栋曰：此条后人所记也。

正方按 此条直似一百二十二条之注文，山田、刘栋二氏之言似可信。

126. 太陽病，過經十餘日，心下溫溫欲吐，而胸中痛，大便反溏，腹微滿，鬱鬱微煩。先其時，自極吐下者，與調胃承氣湯，若不爾者，不可與。但欲嘔，胸中痛，微溏者，此非柴胡證，以嘔故知極吐下也。

成无己 心下温温欲吐，郁郁微烦，胸中痛，当责邪热客于胸中。大便反溏，腹微满，则邪热以下于胃也。日数虽多，若不经吐下，止是传邪，亦未可下，当与柴胡汤，以除上中二焦之邪，若曾吐下，伤损胃气，胃虚则邪乘虚入胃为实，非柴胡汤所能去，与调胃承气汤下胃热，以呕，知胃气先曾伤动也。

张隐庵 夫欲吐而大便溏，亦有胃实之证，审其未至十余日之时，自极欲吐下而为胃实者，与调胃承气汤。不尔者，不可与，慎之也。但此欲呕、胸中痛、微溏三者，乃少阴之邪陷于脾土，此非柴胡证，救里可也。以呕故知极吐下也，言亦非承气证，不过以呕故审知其极欲吐下否也。愚按："不尔者，不可与"，则承气汤亡矣；又云："以呕故知极吐下"，言但以呕之故而自极吐下，又亡矣，学者所当意会者也。

陈修园 然以上诸证，或虚或实，不无疑义，必须审病人之情。先此十余日之时，自料其病，若得极吐极下，而后适其意者，此胃实也，可与调胃承气汤微和胃气；若不尔者，为虚证，则不可与。若但欲呕，而无心下温温之证；但胸中痛，而

无郁郁微烦证；但微溏，而无腹满证者，此且非柴胡证，况敢
遽认为承气证乎？然则承气证从何处而得其病情乎？以其呕即
温温欲吐之状，故知先此时自欲极吐下也。此一节，言病证在
疑似之间，而得其欲吐之情为主，兼参欲下以定治法，甚矣！
问证之不可不讲也。

曹颖甫 太阳病过经十余日，已在三候之期，病机当传阳
明。心下温温欲吐者，温温为水将沸，水中时有一沤，续续上
泛，喻不急也。胸为阳位，胸中阳气不宣，故胸痛，但上闭者，
下必不达，而大便反溏，腹微满而见溏，此正系在太阴，腐秽
当去之象。郁郁微烦者，此即太阳病若吐若下，若发汗微烦，
与小承气汤和之之例也。然必审其先时，自极吐下伤其津液者，
乃可与调胃承气汤，若未经吐下即不可与。所以然者，虑其湿
热太甚，下之利遂不止也。唯但欲呕，胸中痛，微溏，何以决
其非柴胡证？但欲呕，何以知其极吐下？意旨殊不了了。按：
伤寒十三日不解条下云，胸胁满而呕，日晡所发潮热，已而微
利，此本柴胡证，今但欲呕而胸中痛，与胸胁满而呕相似，况
柴胡证多呕，今反因其呕而决其为极吐下，意旨尤不可通。不
知此"呕"字，即上温温欲吐之吐，传写者误作"呕"字耳。
但欲吐者，缘吐下伤其中气，中阳虚寒而气上泛也。惟既极吐
下，胃津先竭，不无燥矣，故可与调胃承气证，此条正以当传
阳明之期，证明调胃承气证。张隐庵反谓非承气证，已属谬误，
又以自极吐下释为自欲极吐下，按之文义尤属不通。此不过考
其未至十余日时，曾经吐下否耳。张隐庵唯不知"呕"字为
"吐"字之误，故说解支绌如此。自愚按以下数语，尤为阳明谵

语当以下大承气，从下部出者也。

山田正珍 温温读曰愠愠，考证见下。自当作而，因声近而讹。盖自者，去声，四寘韵。而者，平声，四支韵。其韵虽异，音则相近。前第三十二葛根汤条，而下利误作自下利者，亦为之故也。又少阴篇真武汤条，自下利之自字，《玉函》《千金翼》俱误作而字，可谓明征矣。以呕，当作以溏，应上文反溏语也。过经谓表解也，言太阳病，表证已罢十余日，心下愠愠欲吐而胸中痛，大便不溏者，此为邪传少阳，小柴胡汤证也。今其人大便当不溏而反溏，郁郁微烦者，知医先此时而极吐下。《字典》极字注云，极，尽也。《易·系辞》，极其数，遂定天下之象。极吐下者，必用瓜蒂、巴豆类，故伤动肠胃，以致下利也。然是药毒未解之下利，非虚寒下利，又非太阳病外证未除而数下之，遂致虚寒之利也，故与调胃承气汤，以和其胃则愈。若不尔者，谓不因极吐下而有此证，则虚寒之溏，虚寒之腹满，虚烦之烦也，虽有似柴胡证者，非实热者也。其脉当微弱结代，义如前百十条所述，不可与调胃承气汤，宜以理中四逆辈温之。若但欲呕，胸中痛，大便微溏者，似柴胡证，而非柴胡证，以其大便溏之故，知其极吐下，又知其非柴胡证也。按此章也，言简而旨微，加以传写之谬，是以千古愦愦，终莫得其本旨者。刘栋解自极吐下，以为病人自欲为吐下，妄之尤甚者。极字岂有欲义耶？（附考）尝考论中，本条既曰心下温温，欲吐而胸中痛，又少阴篇曰心中温温欲吐而不能吐，温温二字，古来注家，并未之译。考诸《尔雅·释训》则曰：温温，柔也。疏曰：宽缓和柔也。以是释之乎？其奈枘凿不相入何。及于王肯堂解出，始为之说云，温温，当是嗢嗢，乃吐饮之状也。《医宗金鉴》亦从而由之，盖据《玉函经》也。因考字书，嗢，乙骨切，又乌没切，《潘岳笙赋》注，训嗢哕，以为吐饮之貌，此虽稍近有理，犹未妥帖，且也字形与音，亦颇奇僻，不合全论典雅之旨也。浪华濑穆，又改作蕴蕴。蕴蕴乃结聚之貌。傅休奕《郁金赋》，虽有英蕴蕴而金黄之语，亦未足以为的确之解也。余则以为温温，即愠愠，古字通用，不必改作，唯读作去声耳。《素问·玉机真藏论》曰：秋脉大过，则令人逆气而背痛愠愠然。《千金方》引《伤寒论》少阴篇文，亦作愠愠。又考《韵会小补》，温字注云，又问韵，纡问切，释文云，又作蕴愠，可见温温，即愠愠。乃为烦愦愠闷之貌。盖古昔圣人之制字，唯有音之与义已。未有平上去入，其有之则自梁·沈约始，虽然，业既有音之与义，则非全无四声。但呼法不明，四声混淆，殆如倭音之类耳，故汉魏以上诸书，遇其音同者，则取次借用，而不复顾字义之异。如恟恟（平声），通作凶凶、洶洶、恟恟（并上声）。昧昧（去声），通作梅梅、媒媒（并平声），又通作每每（上声），详见于方以智《通雅》。又如夫将读弊（《孝经·事君》章）。毁读毇（《孝经·丧亲》章）。摽读标（《毛诗》摽有梅篇）。驾读加（《吕览》贵因篇）及藩之转发（《大学》，仁者，以财发身之发）。曰之转爱（《尚书》洪范土爰稼穑）。安之转于（《韩非子》内诸说）。立之转粒（《周颂》思文立我烝民，即益稷所谓烝民乃粒也）。古经传中此例极多，故不通古音，则古书不可得而解，噫，先辈诸子，何其不思诸。

正方按　此条今古诸家意解纷然，吾直为之解曰，自太阳病至与调胃承气汤为一段，若不尔者下为一段，下一段乃重简上文之义也。夫欲吐而胸中痛，大便反溏，腹微满，郁郁微烦。与但欲呕，胸中痛，微溏者何异乎？反吐与呕二字不同耳。呕与吐其别几何？且呕吐二字常互用，此非柴胡汤证者，盖恐人因以上证状误认为柴胡证，且证明其为先曾自极吐下也。条文清晰，并不难解，何诸家之嚷嚷不休耶？或以为呕当作以吐（曹氏），或以为当作以溏（山田氏），夫呕以吐，在此条中是可互用者，吐或呕，乃前曾自极吐下之余势也。溏乃极下之尾声也。皆可证其为先曾自极吐下者，又何诤乎？温温二字曹氏云为如水之将沸。乃想象之辨，无所考据，山田氏考据綦繁，然亦未甚稳当。谓温温与愠愠相通，古书难寻此例。查，愠字，《唐韵》《正韵》并为于问切，《集韵》《韵会》并作纡问切，音蕴，《说文》怒也，本作㥥，《广韵》恚也，《仓颉篇》恨也。《诗·邶风》愠于群小，又《集韵》委陨切，《韵会》委粉切，并音恽，心所蕴积也。又或作蕴，《诗·桧风》我心愠结兮，又《集韵》，乌本切并因稳，愠愉烦愦也。亦作菀，《诗·小雅》，我心菀结，（注）徐音于阮反。又《集韵》，纡勿切，音郁，心所郁积也。或作悠，省作宛，《史记·仓公传》，宛笃不发。又叶于云切，音煴，《虞舜南风歌》，南风之薰兮，可以解吾民之愠兮。再据本论少阴篇之愠愠，与《内经》之背痛愠愠然，若以为温为愠愠误，岂不较妥耶？总之为脑中烦满不挟耳。成注谓若曾吐下，伤损胃气，胃虚则邪乘虚入胃为实，非柴胡汤所能去，与调胃承气汤下胃热，以呕知胃气先曾伤动也。至为明畅，此聊摄之所以为聊摄也。上节言发汗之误，此言吐下之误也。隐庵之说谬甚，修园何亦以之耶？

127. 太陽病六七日，表證仍在，脈微而沉，反不結胸，其人發狂者，以熱在下焦，小腹當鞕滿，小便自利者，下血乃愈。所以然者，以太陽隨經，瘀熱在裏故也。抵當湯主之。

抵當湯方

水蛭熬　蝱蟲去翅足，熬，各三十個　大黃三兩，酒洗　桃仁三十個

上四味，以水五升，煮取三升，去滓，溫服一升，不下再服。

成无己　太阳经也，膀胱府也。此太阳随经入府者也。六七日邪气传里之时，脉微而沉，邪气在里之脉也。表证仍在者，则邪气犹浅，当结于胸中；若不结于胸中，其人发狂者，热结在膀胱也。经曰：热结膀胱，其人如狂。此发狂则热又深也。少腹鞕满，小便不利者，为无血也；小便自利者，血证谛也。与抵当汤以下蓄血。又方解曰：苦走血，咸胜血，蝱虫、水蛭之咸苦，以除蓄血。甘缓结，苦泄热，桃仁、大黄之苦以下结热。

张隐庵　蝱虫、水蛭皆吮血之虫，一飞一潜，潜者下行在里之瘀，飞者上承随经之热，而使之下行也。高子曰：太阳表邪循背下入，则为抵当汤证，而属有形；从胸下入，则为桃仁承气汤证，而属无形。曰抵当，曰承气，则有形无形气分血分从可识矣。

曹颖甫 太阳病六七日已满一候，仍见恶寒发热之表证，则其病为不传。但不传者，脉必浮紧及浮缓，乃反见沉微之脉。考结胸一证，关上脉沉以其结在心下也。今见沉微之脉，反不结胸，其人发狂者，因太阳阳热陷于下焦，致少腹鞕满。夫下焦者，决渎之官，上出于肾，下属膀胱，西医谓之输尿管，亦称肾膀管。中医认为肾与膀胱相表里者，以此以少阴为寒水之藏者，未尝不以此也。血海附丽于膀胱，太阳阳热随经而结于府，伤及胞中，血海因病蓄血，然必验其小便之利，乃可定为血证，抵当汤一下，而即愈矣。

山田正珍 此辨太阳病有蓄血者，比桃仁承气证，一等重者也。彼则小腹急结，此则小腹鞕满，彼则如狂，此则发狂；彼则汗出，此则下后，自有差别也。桃仁承气证，其血自下，其为瘀血之病，不俟辨明矣。此则血不下，故因小便利不利，以断其为瘀血也。桃核承气，主治伤寒病中，热邪结于下焦，而其血为之不行，滞而为瘀者也。抵当汤丸，主治其人素有瘀血，而热邪乘之者。故阳明篇曰，其人喜忘者，本有久瘀血，宜抵当汤。其有别如此，此下焦本有积血之人，适病伤寒而其热乘瘀血，秽气上而乘心，令人发狂者也。按刘向《新序》云：楚惠王食寒菹而得蛭，因遂吞之，腹有疾而不能食。令尹入问曰：王安得此疾也？王曰：我食寒菹而得蛭，念谴之而不行其罪乎？是法废而威不立也。谴而行其诛乎？则庖宰食监，法皆当死，心又不忍也。故吾恐蛭之见也。因遂吞之，令尹避席，再拜而贺曰：臣闻天道无亲，唯德是辅，君有仁德，天之所奉也，病不为伤。是夕也，惠王之后蛭出，故其久病心腹之疾皆愈。王充《论衡·福虚篇》云：蛭之性食血，惠王心腹之疾，殆积血也。故食血之虫死，而积血之病愈，由此观之，虽丈夫亦有积血之疾。自古而然，第不及妇人最多已。言太阳病六七日，下之后，头痛发热恶寒等仍在，其脉微而沉者，当变为结胸。大陷胸汤条云，脉沉而紧，可见结胸，其脉多沉，今反不结胸，其人发狂者，此为热乘其蓄血。试看小腹虽鞕满，小便则快利如常，可以决蓄血无疑而下之。何以知其经攻下？以仍在二字，及反不结胸四字知之也。下篇云，病发于阳而反下之，热入因作结胸，可见结胸，必是下后之病矣。今此证下后，脉沉而不结胸，故曰反也。再按伤寒下法，种种不同，咸待其表解而后下之，今此条表证仍在，而用下法者，何也？以其脉既变沉微也。若犹浮大者，未可下之也。下条云，太阳病身黄，脉沉结，亦以脉决其表之假在，而实则既解也。《附考》抵当汤及丸，皆破积血之剂，其所以命抵当者，诸家纷然，未有定论也。成无己云，血蓄于下，非大毒驶剂，则不能抵当其甚邪，故治积血曰抵当汤。方有执云，抵当之当，去声，抵，至也。至当不易之正治也。喻昌云，蓄血而至于发狂，则热势攻心，桃仁承气，不足以动其血，非用单刀直入之将，必不能斩关取胜，故名其汤为抵当，抵者至也，乃至当不易之良法也。张志聪云，抵当者，抵当随经之热，而使之下泄也。《医宗金鉴》云，非抵当汤，不足以逐血下瘀，乃至当不易之法也。濑穆云：抵，敌也。当，犹玉卮无当之当，言底也。四味皆逐下瘀血之药，令其实当其瘀血相酿之底，而下之之名也。或曰抵，诸矢切，至也，使之至其底也。其他诸家所解，亦皆不出于上诸说之外，果为至当不易之剂乎？则如桂枝于太阳，柴胡于少阳，承气于阳明，无之而不至当不易，岂独抵当者，训当为底乎？则大小承气于燥屎结鞕之底，十枣瓜蒂于留饮停蓄之底，亦孰不抵当者。余尝闻之，愧一夫不得其所者，调鼎之任也。患一字不能解者，学者之业也。然则方名之末，虽匪治术大本，苟私淑仲景氏者，奈之何其可弗考究乎？按《尔雅·释虫》曰：蛭蝚至掌。《名医别录》亦云，水蛭，亦名至掌。《太平御览》亦引《神农本草经》曰：水蛭亦名至掌。因检《韵镜》，至字去声，四寘韵，抵字上声，四纸韵。韵虽不同，均属开转齿音清行第三等照母。又考之字书，抵通作抵，纸邸之音，击也，触也。当也，至也。乃知其训抵为至，亦因同音而然。盖古昔四声未判，往往通音通用，如亡名作亡命，智者作知者，不遑枚举。此知至抵通用，所谓抵当，即抵掌之讹，而实为水蛭之异称矣。是方以水蛭为君，所以命名抵掌已。若其不直曰水蛭汤者，盖污秽之物，不欲斥言，殊取其异称以为方名，犹如不言人尿汤而言白通汤，不言大便而言不洁，不云死而云物故。可见其读抵曰邸，亦是传习之误矣。但其号蛭曰抵掌，其义不可得而考。要之，方言隐语，不过虎谓于菟，腐鼠谓璞类也。尝详论中，罣误若斯者，不一而足。如彼痓作痉，转矢气，作转失气，挟热利作协热利，本方作本云，小腹作少腹，传写一误，而千载袭其失，流传既久，而耳目熟之，遂至复无一人容疑于其间者，可胜叹哉。

　　正方按　汤名解，唯山田氏考据独审，余家皆不可从。其桃仁承气汤与此汤，一治伤寒热结下焦而血滞，一则治久有瘀血而热承之尤为精当，否则皆治下焦之血积，有何分别而用方有异耶？

128. 太陽病，身黃，脈沉結，少腹鞕，小便不利者，爲無血也；小便自利，其人如狂者，血證諦也。抵當湯主之。

成无己 身黄脉沉结，少腹鞕，小便不利者，胃热，发黄也。可与茵陈汤。身黄，脉沉结，少腹鞕，小便自利，其人如狂者，非胃中瘀热，为热结下焦而为蓄血也，与抵当汤以下蓄血。

柯韵伯 湿热留于皮肤而发黄，卫气不行之故也。燥血结于膀胱而发黄，营气不敷之故也。水结血结，俱是膀胱疾病，故皆少腹鞕满，小便不利是水结，小便自利是血结。如字，助语词，若以如字实讲，与发狂分轻重，则谬矣。

方有执 谛，审也。言如此则为血证审实，无复可疑也。

129. 傷寒有熱，少腹滿，應小便不利；今反利者，爲有血也，當下之，不可餘藥，宜抵當丸。

抵當丸方

虻蟲去足翅　水蛭熬，各二十個　桃仁二十五個　大黃三兩

上四味，搗分爲四丸，以水一升，煮一丸，取七合服之，晬時當下血，若不下者更服。

张隐庵 伤寒有热，邪在内也，少腹满者，瘀在里也，此热在气分而及于少腹，应小便不利。今反利者，气分之热，已

归于血分矣，当下之，不可余药，宜抵当丸，谓伤寒之热，尽归于胞中，故用丸以清胞中之血，无胞外之余热，故不可余药，丸缓故至晬时当下。

正方按 晬时即周时也。犹云对时，此亦下焦蓄血，何以不用汤而改用丸耶？盖此丸之制较前汤为小，复为丸，则力小且缓矣。正为前证较重而此病较轻也，何以知之？前云，身黄，少腹鞕，其人如狂，此则但云：伤寒有热，是未至身黄也。但云少腹满，是未至鞕也。更无如狂之状。学者应当体认者也。

130. 太陽病，小便利者，以飲水多，心下必悸。小便少者，必苦裏急也。

成无己 饮水多而小便自利者，则水不内蓄，但腹中水多，令人心下悸。《金匮要略》曰：食少饮多，水停心下，甚者则悸，饮水多而小便不利，则水蓄于内而不行，必苦里急也。

张隐庵 此言小便利、不利之不同于血证也。太阳病，小便利者，有以饮水多，夫饮水多，心下必悸矣。小便不利而少者，有以气不化，气不化必苦里急也，其不同于血证者，如此。卢氏曰：以饮水多而小便利，非血证谛而小便利也。故结此以别之。

正方按 此恐人因小便利而误为抵当证，特举出饮水多以别之，精细极矣。此条看似辨水，实为辨血而设。且完足血证之鉴别诊断也。以下即另开结胸证。

131. 問曰，病有結胸，有藏結，其狀如何？答曰：

按之痛，寸脈浮，關脈沉，名曰結胸也。

张隐庵 自此以下凡十节，论太阳之结胸不同于少阴之藏结、痞气，阳气受病而为大陷胸汤之证也。结胸者，病发于太阳而结于胸也；藏结者，病发于少阴而结于藏也。病气结于胸膈之有形，而太阳之正气反格于外而不能入，故按之痛。太阳之气主高表，故寸脉浮。邪结于胸故关脉沉，名曰结胸也。张氏曰：邪结于胸，太阳正气不能内入，则为结胸；太阳正气内结，病邪拒于胸膈而正气不能外出，亦为结胸。然邪结于胸者，可下；太阳之正气结于胸者，不可下，观下"结胸证，其脉浮大"，"结胸证悉具"两节而义可知矣。愚按：自此以下凡三十九节，统论痞结之证。夫结者，结胸、藏结是也；痞者，痞气是也。然结胸有在气、在经之不同，在气则为大结胸，在经则为小结胸；藏结有在心下、胁下之各异，在心下则为痞，在胁下则为三阴藏结之死证。夫大、小结胸，痞气、藏结俱有死有生，今大结胸言死证，而小结胸不言；藏结言死证，而痞气不言，其中各宜体会章法气脉。自"病有结胸，有藏结"始，直至"胁下素有痞，此名藏结"终。其中在气、在经，在上、在下，阴阳、生死，内外证治，井井有条，学者玩索而有得焉，则终身取之而其义无穷矣。

132. 何爲藏結？答曰：如結胸狀，飲食如故，時時下利，寸脈浮，關脈小細沉緊，名曰藏結。舌上白胎滑者，難治。

成无己　结胸者，邪结在胸；藏结者，邪结在藏。二者皆下后，邪气乘虚入里所致。下后邪气入里，与阳相结者为结胸，以阳受气于胸中故尔；与阴相结者为藏结，以阴受之则入五藏故尔。气宜通，而塞故痛。邪结阳分，则阴气不得上通；邪结阴分，则阳气不得下通。是二者，皆心下鞕痛。寸脉浮，关脉沉，知邪结在阳也；寸脉浮，关脉小细沉紧，知邪结在阴也。阴结而阳不结，虽心下结痛，饮食亦自如，故阴气乘肠虚而下，故时时自下利。阴得阳则解，藏结得热证多则易治。舌上白胎滑者，邪气结胸中亦寒，故云难治。

张隐庵　此言藏结，状如结胸，而有少阴、太阳之别也。如结胸状者，少阴之神机格于外而不能入，亦于太阳结胸之状。然病气不结于胸膈之有形，故饮食如故。时时下利者，病邪陷于阴也。寸脉浮者，神气浮于外也。关脉小细沉紧者，少阴阴气盛，故脉小细，君火之气陷于阴故沉紧也。此病发于阴，故名藏结。舌上白胎滑者，神气格于外，而心气虚寒不得阳热之化也，故为难治。

《金鉴》　"案此条舌上白胎滑者难治"句，前人旧注，皆单指藏结而言，未见明晰，误人不少。盖舌胎白滑，即结胸证具，亦是假实；舌胎干黄，虽藏结证具，每伏真热。藏结阴邪，白滑为顺，尚可温散；结胸阳邪，见此为逆，不堪攻下，故为难治。由此可知，著书立论，必须躬亲体验，真知灼见，方有济于用，若徒就纸上陈言，牵强附会，又何异按图索骥耶？

丹波元简　案：《金鉴》此说，未知于经旨如何，然系于实验，故附于此。又案汪注，结胸伤上焦之阳气，藏结伤中焦之阴气，于理未允。又案胎，锡驹作苔，原于庞氏《总病论》，知是胎本苔字，从肉作胎，与胚胎之胎，义自别。又《圣惠方》，载本经文，亦并作苔。

133. 藏結無陽證，不往來寒熱，舌上胎滑者，不可攻也。

成无己 藏结于法当下，无阳证，为表无热；不往来寒热，为半表半里无热；其人反静为里无热。经曰，舌上如胎者，以丹田有热，胸中有寒，以表里皆寒，故不可攻。

张隐庵 此承上文藏结而言少阴君火之气有阳热之证，少阴标阴本热而外合太阳有往来之寒热。今藏结无阳证，不往来寒热，故其人反静，意谓病无君火本热之阳，而反见阴寒宁静之象。舌上胎滑者，心火之气已虚，故不可攻也。潘氏曰："按文义，若藏结有阳证，亦属可攻。"

陈修园 藏结发于少阴，少阴上火下水，本热标寒，必得君火阳热之化则无病，今不得其热化，则为藏结无阳证。少阴主枢，今病不见往来寒热，是少阴之阳气不能从枢以出也。阳动而阴静，故其人反静，舌上胎滑者，为君火衰微，而阴寒气盛，不得不切戒之曰：不可攻也。此承上文而言藏结之证也。又曰：少阴上火而下水，其气交会于阳明中土，故脉现于关。沉与结胸无异，而小细紧为藏阴虚寒结证所独也。又按：程郊倩云：浮为寒伤表脉，沉为邪入于里脉。上节单言沉，沉而有力也；此节兼沉小细紧而言，脉之分别如此。

曹颖甫 大抵太阳标热挟实者易治，太阳本寒挟虚者难治，结胸之证阴盛格阳者难治，藏结证独阴无阳者不治。黄坤载云，本异日之阳明证，早下而成结胸；本异日之太阴证，误下即为藏结，此数语最为深切著明。张隐庵乃以为病发于太阳而结于胸，病发少阴而结于脏，无论此二证为误治之坏病，不当言发于某经结于某处，即太阳坏病而强认为少阴，究何异于瞽者之论五色乎？盖论病不实地试验，即言之成理，终为诞妄。太阳之将传阳明也，上湿而下燥，魄汗未尽，留于上膈，则为痰涎；燥气独发于肠胃则为便难；燥热蒸迫上膈，乃见潮热；热邪合秽浊之气，上冲颠顶，则为头痛；浊气上蒙于脑，则为谵语，此不难一下而即愈者。若夫下燥而上湿，则胃中之火不盛；湿邪上泛则呕多；湿邪停于上膈，则心下鞕满。设攻之太早，燥矢虽略通而痰涎内结，必不能一下而尽，于是下后湿注大肠则利下不止而死；湿留上膈而不去，则为结胸，此即阳明未经燥实早下而病结胸之明证也。太阳寒水之并入太阴也，上寒而下湿，上寒则吐，下湿则腹满，中阳不运，则食不下，水与湿混而为一，则自利甚。寒并太阴部分，则腹痛，此不难一温而即愈也。若夫太阳寒水闭于皮毛腠理者，未经化汗，太阴湿藏沾渍不解者，未经阳热蒸迫化燥，设谬以为可攻，而在表之寒与在里之湿，凝固而不去，于是湿痰下注入肠，无阳气为之蒸化，则其病为痼瘕。痼瘕色白而黏腻，设见渴饮诸证，则中含阳明燥气，下之可愈。湿痰并居中脘，无阳热与之相抗，则其病为胸下结鞕，是谓藏结。藏结者，结在太阴之藏也。此即太阳之病，系在太阴，误下而成藏结之明证也。凡病中有所不通则痛，痰涎凝结于胸中，故按胸而痛。寸脉浮者，表未解也；关脉沉者，以邪结胸膈而中气不通也。然则藏结何以如结胸状？明其为太阴之病，胸下结鞕之证也。此证食本不下，因误下之故，而反饮食如故，本自利而自利未减者，此正与厥阴之证除中相类。除中者，阴寒内踞，胃气中绝，上无所拒，而下不能留也。舌上白胎滑难治云者，盖胃中有热并湿上蒸则苔黄腻，胃有燥热，乃见焦黑，若但见白胎而兼润滑则中阳已败，干姜甘草不足以复之，附子理中不足以温之，而扁鹊惊走矣。病机陷于半表半里者，邪正相争则往来寒热，故太阳病有发热恶寒之桂枝麻黄各半汤，有形似疟日再发之桂枝二麻黄一汤，有发热恶寒之桂枝二越婢一汤，又有伤寒中风五六日往来寒热之柴胡汤。若不往来寒热则正气不能与邪争，唯其独阴无阳，故其人反静，舌上苔滑者，脾肾虚寒而不复温升也。譬之土润溽暑则地生莓苔，可见舌上有苔实由脾阳挟水气上行，郁蒸而始见。今藏结之证，中阳垂绝，宁复有生气发见于舌本，故但见寒湿之润滑而绝无一线生机。此证不攻必死，攻之亦死，曰不可攻者，冀其阳气渐复，或当挽救于万一也。

丹波元简　案藏结，王朝章刺关元穴，非也。汪氏云，宜用艾灸之，《蕴要》曰，灸气海、关元穴，宜人参三白汤加干姜，寒甚者加附子。《全生集》曰，灸关元，与茱萸四逆加附子汤。以上宜选用。《准绳》曰，王朝东服小柴胡汤，其已云不往来寒热，何用小柴胡汤？是甚谬矣。《金鉴》程知云，经于藏结白胎滑者，只言难治，未尝言不可治也。只言藏结无热，舌胎滑者不可攻，未尝言藏有热，舌胎不滑者，亦不可攻也。意者丹田有热，胸中有寒之证，必有和解其热、温散其寒之法，俾内邪潜消，外邪渐解者，斯则良工之苦心乎。汪氏云，藏结本无可下之证。成注云，于法当下者，误。《集注》潘氏曰，案文义，若藏结有阳证，亦属可攻，此说亦恐不必矣。案反字，对结胸烦躁而言。

山田正珍 上三条系王叔和敷衍之文，刘栋以为后人之言是也。

正方按 不往来寒热。《脉经》作寒而不热，胎滑，《巢源》，作不胎。庞氏，胎作苔，张锡驹同。又按下条首云，病发于阳而反下之句，即开首发论之言也，则上三条可如山田氏之说，若云证言，则曹氏之说颇切实。

134.病發于陽，而反下之，熱入因作結胸；病發于陰，而反下之，因作痞。所以成結胸者，以下之太早故也。結胸者，項亦強，如柔痓狀。下之則和，宜大陷胸丸。

大陷胸丸方

大黄半斤　葶藶半斤　芒硝半斤　杏仁半斤，去皮尖熬

上四味，搗篩二味，内杏仁、芒硝，合研如脂，和散，取如彈丸一枚；别搗甘遂末一錢匕，白蜜二合，水二升，煮取一升，温頓服之，一宿乃下，如不下更服，取下爲效，禁如藥法。

成无己 发热恶寒者，发于阳也。而反下之，则表中阳邪入里，结于胸中为结胸；无热恶寒者，发于阴也，而反下之，表中阴邪入里，结于心下为痞。结胸病项强者，为邪结胸中，

胸中结满，心下紧实，但能仰而不能挽，是项强，亦如柔痓之状也。与大陷胸丸，下结泄满。又方解曰：大黄、芒硝之苦咸，所以下热。葶苈、杏仁之苦甘，所以泄满。甘遂取能直达，白蜜取其润利，皆以下泄满实物也。

张隐庵 上文言病少阴而不得阳热之气，则为藏结；此言病少阴而上承君火之阳，则下之成痞。痞与藏结咸发于阴，而又有阴阳、上下之殊，不但不同于结胸也。病发于阳者，发于太阳也，太阳主表，宜以汗解，而反下之，则胃中空虚，热邪内入而结于胸膈之阳分，因作结胸。病发于阴者，发于手少阴也，少阴上火下水而主神机出入，治当助其君火之阳而反下之，则邪入于胸膈之阴分，因作痞也。夫未论痞，先论结胸者，以下之太早故也。夫藏结状如结胸，而结胸之状如何？结胸者，项亦强，如柔痓状，所以然者，太阳之气运行于肤表，气结于胸则通体之气机不转，是以项亦强如柔痓之几几然。故下之则和，宜大陷胸丸。芒硝、大黄上承太阳之邪热以下行，葶苈、杏仁和肺气以解太阳之气结，盖太阳之气主通体之皮毛也，甘遂气味苦寒，主破坚积、利水道，太阳气结则水道不利，水道行则气结亦解矣。用丸者，丸缓留中，解胸内之邪结，疏太阳之表气，故不第曰"下之"，而曰"下之则和"者，缓下也，则用汤则必一鼓而下矣。

钱潢 发于阳者，邪在阳经之谓也。发于阴者，邪在阴经之谓也。反下之者，不当下而下之也。两反下之，其义迥别，一则以表邪未解而曰反下，一则以始终不可下而曰反下也。因者，因误下之虚也。结胸则言热入者，以发热恶寒，表邪未解，误下则热邪乘虚陷入而为结胸，以热邪实于里，故以大小陷胸攻之。痞不言热入者，盖阴病本属无阳，一误下之则阳气愈虚，阴邪愈盛，客气上逆，即因之而为痞鞕，如甘草、半夏、生姜三泻心汤证是也。末句但言下早为结胸之故，而不及痞者，以邪在阳经而未解，邪犹在表，若早下之，则里虚而邪热陷入，致成结胸。若表邪已解而下之，自无变逆之患，故以下早为嫌。至于邪入阴经之证，本无可下之理，阴经虽有急下之条，亦皆由热邪传里，非阴经本病也。除此以外，其可反下之乎？又曰：旧注咸谓风伤卫而阳邪陷入为结胸，寒伤营而阴邪陷入为痞，此诚千古之误。详究论中，中风亦有成心下痞者，伤寒亦有成结胸者，更有中风伤寒并见，而只作心下痞者，有但伤寒而心下满鞕痛者为结胸，但满而不痛者为痞，参互交错，未便分属两篇，故别编一卷，位置于上中二卷之后，以见风寒均有此二证之意。

程应旄　发于阳者，从发热恶寒而来，否则热多寒少者，下则表热陷入，为膻中之阳所格，两阳相搏，是为结胸，结胸为实邪。发于阴者，从无热恶寒而来，否则，寒多热少者，下则虚邪上逆，亦为膻中之阳所拒，阴阳互结，是为痞，痞为虚邪。

张璐　病发于阳者，太阳表证误下，邪结于胸也。病发于阴者，皆是内挟痰饮，外感风寒，中气先伤，所以汗下不解，而心下痞也。或言中风为阳邪，伤寒为阴邪。方、喻、《金鉴》皆然。安有风伤卫气，气受伤而反变为结胸，寒伤营血，血受伤而反成痞之理？复有误认直中阴寒之阴，下早变成痞者，则阴寒本无实热，何得有下早之变？设阴结、阴躁而误下之，立变危逆，恐不至于成痞停日，待变而死也。

曹颖甫 此条病发于阳，病发于阴，自当以太阳言之，与上发于阳发于阴一例。黄坤载《悬解》，最为谛当。张隐庵之以阴为少阴，其谬误要无可讳。陈修园因之，此又应声之过也。风为阳邪，则病发于阳为中风，当以桂枝汤发腠理之汗，而反下之，热入因作结胸，曰热入者，因中风有热故也。寒为阴邪，则病发于阴，为伤寒，当以麻黄汤发皮毛之汗，而反下之，寒入因而作痞。仲师不言寒入者，省文耳。中风有汗发热易于传化阳明，俟其传阳明而下之，原无结胸之变，惟下之太早，汗未透达于肌表，因合标阳内壅，浸成热痰阻遏肺气，肺气塞于上，则肠胃闭于下，其证略同悬饮之内痛。所以然者，以湿痰胶固于阳位故也。湿痰凝于膈上，燥气留于中脘，故其病体强如柔痉。《金匮》痉湿暍篇，所谓身体强几几然者，即是由体强几几而进之即为卧不着席之大承气证。今本条却言项强，传写者误体为项耳，仲师言下之则和，宜大陷胸丸者，葶苈杏仁甘遂以去上膈之痰，即用硝黄以导中脘之滞。燥气既去，经脉乃伸，其所以用丸不用汤者，此正为油垢黏滞非一过之水，所能荡涤也。

丹波元简 案：发于阳，发于阴，成氏、程氏、钱氏皆原于太阳上篇第八条之义。然所谓阴，非少阴直中之谓，但是寒邪有余，后世所谓挟阴之证。若果直中纯阴，则下之有不立毙者乎？张氏所谓，虽似于经旨未明切，而验之病者，往往有如此者。又曰：张兼善驳成氏，以阴阳为表里。柯氏亦以为外内。

周氏则云:发于阴者,洵是阴证,但是阳经传入之邪,皆不可从也。又曰:《总病论》曰,发热恶寒,为发于阳,误下则为结胸,无热恶寒,为发于阴,误下则为痞气。案成注原于此。

山田正珍 发阴发阳,详见上篇。阳言结胸,阴言痞。互文言之,如《论语》死生有命,富贵在天,《礼记》夫为人子者,出必告,反必面,皆互文也。其实阴阳,皆有痞,有结胸也。言热入而不言寒入者,以成痞者。以结胸多得诸下早,而痞则不必然也。其所谓病发于阴而反下之,因作痞者,如太阴篇首条是也。成结胸之成字,亦与作字为字同,但古文不多有。《晋书·童谣》曰:官家养芦化成荻,芦生不止自成积。孙绰疏曰:若迁都旋轸之日,中兴五陵,即复缅成遐域。痞,否也,气结而否塞之名。《周易·否卦》云,天地不交而万物不通,又云,天地不交否,痞名盖取诸此矣。释名云,痞,否也。气否结也。《病源》云,否者,心下满也。《字汇》云,痞,气隔不通也,皆是也,故无胀无痛,但心下妨闷而不知饥,亦不欲食也。非若结胸之有物,而且鞕且痛也。按痞与结胸,同是心下之病,唯由其气结与水结,以别之名也。成无己、方有执诸人,皆以胸中心下,为之分别,非也。盖结胸之为结,正惟在心下,而非通全腹而然,故不得名曰结腹,而隶诸胸部以命结胸已。亦犹胃隶肠,称云胃中有燥屎。假立之名,以别彼痞耳,如三阴三阳中风伤寒诸名,可以见矣。再按,凡伤寒不可下而反之,热入因作结胸者,是理之常,固不足怪也。其邪自解于外而内更生痞病者,何也?盖以表邪有盛不盛,下剂有峻不峻。今邪自解于外,而内更生痞病者,以邪气本微而攻之太峻也。从来寒热之证，一朝变为虚寒者，皆由此而来。成无己诸人，不会此义，妄谓痞亦表邪入里所结。殊不知仲景氏以热入二字，冠之结胸而不冠痞者，自有深意存焉。果痞之从外邪而来乎？所谓伤寒汗出解之后，心下痞鞕者，其谓之何乎？又曰：结胸证，心下鞕满而痛，甚则背反张，如痉状项亦强，故曰亦也。《金匮》曰：刚痉为病，胸满口噤，卧不着席，脚挛急必齘齿，可与大承气汤，由此考之，本节柔痉之柔，当作刚，凡结胸有热者，宜用大陷胸汤下之。其无热者，宜用大陷胸丸下之。论曰：过经谵语者，以有热也。当以汤下之，而医以丸药下之，非其治也。中篇调胃承气汤条。可见丸方本为无热者而设矣。又曰：刘栋曰，丸方，疑后人所加也。大陷胸丸，本以大陷胸汤为丸者也。犹如理中汤，四逆散之例也。刘栋解为是，按《千金方》四十八，主宿食不消大便难练中丸，药味与此大陷胸丸同，疑后人摘以载于兹，亦不可知矣。又按杏仁皆以枚箇言，而今云半升，亦非仲景方法之征。

正方按　曹氏及山田氏二家之说颇审。

135. 結胸證，其脈浮大者，不可下，下之則死。

成无己　结胸为邪结胸中，属上焦之分，得寸脉浮，关脉沉者，为在里，则可下。若脉浮大，心下虽结，是在表者犹多，未全结也。下之重虚，邪气复结，则难可制。故云：下之则死。

张隐庵　合下两节言太阳正气内结不能外出，而非邪结也。夫太阳之气生于下焦，从中膈而外出于肤表。结胸证者，言太阳之气结于中也。其脉浮大者，太阳之气虚于内而浮大于外也。

下之则太阳根气益虚，不与表阳相接，外内离脱，故死也。张氏曰："治邪结易，治正结难。今治患结胸而死者，皆正结也。"

喻嘉言 胸既结矣，本当下以开其结，然脉浮大，则表邪未尽，下之，是令其结而又结也，所以主死，此见一误不堪再误也。

张兼善 柴胡加桂枝干姜汤以和解之。

陈修园 此言结胸证乃太阳之正气合邪气而结于内。若脉见浮大，是邪实固结于内，正虚反格于外也。

曹颖甫 《易·否》之《象传》曰，内阴而外阳，内柔而外刚，外君子而内小人，小人道长，君子道消也。明乎此，乃可与言结胸之危候。仲师之言曰：结胸证，其脉浮大者，不可下，下之则死；又曰：结胸证悉具，烦躁者亦死。夫群邪在位，贤人在野，则其国必亡。虚阳外脱，阴寒内踞，则其病必死，其所以必死者，结胸而见沉紧之脉，虽阴寒在里，遏其真阳，邪正交争，脉因沉紧，但令真阳战胜，则一下而阴寒消歇，其病决不致死。若反见浮大之脉，譬之明季阮马持权于内，史阁部并命于外，必至君子与小人同败。以沉涸之阴寒，格垂脱之真阳，苟不顾其本原而攻下之，不根之阳方且因之而灭息，此结胸见浮大之脉，所为下之而必死者也。

丹波元简 案：汪氏引《补亡论》常器之云，可与增损理中丸，如未效，用巴豆、黄连捣如泥，封脐上，灼艾灸热渐效。此盖藏结治法，恐与此条证，不相涉也。汪氏以为不可用，是矣。又曰：案方氏、钱氏、程氏以大为虚脉，恐非是也。

136. 結胸證悉具，煩躁者亦死。

成无己　结胸证悉具，邪结已深也。烦躁者，正气散乱也。邪气胜正，病者必死。

张隐庵　结胸证悉具者，在外之为柔痉状，在内之膈内拒痛，外内之证悉具也。烦躁者，上下之阴阳不相交济也。故上节外内相离者死，此上下不相交者亦死。夫太阳正气流行，环转不息，一息不通则生化灭，一丝不续则穿壤判，是以太阳之气结于中，不同邪结胸中之结胸，医者所当简别者也。

曹颖甫　其所以烦躁亦死者，结胸之为病，本痰涎并居胸膈之证，其脉沉而紧，心下痛而鞕，不大便舌燥而渴，日晡潮热，心下至少腹俱鞕满而痛，或体强如柔痉，或心下懊憹，脉之所以沉紧者，病气凝聚而有所著也。心下痛而鞕者，痰浊与水气并居阳位格拒而不下也。不大便舌燥而渴，日晡潮热，心下至少腹鞕满而痛者，太阳寒水凝于上，阳明燥气动于下也。体强柔痉者，阳热内陷而燥气伤筋也。心中懊恼者，心阳为湿痰所郁，而气不舒也。夫所谓结胸证悉具者，在外则状如柔痉，在里则膈内拒痛，阴寒内乘，阳热外灼，此证已属大难，若更加以烦躁，则证情益剧。盖阳气欲发，格于外寒则烦躁；孤阳无归，格于里阴则亦烦躁，烦躁同而格于里阴者为甚。譬之汉唐明之末，群奸肆威福于朝党，锢清流东林之狱，流毒海内，士气消磨殆尽，而三社屋矣，夫群奸肆虐，稍有人心者，不能不并力而争，此亦一烦躁之象也。结胸一证，苟中脘阳气未亡，无论汤荡丸缓，皆当下之，而即愈。若浊阴内闭，孤阳不归，

伤寒论备讲

脾肾虚则里寒益剧，里寒剧则标热益炽。譬之油灯将灭必反大明，此结胸证悉俱所为烦躁而亦死者也。张隐庵乃谓正气内结，见理之悠谬，明眼人当自辨之。陈修园谓邪实固结于内，正虚反格于外，极有见地。黄坤载说尤精。

正方按 曹氏之说颇明畅，又案程应旄谓此时下之则死，不下亦死，唯从前夫下，至于如此，须玩一悉字。山田正珍谓悉具者，表证皆去，而脉不浮大，心下鞕满而痛，其脉沉聚者，是也。结胸原非轻证，加以烦躁，不死何俟。

137. 太陽病，脈浮而動數，浮則爲風，數則爲熱，動則爲痛，數則爲虛，頭痛發熱，微盜汗出而反惡寒者，表未解也。醫反下之，動數變遲，膈內拒痛，胃中空虛，客氣動膈，短氣躁煩，心中懊憹，陽氣內陷，心下因鞕，則爲結胸，大陷胸湯主之。若不結胸，但頭汗出，餘處無汗，劑頸而還，小便不利，身必發黃。（成本末有也字）

大陷胸湯方

大黃六兩　芒硝一升　甘遂一錢匕

上三味，以水六升，先煮大黃，取二升，去滓，內芒硝，煮一兩沸，內甘遂末，溫服一升，得快利，止後服。

成无己 动数皆阳脉也，当责邪在表。睡而汗出者，谓之盗汗，为邪气在半表半里，则不恶寒，此头痛发热，微盗汗出反恶寒者，表未解也。当发其汗。医反下之，虚其胃气，表邪乘虚则陷。邪在表则见阳脉，邪在里则见阴脉，邪气内陷，动数之脉所以变迟，而浮脉独不变者，以邪结胸中，上焦阳结，脉不得而沉也。客气者，外邪乘胃中空虚入里，结于胸膈，膈中拒痛者，客气动膈也。《金匮要略》曰：短气不足以息也，实也。短气躁烦，心中懊憹，皆邪热为实。阳气内陷，气不得通于膈，壅于心下，为鞕满而痛，成结胸也。与大陷胸汤，以下结热。若胃中空虚，阳气内陷，不结于胸膈，下入于胃中者，遍身汗出，则为热越，不能发黄。若但头汗出，身无汗，剂颈而还，小便不利者，热不得越，必发黄也。又方解曰：大黄谓之将军，以苦荡涤。芒硝一名硝石，以其咸能软坚，夫间有甘遂以通水也。甘遂若夫间之，逐其气，可以直达透结，陷胸三物为允。

张隐庵　此邪结于内，故用芒硝、大黄、甘遂以破邪，使结邪一鼓而下，不必破气达表之葶苈、杏仁。

汪琥　案：甘遂，若夫间之遂。考《周礼》，凡治野，夫间有遂。注云，自一夫至千夫之田，为遂，沟洫浍所以通水于川。遂者，通水之道也，广深各三尺曰遂。则是甘遂乃通水之要药，陷胸汤中，以之为君，乃知结胸证，非但实热，此是水邪结于胸下故也。案《周礼·遂人》，上地夫一廛，夫间有遂，遂上有径，十夫有沟。郑玄注云，遂沟，皆所以通水于川也。遂深二尺，沟倍也。

《明理篇》曰："胸为高邪，陷下以平之，故治结胸，曰陷胸汤，利药中此为駃剂，伤寒错恶，结胸为甚。非此汤则不能通利，大而数少，取其迅疾，分解结邪也。"

正方按 《玉函》又大陷胸汤方桂枝四两，甘遂四两，大枣十二枚，栝楼实一枚、去皮，人参四两，上五味，以水七升，煮取三升去滓，温服一升，胸中无坚勿服之。《古方选注》曰：栝楼陷胸中之痰，甘遂陷经隧中之水，以桂枝回护经气，以人参奠安里气，仍以大枣泄营徐徐纵热下行，得成陷下清化之功。《千金翼方》陷胸汤，主胸中心下结坚，食欲不消方，甘遂、大黄各一两，栝楼、甘草各一两，黄连六两，上以水五升，煮取二升五合，分三服。《千金方》则无甘遂。钱潢谓，大黄六两，汉之六两，即宋之一两六钱二分。李时珍云，古之一升，今之二合半，约即今之一瓯也。每服一瓯，约大黄五钱外，结胸恶证，理亦宜然，未为太过，况快利止后服乎？柯琴谓，比大承气更峻，治水肿痢疾之初起者甚捷，然必视其人之壮实者施之。如平素素虚弱，或病后不任攻伐者，当念虚虚之祸。又案：膈内拒痛，《玉函》《脉经》《千金翼》作头痛及眩。客气，《外台》作客热。余处，《玉函》《脉经》，作其余。《全书》脱处字。剂，《脉经》《千金翼》作齐，袁表、沈际飞本《脉经》，有属柴胡栀子汤六字。《金鉴》云：数则为虚句，疑是衍文，极是。心下因鞕，程本作心中因鞕，心下懊侬则可，心中焉能作鞕也。非。

138.傷寒六七日，結胸熱實，脈沉而緊，心下痛，按之石鞕者，大陷胸湯主之。

成无己 病在表而下之，热入因作结胸。此不云下后，而云伤寒六七日，则是传里之实热也。沉为在里，紧为里实，以心下痛，按之石鞕，是以为结胸，与大陷胸汤，以下结热。

张隐庵 此节言寒邪入结于胸膈，不因下而成结胸者，亦大陷胸汤之所主也。伤寒六七日，太阳之气当来复于外，今结胸而热实，乃寒邪之热入结于内，故脉沉而紧，邪气内热，故心下痛而按之石鞕也。大陷胸汤主之。

程应旄 结胸一证，虽曰阳邪陷入，然阴阳二字，从虚实寒热上区别，非从中风伤寒上区别，表热盛实，转入胃府，则为阳明证，表热盛实，不转入胃府而陷入膈，则为结胸证，故不必误下始成。伤寒六七日，有竟成结胸者，以热已成实，而填塞在胸也。脉沉紧心下痛，按之石鞕，知邪热聚于此一处矣。不因下而成结胸者，必其人胸有燥邪，以失汗而表邪合之，遂成里实，此处之紧脉，从痛得之，不作寒断。

魏荔彤 六七日之久，表寒不解，而内热大盛，于里寒邪能变热于里，在胃则为传阳明，在胸则为结胸矣。入胃则为胃实，入胸则为胸实，实者邪热已盛而实也。

《准绳》 引张兼善下早结胸，事之常，热实结胸，事之变，所入之因不同，其证治则一理而已。

曹颖甫 伤寒六七日，甫及一候，所谓伤寒一日，太阳变之也。本寒郁于上，标热实于下，因病结胸关上脉沉紧者，寒与热并居于中脘也。中脘气阻，故心以下痛。水气与热结而成痰，故按之石鞕。但用硝、黄以去实热，甘遂以下湿痰，而结胸自愈。此证不由误下而成，治法与之相等，学者于此可以悟参变矣。

正方按 隐庵谓寒邪入结于胸膈，又云沉为里寒。颖甫谓寒与热并居于中脘，皆非。盖伤寒本为热病，又名汗病，此虽不因下，然总因不得汗解之故，太阳之热不得随汗外越与膈内水热相结则一也。故皆宜大陷胸汤。太阳虽本寒水，此时水已化热，称水则可，称寒则不可，寒热岂可并结乎？寒热相混合则为温乎，若热胜寒，则称热矣。如言阴阳相交，则正是相调，岂得为病乎？况即是病在内不得外越之故，紧即主痛，程应旄谓紧脉从痛得之，不作寒断，是矣。《玉函》作脉浮紧。

139. 傷寒十餘日，熱結在裏，復往來寒熱者，與大柴胡湯。但結胸無大熱者，此爲水結在胸脅也。但頭微汗出者，大陷胸湯主之。

成无己 伤寒十余日，热结在里，是可下之证。复往来寒热，为正邪交争，未全敛结，与大柴胡汤下之。但结胸无大热者，非热结也，是水饮结于胸胁，谓之水结胸。周身汗出者，是水饮，外散则愈。若但头微汗出，余处无汗，是水饮不得外泄，停蓄而不行也，与大陷胸汤，以逐其水。

喻嘉言 后人反谓结胸之外，复有水结胸一证，案《活人书》另用小半夏加茯苓汤，可笑极矣。

钱潢 若是水饮必不与热邪并结。则大陷胸方中，何必有逐水利痰之甘遂乎？

140. 太陽病，重發汗，而復下之，不大便五六日，舌上燥而渴，日晡所小有潮熱，從心下至小腹鞭滿而痛，不可近者，大陷胸湯主之。

成无己 重发汗而复下之，则内外重亡津液。而邪热内结，致不大便五六日，舌上燥而渴者。日晡潮热者属胃，此日晡小有潮热非但在胃，从心下至少腹鞕满而痛不可近者，是一腹中，上下邪气俱甚也。与大陷胸汤以下其邪。

喻嘉言 不大便燥渴，日晡潮热，少腹硬满，证与阳明颇同，但小有潮热，则不似阳明大热，从心下至少腹手不可近，则阳明又不似此大痛。因是辨其为太阳结胸，兼阳明内实也。缘误汗复误下，重伤津液，不大便而燥渴潮热，虽太阳阳明亦属下证，但痰饮内结，必用陷胸汤，由胸胁以及胃肠，荡涤始无余。若但下肠胃结热，反遗胸上痰饮，则非法矣。

正方按 喻氏辩解极精细。学者当须识此，勿令误也。结胸证必有水亦可知矣。又可见同是当汗当下，而汗之下之不治如其证，亦不能愈也。仲师之法精密如此。

141. 小结胸病，正在心下，按之则痛，脉浮滑者，小陷胸汤主之。

小陷胸汤方
半夏半斤　黄连一斤　栝楼实大者一枚
上三味，以水六升，先煮栝楼三升，去滓，内诸药，煮取二升，去滓，分温三服。（半夏半斤，成本作半升）

成无己 心下鞕痛，手不可近者，结胸也。正在心下，按之则痛，是热气犹浅，谓之小结胸。结胸脉沉紧，或寸浮关沉，今脉浮滑，知热未深结，与小陷胸汤，以除胸膈上结热也。又方解曰：苦以泄之，辛以散之，黄连、栝楼实之苦寒以泄热，半夏之辛以散结。

张隐庵 自此以下凡十三节，皆论经脉结邪，或涉心主络脉，或干厥阴血分，或病少阴心气，皆为小结胸证，与大结胸之在气分而从胸膈出入者稍异也。小结胸者，太阳之气合心主之神结于络脉之中。故正在心下，按之则痛者，按而始痛，经脉络邪也。脉浮滑者，浮乃太阳心主之气，滑乃经气交结之邪。小陷胸汤主之，用黄连以泻心下之热，半夏达阳明之邪而解胸结，栝楼实清络脉之邪，从上而下。夫行气分之结，故曰大；行血分之结，故曰小也。

曹颖甫 病在心下，故称结胸。小结胸与大结胸同，此部位之不可攻易者也。但按之痛，则与不按亦痛之大结胸异，脉浮滑利则与大结胸之沉紧异。所结不实，故无沉紧之脉，必待按之而始痛。太阳标热并于上，故脉浮。水气湿热结于心下，故脉滑。小陷胸汤黄连苦降以抑在上之标热，半夏生用以泄水而涤痰，栝楼实以泄中脘之浊。按：此即泻心汤之变方，后文半夏泻心汤、生姜泻心汤、甘草泻心汤，皆黄连、半夏同用，是其明证也。意此证里实不如大结胸而略同虚气之结而成痞，方中用黄连以降上冒之热邪，用栝楼实以通胃中之积垢，与后文治痞之大黄黄连泻心汤相类。但此证为标热陷于心下，吸引痰涎水气而府滞稍轻，故以黄连、半夏为主，而以栝楼实易大黄。后文所列之痞证，关上脉浮者，府滞较甚，而又为标热吸引，故以大黄为主，而黄连副之，不更纳去水之半夏也。

正方按 三家之注合而观之，其义颇尽。汤方服法，三服下，《总病论》《活人书》《准绳》并有微解下黄涎即愈七字。

142. 太陽病二三日，不能臥，但欲起，心下必結，脈微弱者，此本有寒分也。反下之，若利止，必作結胸；未止者，四日復下之，此作協熱利也。

成无己 太阳病二三日，邪在表也，不能卧但欲起，心下必结者，以心下结满，卧则气壅而愈甚，故不能卧而但欲起也。心下结满，有水分，有寒分，有气分，今脉微弱，知本有寒分，医见心下结而反下之，则太阳表邪乘虚入里，利止则邪气留结为结胸。利不止，至次日复如前下利不止者，是邪热下攻肠胃，为挟热利也。

张隐庵 合下两节论小结胸之有碍于开阖枢也，此节言太阳表邪内陷，不能从开而出者，只可从乎内解也。太阳病二三日，当阳明少阳主气之期。不能卧者，太阳之气主开也。但欲起者，少阳之主枢也。心下必结者，阳明之主阖也。以太阳之病而干少阳、阳明之气。脉微弱者，此本有太阳之寒分而阳明、少阳之气未盛也。夫病未反本，治当从本，今反下之，病者必利，若利止，则邪不下陷，必结于胸，此亦病发于阳而下之，因作结胸之意。未止者，四日复下之，四日乃太阴主气之期，脾家实不能合太阳之开而外出，则腐秽当下，此为挟太阳之表邪，而作协热利也。

曹颖甫 太阳病二三候正当传阳明少阳之期，不能卧，但欲起，心下结，此正与胃家实相似。盖胃不和固寐不安也，误下之因，实出于此。由是以微弱之脉，本有寒分者，置之不辨，反与滑大之脉同治，若一下而即止，标热与本寒停蓄心下，因作结胸；若一下不止，则标热与本寒并趋大肠，因作协热利，寒即因利而消，寒以水尽也。按：后文协热利者，脉沉滑，《金匮》下利脉滑者，当有所去，则当及四候之期，更进大承气汤乃一下而无余事矣。少阴篇下利色纯青，与此同例，故知用大承气也。

正方按　钱潢云："不欲卧但欲起者，邪势搅扰，坐卧不宁之状也。若此，则知邪已在胸次之阳位矣。以当未入胃，故知心下必结。"似较曹氏胃家实，胃不和之说为当。丹波元简云：案寒分，汪氏云，痰饮也，以痰水本寒，故曰寒分。然分字不成义，当从《外台》而作久寒，或依《玉函》等删之亦得。协热之协，成本作协并挟同，成注作挟热利。程氏云里寒挟表热而下利，是曰协热，是也。况《玉函》等作挟可为确证矣。方氏云协，互相和同之谓，后世注家多宗其说，不可从矣，极是。又按《玉函》《脉经》《千金翼》起下，有者字，作此本寒也。反上有而字。四下，有五字。复下有重字。协，作挟。《外台》、寒分作久寒。《神巧万全方》，分，作故，王本，删分字。《金鉴》云，复下之，之字，当是利字，上文利未止，岂有复下之理乎？细玩自知，是必传写之误。方云，末句此下，疑有脱误，是不必矣。山田正珍云："此条系王叔和敷演之文。"皆可作参考也。

143. 太陽病下之，其脈促，不結胸者，此爲欲解也。脈浮者，必結胸；脈緊者，必咽痛；脈弦者，必兩脅拘急；脈細數者，頭痛未止；脈沉緊者，必欲嘔；脈沉滑者，協熱利；脈浮滑者必下血。

成无己 此太阳病下之后，邪气传变。其脉促者为阳盛，下后脉促为阳胜阴也。故不作结胸为欲解；下后脉浮为上焦阳邪结，而为结胸也。经曰：结胸者，寸脉浮，关脉沉。下后脉紧，则太阳之邪传于少阴。经曰：脉紧者，属少阴。《内经》曰，邪客于少阴之络，令人咽痛，不可内食，所以脉紧者，必咽痛。脉弦则太阳之邪，传于少阳。经曰：尺寸俱弦者，少阳受病也，其脉循胁络于耳。所以脉弦者，必两胁拘急。下后邪气传里则头痛当止。脉细数为邪未传里，而伤气也。细为气少，数为在表，故头痛未止。脉沉紧，则太阳之邪传于阳明，为里实也。沉为在里，紧为里实，阳明里实，故必欲呕。脉滑则太阳之邪传于肠胃，以滑为阴气有余，知邪气入里，干于下焦也。沉为血胜气虚，是为协热利。浮为气胜血虚，是知必下血。经曰：不宜下而便攻之，诸变不可胜数，此之谓也。

《金鉴》 脉促当是脉浮，始与不结胸为欲解之文义相属。脉浮当是脉促，始与论中结胸、胸满同义。脉紧当是脉细数，脉细数当是脉紧，始合二经本脉。脉浮滑当是脉数滑，浮滑，是论中白虎汤证之脉，数滑，是论中下脓血之脉。细玩诸篇自知。

丹波元简 案：《金鉴》所改，未知旧文果如是否，然此条以脉断证，文势略与辨平二脉相似，疑非仲景原文，柯氏删之，可谓有所见矣。

山田正珍 此条亦叔和所搀，凡由脉以推证，非仲景氏之法也。按《外台》，以太阳病至解也十七字，接后一百五十八条，若心满而鞕痛止，以为一章，非也。

正方按 海内今古注家多随文解释。《金鉴》云云，亦难考，韵伯删之，元简正珍二氏同一见地，殊是。

144. 病在陽，應以汗解之，反以冷水潠之，若灌之，其熱被劫不得去，彌更益煩，肉上粟起，意欲飲水，反不渴者，服文蛤散。若不差者，與五苓散。寒實結胸，無熱證者，與三物小陷胸湯，白散亦可服。

文蛤散方

文蛤五兩

上一味，爲散，以沸湯和一方寸匕服。

白散方

桔梗　貝母各三分　巴豆一分（分，去聲），去皮心，熬黑，研如脂

上三味爲散，内巴豆更於臼中杵之，以白飲和服。強人半錢匕，羸者減之。

成无己 病在阳，为邪在表也，法当汗出而解，反以冷水潠之、灌洗，热被寒水，外不得出，则反攻其里，弥更益烦。肉上粟起者，水寒之气客于皮肤也。意欲饮水者，里有热也。反不渴者，寒在表也。与文蛤散以散表中水寒之气。若不差，是水热相搏欲传于里，与五苓散发汗以和之。始热在表，因水寒制之，不得外泄，内攻于里，结于胸膈，心下鞕痛。本以水寒伏热为实，故谓之寒实结胸。无热证者，外无热而热悉收敛于里也，与小陷胸汤以下逐之。白散下热，故亦可攻。

张隐庵 此言邪之中人，必始于皮毛，留而不去，则入于

肌腠；留而不去则入里经脉；留而不去，则入于府也。病在阳，病在太阳之皮毛也，当是之时，得汗而散也，反以冷水噀之，若灌之，其热被却，则入于肌腠矣。复留而不得去，则入于经脉矣。夫经脉不能合心主之神气以流通则烦，更不能由肌腠而达于皮毛则益烦。弥更者，辗转之意也。夫心主之神合三焦出气以温肌肉，水寒折之，不能合三焦而温肌肉，故肉上粟起。心火不达，故意欲饮水，意欲饮水则当渴矣，反不渴者，假象也。文蛤外刚内柔，秉高明之象以资心主之气，故可服。若不差者，与五苓散助脾土而达三焦，水道行而经脉通矣。设更留而不去，则入于府而为寒实结胸，无表热之证者，与三物小陷胸汤，以治胸中之实，以通经脉之邪，白散治寒结，故亦可服。按桔梗色白味辛，开提肺气之品，故《神农本草经》主治胸痛；贝母色白，其形若肺，能消郁结之疾；巴豆辛热，有毒，主破坚积，开闭塞，利水道；用散者，主开胸痹以行皮肤，而散水气也。

方有执 文蛤，即海蛤之有文理者。

钱潢 文蛤，似蛤而背有紫斑，即今吴中所食花蛤。俗误呼为苍蠃，或昌蛾者是也。

王宇泰 文蛤，即海蛤粉也。河间，丹溪多用之，大能治痰。

丹波元简 沈括《梦溪笔谈》曰：文蛤即今吴人所食花蛤也。其形一头小一头大，壳有花斑的便是。王氏以海蛤粉，为文蛤，恐不然也。李时珍本草附方，收此方于文蛤条，而不载于海蛤条，其意可见也。又案文蛤，海蛤，其实无大分别。《神农本草经》，海蛤主治咳逆上气，喘息烦满，《唐本》云主十二水满急痛，利膀胱大小肠。甄权云，治水气浮肿，下小便。本方所用，皆取此义。又案柯氏云，文蛤一味为散，以沸汤和方寸匕，服满五合，此等轻剂，恐难散湿热之重邪，弥更益烦者。《金匮要略》云，渴欲得水而贪饮者，文蛤汤主之，兼治微风脉紧头痛。审证用方，则移彼方而补入于此而可也。其方，麻黄汤去桂枝，加文蛤、石膏、姜、枣，此亦大青龙之变局也。此说颇有理，故附载此。文蛤汤出呕吐下利篇；又消渴篇"渴欲饮水不止者，文蛤散主之"，即与本方同。

山田正珍　文蛤散方，本在寒实结胸条后，今移入于此。《金鉴》云，文蛤即五倍子，非也。按五倍子又称文蛤，殊是后世俗间之寓名已，论中诸药悉用正名，未有以寓名者。可见文蛤便是有文之蛤，非五倍子之文蛤矣。若夫醋称苦酒，人尿曰白通，乃是古之别名，犹日称太阳，月曰太阴，非俗间寓名也。又曰清王子接《古方选注》曰：文蛤取用紫斑纹者，得阴阳之气，若暗色者饵之令人狂走赴水。

正方按　原注一云，与三物小白散。《玉函》《千金翼》，无小陷胸汤及亦可服三字，作为三物小白散。《金鉴》云，无热证之下，与三物小陷胸汤，当是三物白散，小陷胸汤四字，必是传写之误，桔梗、贝母、巴豆三物，其色皆白，有三物白散之义，温而能攻，与寒实之理相属，小陷胸皆性寒之品，岂可以治寒实结胸之证乎？亦可服三字，亦衍文也，颇是。韵伯改为"三白小陷胸汤"，为散亦可服，非。山田正珍云，方名，当作"三物白散"。成等本"羸者减之"下，有"病在膈上必吐，在膈下必利，不利进热粥一杯，利过不止，进冷粥一杯。身热，皮粟不解，欲引衣自覆者，若以水潠之，洗之，益令热劫不得出。当汗而不汗则烦。假令汗出已，腹中痛，与芍药三两，如上法。"七十六字，山田正珍谓"身热皮粟"以下，后人挽入。

145.太陽與少陽並病，頭項強痛，或眩冒，時如結胸，心下痞鞕者，當刺大椎第二間，肺俞、肝俞，慎不可發汗，發汗則讝語。脈弦，五日讝語不止，當刺期門。

成无己 太阳之脉络头下项，头项强痛者，太阳表病也。少阳之脉循胸络胁，如结胸心下痞鞕者，少阳里病也。太阳少阳相并为病，不纯在表，故头项不但强痛，而或眩冒，亦未全入里，故时如结胸，心下痞鞕，此邪在半表半里之间也。刺大椎第一间、肺俞，以泻太阳之邪。刺肝俞，以泻少阳之邪。邪在表，则可发汗；邪在半表半里，则不可发汗，发汗则亡津液，损动胃气。少阳之邪，因干于胃。土为木刑，必发谵语，脉弦。至五六日传经尽，邪热去而谵语当止，若复不止，为少阳邪热甚也，刺期门以泻肝胆之气。

《金鉴》 太阳与少阳并病，故见头项强痛，或眩冒，时如结胸，心下痞鞕之证。而曰或，曰时如者，谓两阳归并未定之病状也。病状未定不可用药，当刺肺俞，以泻太阳，以太阳与肺通也；当刺肝俞，以泻少阳，以肝与胆合也。故刺而俟之，以待其机也。苟不如此，而发其汗，两阳之邪乘燥入胃，则发谵语。设脉长大，则犹为顺，可以下之，今脉不大而弦，五六日谵语不止，是土病而见木脉也，慎不可下，当刺期门，以直泻其肝可也。

陈修园 并者如秦并六国，其势大也。按《图经》云：大椎一穴在第一椎上陷中，手足三阳督脉之会，可刺入五分，留三呼泻五吸。肺俞二穴，在第三椎下，两旁各一寸五分，中间脊骨一寸，连脊骨等，实两旁相去各二寸，下仿此。足太阳脉气所发，可刺入三分，留七呼，得气即泻，肥人可刺五分。肝俞二穴，在第九椎下，两旁相去各一寸五分，宜照上实折，可刺入三分，留六呼。

汪琥 当刺大椎第一间者，谓当刺大椎一穴，在第一椎之间，为背部中行之穴，乃手足三阳督脉之会，先刺之以泻太少并病之邪。

丹波元简 案：《金鉴》以大椎第一间为肺俞，其说原于成氏，果然，则当云第三间。又《金鉴》载林澜说云，第一间疑即商阳，在手食指内侧，此乃依有二间、三间穴而云尔者，尤为牵强。又案后条云，太阳少阳并病，心下鞕，颈项强，而眩者，当刺大椎、肺俞、肝俞，慎勿下之，正与此条同。又曰：《本事方》曰，记一妇人患热入血室，医者不识，用补血调气药，涵养数日，遂成血结胸，或劝用小柴胡汤。予曰，小柴胡用已迟，不可行也。无已则有一焉，刺期门穴，斯可矣。予不能针，请善针者治之，如言而愈。或曰问云，热入血室，何为而成结胸也？予曰：邪气传入经络，与正气相搏，上下流行，或遇经水适来适断，邪气乘虚而入血室，为邪迫上入肝经，肝受邪则谵语，而见鬼，复入膻中，则血结于胸也。何以言之？

妇人平居，水当养于木，血当养于肝也。方未受孕，则下作之以为月事，既妊娠则中蓄之以养胎，及已产，则上壅之以为乳，皆血也。今邪逐血，并为肝经，聚于膻中，结于乳下，故手触之则痛，非汤剂可及，故当刺期门也。《活人书》海蛤散，治血结胸。

海蛤散：海蛤，滑石，甘草（炙），各一两，芒硝半两。上为末，每服二钱，鸡子清调下。小肠通利，则胸膈血散，膻中血聚则小肠壅，小肠壅，膻中血不流行，宜此方。小便血数行，更主桂枝红花汤，发其汗则愈。

山田正珍 此条王叔和把原义扩大起来敷演之文，非仲景氏之言矣。

146. 婦人中風，發熱惡寒，經水適來，得之七八日，熱除而脈遲身涼，胸脅下滿，如結胸狀，譫語者，此屬熱入血室也。當刺期門，隨其實而取之。（成本爲得之）

成无己 中风，发热恶寒，表病也。若经水不来，表邪传里则入府，而不入血室也。因经水适来，血室空虚，至七八日邪气传里之时，更不入府，乘虚而入于血室。热除脉迟身凉者，邪气内陷，而表证罢也。胸胁下满如结胸状，谵语者，热入血室而里实。期门者，肝之募，肝主血，刺期门者，泻血室之热。审看何经气实，更随其实而泻之。

张隐庵 合下三节，论妇人中风、伤寒成热入血室之证，亦经脉结邪而为小结胸之义也。妇人素不足于血，若中于风，

则血虚而不能热肉充肤，澹渗皮毛，是以发热恶寒，外伤风动
之邪。内动肝脏之血，故经水适来。得之七八日之期，夫七日
太阳，八日阳明。血气虚而不能来复于阳，故热除身凉者，气
虚也，脉迟者，血虚也。太阳正气不能循胸胁以外出，故胸胁
下满。阳明正气不能循膺胸而内入，故如太阳结胸之状。谵语
者，非阳明之为病，此乃热入血室之病也。夫经水之血，肝所
主也，热入血室当刺肝之期门，随其邪之所实而取之也。

汪琥 热入血室，而瘀积必归于肝，故随其经之实而用刺
法以泻之也。成原反云，审看何经气实更随其实而泻之，殊出
不解。邪传少阳，热入血室，故作谵语等证，仲景恐人误认为
阳明府实证，轻用三承气以伐胃气，故特出一刺期门法疗之。

陈修园 此节合下一节，皆言妇人热入血室。病在经脉，
状如结胸者，正可以互证而明也。

丹波元简 案：血室，方氏云，为营血停留之所，经血集
会之处，即冲脉，所谓血海是也。诸家皆从其说，只柯氏云，
血室者肝也，肝为藏血之脏，故称血室。以上并未见明据。张
仲景谓之血室。《卫生宝鉴》云，血室者，《素问》所谓女子胞，
即产肠也。程氏《医彀》云，子宫即血室也。张介宾《类经附
翼》云，子户者，即子宫也，俗名子肠，医家以冲任之脉盛于
此，则月事以时下故名曰血室，又案方注原于《明理论》。

山田正珍 时珍曰，女子阴类也。以血为主，其血上应太
阴，下应海潮，月有盈亏，潮有朝夕，月事一月一行，与之相
符，故谓之月水、月信、月经，经者常也，有常轨也。《甲乙
经》曰，期门肝募也。在第二胁端，不容傍一寸五分，上直两

乳。又曰"经水适来"四字，当在"得之七八日"之下，血室谓胞，即子宫也。《金匮》云，妇人少腹满如敦状，小便微难而不渴，生后者，此为水与血俱结在血室也。可见血室，果是子宫也。不则何以有少腹满、小便微难之理乎。成无己、方有执、喻昌之徒，皆以为冲脉之异名，钱潢以为冲任二脉，希哲以为血分，皆非也。何者？经络之说，仲景氏固所不据，且下条明言，此为热入血室，其血必结，其指子宫而言者，益可以无疑焉，凡云某结者，皆就其地位言之，而无一以经络者，所谓热结膀胱（中篇），邪结在胸中（厥阴篇），冷结在膀胱（同上），热结在里，水结在胸胁（并本篇）之类是也。刘栋云，热入血室者，法言也，是其意似不深拘者，不知所谓胃中有燥屎，而用大小承气，亦概为法言欤，不思之甚矣。经水适来者言经水不期而来也，《字典》"适"字注，引《正韵》云，适然，犹偶然也。《书·康诰》乃惟眚灾适尔，注，适，偶也。按此证热虽除，脉虽迟，然有谵语而不议汤药者，以经水下则血室之热，从而自解也。前百十一条云，太阳病不解，热结膀胱，其人如狂，血自下，下者愈，后百五十四条云，妇人伤寒，经水适来，昼日明了，暮则谵语，如见鬼状者，此为热入血室，无犯胃气及上二焦，必自愈。可见血下则热随血自解，不复假汤药而自愈矣。希哲、刘栋皆谓此证亦应用柴胡汤，非也。刺期门者，以泄胸胁下满之邪也，犹刺风池、风府及大椎、肺俞，以泄太阳病头项强痛之邪，风池、风府刺法见上篇，大椎、肺俞刺法见本篇。实者，指邪实而言也。成无己及诸注家皆云，期门者肝之募，肝主血，故刺之以泻血室之热。果尔，以下二条，及桃核承气，抵当诸条，何不及刺法乎？可谓臆造矣。再按妇人中风病中，经水适来，热除而脉迟身凉，胸胁下满如结胸，其人谵语者，盖邪气陷入乎血室，而震荡其血故也。成无己云，因经水适来，血室空虚，邪气乘虚而入，非也。苟经水既尽，而血室空虚，则邪气纵乘其虚而入，将何因令人谵语，且胸胁下满哉？又按阳明篇亦有热入血室条，宜参考焉。

正方按 山田正珍之说极明畅，所云后五十四条，即此本之百四十八条，亦本条下两条也。

147.婦人中風，七八日，續得寒熱，發作有時，經水適斷者，此爲熱入血室，其血必結，故使如瘧狀，發作有時，小柴胡湯主之。

成无己 中风七八日，邪气传里之时，本无寒热，而续得寒热，经水适断者，此为表邪。乘血室虚，入于血室，与血相搏而血结不行，经水所以断也。血气与邪分争，致寒热往来如疟，而发作有时，与小柴胡汤，以解传经之邪。

张隐庵 小柴胡汤主之，达太阳之气从胸胁外出，则胞中之血结自解，而三阳之气和矣。愚按："经水适断"四字，当在七八日之下。

正方按 隐庵所言极是。

148.婦人傷寒發熱，經水適來，晝日明了，暮則譫語，如見鬼狀者，此爲熱入血室。無犯胃氣及上二焦，必自愈。

成无己 伤寒发热者，寒已成热也。经水适来，则血室空虚，邪热乘虚入于血室。若昼日谵语，为邪客于府与阳争也。此昼日明了，暮则谵语，如见鬼状，是邪不入府，入于血室，与阴争也。阳胜谵语则宜下；此热入血室，不可与下药，犯其胃气。热入血室，血结寒热者，与小柴胡汤，散邪发汗。此虽热入血室，而不留结，不可与发汗药，犯其上焦。热入血室，胸胁满如结胸状者，可刺期门。此虽热入血室，而无满结，不可刺期门，犯其中焦。必自愈者，以经行则热随血去，血下也已，则邪热悉除而愈矣。所谓发汗，为犯上焦者，发汗则动卫气，卫气出上焦故也。刺期门为犯中焦者，刺期门则动荣气，荣气出中焦故也。《脉经》曰，无犯胃气及上二焦，必自愈，岂谓药不谓针耶。

丹波元简 案胃气及上二焦，方氏、程氏、汪氏并云言汗吐也。柯氏改作上下焦，盖僭妄耳。《脉经》疑之，似是。成氏以汗为小柴胡且以刺期门为犯中焦，于义未妥然亦他无明注，故姑揭成注尔。

山田正珍 引程林《金匮直解》曰：上章以往来寒热如疟，故用小柴胡以解其邪，下章以胸胁下满如结胸状，故刺期门，以泻其实，此章则无上下二证，似待其经行血去，邪热得以随血出而解也。又曰此条程林所解，千古确论，实先辈之所未尝发也。盖此条与刺期门条，俱是太阳病中，其邪陷血室而振荡其血之所致，秽气上而乘心，故令人谵语如见鬼状也。虽然以经水适来，则血室之热，随血出而解，故不及汤剂也。无犯胃气者，以谵语见鬼之似承气证辨之，期门属上焦之穴，柴胡治上焦之方，故谓之上二焦也。柴胡证云，胸胁若闷，心烦喜呕，可见柴胡为治上焦之方也。阳明篇云，食谷欲呕者，属阳明也，吴茱萸汤主之，得汤反剧者，属上焦也。可见柴胡之呕乃为属上焦之呕也。期门刺法与小柴胡汤，并非攻击之术，而谓之犯者，以其攻无辜也。按《金鉴》以前之二章，为自风得之，以此章，为自寒得之，殊不知风寒本一气，合而不离矣。成无己犯上焦为发汗，犯中焦为刺期门，方有执、程应旄、刘栋，上二焦，为禁汗、吐，王肯堂为发汗，诸说皆非，一扫除之可也。

149. 傷寒六七日，發熱微惡寒，支節煩疼，微嘔，心下支結，外證未去者，柴胡加桂枝湯主之。

成无己 伤寒六七日，邪当传里之时。支，散也。呕而心下结者，里证也，法当攻里。发热微恶寒，支节烦疼，为外证未去，不可攻里，与柴胡桂枝汤以和解之。

柯韵伯 伤寒至六七日，正寒热当退之时，反见发热恶寒证，此表证而兼心下支结之里证，表里未解也。然恶寒微，则发热亦微，但肢节烦疼，则一身骨节不烦疼，可知表证微，故取桂枝之半；内证微，故取柴胡之半；此因内外俱虚，故以此轻剂和解之也。

王肯堂 支节，犹云枝节，古字通也。支结，犹云支撑而结。南阳云，外证未解，心下妨闷者，非痞也，谓之支节。

丹波元简 案：方氏云，支节者，四肢百节也。若言百节，则似周身百节烦疼，此恐不然，当是四肢关节烦疼，柯注为得……成氏曰，支，散也。王肯堂云，支结，支撑而结也。若训作散，则不能结矣。方注云，支结，言支饮搏聚而结也。喻氏云，心下支结，邪结于心下偏旁，不中正也。若谓支饮结于心下，梦语喃喃，吾不识支饮为何物也。诸说纷纷，略无定论，当以支撑之解为近是。案《金鉴》云，支，侧也，小也。支结者，即心下侧之小结也。此解尤非。《伤寒百问经脉图》曰，心下妨闷者，非痞也，谓之支结。王冰曰：支，拄妨也。按心下满鞭（音极，见《巢源》俗之鞭起），若柔人者皆治之。

正方按 王说，见《六元正纪》支痛注为是。

山田正珍 味"外证未去"四字，是即太阳少阳并病也。故不举太阳少阳之名，冠以伤寒已。刘栋以为合病，非也。烦疼谓疼之甚，与烦渴烦惊之烦同，与微呕之微，反对为文也。支结乃痞鞭之轻者，支撑之解得之。程应旄云，较之痞满，实为有形，非也。凡心下之病，其鞭满而痛不可近者，此为结胸，其鞭满而不痛，按之则痛，不欲按之者，此为小结胸。与痞鞭之结，俱是一证较重之。

正方按 丹波元简云，《外台秘要》疗寒疝腹中痛者，山田正珍云，此方叔和所制，必非仲景氏也。

150. 傷寒五六日，已發汗而復下之，胸脅滿微結，小便不利，渴而不嘔，但頭汗出，往來寒熱，心煩者，此爲未解也，柴胡桂枝乾薑湯主之。

柴胡桂枝乾薑湯方

柴胡半斤　桂枝三兩，去皮　乾薑二兩　栝樓根四兩　黄芩三兩　牡蠣二兩　甘草二兩，炙上七味，以水一斗二升，煮取六升，去滓再煎，取三升，温服一升，日三服，微煩復服，汗出便愈。

成无己 伤寒五六日，已经汗下之后，则邪当解。今胸胁满微结，小便不利，渴而不呕，但头汗出，往来寒热，心烦者，即邪气犹在半表半里之间也。小便不利而渴者，汗下后亡津液内燥也。若热消津液，令小便不利而渴者，其人必呕，今渴而不呕，知非里热也。伤寒汗出则和，今但头汗出，而余处无汗者，津液不足，而阳虚于上也。与柴胡桂枝干姜汤，以解表里之邪，复津液，而助阳也。

张隐庵 愚按：上节六日厥阴属心包，此节六日厥阴合少阳，以证六气变通，不可执一之义。伤寒五六日，当少阴厥阴主气之期，夫厥阴不从标本，从中见少阳之化，少阳、少阴并主神机枢转者也。如已发汗而复下之，则神机内郁，不能枢转于外。胸胁满者，少阳之气不能合太阳而外出也。微结者，少阴之气不能合太阳而外出也。三焦不和故小便不利。结在君火之分，故渴。不涉于中胃故不呕也。但头汗出者，心液上蒸也。往来寒热者，少阳欲出而不能也。心烦者，少阴欲出而不能也。故曰"此为未解也"。宜柴胡桂枝干姜汤，牡蛎启厥阴之初阳，蒌根启少阴之阴液，柴胡、桂枝、黄芩从少阳而达两阴之气于太阳，干姜、甘草和中胃而资其土气，病虽不涉中土，必藉土灌四旁，后能阴阳和，枢机转而汗出愈。

汪琥 即小柴胡汤加减方也。据原方加减法云，胸中烦而不呕者，去半夏、人参加栝楼实。若渴者去半夏。兹者，心烦渴而不呕，故去人参、半夏，加栝楼根四两。若胁痞鞕去大枣，加牡蛎。兹者，胸胁满微结，即痞鞕也，故去大枣，加牡蛎二两。若心悸，小便不利者，去黄芩，加茯苓。兹者，小便不利，心不悸而但烦，是为津液少而燥热，非水蓄也，故留黄芩，不加茯苓。又云：若咳者，去人参、大枣、生姜，加五味子、干姜，兹不因咳，而以干姜易生姜者，何也？盖干姜味辛而气热，其用有二，一以辛散胸胁之微结，一以热济黄芩、栝楼根之苦寒，使阴阳和，而寒热已焉。

丹波元简　《金匮要略》附方，《外台》柴胡桂姜汤，治疟寒多微有热，或但寒不热，服一剂如神。（案今《外台》无所考。）《活人书》：干姜柴胡汤，妇人伤寒，经脉方来诊断，寒热如疟，狂言见鬼（即本方无黄芩）。

151.傷寒五六日，頭汗出，微惡寒，手足冷，心下滿，口不飲食，大便鞕，脈細者，此爲陽微結，必有表，復有裏也，脈沉亦在裏，汗出爲陽微，假令純陰結，不得復有外證，悉入在裏，此爲半在裏半在外也。脈雖沉緊，不得爲少陰病，所以然者，陰不得有汗，今頭汗出，故知非少陰也，可與小柴胡湯。設不了了者，得屎而解。

成无己　伤寒五六日，邪当传里之时，头汗出，微恶寒者，表仍未解也。手足冷，心下满，口不欲食，大便鞕，脉细者，邪结于里也。大便鞕为阳结，此邪热虽传于里，然以外带表邪，则热结犹浅，故曰阳微结。脉沉虽为在里，若纯阴结，则更无头汗恶寒之表证。诸阴脉皆至颈胸中而还，不上循头，今头汗出，知非少阴也。与小柴胡汤，以除半表半里之邪。服汤已，外证罢而不了了者，为里热未除。与汤取其微利则愈；故云得屎而解。

张隐庵 此承上文伤寒五六日，头汗出，言少阴心液上蒸为阳气微结，亦为小结胸证，而非少阴纯阴之藏结也。伤寒五六日，头汗出者，承上文而言也。少阴心液上蒸，不能合太阳而外出，故微恶寒。阳气不能周遍于四肢，故手足冷。心下满者，小结胸也。口不欲食，大便鞕者，邪结于中而上下痞塞也。脉细者，少阴之脉也。少阴君火内郁，故此以阳气微结于内，必有在表之头汗、微恶寒、手足冷，而复有在里之心下满、口不欲食、大便鞕之证也。结章云：关脉小细沉紧，名曰藏结，不但脉细在里，脉沉亦在里也。但头汗出，为阳外微。假令少阴之纯阴结，不得复有头汗之外证，当痛引少腹，入阴筋而悉入在里，以上诸证则为半在里半在外也。脉虽沉紧，亦不得为少阴藏结之病，所以然者，阴不得有汗，今头汗出，故知非少阴也，可与小柴胡汤以治半里半外之证。设外已解而里证不了了者，更得屎而解。曾氏曰：纯阴结，藏结之结于胁下，而属三阴者也；阳微结，藏结之结于心下，而为痞气者也。此节隐寓痞证，下节明言痞证，并示小柴胡不中与，而治以半夏泻心汤，学者须体认章法昭应之意。

曹颖甫 今但见为心下满，而复有头汗，故知其非少阴证，可用小柴胡汤，达心下水气，还出太阳而为汗，而病自愈矣。若不了了，则下燥未化也，故曰得屎而解。门人丁济华以为不若与大柴胡汤较为直捷，不知此证紧要只在去心下之满，原不急乎消大便之鞕，上湿既散，津液自当下行，不得硝、黄攻下，自能得屎而解也。

丹波元简 案：汪氏云，《补亡论》郭白云云：实者，大柴胡汤；虚者，蜜煎导之。其说甚是。而今推成氏之意，当是调胃承气汤。又引《本事方》曰，有人患伤寒五六日，头汗出，自颈以下无汗，手足冷，心下痞闷，大便秘结，或者见四肢冷，又汗出满闷，以为阴证。予诊其脉，沉而紧，予曰此证诚可疑，若大便结，非虚结也，安得为阴脉？虽沉紧为阴，多是自利，未有秘结者，予谓此正半在表半在里，投以小柴胡得愈。仲景称伤寒五六日，头汗出云云，此疾证候同，故得屎而解也。

山田正珍 此叔和敷演上条者，刘栋以为上二条之注文，是也。按此条虽谓少阴不得有汗，考之少阴篇，有少阴病，脉微细沉，但欲卧，汗出不烦，自欲吐者，有少阴病，下利脉微涩，呕而汗出者，要皆叔和言，其自言而自反如此，可笑之甚。

正方按 此条为叔和言，然设过此等证，自当考虑酌用大小柴胡也。

152. 傷寒五六日，嘔而發熱者，柴胡湯證具，而以他藥下之，柴胡證仍在者，復與柴胡湯。此雖已下之，不爲逆，必蒸蒸而振，卻發熱汗出而解。若心下滿而鞕痛者，此爲結胸也，大陷胸湯主之；但心下滿而不鞕痛者，此爲痞，柴胡不中與之，宜半夏瀉心湯。

半夏瀉心湯方

半夏半升，洗　黄芩　乾薑　人参已上各三兩　甘草三

两，炙　黄连一两　大枣十二枚，擘

上七味，以水一斗，煮取六升，去滓再煮，取三升，温服一升，日三服。

成无己　伤寒五六日，邪在半表半里之时。呕而发热，邪在半表半里之证，是为柴胡证具。以他药下之，柴胡证不罢者，不为逆，却与柴胡汤则愈。若下后，邪气传里者，邪在半表半里，则阴阳俱有邪。至于下后，邪气传里，亦有阴阳之异。若下后，阳邪传里者，则结于胸中为结胸，以胸中为阳受气之分，与大陷胸汤以下其结；阴邪传里者，则留于心下为痞，以心下为阴受气之分，与半夏泻心汤以通其痞。经曰：病发于阳而反下之，热入因作结胸；病发于阴而反下之，因作痞，此之谓也。

张隐庵　此承上文"可与小柴胡汤"之意，而申言痞证之不可与也。此节分三段，上段言柴胡汤具，虽下不为逆，复可与柴胡汤；中段言下之而成结胸，大陷胸汤；下段言痞热，半夏、人参宜补中胃之气，甘草、干姜、大枣助脾土之气以资少阳心主之神，土气益而中膈舒，火热清而痞气愈矣。

柯韵伯　呕而发热者，小柴胡证也。呕多，虽有阳明证不可攻之，若有下证，亦宜大柴胡，而以他药下之，误矣。误下后，有二证者，少阳为半表半里之经，不全发阳，不全发阴，故误下之变，亦因偏于半表者，或成结胸，偏于半里者，心下痞耳。此条本为半夏泻心而发，故只以痛不痛分结胸与痞，未及他证。

钱潢　他药者，即承气之类，非有别药也。蒸蒸，身热汗欲出之状也。振者，振振然动摇之貌，即寒战也。以下后正气已虚，难于胜邪，故必战而后汗也。

魏荔彤　结胸不言柴胡汤不中与，痞证乃言柴胡汤不中与者，何也？结胸证显而易认，痞证甚微难认，且大类前条所言支结，故明示之意详哉。

山田正珍　伤寒五六日，至汗出而解，既见前第一百六条，若心下满以下，亦是少阳病，误下后之变证，亦宜接以他药下之句下而看。盖结胸者，内有水气，为邪热所团结，故鞕满而痛，是以用甘遂破饮之药。痞者，心气郁结而不能交通也。故惟满而不痛，无水气故也。所以用芩连行气之剂矣。按陷胸之名，取诸陷下胸邪，泻心之号，取诸输写心气，泻与写，借音通用，成无己、方有执诸人皆云，泻心泻去心下痞之谓。一说又云，泻心火之义，皆非正义也。所谓泻心，乃输泻心气之郁结之义，以故泻心诸方，皆以芩连苦味者为主。《周礼》所谓以苦养气，是也。再按他药者，盖指攻下之丸药而言，凡伤寒发热者，虽有下证，惟宜以汤下，而不可以丸下之。今乃以丸攻之，是以谓之他药，他，犹邪，不对证之谓也。《扬子法言》问道篇曰，适尧舜文王者，为正道，非尧舜文王者，为他道，君子正而不他，其义可见矣。他药字，又见禹余粮汤条。

正方按　本方程应旄云，泻心虽同，而证中具呕，则功专涤饮，故以半夏名汤耳，曰泻心者，言满在心下，清阳之位，邪热挟饮而水成实，按清热涤饮，使心下之气得过，上下自无阻留，阴阳自然交互矣。然枢机全在于胃，故复补胃家之虚，以为之斡旋。与实热入胃，而泻其蓄满者，大相径庭矣。柯韵伯云，即柴胡，去柴胡加黄连干姜汤也。不往来寒热，是无半表证，故不用柴胡，痞因寒热之气互结而成，用黄连、干姜之大寒大热者，为之两解也。吴仪洛云，去滓复煎者，要使药性合二而一，漫无异同，并停胃中，少顷随胃气以敷布，而里之未和者，遂无不和。《医方考》曰，伤寒下之早，以既伤之中气，而邪乘之，则不能升清降浊，痞塞于中，为天地不交而成否故曰痞，泻心者泻心下之邪也。姜枣之辛，所以散痞气，芩连之苦所以泻热，已下之后，脾气大虚，人参、甘草、大枣，所以补脾之虚。《伤寒选录》曰，凡言泻心者，少阳邪将入太阴，邪在胸中之下，非心经受邪也。《伤寒蕴要》曰泻心汤，治老少不利，水谷不消肠中雷鸣，以下痞满，干呕不安，即本方煮法后云，并治霍乱，若加附子一枚，渴加栝楼根二两，呕加橘皮一两，痛加当归一两，容热以生姜代干姜，又冷痢门，泻心汤，治毕大下利热，唇干口燥，呕逆引饮，于本方去大枣，加栝楼根、橘皮，又三因，心实热，泻心汤，治以心热，心下痞满，身重发热，干呕不安，腹中雷鸣，溲不利，水谷不消，欲吐不吐，烦闷喘急，学者倘能细详，庶可神其用也。若迷伤寒方只能治伤寒则点金成土矣。

153. 太陽少陽並病，而反下之，成結胸，心下鞕，下利不止，水漿不下，其人心煩。（《玉函》《脈經》利後有復字，不下間，有肯字，其人後，有必字）

成无己 太阳少阳并病，为邪在半表半里也。而反下之，二经之邪，乘虚而入，太阳表邪入里，结于胸中为结胸，心下鞕；少阳里邪，乘虚于肠胃，遂利不止。若邪结阴分，则饮食如故，而为藏结；此为阳邪内结，故水浆不下，而心烦。

张隐庵　此节言太阳不能合少阳之枢转，而游行于内外，并又不能并三焦之真气，而出入于经脉，以结小结胸之义。太阳少阳并病，则太阳之病并于少阳，治宜从枢达表，而反下之，则神机内郁，故成结胸。心下鞕者，正在心下，出入有乖也。下利不止者，下焦之气虚寒也。水浆不下者，上焦之气衰微也。其人心烦者，中焦之心脉不舒也。小结胸病正在心下，心合三焦，故言此以结之。

汪琥　太阳病在经者，不可下，少阳病下之亦所当禁，故以下之为反也。下之则阳邪乘虚上结于胸则心下鞕，下入于肠，则利不止，中伤其胃则水浆不入，其人心烦者，正气已虚，邪热燥极也。条辨云，心烦下疑有脱简，大抵其候为不治之证。仲景云，结胸证悉具，烦躁者亦死，况兼下利，水浆不下者邪，其不治之证宜也。

张锡驹　凡遇此病，宜重用温补，即小陷胸亦不可与也。

陈修园　此一节言太阳少阳并病误下之剧证也。受业薛步云云：误下后太少标本、水火之气，不能交会于中土。火气不归于中土，独亢于上，则水浆不下，其人心烦；水气不交于中土，独盛于下，则下利不止，此不可与陷胸汤，即小柴胡亦未甚妥，半夏泻心汤庶几近之。

山田正珍　大抵结胸之证，大便多鞕，或者不通，此之为常，所谓热实寒实是也，故用大黄芒硝以荡涤之。此则下利不止，水浆不下而烦，亦结胸中之变局也。此为下后肠胃受伤，而其里不得成实，但水结在胸胁之所致，乃十枣汤证也。

正方按　此条证当以半夏泻心汤为妥，曹颖甫谓此证上湿下寒，即上三物小陷胸汤证，恐不然也。

154. 脉浮而紧，而復下之，紧反入裏，则作痞。按之自濡，但氣痞耳。

成无己　浮为伤阳，紧为伤阴，当发其汗，而反下之。若浮入里，为阳邪入里，则作结胸。浮不入里，紧入里者，为阴邪入里，则作痞。

张隐庵　自此以下凡十六节皆论痞证，其中有虚实寒热之分，三阳之阴之别。下十二节皆言心下痞，至十四、五、六节，则言心中痞、胸中痞、胁下痞，所以结痞证、结胸、藏结之意，而复有至义焉。此节言"病发于阴而反下之，因作痞"。脉浮，言表也，紧者，少阴之邪外于太阳相搏，故浮而紧也。病发少阴而复下之，则挟邪内陷，故紧反入里则作痞。邪正之气并陷于内，不同太阳之结胸，故按之自濡。濡，软也，虚寒之象也。但气痞耳，不涉于有形也，与泻心汤中求之。首节但言气痞，以明心下之痞鞕之属于气也。

曹颖甫　浮紧之脉，属太阳伤寒，寒邪迫于之卫营，热抗于里，故两脉浮紧，此本麻黄汤证，一汗可愈者也，而反下之，脉因沉紧，心下结而成痞。寒本阴邪，伤寒误下成痞，即上所谓发于阴而反下之，因作痞也。浮紧者，阳气外张与表寒相持不下，误下里虚，阳气反陷于里，仍见相持不下之沉紧，此阳气内陷，太阳寒水之气未尝随之俱陷，故按之而濡，则舍气痞而外，初无所结，其证为但热不寒。仲师于此条虽不出方治，要即为后文大黄黄连泻心汤证。本浮紧之脉，紧反入里，则浮仍在外，可知张隐庵注反以是虚寒之象，真是误人不浅。使其果属虚寒，则后文心下痞、按之濡，何能用大黄黄连泻心汤乎。

山田正珍　此论下后诸证皆解，但觉气痞不快者也。紧反入里四字，盖后人所换，宜删之矣。脉浮而紧，是邪在表之诊，而反下之，其人有留饮，则成结胸，无饮则作痞，痞者，心气郁结之名。故下文承之云但气痞耳。若其濡云但云，俱是示其非结胸，且无水结之辞，对以上论结胸诸章为言，乃大黄黄连泻心汤证也。程应旄云，按之自濡，指脉言，非指痞耳，骇愚如此，庸讵足论。《金鉴》云此甘草泻心汤证也，亦非也。甘草泻心条云，心下痞鞕而满，此云按之自濡，其妄明白。

正方按　颖甫与山田之说是也。

155. 太陽中風，下利嘔逆，表解者乃可攻之，其人漐漐汗出，發作有時，頭痛，心下痞鞕滿，引脅下痛，乾嘔短氣，汗出不惡寒者，此表解裏未和也。十棗湯主之。

十棗湯方

芫花熬　甘遂　大戟　大棗十枚，擘

上三味等分，各別搗爲散，以水一升半，先煮大棗肥者十枚，取八合，去滓，内藥末，強人服一錢匕，羸人服半錢匕（宜刪除"匕"），得快下利後糜粥自養。（半錢匕下［宜改爲半錢下］，成等本有"溫服之，平旦服。若下少，病不除者，明日更服，加半錢"二十字，在上有下字）

成无己 下利，呕逆，里受邪也。邪在里者，可下，亦须待表解者，乃可攻之。其人漐漐汗出，发作有时，不恶寒者，表已解也；头痛，心下痞，鞕满，引胁下痛，干呕，短气者，邪热内蓄，而有伏饮，是里未和也，与十枣汤下热逐饮。又方解曰：辛以散之，芫花之辛以散饮；苦以泄之，甘遂、大戟之苦以泄水。水者，肾之主也。甘者，脾之味也。大枣之甘者，盖土而胜水。

张隐庵 愚按：头痛，表证者，然亦有在里者，为"伤寒不大便五六日，头痛有热者，与承气汤"与此节之汗出、不恶寒而头痛为表解，则凡遇风寒头痛之证可审别矣。

柯韵伯 头痛短气，心腹胁下皆痞鞕满痛，是水邪尚留结于中，三焦升降之气，拒隔而难通也。表邪已罢，非汗散所宜；里邪充斥，又非渗泄之品所能治，非选利水之至锐者以直折之，中气不支，亦可立待矣。甘遂、芫花、大戟皆辛苦气寒，而秉性最毒，并举而任之，气同味合，相须相济，决渎而大下，一举而水患平矣。然邪之所凑，其气已虚，而毒药攻邪，脾胃必弱，使无健脾调胃之品，主宰其间，邪气尽而元气亦随之尽，故选枣之大肥者为君，予培脾土之虚，且制水势之横，又和诸药之毒，既不使邪气之盛而不制，又不使元气之虚而不支，此仲景立方之尽善也。张子和制濬川、禹功、神佑等方，治水肿痰饮，而不知君补剂以护本，但知用毒药以攻邪，所以善全者鲜。

方有执 羸，瘦劣也。糜粥，取糜烂过熟，易化而有能补之意。

正方按　合观诸注，其义已尽。

156. 太陽病，醫發汗，遂發熱惡寒，因復下之，心下痞，表裏俱虚，陰陽氣並竭，無陽則陰獨，復加燒針，因胸煩，面色青黃，膚瞤者，難治；今色微黃，手足溫者，易愈。

正方按　太阳病，恶寒发热，是所应有发汗则可愈矣。今乃云由医之发其汗，而致发热恶寒，何也？既云表里俱虚，阴阳气并竭矣。无阳则阴独，复加烧针之实难通，因胸烦肤瞤者者难治，今色微黄，手足温者而愈。山田正珍断然以为叔和所搀。嗟哉！然叔和亦非泛泛者比，岂竟作此不通之言？愚意为抄简之误焉！

157. 心下痞，按之濡，其脈關上浮者，大黃黃連瀉心湯主之。

大黃黃連瀉心湯方
大黃二兩　黃連一兩
上以麻沸湯二升漬之，須臾，絞去滓，分溫再服。

成无己　心下鞭，按之痛，关脉沉者，实热也。心下痞，按之濡，其脉关上浮者，虚热也。大黄黄连汤以导其虚热。又方解曰：《内经》曰：火热受邪，心病生焉。若入心，寒除热。大黄、黄连之苦寒，以导泻心下之虚热。但以麻沸汤渍服者，取其气薄，而泄虚热也。

张隐庵　大黄、黄连味苦寒，其性善泄，生则易行，热则迟缓，故麻沸汤渍之。

山田正珍　此与前百六十条，皆表病差后气痞不快之轻证，病人言我心下痞，而按之则不鞕者也。故以大黄、黄连二味，汤渍与之，取其气薄而不事攻下，其但渍而不煮者，其用之妙，不可思议也。其脉关上浮五字，后人所换，何者？脉分三部，仲景氏之所不言，况浮而用大黄乎？刘栋以为衍是也。《金鉴》云：濡字前当有不字，若按之濡乃虚，乃虚痞也，补之不暇，岂有大黄黄连之理乎？果尔，其但渍而弗煮，抑亦何说。

正方按　《金鉴》曰：观其以滚沸如麻之汤。山田正珍曰：按麻沸字，始出于《后汉书·华佗传》，麻沸汤者，谓时泛沫如麻子也。如里沸、糜沸、云沸、鱼沸、目沸、鳖目沸……麻如麻疹，麻脸之麻，通雅云麻沙，即本之初出未精煮。《老学庵笔记》曰：尹少稷一日能涌麻纱版本书一寸。正珍按，谓之麻沙者，雕刻笾恶，似麻子与砂石相混杂也。可见麻沸之麻，亦指麻子言之，又按《曾续韵府》，沸字下云，麻沸盗盗云之，麻沸二字其解引颇详，而《全生集》作麻黄沸汤非矣。或谓以麻根煎汤更谬。

158. 心下痞，而復惡寒，汗出者，附子瀉心湯主之。

附子瀉心湯方

大黄二兩　黄連一兩　黄芩一兩　附子二枚，炮，去皴皮

成无己　心下痞者，虚热内伏也；恶寒汗出者，阳气外虚也。与泻心汤攻痞，加附子以固阳。

正方按 此亦用麻沸汤，大义同煎。

159. 本以下之，故心下痞，與瀉心湯，痞不解，其人渴而口燥煩，小便不利者，五苓散主之。（以下宋版、《玉函》《脈經》《千金翼》，俱有一方云忍之一日乃愈幾字，乃後人攙入者）

成无己 本因下后成痞，当与泻心汤除之；若服之痞不解，其人渴而口燥烦，小便不利者，为水谷内蓄，津液不行，非热痞也，与五苓散，发汗散水则愈。一方：忍之一日，乃可愈者。不饮者，外水不入，所停之水得行，而痞亦愈矣。

张隐庵 此言土气不升而为燥痞之证也。以因也，本因下之，则中土内虚，故心下痞。与泻心汤，以治心下之邪，则痞不解，其人渴而躁烦，小便不利者，乃津液不升，由于土气之不能游溢于上、通调于下也。五苓散主之，白术、猪苓、泽泻主助地气上升，桂枝、茯苓归伏心气，主助天气下降，天地水火不变而成痞，交则津液通而为泰也。

方有执 泻心汤治痞，而痞不解，则非气聚之痞可知。

山田正珍 烦字当在渴字上，否则文不成语，前次七十二条云，脉浮数烦渴者五苓散主之是也。烦渴谓渴之甚，非谓且烦且渴也。泻心汤，盖指大黄黄连泻心汤言之矣。

正方按 《金鉴》云，燥烦者，先燥后烦，与烦燥之先烦后燥不同，凿矣。陈修园竟改为烦燥，曹颖甫谓本证为太阳本气郁陷，标热上结，本寒不阻，不去其水则阴液不升，阴液不升，则阳热已结于心下者，不降。然则仲师主以五苓散实为探本求源之治，所谓牵一发而全身俱动也。不然五苓散利小溲之药耳，即多饮暖水发汗，亦第为发汗之药耳，安在其能消痞乎，颇得五苓之旨。盖五苓之能治烦渴，非直谓其生津，是取其能去邪水，邪水去则津液方能上通，今取其邪水去津液通，津液通则上结之热得解耳。

160.傷寒汗出，解之後，胃中不和，心下痞鞕，乾噫食臭，脅下有水氣，腹中雷鳴，下利者，生薑瀉心湯主之。

生薑瀉心湯方

生薑四兩　甘草　人參各二兩　乾薑一兩　黃芩二兩半夏半斤　大棗十二枚　黃連一兩

上八味以水一斗，煮取六升去滓，再煎取三升，溫服一升，日三服。

成无己　胃为津液之主，阳气之根。大汗出后外亡津液，胃中空虚，客气上逆，心下痞鞕。《金匮要略》曰：中焦气未和，不能消谷，故令噫，于噫食臭者，胃虚而不杀谷也。胁下有水气，腹中雷鸣，土弱不能胜水也。与泻心汤以攻痞，加生姜以益胃。

张隐庵　合下七节，首二节胃中不和而为痞，胃中者阳明也；中节言三焦不和而为痞，三焦者少阳也；末二节言表证未解而为痞，表者太阳也。夫上章病发于少阴，有藏结胸；此言病发于三阳，有心下之痞证。此节言胃气不和而成痞出鞕属证也。伤寒汗出，解之后，其病当愈。胃中不和者，汗出而津液虚也。胃络上通于心，胃中不和，故心下痞鞭。干噫者，脾胃不相运而上走心为噫也。食臭者，脾不磨而胃谷不消也。胁下有水气者，胃气之不能上输于脾也。然不言胃而言胁，以明游溢散精，必本乎枢胁也。腹中雷鸣下利，乃邪在大肠而属于胃。生姜泻心汤主之，生姜、半夏宣达阳明胃气上输于脾，干姜、大枣资益脾气以行于胃，甘草、人参补助中土，取芩、连以泻心下之痞鞭。

方有执 解，谓大邪退散也。胃为中土，湿病则积，不和者，汗后亡津液，邪乍退散，正未全复而尚弱也。痞鞭伏饮搏肠也。噫，饱食息也。食臭，鶢气也。平人过饱伤食则噫食臭，病人初瘥，脾胃尚弱，化输未强，虽无过饱，犹之过饱而然也。水气，谓饮也。雷鸣者脾胃不和，搏动之声也。下利者，水谷不分清，所以杂逆而走注也。

正方按 鶢音，段，卵不成鸟曰鶢，见《淮南子》注；饱食息，见说文噫字注文。

山田正珍 此伤寒瘥后，藏府尚弱，饮食难消化之所致，胃中不和，故心下痞鞭，干噫食臭也，胁下有水气，故腹中雷鸣下利也。胃中胁下互文言之，犹如阳言结胸，阴言痞，其实胃中亦有水，胁下亦不和也。此证有水气，而不成结胸者，以外邪已解之后也。不用五苓散者，以其人不渴，小便能利也。故与生姜泻心，以和其胃气则愈。按《金鉴》曰，其人平素胃虚，兼胁下有水，即不误下，而余热也乘入里以致之，殊不知痞鞭之证，惟得之心气之郁塞，而固非挟外入之邪者矣。况本文明称汗出解之后，则知其已无邪矣。已无邪矣，岂得云余热乘虚之入里乎?

正方按 山田正珍之说明切极矣。

161. 傷寒中風，醫反下之，其人下利，日數十行，穀不化，腹中雷鳴，心下痞鞕而滿，乾嘔心煩不得安。醫見心下痞，謂病不盡，復下之，其痞益甚。此非結熱，但以胃中虛，客氣上逆，故使鞕也。甘草瀉心湯主之。

甘草瀉心湯方

甘草四兩　黃芩三兩　乾薑三兩　黃連一兩　大棗十二枚，擘

上六味以水一斗煮取六升，去滓再煎取三升，溫服一升，日三。

成无己 伤寒中风，是伤寒或中风也。邪气在表，医反下之，虚其肠胃，而气内陷也。下利日数十行，谷不化，腹中雷鸣者，下后里虚胃弱也。心下痞鞕，干呕，心烦不得安者，胃中空虚，客气上逆也。以泻心汤以攻表，（按攻表之表字，恐象痞字之误，已无表证，而泻心又非攻表之剂故也。成氏岂能错误致此耶），加甘草以补虚。前以汗后胃虚，是外伤阳气，故加生姜；此以下后胃虚，案内损阴气，故加甘草。

张隐庵 伤寒中风，宜从汗解，医反下之，则气机下陷，故其人下利，日数十行。挟邪内陷有乖蒸变，故谷不化而腹中雷鸣。邪气内入则正气不能上升，故心下痞鞕而满。胃气不能横遍于外，故干呕、心烦不得安。凡此痞鞕等证，非为结热，

但以下利而胃中虚，客气因虚而上逆，故使鞕也。甘草泻心汤主之，甘草、大枣甘以补中，干姜、半夏辛以上达，芩、连苦寒以泻邪热，邪热清而正气外达也。

陈修园　水谷不消，糟粕未成而逆下，逆其势则不平，所谓物不得其平则泻者是也。

《金鉴》　方以甘草命名者，取其和缓之意也。用甘草、大枣之甘补中之虚，缓中之急；半夏之辛降逆止呕；芩连之寒，泻阳陷之痞热；干姜之热，散阴凝之痞寒。缓中降逆，泻痞除烦，寒热并用也。

丹波元简　案：《总病论》，本方有人参，注云，胃虚故加甘味。《医垒元戎》，伊尹甘草泻心汤即本方，有人参。云伊尹《汤液》此汤也七味，今蓝本无人参，脱漏之也。又案《元戎》文，《医方类聚》引南阳《活人书》，今所传无，《求子活人书》，无此文。

《金匮要略》　狐惑之为病，状如伤寒，默默欲眠，目不得闭，卧起不安，蚀于喉为惑，蚀于阴为狐，不欲饮食，恶闻食臭，其面目乍赤，乍黑，乍白，蚀于上部则声喝，甘草泻心汤主之。

山田正珍　谷不化，《外台》作水谷不化，其义益明白，言其所饮食之物，客滞于胃中，不能化输与也。差后病篇云，病人脉已解，而日暮微烦，以病新差，人强与谷，脾胃气尚弱，不能消谷，故令微烦，损谷则愈。《金匮》云：脉紧头痛，风寒，腹中有宿食不化也。又云朝食暮吐，宿谷不化，名曰胃反，又云：鲙食之在心胸间不化，吐复不出，速除下之，合而考之，谷不化乃食物客滞而不消化之义。若其稍重者，必发干噫食臭，生姜泻心证是也。先辈诸家皆以下利消谷为解，可谓大杜撰矣。何者？清谷之证，里寒大虚之所致，故急以四逆汤或通脉四逆汤救之，岂可与泻心苦寒之剂者哉？再按《素》《灵》中往往称清谷为谷不化，其文虽同，证则不一，谨莫混同焉，此条言毋论中风伤寒，凡表未解者，俱不可下之，而医反下之，续得下利，一日数十行，饮食客滞而不化输，腹中雷鸣，心下痞鞕而满，干呕心烦而不得安，医见其心下痞，谓病不尽，复下之，其痞益甚，此非下后热入因作结胸之痞鞕，但以外邪本微，而攻之太峻也。故虽邪自解于外，而内使胃气虚矣，胃气不健，客气上逆，心气因郁结使之痞鞕也。客气，乃上文谷化之气，所以谓之客气者，以其客滞之气也。与甘草泻心以调胃虚散气结则愈，按《金鉴》以伤寒中风至心烦不得安，以为桂枝人参汤证，似则似矣，然彼则表未解而里虚颇甚，故其所主在表与下利，而不在痞鞕，是以有桂术，而无芩连，此则表已解，而里虚不甚，虽虚亦一时之虚，非彼数下之而大虚者可比，故其所主痞鞕而不在下利，是以有芩连而无桂术也。《金鉴》又注，客气上逆云，此乘误下中虚，而邪气上逆，阳陷阴凝之痞。盖指客气以为外入之邪也。殊不知痞之为证，惟得之心气自结，而非外邪之所使矣，详已见前百三十八条。

正方按 山田氏第百三十八条注云，其邪自解于外，而内更主痞病者，以邪气本微，而攻之太峻也。从来寒热之症，一朝变为虚实者，皆由此而来，成无己诸人不会此义，妄谓痞亦表邪入里所致，殊不知仲景氏，以热入二字，冠之结胸而不冠痞者，自有深意存焉，果痞之从邪而来乎所谓伤寒汗出解之后，心下痞鞕者，其谓之何乎？又曰：按此方无人参，盖脱落之也。林亿既辨之，当补人参二两四字。《金匮》《千金》《外台》俱有人参三两是也。上六味当作上七味，再按大黄黄连泻心汤治心气病结而不鞕者，附子泻心汤治大黄黄连泻心汤证，而挟阳虚者，半夏泻心汤治大黄黄连泻心汤而一等重，按之鞕满者，生姜泻心治半夏泻心证而挟饮食者，甘草泻心治生姜泻心证而挟胃虚证也，证方虽各有异，至其外邪已解而中气自结者则一也。俱极精确。

162. 傷寒服湯藥，下利不止，心下痞鞕，服瀉心湯已，復以他藥下之，利不止，醫以理中與之，利益甚。理中者，理中焦，此利在下焦，赤石脂禹餘糧湯主之。復利不止者，當利其小便。

赤石脂禹餘糧湯方

赤石脂　太乙禹餘糧各一兩

上以水六升，煮取二升，去滓，分溫三服。

（按《神農本草經》太乙餘糧，禹餘糧各爲一種，既云太乙禹餘糧，此方宜於三味，或相傳有誤）

成无己　伤寒服汤药下后，利不止，而心下痞鞕者，气虚而客气上逆也。与泻心汤攻之，则痞已，医复以他药下之，又虚其里，致利不止也。理中丸，脾胃虚寒下利者，服之愈，此以下焦虚，故与之其利益甚。《圣济经》曰：滑则气脱，欲其收也。如开肠洞泄，便溺遗矢，涩剂所以收之。此利由下焦不约，与赤石脂禹余粮汤，以涩洞泄。下焦主分清浊，下利者，水谷不分也。若服涩剂，而利不止，当利小便，以分其气。又方解曰：《本草》云，涩可去脱，石脂之涩以收敛之；重可去怯，余粮之重，以镇固。

柯韵伯　甘姜参术，可以补中宫火气之虚，而不足以固下焦脂膏之脱，此利在下焦，未可以理中之剂收功也。然大肠之不固，仍责在胃，关门之不紧，仍责在脾。此二味皆土之精气所结，能实胃而涩肠。盖急以治下焦之标者，实以培中宫之本也。要之此证是土虚而非火虚，故不宜于姜附。若水不利而湿甚，复利不止者，则又当利其小便矣。凡下焦虚脱者，以二物为本，参汤调服最效。

山田正珍　已，毕也。如发汗已脉浮数，服柴胡汤已渴者，是也。成无己云，与泻心汤，攻之则痞已，此训已为愈，惟忠亦从之，可谓强解也。一说又云，已，止也。复，反也。言服泻心汤则下利止，反以他药下之，故其利不止也。然本节利不止之三语，皆用止字为文，不啻本节，全论悉然，岂特就此一句，改止为已耶？或曰，理中者理中焦，此利在下焦十一字，系后人搀入，当删之，斯言甚是也。夫利虽多端，均关一胃府之事，岂有此利在下焦，而不在中焦之理乎？此条言伤寒医以承气等汤下之，下利不止，心下痞鞕，颇似大黄黄连泻心证，是以先与泻心汤，服汤已不解，故复以他药下之，其服泻心已不解者，彼痞而不鞕满，此则痞鞕而下利，可见彼以痞而不鞕满为主，此以痞鞕而下利为主。如此者，法当与理中汤也。而反以他药复下之，其里愈虚而下利愈不止，于是医始以理中与之，而其利益甚者，何也？盖一误下而利者，虽利未至滑脱，以中虚未甚也。理中汤可得而疗也。再三误下，则虚而又虚，终至滑脱无度，非复理中之所能及，故得之其利益甚也，非有所妨害而然，惟缓不及事也。故用赤石脂禹余粮，涩滑固脱，庶可以止之也。若服之仍利不止，小便不利者，当先利小便，得小便利而下利自止矣。此证始不用附子者，以其得之误下，而不清谷，且无厥逆脉微之候，与彼真寒自利者，自不同也。再按，既云汤药，又云他药，则知他药者，指巴豆、甘遂等丸散之词，而非复指上文汤药也。

正方按 汤方，太乙禹余粮，"太乙"二字。《玉函》、成本皆无，则隐庵之疑为二药，可不必矣。

163. 傷寒吐下後發汗，虛煩，脈甚微。八九日心下痞鞕，脅下痛，氣上衝咽喉，眩冒。經脈動惕者，久而成痿。

成无己 伤寒吐下后，发汗则表里之气俱虚，虚烦，脉甚微，为正气内虚，邪气独在。至七八日，正气当复，邪气当罢，而心下痞，胁下痛，气上冲咽喉，眩冒者，正气内虚而不复，邪气留结而不去。经脉动惕者，经络之气虚极，久则热气还经，必成痿弱。

曹颖甫 此证与后文胸有寒之瓜蒂散证相似，其不同者眩冒耳。寒水结为痰涎，故阻阨肺气，噫气反上冲咽喉而鼻窍不通，阴伤而阳越，故噫气亦上冲咽喉，以致颠眩而郁冒。设令阴虚阳亢，未见经脉动惕，此往尚无遗患。若浮阳暴冲于上，一身经脉为之跳荡不宁，则血分既耗折殆尽，终以不能养筋，久而成痿。痿者，枯萎而不荣也。（张注谓委弃不为我用，迂曲不通，不可为训。）究原所自出。盖不出于吐下，而出于吐下后之发汗，津液既损于前，而又重发其汗以竭之，故虚阳益张而不可遏。愚谓此证，惟柴胡加龙骨牡蛎汤最为近似，柴胡汤以散心下之痞，通胁下之通，龙骨牡蛎以收暴发之浮阳，然后养阴补血，以善其后，或亦千虑之一得也。

魏荔彤　此条证，仍用茯苓桂枝白术甘草汤，或加附子，倍加桂枝为对也。

汪琥　《补之论》云，可茯苓甘草白术生姜汤。郭白云云，当作茯苓桂枝白术甘草汤。成痿者，振痿汤。

山田正珍　八九日以下十五字，盖十枣汤及瓜蒂散条文，错乱入此也，当删之，此证其未成痿者，真武汤主之，至其久而成痿，则为难治矣。

正方按　山田之说，与《金鉴》相似。《金鉴》云八九日，心下痞鞕，胁下痛，气上冲咽喉之句，与上下文义不属，必是错简，注家因此三句，皆蔓衍支离，牵强注释，不知此证，总因汗出过多，大伤津液而成，当用补气、补血、益筋壮骨之药，经年始可愈也。总之此条众说纷纭，当俟后考证。陈修园谓此一节虽吐下与汗并言，却重发误汗一边，与曹氏意同，俱是。

164.傷寒發汗，若吐若下，解後，心下痞鞕，噫氣不除者，旋復代赭湯主之。（《玉函》，復作覆，成本、《玉函》赭後，俱有石字）

旋復代赭湯方

旋復花三兩　人參二兩　生薑五兩　甘草三兩　代赭一兩　半夏半升，洗　大棗十二枚

上七味，以水一斗，煮取六升，去滓，再煎取三升，溫服一升，日三服。（生薑後，成本全書俱有切字，代赭，作代赭石皆是，"上"字下成本全書，有"件"字，非）

成无己　大邪虽解，以曾发汗吐下，胃气弱而未和，虚气上逆，故心下痞鞕，噫气不除，与旋复代赭石汤，降虚气而和胃。又方解曰：鞕则气坚，咸则可以软之，旋复之咸，以软痞鞕；怯则气浮，重剂可以镇之，代赭之重，以镇虚逆；辛者散也，生姜、半夏之辛，以散虚痞；甘者缓也，人参、甘草、大枣之甘，以补胃弱。

陈修园　此中气伤而虚气上逆也，以旋复代赭石汤主之。此节言治病后之余邪，宜于补养中寓散满镇逆之法。

山田正珍　"不除"二字，示其已用生姜泻心汤之意也。如九十四条、一百三条，不差之语，可见矣。

165.太陽病，外證未除而數下之，遂協熱而利。利下不止，心下痞鞕，表裏不解者，桂枝人參湯主之。

桂枝人參湯方

桂枝四兩，去皮　甘草四兩，炙　白术三兩　人參三兩　乾薑三兩

成无己　外证未除而数下之，为重虚其里，邪热乘虚而入，里虚协热，遂利不止而心下痞。若表解而下利，心下痞者，可

与泻心汤，若不下利，表不解而心下痞者，可先解表而后攻痞。以表里不解，故与桂枝人参汤和里解表。又方解曰：表未解者，辛以散之；里不足者，甘以缓之。此以里气大虚，表里不解，故加桂枝、甘草于理中汤也。

张璐 以表未解，故用桂枝以解之，以里适虚，故以理中和之。

喻嘉言 此方即理中加桂枝，而易其名，亦治虚痞下利之圣法也。

山田正珍 挟热者，乃内寒挟外热之谓，其谓之挟者，示寒之为急也。先辈不知，皆以协字本义解之，协乃互相和同之谓，寒热冰炭，岂有互相和同之理乎？可谓妄矣，按此条也，即禹余粮汤证而一等轻，且挟外证者。

166. 下後，不可更行桂枝湯。若汗出而喘，無大熱者，可與麻黃杏子甘草石膏湯。

成无己 前云：发汗后，不可更行桂枝汤。汗出而喘，无大热者，为与此证治法同。汗下虽殊，既不当损正气，则一，邪气所传既同，遂用一法治之。经所谓若发汗、若下、若吐后是矣。

正方按 隐庵、锡驹皆云此节重出，是不然也。成注是矣。

167. 傷寒大下後，復發汗，心下痞，惡寒者，表未解矣，不可攻痞，當先解表，表解乃可攻痞。解表宜桂枝湯，攻痞宜大黃黃連瀉心湯。（成本置此條，于桂枝人参湯條之後）

成无己　大下后，复发汗，则表里之邪当悉已。此心下痞，恶寒者，表里之邪俱不解也。因表不解而下之，为心下痞，先与桂枝汤解表。表解，乃与大黄黄连泻心汤攻痞。《内经》曰：从外之内，而盛于内者，先治其外，而后调其内。

张隐庵　此言太阳表邪未解，不可攻里之意。

168.傷寒發熱汗出，不解，心中痞鞕，嘔吐而下利者，大柴胡湯主之。

成无己　伤寒发热，寒已成热也。汗出不解，表和而里病也。吐利，心腹濡软而里虚；呕吐而下利，心下痞鞕者，是里实也。与大柴胡汤以下里热。

张隐庵　合下三节，首节言心中痞者，所以结痞证之义，意谓凡心下痞而用泻心汤诸方，乃泻其邪而使正气从心中以外出也；次节言胸中痞者，所以结胸之义，夫邪陷于胸而用陷胸汤，乃使邪热下泄，而正气从胸上出也；末节言胁下痞者所以结藏结之义，夫病发于阴，有藏结之结胸，若不能上达于胸，从胁下而入阴筋，则为藏结之死证，所以重气机上行之意也。此节言心中痞鞕而气机仍欲上出者，宜大柴胡以达之。伤寒，发热，汗出而外邪不解，徒伤心液，故心中痞鞕。愚按：以上十二则皆言心下痞，至此则曰"心中"，以明正气仍欲上达之意。呕吐而下利者，邪从下泄而气欲上腾也。故以大柴胡汤主之，芍药、枳实泻心中之痞鞕，黄芩清中膈之余邪，柴胡、半夏、生姜、大枣，从中土而达太阳之气于外，病从下解而气仍上出，由此可知以痞证之气机矣。

陈修园 呕吐不得上出而复欲下行，故呕吐而又下利者，当因其势而达之。达之奈何？用大柴胡汤从中上而达太阳之气于外以主之。治痞者，不可谓泻心汤之外无方也。此一节所以结痞证之义也。按：此证宜用大柴胡汤之无大黄者。

丹波元简 按《金鉴》云，下利之下字，当是不字，若是下字，岂有上吐下利，而以大柴胡汤下之之理乎？此说似是而实非也。所谓下利乃是热利，若改作不利，则与小便何别？可谓失考矣。

山田正珍 《金鉴》改下利，作不利，其意虽好，文例不合，何者？凡论中云不利者，皆以小便言之，且必以小便二字冠之，未见其单云不利者也。按前第三十三条云，太阳与阳明合病，不下利但呕者，葛根加半夏汤主之，由是考之，此章下利之上，似脱不字，当补之。此章特称不下利者。盖对前条桂枝人参汤，甘草泻心汤、生姜泻心汤、赤石脂禹余粮汤，诸证皆有痞鞕且下利言之，言伤寒发汗后，惟恶寒罢，而发热不为汗解，心下痞鞕，呕吐而不下利者，此为热邪内攻为实。盖少阳阳明并病也，故与大柴胡汤下之则愈，宜与前一百八条互相参看，大抵痞证，率属心气自结，而不关外来之邪，但此一条，是为外邪入里，心气为之郁结，故不用泻心而取大柴胡，其因不同也。又按，此证既有痞鞕，而不作结胸者，以其人原无停饮故也。又按《金鉴》指伤寒发热，汗出不解八字，以为表仍未已，非也。汗出者，谓发之得汗，非自汗之谓，生姜泻心条，伤寒汗出解之语，可见矣，不解者，谓病不解，非表不解之谓。芍药甘草附子汤及茯苓四逆汤条，病不解之语，可见矣。或问十枣证，已称下利呕逆心下痞鞕，则此下利似未必为不下利之误，曰否，不然也，何则。十枣证，心下痞鞕满，引胁下痛，即结胸也。此则但痞鞕而不满，不痛，其不结胸也明矣。已非结胸，惟心下痞鞕，呕吐下利，岂可妄下之乎，况前一百八条证可相参验乎。按一百八条曰，太阳病，过经十余日，反二三下之，后四五日，柴胡证仍在者，先与小柴胡汤，呕不止，心下急，郁郁微烦者，为未解也。与大柴胡汤下之则愈。所谓呕不止心下急，乃此条心下痞鞕，而呕吐者，而无一字及下利，反谓与大柴胡下之则愈，可见此条下利二字，果是不下利之误，特对前文痞鞕下利诸条而发之矣。

169. 病如桂枝證，頭不痛，項不強，寸脈微浮，胸中痞鞕，氣上衝咽喉，不得息者，此爲胸有寒也。當吐之，宜瓜蒂散。

瓜蒂散方

瓜蒂一分，熬黃　赤小豆一分（分音問）

上二味，各別搗篩，爲散已，合治之，取一錢匕，以香豉一合，用熱湯七合，煮作稀糜，去滓，取汁和散，温頓服之。不吐者，稍稍加，得快吐乃止。諸亡血虛家，不可與之。（成本中句作不可與瓜蒂散）

成无己　病如桂枝证，为发热汗出恶风。

方有执　气上冲咽喉者，痰涌上逆，俗谓喉中声如拽锯，是也。寒，以痰言。

陈修园　又即结胸之证而总论之，以见大小陷胸汤外，又有吐法，以补其所未及也。病如桂枝证，但头不痛，项不强，知其病不在太阳之经脉矣。寸脉主上而微浮，设是风邪，当从项以及于头而俱痛，今头项如故，惟胸中痞鞕何也？胸中乃太阳出入之地，本寒之气塞其道路故也。气上冲咽喉，喘促而不得自布其鼻息者，此为胸有寒也。《经》云：太阳之上，寒气主之。寒气结于胸，则太阳之气不能从胸以出。当吐以从高越之，宜瓜蒂散。此可见结胸之证不一。因下而成者固多，因汗而成者亦复不少，不因汗吐下而成者亦有之，因其欲吐不得吐而成者亦有之。其治法亦不专主于大小陷胸汤等方也。此一节，找足结胸证，言无剩义矣。

《金鉴》　瓜蒂极苦，赤豆味酸，相须相益，能疏胸中实邪，为吐剂中第一品也。而佐香豉汁合服者，藉谷气以保胃气也。服之不吐，少少加服，得快吐即止者，恐伤胸中之气也。此方奏效之捷，胜于汗下，所谓汗、吐、下三大法也。今人不知仲景、子和之精意，置之不用，可胜惜哉。然诸亡血虚家，胸中气液已亏，不可轻与，特为申禁！

汪琥　伤寒一病，吐法不可不讲。华元化云，伤寒至四日在胸，宜吐之。巢元方云，伤寒病三日以上，气浮在上部，胸心填塞满闷，当吐之则愈。仲景以此条论，特出之太阳下篇者，以吐不宜迟，与太阳汗证相等，当于两三日间，审其证而用其法也。《条辨》，以胸有寒为痰，亦通。盖胸有风寒，则其人平素饮食之积，必郁而成热，变而为痰。所以瓜蒂散，亦涌痰热之药也。《尚论篇》以此条证，竟列入痰病中，误矣。煮作稀糜，言以汤七合，煮香豉如糜粥之烂也。方氏以稀糜，为另是稀粥，大谬之极。

《古方选注》 瓜蒂散，乃酸苦涌泄重剂，以吐胸寒者，邪结于胸，不涉太阳表实，只以三物为散，煮作稀糜，留恋中焦，以吐之，能事毕矣。瓜蒂性升，味苦而涌，豆性酸敛，味苦而泄，恐其未必即能宣越，故复以香豉汤，陈腐之性，开发实邪，定当越上而吐矣。

《外台秘要》 服药过多者，益饮冷水解之。

《东垣试效方》 若有宿食而烦者，仲景以栀子大黄汤主之。气口三盛，则食伤太阴，填塞闷乱，极则心胃大疼，兀兀欲吐，得吐则已，俗呼食迷风是也。经云，上部有脉，下部无脉，其人当吐不吐者死，宜瓜蒂散之类吐之。经云，高者因而越之。此之谓也。

《医方集解》 治卒中痰迷，涎潮壅盛，颠狂烦乱，人事昏沉，五痫痰壅上膈及火气上冲，喉不得息，食填中脘，欲吐不吐。量人虚实服之，吐时须令闭目紧束肚皮。吐不止者，葱白汤解之，良久不出者，含砂糖一块，即吐。

丹波元简 案：张子和不用豆豉，加人参、甘草，齑汁调下，吐不止者，用煎麝香汤，瓜苗闻麝香即死，所以立解。《活人指掌辨疑》曰，瓜蒂，即丝瓜蒂，俗名藤萝。案此说，本草所不载，录以俟试验，舒氏亦云，如无甜瓜，丝瓜蒂可代。

山田正珍 古昔未有痰字，故或称之寒，或谓唾吐（《金匮》皂荚丸条下），或谓出浊唾（《金匮》桔梗汤条下），或谓吐涎沫（《金匮》桂枝去芍药加皂荚汤条下），皆今之所谓痰也。若夫《金匮》所谓痰饮，乃是淡饮，谓淡薄之饮，淡乃形容之辞，犹支饮之支，留饮之留，非痰喘之痰也。后人以淡痰音同，误作痰饮已。考之《脉经》《千金翼》，俱作淡饮，亦足可征也。宋元诸医，不知痰为淡误，皆以饮为痰，谬误之大者也。详见《金匮集成》中，兹不复赘焉。又按此条，成无己及《金鉴》诸注，皆以外感言之，非也。果是外感，则为桂枝证者未罢，岂妄义之吐乎？凡用瓜蒂吐者大便亦必泻，间有止泻而不吐者，故其表未解者，吐亦在所禁也。又按《素问》《灵枢》《尔雅》《说文》并无痰字，未详其制于何代，顾在魏晋之际乎。葛洪《抱朴子·至理卷》云，甘遂葶苈之逐痰癖。《名医别录》云，槟榔除痰。王羲之初月帖云，胸中淡闷，干呕转剧，食不可强，是字虽作淡，已指为病名者也。《字典》云，淡，古痰字。合而考之，变淡作痰以为一种病名，其在魏晋之际乎，痰字，始见《神农本草经》，常山巴豆二条，至于《名医别录》，则见二十余条，《肘后方》亦有痰癖字，《正字通》云，古有淡阴之疾，俗作痰饮，痰证在《素》《灵》则唯以沫唾涎液涕称之，详见厥论、癫狂篇、评热病论、至真要大论、五癃津液别论、咳论、寒热病篇、腹中论等，《抱朴子·极言》卷曰，食过则结积聚，饮过则成痰癖。

170.病脅下素有痞，連在臍旁，痛引少腹，入陰筋者，此名藏結，死。

成无己　素有宿昔之积，结于胁下为痞。今因伤寒邪气入里，与宿积相合，使藏之真气结而不通，致连在脐旁，痛引少腹，入阴筋而死。

张隐庵　此言痞证之惟阴无阳，气机不能从阴而阳，由下而上，是为死证，所以结藏结之义也。素，见在也，谓胁下见有痞气。夫胁下乃厥阴之痞，脐旁乃太阴之痞，痛引少腹，入阴筋，乃少阴之痞，阴筋即前阴，少阴肾脏所主也。首章所谓"藏结无阳证"，"如结胸状，饮食如故"者，乃少阴君火之气结于外，而不能机转出入，故为难治、为不可攻；此三阴之气交结于内，不得上承少阴君火之阳，故为不治之死证，由是而藏结之气机亦可识矣。

曹颖甫　此节仲师发明太阳府气阴寒凝冱之死证，唯黄坤载谓藏结之证。阴盛则寒，阳复则热，阴为死机，阳则生兆，尚为近是，余说俱不可通。张隐庵注此条，牵涉三阴，纠缠不清，直盲人评黑白耳。唯解"素"字，为现在如《中庸》"素富贵"之"素"，则确不可易谓骤起之急证也。胁下为少阴肾脏，肾与太阳膀胱为表里。所谓藏结者，寒结少阴之藏，与肝脾固无关也。脐之两旁为输尿管，由肾下达膀胱之道路，《内经》谓之下焦（《灵枢》云下焦别回肠注于膀胱）。太阳寒水下输之路，由胁下穿肾关从脐之两旁，直走少腹，下出阴筋是为溺；太阳之气，由膀胱而上出脐旁，输尿管穿肾脏至胁下抵中焦出皮毛是为汗。寒凝肾脏则小便不通，寒结膀胱则表汗不澈，今以肾藏暴感阴寒而痞在胁下，使膀胱阳气犹存，蒸气渐溃，肾藏表汗时出，小便时通，则脐旁之输尿管尚不至痛引少腹而入阴筋。唯其少阴之脏，阴寒凝固，于是由脐旁输尿管，走窜太阳之府，而痛如阴筋，此为太阳阳气下绝，而寒水之府与寒水之藏，直如冬令之水泽，腹坚绝无一线生机。仲师盖深明内脏关系，故特于"太阳篇"发明此条。窃意此证，重用桂、附至一二斤，或当于十百中挽救一二，云云。又曰：此痞由腰下斜入少腹，粗细类竹竿，约长数寸，色青而坚痛不可忍，病者大小便不通，余向者亲见之。又曰：四明门人张永年向不知医，以为此证，即近世所谓夹阴伤寒，病出于房后冒寒饮冷，颇为真切，因附存之，以备参考。

山田正珍 引《独啸庵漫游杂记》：一男子病腹痛，苦楚不可堪，四肢厥冷，额上生汗，脉沉迟，食饮则吐，按其腹，痛连胸胁，绕脐入阴筋，鞭满难近手，诸医畏缩而归。余曰：是寒疝，应不死，作附子泻心汤与之，夜死，余不知其故，沉思数日。偶读《伤寒论》，其所谓藏结也。余当时泛然不精思，误鉴如此，噫呼！读《伤寒论》十五年，甚哉事实难周。

正方按 此证总属寒结无阴者，山田正珍谓急灸关元，饮以附子汤辈也。

171. 傷寒，若吐、若下後，七八日不解，熱結在裏，表裏俱熱，時時惡風，大渴，舌上乾燥而煩，欲飲水數升者，白虎加人參湯主之。

成无己 表热者，身热也。里热者，内热也。本因吐下后，邪气乘虚内陷为结热，若无表热而纯为里热，则邪热结而为实；此以表热未罢，时时恶风。若邪气纯在表，则恶风无时；若邪气纯在里，则更不恶风。以时时恶风，知表里俱有热也。邪热结而为实者，则无大渴，邪热散漫则渴。今虽热结在里，表里俱热，未为结实，邪气散漫，熏蒸焦膈，故大渴，舌上干燥而烦，欲饮水数升。与白虎加人参汤，散热生津。

张隐庵　太阳标阳，阳明火热交结在里，故表里俱热，太阳主表，阳明主里。时时恶风者，阳气内结，表气虚微也。大渴，舌上干燥而内烦，欲饮水数升者，病阳明火燥热之气也。故以白虎加人参汤主之，知母性寒凉而味甘辛，色黄白而外皮毛，秋金之凉品也；石膏质重入里，纹理疏而似肌，味辛甘而发散，主清阳明之热，直从里而达肌；粳米土谷秋成，佐人参、甘草资生津液，以解阳明之火燥。白虎者，西方白虎七宿，能化炎蒸而为清肃，故以名之。

《金鉴》　"伤寒"二字之下，当有"若汗"二字。盖发汗较吐下，更伤津液为多也。

陈修园　病在络与在经者不同，《金匮》既有热极伤络之论矣。太阳之病气在络，即内合于阳明之燥化。伤寒病若吐、若下后，中气受伤，至七日又当太阳主气之期，八日又当阳明主气之期，其病不解，则太阳之标阳与阳明之燥气相合而为热。热结在里，表里俱热，热伤表气，故时时恶风；热伤里气，故大渴，感燥热之化，故舌上干燥而烦；推其燥而与烦之情形，欲饮水数升而后快者，必以白虎加人参汤，清阳明之络热而主之。张钱塘云：邪之中人，必先于皮毛，次入于肌，次入于络。肺主皮毛，脾主肌，阳明主络。太阳病气在于皮毛，即内合于肺，故麻黄汤所以利肺气；在于肌，即内合于脾，故桂枝汤、越婢汤所以助脾气；在于络，即内合于阳明，故白虎汤所以清阳明之气。然均谓之太阳病者，以太阳为诸阳主气，皮毛肌络皆统属于太阳也。合下共三节，言太阳病在于络，合于阳明，而为白虎之热证也。

山田正珍 《金鉴》之说得之矣，宜补"若发汗"三字。又曰：盖此条时时恶风，与次条背微恶寒，皆因内热熏蒸，汗出肌疏所致，是以不常而时时。不显然于全身而微于背，其非表不解之恶风寒可知也。亦犹阳明之腹满常痛，与太阴之腹满时痛之异也。成无己、方有执诸人，皆指时时恶风，以为表未除，非也。后百七十九条（按即下条百七十三条），其表不解者，不可与白虎汤，渴欲饮水无表证者，白虎加人参汤主之。可见其非表不解之恶风寒矣。《金鉴》云，时时恶风，当是时汗恶风，若非汗字，则时时恶风是表不解，白虎汤在所禁也。是盖不然，时汗之语，论中无例，不可从也。又按白虎加人参汤方，已见前节第二十六条，宋版重载本条之后，方后有此方立夏后，立秋前乃可服，立秋后不可服，正月二月三月尚凛冷，亦不可与服之，与之则呕利而腹痛，诸亡血虚家亦不可与，得之则腹痛利者，但可温之当愈。六十二字，考之《玉函》则判为三章，以列后第百七十九条后，盖叔和所搀，大非仲景氏之旨，今删之。

172.傷寒無大熱，口燥渴，心煩，背微惡寒者，白虎加人參湯主之。

成无己 无大热者，身无大热也。口燥渴心烦者，当作阳明病；然以背微恶寒，为表未全罢，所以属太阳也。背为阳，背恶寒，口中和者，少阴病也，当与附子汤。今口燥而渴，背虽恶寒，此为里热也，则恶寒亦不至甚，故云微恶寒。与白虎汤和表散热，加人参止渴生津。

张隐庵　此病太阳分部，而内合阳明之火燥也。伤寒无大热者，太阳表阳内入也。口燥渴者，阳明火热上乘。心烦者，热邪上逆也。背微恶寒者，太阳之气循背脊而内合于阳明也。阳明火热而燥，故以白虎加人参汤主之。愚按：太阳分部之表阳止循经上下，在头则头痛而必衄，行于背则为项背强几几，循背脊入内则为合阳明而为白虎加人参汤证，循背之皮部而下则为合病下利，循经俞而下入膀胱之血室则为抵当汤证。太阳分部之循经如此，至分部病而合于通体，则从胸出入，又不可以一二端拟之也。

《金鉴》　背恶寒，非阳虚恶寒，乃阳明内热，熏蒸于背，汗出肌疏，故微恶之也。主白虎汤，以直走阳明，大清其热，加人参者，盖有意以顾肌疏也。

陈修园　伤寒病太阳之标热，合阳明之燥气，热盛于内，而外反无大热，阳明络于口，属于心，故口燥渴而心烦，太阳循身之背，阳明循身之面，俱并于阳明，则阳明实而太阳虚矣。可即于其背之微恶寒者以知为阳明之燥热益盛焉。白虎加人参汤所以主之。

汪琥　内蒸热而表必多汗，以故恶寒，与上条恶风之义相同。

钱潢　此条之背恶寒，口燥渴而心烦者，乃内热生外寒也。非口中和之背恶寒可比拟而论也。

丹波元简　案：背恶寒，成氏以为表邪未尽，程氏以为阳虚，并非也。《伤寒类方》曰：此亦虚燥之证，微恶寒，谓虽恶寒而甚微，又周身不寒，寒独在背，则外邪已解，若大恶寒，则不得用此汤矣。

173. 傷寒脈浮，發熱無汗，其表不解，不可與白虎湯，渴欲飲水，無表證者，白虎加人參湯主之。

成无己 伤寒脉浮，发热无汗，其表不解，不渴者宜麻黄汤；渴者宜五苓散，非白虎所宜。大渴欲水，无表证者，乃可与白虎加人参汤以散里热。临证之工，大宜精别。

张隐庵 此言白虎汤治阳明之燥渴火热，而不治太阳之表证，故伤寒不解者不可与；渴欲饮水无表证者，方可与之，亦戒慎之意也。

《金鉴》 其表不解者，虽有烦渴乃大青龙汤证，不可与白虎汤。又曰：加人参者，于大解热中，速生其津液也。

山田正珍 白虎汤与白虎加人参汤，均之阳明解热之剂，惟于渴不渴上而判矣。凡阳明病，大渴引饮者，多汗亡津液故也，是以必加之人参，以复其津液也，若其不烦渴者，津液不亏，故无取乎人参也。世医不察，虽遇渴者，概去人参不用，终归罪其方，可胜叹哉。

正方按 以上三条俱言白虎加人参汤证。第一条为汗吐下后之大热大渴，口燥心烦引饮，而时恶风。第二条大热烦渴与前条同，而背微恶寒。是恶寒不甚，恶风有时。盖皆太阳标热，内合阳明之燥火，故皆热盛。前条为汗吐下后，后条为病自机转，总皆内热盛，则与外界之空气悬殊太甚，不能相协调，为阳明内实，体虽大热而时有恶风寒之表象，非如表邪中人之恶风寒之甚也。曹颖甫则偏执谓"太阳标热结在中脘，而表热依然不解，此为太阳阳明合病，时时恶风者，表热甚而皮毛开泄，外风乘之而不能受也，此为太阳未解之明证"不可从矣。又云石膏当生用多用，甚是。第三条特申有表邪者禁用，而前二条之时恶风，背微寒之非表邪未解者，更可以明矣。文不难解而意义深焉。愚意以为凡用白虎者，必大热有汗，心烦为最妥，若渴饮者加人参，能事毕矣。虽然，亦有阳明燥热过甚，而无津液以成汗者，则又不可一概执之。余曾治一张姓男子，无汗狂热，大渴引冷之证，与大承气合增液、白虎加人参汤，一剂而大便解，汗出而愈。且又不可以无法而用凉透之法，如温病之方矣。所谓大匠能使人规矩，不能使人巧也。为医之难，亦正在此等处耳。

174. 太陽少陽並病，心下鞕，頸項強而眩者，當刺大椎肺俞肝俞，慎勿下之。（成本無肝俞二字，按其注語，脫落可知。《玉函》，太陽後有與字，鞕作痞堅，大椎後有一間二字）

成无己 心下痞鞕而眩者，少阳也。颈项强者，太阳也。刺大椎、肺俞，以泻太阳之邪，以太阳脉下项挟脊故尔；肝俞以泻少阳之邪，以胆为肝之府故尔。太阳为在表，少阳为在里，即是半表半里证。前第八证云，不可发汗，发汗则谵语。是发汗攻太阳之邪，少阳之邪益甚干胃，必发谵语，此云慎勿下之，攻少阳之邪，太阳之邪乘虚入里，必作结胸。经曰，太阳少阳并病，而反下之，成结胸。

张隐庵　上三节言太阳合阳明，此合下三节言太阳合少阳，是为三阳，少阳有在经、在气之不同。此节词意已见小结胸章（按所谓小结胸章即第一百四十五条，文曰，太阳与少阳并病，头项强痛，时如结胸，心下痞鞕者，当刺大椎第一间，肺俞肝俞，慎不可发汗，云云。）言太阳、少阳并病，涉于经脉而宜刺之意。前言慎不可发汗，此言慎勿下之，其义一也。

方有执　颈项，亦头项之互词，前条言眩冒，此有眩无冒，差互详略耳。

汪琥　大椎一穴，实合太少而齐泻，诸家注皆不明用针之理意，竟置大椎而不论，大误之极。

陈修园　小结胸篇戒勿汗者，恐其谵语；此戒勿下者，恐其成真结胸也。同学周镜园曰：此言太少并病，证在经脉不在气化，病经脉者当刺。少阳经脉下颈合缺盆，太阳经脉还出别下项，故颈项强。太阳起于目内眦，少阳起于目锐眦，故目眩。太阳之经隧在膀胱，其都会在胸肺；肺脉还循胃上口，上通胸膈之间；胆脉由胸贯于膈，脉络不和则心下鞕。故刺大椎，以通经隧之太阳；刺肺俞，以通都会之太阳；又刺肝俞，以通少阳之脉络。谆谆戒以勿下者，以病在经脉，宜刺不宜下也。

山田正珍　结胸证，有心下鞕而项亦强者，大陷胸丸下之，则愈。此条见证略同，而不痛不满，其非结胸可知矣。故曰慎勿下之。又按前一百二条曰，伤寒四五日，身热恶风，颈项强胁下满，手足温而渴者，小柴胡汤主之。乃知此条亦小柴胡证矣。若夫刺法者，兼施之术耳，然慎一字，不似仲景氏辞气，则恐亦王叔和撰次之文矣。

175. 太陽與少陽合病，自下利者，與黃芩湯；若嘔者，黃芩加半夏生薑湯。

黃芩湯方

黃芩三兩　甘草　芍藥各二兩　大棗十二枚

上四味，以水一斗，煮取三升，去滓，溫服一升，日再，夜一服。

黃芩加半夏生薑湯方

黃芩三兩　生薑三兩　甘草　芍藥各二兩　半夏半斤
大棗十二枚

上六味以水一斗，煮取三升，去滓溫服一升，日再，夜一服。

成无己　太阳、阳明合病，自下利为在表，当与葛根汤发汗。阳明、少阳合病，自下利，为在里，可与承气汤下之。此太阳、少阳合病，自下利为半表半里，非汗下所宜，故与黄芩汤以和解半表半里之邪。呕者，胃气逆也，故加半夏、生姜以散逆气。

钱潢　太少两阳经之证，并见而为合病。太阳虽在表，而少阳逼处于里，已为半表半里，以两经之热邪内攻，令胃中之水谷下奔，故自下利。

汪琥　太少合病，而至自利，则在表之寒邪，悉郁而为里热矣。里热不实，故与黄芩汤以清热益阴，使里热清而阴气得复，斯在表之阳热自解。所以此条病，不但太阳桂枝在所当禁，并少阳柴胡，亦不须用也。又方解曰：此小柴胡加减法也。热不在半表，已入半里，故以黄芩主之。虽非胃实，亦非胃虚，故不须人参补中也。

《金鉴》 太阳少阳合病，谓太阳发热头痛，或口苦咽干目眩，或胸满，脉或大而眩也。若表邪盛，肢节烦疼，则宜与柴胡桂枝汤，两解其表矣。今里热盛，而自下利，则当与黄芩汤清之，以和其里也。

徐彬 因此而推广之，凡杂证因里未和而下利者，黄芩汤可为万世之主方矣。

《医方集解》 昂按：二经合病，何以不用二经之药，盖合病而兼下利，是阳邪入里，则所重者在里，故用黄芩以彻其热，而以甘、芍、大枣和其太阴，使里气和，则外证自解。和解之法，非一端也。仲景之书，一字不苟，此证单言下利，故此方亦单治下利，机要用之。治热痢腹痛，更名黄芩芍药汤，又加木香、槟榔、大黄、黄连、当归、官桂，更名芍药汤。治下利，仲景此方，遂为万世治痢之祖矣。本方除大枣，名黄芩芍药汤，治火升鼻衄及热痢（出《活人书》）。黄芩加半夏生姜汤，亦治胆府发咳，呕苦水如胆汁。

正方按 成本，一服下，有若呕者，加半夏半升，生姜三两十二字，而无黄芩加半夏生姜汤方，义无增损。

176.傷寒胸中有熱，胃中有邪氣，腹中痛欲嘔吐者，黄連湯主之。

黄連湯方

黄連　甘草　乾薑　桂枝各三兩　人参二兩　半夏半斤

大枣十二枚

成无己　湿家下后，舌上如胎者，以丹田有热，胸上有寒，是邪气入里，而为下热上寒也。此伤寒邪气传里，而为下寒上热也。胃中有邪气，使阴阳不交，阴不得升，而独治于下，为下寒腹中痛；阳不得降，而独治于上，为胸中热，欲呕吐，以黄连汤，升降阴阳之气。又方解曰：上热者，泄之以苦，黄连之苦以降阳；下寒者，散之以辛，姜、桂、半夏之辛以升阴；脾欲缓，急食甘以缓之，人参、甘草、大枣之甘以益胃。

程应旄　此等证，皆本气所生之寒热，无关于表，均着二有字。

《金鉴》　伤寒未解，欲呕吐者，胸中有热邪上逆也。腹中痛者，胃中有寒邪内攻也。此热邪在胸，寒邪在胃，阴阳之气不和，失其升降之常，故用黄连汤，寒温互用，甘苦并施，以调理阴阳而和解之也。又曰，伤寒邪气入里，因人藏气素有之寒热而化，此则随胃中有寒，胃中有热而化，腹中痛，欲呕吐，故以是方主之。又方解曰：君黄连以清胸中之热，臣干姜以温胃中之寒，半夏降逆，佐黄连呕吐可止，人参补中，佐干姜腹痛可除，桂枝所以安外，大枣可以培中也。然此汤寒温不一，甘苦并投，故必加甘草，协和诸药，此为阴阳相格，寒热并施之治法也。

《巢源·冷热不调候》　夫人营卫不调，致令阴阳痞塞，阳并于上则上热，阴并于下则下冷，上焦有热，或喉口生疮，胸膈烦满，下焦有冷，则腹胀肠鸣，绞痛泄利。

《宣明论》　腹痛欲呕吐者，上热下寒也，以阳不得降，而胸热欲呕，阴不得升，而下寒腹痛，是升降失常也。

丹波元简　引《伤寒类方》即半夏泻心汤去黄芩，加桂枝。诸泻心之法，皆治心胃之间，寒热不调，全属里证。此方以黄芩易桂枝，去泻心之名，而曰黄连汤，乃表邪尚有一分未尽，故加桂枝一味，以和表里，则意无不到矣。

正方按　合以上诸家观之，义无余蕴矣。

177. 傷寒八九日，風濕相搏，身體煩疼，不能自轉側，不嘔不渴，脈浮虛而濇者，桂枝附子湯主之。若其人大便鞕，小便自利者，去桂加白术湯主之。

桂枝附子湯方

桂枝四兩　附子三枚，炮　大棗十二枚　生薑三兩　甘草二兩

上五味，以水六升，煮取二升，去滓，分溫二服。（成本作三服）

附子去桂加白术湯方

白术四兩　甘草二兩　附子三枚，炮　生薑三兩　大棗十二枚

上五味，以水七升，煮取三升去滓，分溫三服，初服其人身如痺，半日許復服之，三服盡，其人如冒狀，勿怪，此以附子、术並走皮肉逐水氣未得除，故使之爾，法當加桂四兩，此本一方二法也。（一法去桂加术，一法加术更加桂枝四兩，成本若其人下另作一條）

成无己　伤寒与中风家，至七八日再经之时，则邪气多在

里，身必不苦疼痛，今日数多，复身体疼烦，不能自转侧者，风湿相搏也。烦者，风也；身疼痛不能自转侧者，湿也。经曰，风则浮虚。《脉经》曰，脉来涩者，为病寒湿也。不呕不渴，里无邪也。脉得浮虚而涩，身有疼烦，知风湿但在经也，与桂枝附子汤，以散表中风湿。桂发汗，走津液，此小便利，大便鞭，为津液不足，去桂加术。又方解曰：风在表者，散以桂枝、甘草之辛甘；湿在经者，逐以附子之辛热。姜、枣辛甘行荣卫，通津液，以和表也。

张隐庵 上六节言病白虎汤之火燥热，而并论三阳，此合下两节言病风寒湿，而及于三阴。三阳三阴六气之正也，风寒湿热燥火六气之邪也，以邪气而伤正气，必干经脉，故末三节，言浮滑、结代之脉，以终此章之义。此章与下节，已见《金匮要略》，彼论杂证，此论伤寒。伤寒八九曰，当阳明少阳主气之期。若更加风湿相搏，则三邪合而成痹，痹证必身体疼烦，不能自转侧，然在伤寒而身体疼烦者，乃太阳不能合神气而游行于节交也。不能自转侧者，少阳枢转不利也。不呕、不渴，则阳明中土自和。脉浮虚而涩，为少阳经脉血气之不足。故用桂枝、附子壮火气而调经脉，甘草、姜、枣和荣卫而资气血。若其人大便鞭，乃阳明土气之不和；小便自利者，少阳三焦之气通也，故去解肌腠之桂枝，加和中土之白术汤主之。

陈修园 此节合下节，皆言风湿相搏之病也。但此节宜分两截看，"风湿相搏"至"桂枝附子汤主之"作一截，言风湿相搏于外也；"若其人"至"去桂加白术汤主之"又作一截，言风湿相搏于内也。要知此节桂枝附子汤是从外驱邪之表剂也，去桂加白术汤是从内撤邪之里剂，下节甘草附子汤是通行内外之表里剂也。

曹颖甫 伤寒八九日，已过一候，或病从表解，或传阳明，其常也。若表汗不彻，水气留着肌肉，而为湿，风乘皮毛之虚，入犯肌肉，而凝其腠理，则有风湿相搏之变。寒湿伤其肌肉而腠理不通，故身疼。风湿困于外，血热抗于内，故身烦。凡人以阳气通彻为生机，阴寒凝沍为死兆。无病之人身轻者，为其近阳也。垂死之人身重者，为其无阳也。风湿相搏，至于不能自转侧，身之无阳而重可知矣。是故不呕不渴，外既不达少阳之阳枢，内更不得阳明之燥化。其证为独阴无阳，脉必浮虚而涩，不唯不见邪正交争之浮紧，并不见邪正并居之浮缓，为其正气衰也。病情至此，非重用透发肌理之桂枝，不足以疏外风，非重用善走之附子，不足以行里湿。外加生姜、甘草、大枣以扶脾而畅中，使之由里达表而风湿解矣。故同为风湿相搏之证，惟大便坚、小便自调者，最难辨识，合之身体疼烦不能自转侧，似当在先解其表，后攻其里之例。但寒湿留着肌肉，外风束之，既非若伤寒中风之始病，发表解肌可一汗而见功，设汗之而不得汗而妄行攻下，湿邪且乘虚以下利不止而死。究其所以大便坚、小便自利者，与阳明实证正自有别：阳明证小溲当赤，此则独清，一也；外无潮热，二也；不谵语，三也；脉不见实大而滑，四也；不渴饮，五也；阙上不痛，右膝下经络不牵髀肉而痛，六也；痛在周身肌肉，而中脘未尝拒按，七也。有此七端，则此证不当攻下明矣。然则大便之所以坚者，可知矣。湿困脾脏则脾阳停而胃纳沮，水谷既失运输之路，则肠中谷气愈少，而日渐干涸，反胃证粪如羊矢者，实与此同。加以太阳寒水，以表气不通，独有下行之路，正如潦水赴谷，一去不还，不似发汗太过，阳气行于肌表，津液自外而内，尚得还入胃中也。白术附子汤，用白术四两，取其化燥，以祛肌表之湿；用附子三枚，取其善走，以收逐湿之功；仍用甘草、生姜、大枣，以助脾阳，使得从皮中而运行于肌表。一服觉身痹者，附子使人麻也。半日许再服，惧正气之不支也。三服后其人如冒状者，阳气欲达而不得也。故必于加术外，更加桂四两，然后阳气进肌表而出，寒湿得从汗解。表阳既通，脾气自畅，新谷既入，陈气自除，大便之坚正不需治耳。

徐彬 是风湿相搏，以不头疼，不呕渴，知风湿之邪，不在表，不在里，而在躯壳，然其原因于寒，几于风寒湿合而痹矣。桂枝汤本属阴剂，而芍药非寒湿证所宜，故易以附子之辛热，多于三枚，以桂枝之后，为纯阳刚剂，以开凝结之阴邪，然脉不涩而浮虚，先见是湿少而风多也。故藉一附子，而迅扫有余，否则又宜去桂枝加术汤，驱湿为主矣。

178. 風濕相搏，骨節煩疼掣痛，不得屈伸，近之則痛劇，汗出短氣，小便不利，惡風不欲去衣，或身微腫者，甘草附子湯主之。

甘草附子湯方

甘草　白术各二兩　桂枝四兩　附子二枚，炮

上四味，以水七升，煮取三升，去滓，溫服一升，日三。初服得微汗則解，能食，汗止復煩者，服五合。

（成等本五合後皆有恐一升多者，宜服六七合爲始，十二字始，他本有作佳字，成本作妙字。按：山田正珍以"能食"後皆古注文攙入）

成无己　风则伤卫，湿流关节，风湿相搏，两邪乱经，故骨节烦疼，掣痛不得屈伸，近之则痛剧也。风胜则卫气不固，汗出，短气，恶风不欲去衣，为风在表。湿胜则水气不行，小便不利，或身微肿，为湿外搏也。与甘草附子汤，散湿固卫气。又方解曰：桂枝、甘草之辛甘，散风邪而和卫；附子、白术之辛甘，解湿气而温经。

张隐庵　上节病风寒湿而涉于三阳，此节病风寒湿而涉于三阴。承上文"伤寒八九日，风湿相搏"，意谓八九日，则三阳为尽，三阴当受邪，故风湿相搏而病三阴之气也。少阴主骨，故骨节疼烦，掣痛。厥阴主筋，故不得屈伸。太阴主肌肉，故近之则痛剧。夫肾为生气之原，汗出短气者，少阴生气虚于内而表气脱于外也。小便不利或身微肿者，太阴脾土之气不化也。厥阴乃风木主气，而为阴之极，恶风不欲去衣者，厥阴阴寒之象也。甘草附子汤主之，用桂枝以助上焦之君火，附子以助下焦之生阳，甘草、白术补中焦之土气，上中下之阳气盛而三阴之邪自解矣。

周扬俊　此证较前条更重，且里已受伤，曷为反减去附子耶？前条风湿尚在外，在外者利其速去。此条风湿半入里，入里者妙在缓攻，仲景止恐附子多，则性猛且急，筋节之窍，未必骤开，风湿之邪，岂能托出？徒使汗大出，而邪不尽耳。君甘草者，欲其缓也，和中之力短，恋药之用长也。此仲景所以前条用附子三枚者，分三服，此条止二枚者，初服五合，恐一升为多，宜服六七合，全是不欲尽剂之意，学者于仲景书有未解，即于本文中，求之自得矣。

钱潢 虽名之曰甘草附子汤，实用桂枝去芍药汤，以汗解风邪，增入附子、白术，以驱寒燥湿也。

汪琥 《后条辨》云，以上三方，俱用附子者，以风伤卫而表阳已虚，加寒湿而里阴更胜。凡所见证，皆阳气不充，故经络关节得着湿，而卫阳愈虚耳。愚以此言，实发仲景奥义。

丹波元简 案：《千金方》，脚气门，四物附子汤，即是。方后云：体肿者，加防己四两，悸气、小便不利，加茯苓三两。《三因方》六物附子汤即是。

正方按 周氏之论，深得仲师之妙义，陈修园亦然，并云，此方甘草止用二两而名方，冠各药之上，大有深义，余尝与门人言，仲师不独审病有法，处方有法，即方名中药品之先后亦寓以法，所以读书当于无字处着神也。受业门人答曰，此方中桂枝视他药而倍用之，取其入心也。盖此证，原因心阳不振以致外邪不撤，是以甘为运筹之元帅，以桂枝为应敌之先锋也。

179.傷寒脈浮滑，此以表有熱，裏有寒，白虎湯主之。

白虎湯方

知母六兩　石膏一斤碎　甘草二兩　粳米六合

上四味，以水一斗，煮米熟湯成，去滓，溫服一升，日三服。（按《外台》，白虎湯煎法曰，上四味切，以水

一斗二升，煮取米熟，去沫内藥，煮取六升，去滓，分六服，日三服）

林亿　按前篇云，热结在里，表里俱热者，白虎汤主之。又云，其表不解，不可与白虎汤。此云脉浮滑，表有热，里有寒者，必表里字差矣。又阳明一证云，脉浮迟，表里俱寒，四逆汤主之。又少阴一证云：里寒外热，通脉四逆汤主之。以此表里自差，明矣。《千金翼》云，白通汤，非也。

程应旄　读厥阴篇中，脉滑而厥者，里有热也，白虎汤主之，则知此据"表里"二字为错简。

山田正珍　林亿、程应旄二说，考征明备，引援详确，宜拳拳服膺，张璐《缵论》，遵而奉之，可谓见善能徒矣。表有寒，以时时恶风，背微寒，及厥冷等证，言里有热以脉滑大，谵语腹满，发热汗出，身重而喘，咽燥口苦等证言。盖举因略证者也。后进诸家不察，强为之分疏，不思之甚。

正方按　此条历来注家多牵强为说，山田氏之言是也。惟曹颖甫云，"当云表有寒里有热，本条言表有热，里有寒，则传写之误也。惟白虎汤方治里热甚于表寒者宜之，若表寒甚而里热微者，要以越婢及大青龙、麻杏石甘诸方为主，石膏知母不当妄用，此即发热无汗，其表不解，不可与白虎汤之例也。若夫表寒垂尽，里热已炽，乃能用清凉透肌之石膏，驱里热由肌出表，其病遂解，此正燥渴心烦，背微恶寒，白虎加人参汤主之之例也。"云云，是矣。

180. 傷寒脈結代，心動悸，炙甘草湯主之。

炙甘草湯方

甘草四兩　桂枝　生薑各三兩　人參　阿膠各二兩　大棗三十枚　麻仁麥冬各半斤　生地黃一斤

上九味，以清酒七升，水八升，先煮八味，取三升，去滓，内膠烊消盡，溫服一升，日三，一名復脈湯。（成本甘草四兩後有炙字，宜從）

成无己　結代之脉，動而中止能自还者，名曰結；不能自还者，名曰代。由血气虚衰，不能相续也。心中悸動，知真气内虚也。与炙甘草汤，益虚补血气而复脉。又方解曰：补可去弱，人参、甘草、大枣之甘，以补不足之气；桂枝、生姜之辛，以益正气。《圣济经》曰：津耗散为枯，五藏痿弱，荣卫涸流，温剂所以润之。麻仁、阿胶、麦门冬、地黄之甘，润经益血，复脉通心也。

181. 脈按之來緩，時一止，復來者，名曰結。又脈來動而中止，更來小數，中有還者反動，名曰結陰也；脈來動而中止，不能自還，因而復動者，名曰代，陰也。得此脈者，必難治。

钱潢　结者，邪结也。脉来停止暂歇之名，犹绳之有结也。凡物之贯于绳上者，遇结必碍，虽流走之甚者，亦必少有逗留，乃得过也。此因气虚血涩，邪气间隔于经脉之间耳。虚衰则气力短浅，间隔则经络阻碍，故不得快于流行而止歇也。动而中止者，非《辨脉法》中阴阳相搏之动也；谓缓脉正动之时，忽然中止，若有所遏而不得动也。更来小数者，言止后更勉强作小数，小数者，郁而复伸之象也，小数之中，有脉还而反动者，名曰结阴。《辨脉法》云，阴盛则结，故谓之结阴也。代，替代也。气血虚惫，真气衰微，力不支给，如欲求代也。动而中止句，与结脉同，不能自还，因而复动者，前因中止之后，更来小数，随即有还者反动，故可言自还。此则止而未即复动，若有不复再动之状，故谓之不能自还。又略久复动，故曰因而复动。本从缓脉中来，为阴盛之脉，故谓之代阴也。上文虽云脉结代者，皆以炙甘草汤主之，然结为病脉，代为危候，故又有"得此脉者必难治"句，以申明达义。

丹波元简 案：脉来动之动，周氏、柯氏、志聪，并以为阴阳相搏之动脉，非也。

正方按 丹波氏之评，是。

182. 问曰：病有太陽陽明，有正陽陽明，有少陽陽明，何謂也？答曰：太陽陽明者，脾約是也；正陽陽明者，胃家實是也；少陽陽明者，發汗，利小便已，胃中躁煩實，大便難是也。

成无己 阳明胃也，邪自太阳经传之入府者，谓之太阳阳明。经曰：太阳病，若吐、若下、若发汗后，微烦，小便数，大便因鞕者，与小承气汤，即是太阳阳明脾约病也。邪自阳明经传入府者，谓之正阳阳明。经曰：阳明病，脉迟，虽汗出不恶寒，其身必重，短气，腹满而喘，有潮热者，外欲解，可攻里也。手足濈濈然汗出者，此大便已鞕也，大承气汤主之，即是正阳阳明，胃家实是也。邪自少阳经传之入府者，谓之少阳阳明。经曰：伤寒，脉弦细，头痛发热者，属少阳。少阳不可发汗，发汗则谵语。此属胃，即是少阳阳明病也。

张隐庵 阳明者，火燥热之气也，天有此阳明之气，人亦有此阳明之气。《经》云："阳明之上，燥气治之，不从标本，从中见太阴之湿化。"又云："两阳合于前，故为阳明；两火合并，故为阳明。"夫阴阳皆从少而太，太少两阳相合，则阳明居其中，设太阳阳明、正阳阳明、少阳阳明之间者，所以明阳明从太少而生也。脾约者，太阳阳热之气入于太阴脾土所主之地中，阳热盛而阴湿消亡，则土顽燥而脾藏穷约矣，此为太阳阳明也。少阳三焦之气外通肌腠、内行水道，发汗、利小便则津液不能还入胃中，故胃中躁，上烦下实而大便难，此为少阳阳明也。阳明从太少两阳而生，故有三者之阳明。

钱潢 脾约以胃中之津液言，胃无津液，脾气无以转输，故如穷约，而不能舒展也，所以有和胃润燥之法；正阳阳明，乃热邪宿垢，实满于胃，而有荡涤之剂。少阳阳明，以少阳证而发其汗，且利其小便，令胃中之津液干燥而烦，是少阳之邪并归于胃，故曰，燥烦实。实则大便难也，其治当与太阳阳明之脾约不远矣。

汪琥 愚以大抵太阳阳明，宜桂枝加大黄汤；正阳阳明，宜三承气汤选用；少阳阳明，宜大柴胡汤。此为不易之法。

山田正珍 刘栋曰，此条后人所记也，举阳明之三证，非古义也，若有此说，则合病之转属之目，皆为无谓也，故不采用矣。

正方按 《玉函》，二"少阳"之字，均作"微阳"，无"烦实"字，"脾约"，一作"脾结"，《千金翼》同，柯氏亦删去此条。

183. 陽明之爲病，胃家實是也。

成无己 邪传入胃，热毒留结，则胃家为实。华佗曰，热毒入胃，要须下去之，不可留于胃中。是知邪在阳明，为胃家实也。

张隐庵　重言以申明胃家实乃阳明之为病，而非阳明之正气。

柯韵伯　阳明为传化之府，当更实更虚。食入胃实而肠虚，食下肠实而胃虚。若但实不虚，斯为阳明之病根矣。胃实不是阳明病，而阳明之为病，悉从胃实上得来，故以胃家实为阳明一经之总纲也。然致实之由，最宜详审，有实于未病之先者，有实于得病之后者，有风寒外束，热不得越而实者，有妄汗、吐、下，重亡津液而实者，有从本经热甚而实者，有从他经传属而实者。此只举其病根在实耳。案阳明提纲，与《内经·热论》不同，《热论》重在经络，病为在表，此经里证为主，里不和，即是阳明病，是二经所由分也。

方有执　实者，大便结为鞕满而不得出也，作于迟早不同，非日数所可拘。

184.問曰：何緣得陽明病？答曰：太陽病，若發汗，若下，若利小便，此亡津液，胃中乾燥，因轉屬陽明。不更衣，內實，大便難者，此名陽明也。

汪琥　或问，太阳病若下，则胃中之物已去，纵亡津液，胃中干燥，未必复成内实。余答云：方其太阳初病时，下之不当，徒亡津液，胃中之物，依然不泄，必转属阳明，而成燥粪，故成内实之证。

正方按　更衣，即登厕也。古人登厕必更衣，不更衣者，即不大便也。

185.問曰：陽明病，外證云何？答曰：身熱，汗自出，不惡寒，反惡熱也。

成无己　阳明病，为邪传入府也。邪在表，则身热，汗出而恶寒。邪既入府，则表证已罢，故不恶寒，但身热，汗出，而恶热也。

张隐庵　此假外证，以明阳明自变之邪。身热，汗自出者，腠理发泄，汗出溱溱。不恶寒，反恶热者，阳明之气化也。

汪琥　上言阳明病，系胃家内实，其外见证从未言及，故此条又设为问答。夫身热与发汗异，以其热在肌肉之分，非若发热之翕翕然，仅在皮肤以外也。汗自出者，胃中实热，则津液受其蒸迫，故其汗自出。与太阳中风，汗虽出而不能透，故其出甚少，亦有异。此条病，则汗由内热蒸出，其出必多，而不能止也。不恶寒者，邪不在表也。反恶热者，明其热在里也。伤寒当恶寒，故以恶热为"反"。夫恶热虽在内之证，其状必见于外，或扬手掷足，迸去覆盖，势所必至。因外以征内，其为阳明实热证无疑矣。《尚论篇》以此条病辨阳明中风兼太阳，若以其邪犹在于经，大误之极。大抵此条病乃承气汤证。

柯韵伯　四证，是阳明外证之提纲。故胃中虚冷亦得称阳明病者，因其外证如此也。

丹波元简　案：方氏、魏氏、《金鉴》，并以此条证为阳明病由太阳中风而传入者，非也。

186. 問曰：病有得之一日，不發熱而惡寒者，何也？答曰：雖得之一日，惡寒將自罷即自汗出而惡熱也。

正方注　"發熱"，《玉函》作"惡熱"；《千金翼》，"發"前，無"不"字。

成无己　邪客在阳明，当发热而不恶寒，今得之一日，犹不发热而恶寒者，即邪未全入府，尚带表邪，若表邪全入，则更无恶寒，必自汗出而恶热也。

张隐庵　此假表证，以明阳明自受之邪。病有得之一日，不发热而恶寒者，太阳寒水之气在表也。然虽得之一日，恶寒将自罢，即自汗出而恶热，是为阳明证也。

周扬俊　案承上言，虽云反恶热，亦有得之一日而恶寒者，曰此尚在太阳居多耳。若至转阳明，未有不罢而恶热者。

程应旄　阳明恶寒终是带表。至于府病，不唯不恶寒，且恶热。表罢不罢，须于此验之，故从反诘以辨出。

丹波元简　案：无热恶寒发于阴，此云不发热而恶寒，恐不得为阳明内实之证，《玉函》作恶热，似极是。

正方按　丹波氏之言，应以《玉函》之恶热为是。然对恶寒将自罢，即自汗出而恶热何？又对下条作何交代乎？唯陈修园谓，此承上条不恶寒反恶热而言也，但上文言自内达外之表证，此言风寒外入之表证，为可信。张隐庵于前条则称之为外证，此条则称之为表证，大有斟酌。此钱溏之所以为钱溏乎。盖所谓外者乃阳明本病所体现之外有症状，所谓表者，乃有太阳之表邪也。然何不言太阳阳明，而但名之为阳明乎？柯氏所谓有实于未病之先者，即先有阳明内实，而后有外感，虽有外感，然以阳明先实，内热外蒸，细微之表邪，当迅速自罢，故仅止一日也。则先有胃家实则名分定矣。故仍冠之曰阳明病。与下条合看，更显。

187. 問曰：惡寒何故自罷？答曰：陽明居中主土也，萬物所歸，無所復傳。始雖惡寒，二日自止，此爲陽明病也。

成无己 胃为水谷之海，主养四旁。四旁有病，皆能传入于胃，入胃则更不复传。如太阳病传之入胃，则更不传阳明；阳明病传之入胃，则更不传少阳；少阳病传之入胃，则更不传三阴。

张隐庵 上二节，一云"不恶寒"，一云"恶寒将自罢"，故此设恶寒自罢之问。言阳明居中土，土为万物所归，归则无所复传，是以始虽恶寒，乃邪在表而合于太阳，二日阳明主气，病归阳明而不恶寒也。

柯韵伯 太阳病八九日，尚有恶寒证，若少阳寒热往来，三阴恶寒转甚，非发汗温中，何能自罢？唯阳明恶寒，未经表散，即能自止，与他经不同，始虽恶寒二句，语意在阳明居中句上，夫知阳明之恶寒易止，便知阳明为病之本矣。胃为戊土，位居中州。表里寒热之邪，无所不归，无所不化，皆从燥化而为实，实则无所复传，此胃家实，所以为阳明之病根也。

188. 本太陽病，初得時發其汗，汗先出不徹，因轉屬陽明也。傷寒發熱無汗，嘔不能食，而反汗出濈濈然者，是轉屬陽明也。

正方按　成作两条，自"太阳病"至"因转属阳明也"为一条，自"伤寒发热无汗"至"是转属阳明也"为一条。

成无己　伤寒传经者，则一日太阳，二日阳明。此太阳传经，故曰转属阳明。伤寒发热，无汗，呕不能食者，太阳受病也。若反汗出濈濈然者，太阳之邪转属阳明。故经曰：阳明病法多汗。

张隐庵　此言阳明有内外转属之不同。本太阳病，发汗不彻，而转属阳明，此转属阳明之在外也；不因发汗，反自汗出，而转属阳明，此转属阳明之在内也。则知阳明之转属有内外、表里之异也。

陈修园　过汗亡津液而转属阳明者固多，而汗出不彻与不因发汗者，亦有转属之证。本太阳病，初得病时发其汗，汗先出不彻，其太阳标热之气不能随汗而泄，而即与燥气混为一家，因此而转属阳明也。此外更有伤寒发热无汗，其时即伏胃不和之病机。呕不能食，不因发汗而反汗出濈濈然者，水液外泄则阳明内干，是转属之外又有一转属阳明之证。上文历言阳明本经之自为病，此复申明太阳转属阳明之义，除过汗亡津液外，又有此汗出不彻而转属、不因发汗而转属，合常变而并言之也。

曹颖甫　此节为不敢用麻桂者痛下针砭，以见畏葸太甚者之必遗后患也。予遇恶寒甚者，用麻黄、桂枝轻者二三钱，重者四五钱，甚或一剂不愈，连服二剂者，一年中类此者常百数十证，迄未见亡阳之变。盖发汗必期透畅，然后肺与皮毛乃不至留恋余邪。若汗出不彻，时时发热，久乃有汗不解，津液日损因而转属阳明。且其症呕不能食，与寒邪初犯太阳者同，发热亦同，惟汗出濈濈然者为独异，知邪传阳明之必有潮热矣。予尝由仲师所未言推阐之。伤寒心下有水气，则为干呕，寒郁肌表，脾阳内停则不能食。若病转阳明则下燥上湿，津液被胃热蒸迫悉化痰涎，胃热与湿邪抗拒，因而病呕。不能食者，胃中本有宿食，胃液因汗而耗，燥结不复下行，胃中壅阻因不能食。由此观之，呕不能食同，所以呕不能食者异也。太阳标热虽盛，常欲拥被而卧，至一传阳明则不欲近衣、发热同而所以发热者异也。此条不过示初学以同中求异之法，使不误于疑似耳。若不于病理求之，则大谬矣。

山田正珍 伤寒无汗，呕不能食者，此为少阳病小柴胡汤证也。若其人反汗出，濈濈然者，此为转属阳明，乃少阳阳明并病也，当与大柴胡、柴胡芒硝等汤以润下也。

189. 傷寒三日，陽明脈大。

成无己 伤寒三日，邪传阳明之时。经曰，尺寸俱长者，阳明受病，当二三日发。阳明气血俱多，又邪并于经，是以脉大。

张隐庵 此言阳明居中土而无所复传也。夫六气之传，一日太阳，二日阳明，此二日而邪传阳明，便归中土，无所复传，故至三日，仍现脉大之阳明也。莫氏曰："一日在表，二日在肌，三日而交于阳明，故云'伤寒三日，阳明脉大'。"

曹颖甫 与上节恶寒二日自止同例。此云"三日"，传写之误耳。脉为血管中含有动气者，里寒则见缩，故少阴寒证，脉见微细，里热则扩张，故证传阳明，脉见洪大，不独在足之跌阳、喉旁之人迎见大，即手太阴六部之脉亦大。计其时日皆在七日以上。虽然此亦指冬令伤寒言之耳，若春日皮毛渐开，传热较易，则为日亦少。至于秋夏间温病，更有朝见太阳而日中即传阳明者，尤不可以常例论之。

《金鉴》 此云三日阳明脉大者，谓不兼太阳阳明之浮大，亦不兼少阳阳明之弦大，而正见正阳阳明之大脉也。盖由表传里，邪热入胃，而成内实之诊，故其脉象有如此者。

190.傷寒脉浮而緩，手足自溫者，是謂系在太陰。太陰者，身當發黃；若小便自利者，不能發黃。至七八日大便鞕者，爲陽明病者。

成无己 浮为阳邪，缓为脾脉。伤寒脉浮缓，太阳客热。邪在三阳，则手足热；邪在三阴，则手足寒。今手足自温，是知系在太阴也。太阴，土也，为邪蒸之，则色见于外，当发身黄。小便自利者，热不内蓄，不能发黄。至七八日，大便鞕者，即太阴之邪入府，转属阳明也。

张隐庵 此下凡六节，论阳明之气内合太阴而入于三阴。伤寒脉浮而缓者，在外之寒邪而入于里阴也。手足自温者，脾为孤藏，中央土以灌四旁也，是为系在太阴而不涉阳明矣。但太阴者，阴湿也，身当发黄，若小便自利者，脾能行泄其水湿，故不能发黄。至七八日，当太阳阳明之气，如大便鞕者，为病在阳明而成燥实矣。盖太阴、阳明之气总属中土，而太阴虚系之邪，亦可归于阳明，其为万物所归者如此。

程应旄　脉浮而缓，是为表脉。然无头痛发热恶寒等外证，而只手足温，是邪不在表而在里。但入里有阴阳之分，须以小便别之，小便不利者，湿蒸瘀热而发黄，以其人胃中原来无燥气也；小便自利者，胃干便鞕而成实，以其人胃中本来有燥气也。病虽成于八九日，而其始证，却脉浮而缓，手足自温，则实是太阴病转属来也。既已转属阳明，其脉之浮缓者转为沉大，不必言矣。而手足之温，不止温已也，必濈然微汗出。盖阴症无汗，汗出者，必阳气充于内，而后溢于外，其大便之实可知也。

丹波元简　太阴篇云，伤寒脉浮而缓，手足自温者，系在太阴，太阴当发身黄，若小便自利者，不能发黄；至七八日，虽暴烦下利日十余行，必自止，以脾家实，腐秽当去故也。当与此条互考。

191. 傷寒轉繫陽明者，其人濈然微汗出也。

成无己　伤寒则无汗，阳明法多汗，此以伤寒邪转系阳明，故濈然微汗出。

张隐庵　此言太阴虚系之邪转系阳明火热之气，而不归中土，故濈然微汗出也。其曰"系"者，虚系也，如日月星辰之系于天，而天体居然不动也。

汪琥　此承上文而申言之。上言伤寒系在太阴，要之既转而系于阳明，其人外证，不但小便利，当濈然微汗出。盖热蒸于内，汗润于外，汗虽微而府实之证的矣。

192. 陽明中風，口苦咽乾，腹滿微喘，發熱惡寒，脈浮而緊；若下之，則腹滿小便難也。

成无己　脉浮在表，紧为里实。阳明中风，口苦咽干，腹满微喘者，热传于里也。发热恶寒者，表仍未解也。若下之，里邪虽去，表邪复入于里，又亡津液，故使腹满而小便难。

张隐庵　此言阳明中风，风性无定，过在少阳，涉于太阴，太阴主开，仍欲合太阳之开以外出而不可下也。阳明中风，风中阳明之气也；口苦咽干，病在少阳。腹满微喘，病在太阴。夫病在太阴，而复发热恶寒，乃太阴合太阳而主开之义也。阳邪内入于太阴，故脉紧，外合太阳，故浮而紧也，是当外散其风邪。若下之，则太阴湿气不舒，故腹满不愈，少阳三焦不和，故小便难也。

程知　此言阳明兼有太阳少阳表邪，即不可攻也。阳明中风，热邪也；腹满而喘，热入里矣，然喘而微，则未全入里也；发热恶寒，脉浮而紧，皆太阳未除之证；口苦咽干，为有少阳之半表半里。若误下之，表邪乘虚内陷，而腹益满矣，兼以重亡津液，故小便难也。

陈修园　阳明不特与太阴表里，而且与太阳、少阳相合。阳明中风，不涉于本气之燥化，而涉于少阳之热化，故口苦咽干；复涉于太阴之湿化，故腹满微喘；又涉于太阳之寒化，故发热恶寒。阳明脉本浮大，以阳明协与太阳，故脉象浮中不见大而见紧。浮紧之脉，宜从汗解之，若误下之，阳邪内陷于土中，则中土不运而腹增满，少阳之三焦不能决渎，复增出小便难之新证也。

丹波元简　案：下条云：阳明病能食者，为中风。《金鉴》则云，阳明谓阳明里证，中风谓太阳表证，非也。又案此条，常器之云，可桂枝麻黄各半汤，又小柴胡汤。汪氏云，以葛根汤为主，加黄芩等凉药以治之。《金鉴》云，太阳阳明病多，则以桂枝加大黄汤两解之；少阳阳明病多，则以大柴胡汤和而下之。若惟从里治而遽下之，则表邪乘虚复陷，故腹更满也，里热愈竭其液，故小便难也。

正方按　陈注最为精明。

193. 陽明病，若能食名中風，不能食名中寒。

正方注　二"名"字，《玉函》《千金翼》作"爲"。

成无己　阳明病，以饮食别受风寒者。以胃为水谷之海，风为阳邪，阳邪杀谷，故中风者能食；寒为阴邪，阴邪不杀谷，故伤寒者不能食。

张隐庵　合下三节皆论食，以阳明内合太阴而脾胃为仓廪之官也。风乃阳邪，主鼓动阳明之气，故能食；寒乃阴邪，主闭拒阳明之气，故不能食。论阳明而及于食，以征胃合于脾，而阳明又以胃气为本之意。

程应旄　本因有热，则阳邪应之，阳化谷，故能食，就能食者名之曰中风，其实乃瘀热在里证也。本因有寒，则阴邪应之，阴不化谷，故不能食，就不能食者名之曰中寒，其实乃胃中虚冷证也。

柯韵伯 此不特以能食不能食别风寒，更以能食不能食审胃家虚实也。要之风寒本一体，随人胃气而别。

方有执 名，犹言为也。中寒即伤寒之互词。

194.陽明病，若中寒者，不能食，小便不利，手足濈然汗出，此欲作固瘕，必大便初鞕後溏。所以然者，以胃中冷，水穀不别故也。

成无己 阳明中寒不能食者，寒不杀谷也。小便不利者，津液不化也。阳明病法多汗，则周身汗出，此手足濈然汗出，而身无汗者，阳明中寒也。固瘕者，寒气结积也。胃中寒甚，欲留结而为固瘕，则津液不得通行而大便必鞕者，若汗出，小便不利者，为实也。此以小便不利，水谷不别，虽大便初鞕，后必溏也。

张隐庵 此言"不能食，名中寒"也。阳明病，中寒则胃中冷而不能食，水谷不别而小便不利。手足濈然汗出者，土气外虚也。固瘕，大瘕泄也，乃寒邪内结，假气成形而为久泄之病；欲作，乃将成未成之意。初鞕者，感阳明之燥气；后溏者，寒气内乘也。所以不能食而小便不利者，以胃中冷，水谷不别故也。

周扬俊 此条阳明中之变证，着眼只在中寒不能食句。此系胃弱素有积饮之人，兼膀胱之气不化，故邪热虽入，未能实结。况小便不利，则水并大肠，故第手足汗出，不若潮热之遍身絷絷有汗，此欲作固瘕也。其大便始虽鞕，后必溏者，岂非以胃中阳气向衰，不能蒸腐水谷。尔时，急以理中温胃，尚恐不胜，况可误以寒下之药乎？仲景惧人于阳明证中，但知有下法，及结未定，俟日而下之法，全不知有不可下反用温之法，故特揭此以为戒。

程应旄 此之手足濈然汗出者，小便不利所致，水溢非胃蒸也。固瘕者，固而成癖，水气所结，其腹必有响声，特以结在胸，为水结胸，结在腹为固瘕。阴阳冷热攸关。

钱潢 愚以固瘕二字推之，其为坚凝固结之寒积可知，岂可但以溏泄久而不止为解？况初鞕后溏，乃欲作固瘕之征，非谓已作固瘕，然后初鞕后溏也。观欲作二字，及必字之义，皆逆料之词，未可意以为然也。

曹颖甫 阳明者，热盛之变文，至于中寒则外阳而内阴，表热而里湿，阴寒凝冱则机发内停。不能食者，脾不引，胃不磨也。寒湿下注则水道腐秽。小便不利者，上污浊下黏滞也。寒湿在里逼浮阳而外泄，故手足濈然汗出。濈然者，微出黏渍而不挟蒸气也。寒湿渗入肠胃，由脐下痛引少腹，因作固瘕。固瘕即俗名白痢，黏腻凝结如胶痰状。设令外见潮热渴饮，阙上痛，夜不安寐，不大便诸证，亦当以大承气汤下之，然所下之物，有时初不见粪，但有黏腻之白物，甚有下至二三次而始见粪者，予尝治四明胡姓亲见之。若但见腹痛下重而时出白物一滴，直四逆证耳。但以上二证皆成固瘕之候，若欲作固瘕而未成者，大便必初鞕后溏。大肠禀阳明之燥，中脘受太阴之湿，设攻其下燥，中脘之湿必且随之俱下，不急温之恐浸成寒湿下利矣。

195. 陽明病，初①欲食，小便反不利②，大便自調，其人骨節痛，翕翕如有熱狀，奄然發狂，濈然汗出而解者，此水不勝穀氣，與汗共並③，脈緊則愈。

正方注 ①成本無初字。②不利，《玉函》，作"不數"。③並，成本，《玉函》作"併"。

成无己 阳病客热，初传入胃，胃热则消谷而欲食。阳明病热为实者，则小便当数，大便当鞕。今小便反不利，大便自调者，热气散漫不为实也。欲食则胃中谷多。《内经》曰：食入于阴，长气于阳。谷多则阳气盛，热伤津液则水少。经曰，水入于经，其血乃成，水少则阴血弱。《金匮要略》曰，阴气不通，即骨疼。其人骨节疼者，阴气不足也。热甚于表者，翕翕发热。热甚于里者，蒸蒸发热。此热气散漫，不专着于表里，故翕翕如有热状。奄，忽也。忽然发狂者，阴不胜阳也。《内经》曰：阴不胜其阳，则脉流薄疾并乃狂。阳明蕴热为实者，须下之愈；热气散漫不为实，必待汗出而愈。故云濈然汗出而解也。水谷之等者，阴阳气平也。水不胜谷气，是阴不胜阳也。汗出则阳气衰，脉紧则阴气生。阴阳气平，两无偏胜则愈，故云与汗共并，脉紧则愈。

张隐庵 此言"能食，名中风"也。阳明病，初欲食者，谓先中于风也。夫风为阳邪，小便当利，大便当燥，今小便反不利，大便自调，乃风邪入于里阴而里气虚寒。其人骨节痛者，里气虚寒也。翕翕如有热状者，风邪入于里阴也。奄，忽也。忽然发狂，濈然汗出而解者，阳明谷神之气胜也。所以然者，以里阴寒水之气不胜阳明谷神之气，故与汗共并而出。脉紧则愈者，喻言也，言阳明风热之气得阴气相持而可愈也。马氏曰：水不胜谷气，乃少阴肾水不胜阳明谷气；骨节痛者，少阴病也；翕翕、奄然也，即翕奄沉而为戊癸合化之意也。盖上节论太阴，此节论少阴也。

丹波元简 汪氏云，脉紧则愈，《补亡论》阙疑。常器之云：一本脉去则愈。郭白云云，《千金》作坚者则愈，无脉字，是误以脉紧为去。为坚者，或漏"脉"字，或漏"者"字，当云脉紧者则愈。愚今校正，当云"脉紧去则愈"。喻氏云：脉紧则愈，言不迟也。脉紧疾，则胃气强盛。周氏、柯氏并同。程氏云：脉紧则愈者，言脉紧者得此则愈也。张氏《宗印》云：此直中之寒邪，不能胜谷精之正气，与汗共并而出，故其脉亦如蛇之纡回而欲出也。魏氏云：紧者，缓之对言。脉紧者，言不若病脉之缓而已，非必如伤寒之紧。钱氏云：紧则浮去，而里气充实也。案以上数说，未审孰是，姑从成注。

196. 陽明病，欲解時，從申至戌上。

张隐庵 《经》云："日西而阳气衰，阳明之所主也。"从申至戌上，乃阳明主气之时，表里之邪欲出，必随旺时而解。愚按：六篇欲解，各从六气旺时而解，则六气言正而不言邪，盖可见矣。

柯韵伯 申酉为阳明主时，即日晡也。

曹颖甫 日昃而阳衰，阴气乘之，地中水气为天阳蒸迫，阳盛之时不能升越，必待阳衰而始见。观夏令暑雨多在日斜之候，即晴日村落雾霭之气，亦多在傍晚，此可见申至戌上乃太阴湿土当旺之时。热盛之证，遇阴气而始解，故阳明欲解时从申至戌上，故有热发于申至戌上者，皆太阴病也。《金匮》云，病者一身尽疼，发热日晡所剧者，此名风湿，是为明证。或言日晡所本篇两见，一为吐下后五六日至十余日不大便，日晡所发潮热；一为病人烦热汗出则解，又如疟状。日晡所发热者属阳明，似申至戌上实为阳明主气，不知阳明热证得日晡所阴气当解而反剧者，自非本有寒湿得微阴而增重，必肠胃燥实而反抗之力强也。然则阳明主气其在巳至未上乎。大凡阳明证日中必剧，其反见形寒者，并宜温药。

正方按 曹氏之说是也。巳至未上即正午时也。阳明者，阳最盛者也，正与日中合。

197. 陽明病，不能食，攻其熱必噦。所以然者，胃中虛冷故也。以其人本虛，攻其熱必噦。

成无己 不能食，胃中本寒，攻其热，复虚其胃，虚寒相搏，故令哕也。经曰：关脉弱，胃气虚，有热不可大攻之，热去则寒起，此之谓也。

张隐庵 合下三节，首言胃府虚，次言经脉虚，末言皮腠虚，故末结曰"此以久虚故也"。阳明病者，病阳明胃府之气也。不能食者，胃气虚也；哕，呃逆也，胃气虚而复攻于热，则胃中虚冷而必哕。高子曰："遍阅诸经止有哕而无呃，以哕之为呃也，确乎不易。《诗》曰'銮声哕哕'。谓呃之发声有序，如车銮声之有节奏也。凡经论之言哕者，俱作呃解无疑。"

钱潢　胃阳败绝，而成呃逆，难治之证也。

汪琥　愚谓宜用附子理中汤。

陈修园　此胃气存亡之关头，不得不再为叮咛。

198. 陽明病脈遲①，食難用飽，飽則微②煩，頭眩，必小便難③，此欲作穀癉④。雖下之，腹滿如故。所以然者，脈遲故也。

正方注　①柯本，脈遲後補"腹滿"二字。《金匱》遲、食間，有者字。②微，《玉函》《金匱》作"發"。③必小便難，《金匱》作"小便必難"。④癉，疸同。成本作"疸"。

成无己　阳明病，脉迟，则邪方入里，热未能实也。食入于阴，长气于阳。胃中有阳，食难用饱，饱则微烦而头眩者，谷气与阳气相搏也。两热相合，消搏津液，必小便难。利者不能发黄，言热得泄也。小便不利，则热不得泄之，身必发黄。疸，黄也。以其发于谷气之热，故名谷疸。热实者，下之则愈；脉迟为热气未实，虽下之，腹满亦不减也。经曰：脉迟尚未可攻。

张隐庵　此节文同《要略》，言阳明经脉虚寒而成谷癉也。阳明病者，病阳明经脉之气也。脉迟者，所生之脉气虚也。《经》云："食气入胃，淫精于脉，脉气流经。"经脉虚，故食难用饱。而饱则微烦，头眩者，气虚于上也。小便难者，气虚于下也。《要略》曰："谷癉之为病，寒热不食，食即头眩，心胸不安，久久发为谷癉"。病在经脉，虽下之而腹满如故。所以然者，以脉迟而经脉虚寒故也，此所以谷气留中，而发为癉黄也。

程应旄 脉迟为寒，寒则不能宣行胃气，故非不能饱，特难用饱耳。饥时气尚流通，饱则填滞，以故上焦不行，而有微烦头眩证，下脘不通，而有小便难证；小便难中，包有腹满证在内。欲作谷瘅者，中焦升降失职，则水谷之气不行，郁蒸而成黄也。曰谷瘅者，明非邪热也。下之兼前后部言，茵陈蒿汤、五苓散之类也。曰腹满如故，则小便仍难，而瘅不得除可知。再出脉迟，欲人从脉上悟出胃中冷来。热蓄成黄之腹满，下之可去。此则谷气不得宣泄，属胃气虚寒使然，下之益虚其虚矣，故腹满如故。

钱潢 若不温中散寒，徒下无益也。

曹颖甫 此证非去其寒而行其湿，虽下以茵陈蒿汤，其腹满当然不减，窃意当于茵陈蒿汤内加重生术、生附以行之。所以然者，则以胃虚脉迟、中阳不运，非如胃实之谷瘅，脉见滑大者可以一下而即愈也。（此条并见《金匮》）

丹波元简 案：汪氏云：《补亡论》常器之云：宜猪苓汤、五苓散。愚以上二方，未成谷瘅时，加减出入，可随证选用。郭白云云：已发黄者，茵陈蒿汤，此为不可易之剂。张氏云，脉迟胃虚，下之无益，则发汗利小便之法，用之无益，惟当用和法，如甘草干姜汤，先温其中，然后稍与调胃，微和胃气是也。以上二说，似未妥帖，当考。

199. 陽明病，法多汗，反無汗①，其身如蟲行皮中狀者，此以久虛故也。

正方注 ①《玉函》《千金翼》，作"陽明病久久而堅者，陽明當多汗，而反無汗"云云。

成无己 胃为津液之府，气虚津液少，病则反无汗。胃候身之肌肉，其身如虫行皮中者，知胃气久虚也。

张隐庵 此承上文胃府、经脉，而及于皮中也。阳明病者，病阳明皮腠之气也。本篇云"阳明外证，身热，汗自出"，故法多汗。今反无汗，其身如虫行皮中状者，由于胃府、经脉之虚，故曰"此久虚也"。由是而知经脉、皮腠之血气，本于胃府所生矣。

曹颖甫 盖阳明多气多血，皆由水谷入胃蒸化，血多则汗自出，虚则分肉不热，卫阳不达，故汗欲出而不得如虫行皮中也。此证宜于防己黄芪汤中略加麻黄，使汗从皮中外泄则愈。

丹波元简 案：汪氏云，常器之云：可桂枝加黄芪汤。郭白云云：桂枝麻黄各半汤。愚以还当用葛根汤主之。《金鉴》云：宜葛根汤小剂，微汗和其肌表，自可愈也。魏氏云：补虚清热，人参白虎汤之类，并似与经旨相畔矣。

正方按 以上两证治法，应以曹说为正之。

200.陽明病，反無汗，而小便利，二三日，嘔而咳，手足厥者，必苦頭痛；若不咳不嘔，手足不厥者，頭不痛。

成无己 阳明伤寒，而寒气内攻也。至二三日，呕而咳，手足厥者，邪发于外也，必苦头痛；若不咳不呕，手足不厥者，则寒邪但攻里而不外发，其头亦不痛也。

张隐庵 此节明阳明之气须行于表里上下、横充周遍之意。

阳明病，反无汗者，气滞于里而不出于表也。小便利者，气行于下而不升于上也。二三日呕而咳者，阳明之气内合肺金，病气上逆于膺胸，故呕而咳也。手足厥者，不能分布于四肢也。气不横充，必上逆而苦头痛。若不咳不呕，气能周遍于内外，手足不厥，气能敷布于四旁，故不上逆而头不痛。二三日，呕咳，手足厥者，一日阳明，至三日而未愈也。

曹颖甫 阳明胃府含厥阴肝液、少阳胆液，以为消融水谷之助。此说发于近代西医，然仲师《伤寒》《金匮》中往往含有此意，惜注家未有发见耳。夫阳明之病反无汗而小便利，则湿消于下而热郁于中（肝与胃同部）。胃中有热则肝阴伤而胆火盛，肝阴伤则手足厥，胆火盛则上逆而病呕与咳，胆火上逆窜于脑部则病头痛，此柴胡龙骨牡蛎证也（俗名肝阳头痛）。盖厥而呕者，火上逆则为头痛，火下行则便脓血，其证异其理同也。若但头眩不恶寒，为胃中有热而胆火独盛。胆汁能消水谷，故无水谷不别之变而知饥能食。胆火上逆冲激肺部，故其人咽痛，但欲清炎上之火，必当引热下行，此大黄黄连黄芩汤证也（俗名木火刑金）。若失时不治则其喉必痹（俗名喉痈），否则亦必待便脓血而后愈（“厥阴篇”咽中痛者其喉为痹，便脓血者其喉不痹）。所以然者，阳明热甚则肝阴伤，肝为藏血之藏，肝虚于上而脓血便于下，所谓铜山西崩、洛钟东应也。

正方按 曹颖甫之“若但头眩”下，为下条注，因该本属与下条合注，故并条与此。此条众说纷纭。方氏云，此亦寒胜，故小便利，呕，手足厥。喻氏云，得之寒因，而邪热深也，然小便利，则邪热不在内而在外，不在下而在上，故苦头痛也。

程氏云：胃中独治之寒，厥逆上攻，故头痛者标，咳、呕、手足厥者本。张璐注与喻同，云：仍宜小青龙主之。汪氏云：此阳明经伤寒，热气上攻，必苦头痛，当用葛根汤。《类要》：用小建中汤。常氏用小柴胡汤。钱氏云，其所以无汗者，寒在阳明之经，而小便不利者，里无热邪也。柯氏云，此胃阳不敷布于四肢，故厥，不上升于额颅，故痛；缘邪中于膺，结在胸中，致呕咳而伤阳也。当用瓜蒂散吐之，呕咳止，厥痛自除矣。两者字，作时看，更醒。俱不可从。惟隐庵之说法，颖甫乃更切于实矣。而凡认为里寒者，尤为大谬。

201. 陽明病，但頭眩，不惡寒，故能食而咳，其人咽必痛；若不咳者，咽不痛。

成无己　咳甚则咽伤，故必咽痛；若胃气不逆，则不咳，其咽亦不痛也。

张隐庵　此言阳明经脉合肺而上出于咽也。阳明病者，阳明中风病也。风淫经脉，故但头眩。不因于寒，故不恶寒。"阳明病，能食，名中风"，故能食。内合于肺，故咳。夫阳明经脉，从大迎下人迎，循喉咙，入缺盆，阳明循经合肺，故其人咽必痛。若不咳者，不循经以合肺，故咽不痛，夫不曰"喉痛"，而曰"咽痛"者，以病在阳明而咽接胃本也。

202. 陽明病無汗，小便不利，心中懊憹者，身必發黃。

成无己　阳明病，无汗，而小便不利者，热蕴于内而不得外越；心中懊恼者，热气郁蒸，欲发于外而为黄也。

张隐庵 此承上文阳明合肺之意，而言阳明又运行于皮毛，下输于膀胱也。阳明病者，阳明湿热病也。湿热留中不能合肺而外行于皮毛，故无汗。更不能从皮毛而下输于膀胱，故小便不利。夫阳明之气不行于表里上下，则内逆于心中而为懊恼，阳热之气留中，入胃之饮不布，则湿热罨黦而身必发黄。

柯韵伯 口不渴，腹不满，非茵陈汤所宜，与栀子柏皮汤，黄自解矣。

丹波元简 案：《金鉴》云：心中懊恼，湿瘀热郁于里也。宜麻黄连轺赤小豆汤。若经汗吐下后，或小便利而心中懊恼者，热郁也。便鞭者，宜调胃承气汤；便软者，宜栀子豉汤。视之柯注，却似于经旨不切矣。

203. 陽明病，被火，額上微汗出，而小便不利者，必發黄。

成无己 阳明病，则为内热，被火，则火热相合而甚。若遍身汗出而小便利者，热得泄越，不能发黄。今额上微汗出，而小便不利，则热不得越，郁蒸于胃，必发黄也。

张隐庵 此节假火以申上文之意，言阳明湿热为病而无汗，若被火熏，但额上微汗出而小便仍不利者，气机不能流通出入，亦必发黄也。

柯韵伯 非栀子柏皮汤，何以挽津液于涸竭之余耳。

陈修园 凡误服羌、独、荆、防，及姜、桂、乌、附之类，皆以被火概之。

204. 陽明病，脈浮而緊者，必潮熱，發作有時。但浮者，必盜汗出。

正方注　必潮熱，《玉函》《千金翼》作"其熱必潮"。

成无己　浮为在经，紧者里实。脉浮而紧者，表热里实也，必潮热，发作有时。若脉但浮而不紧者，此是表热也，必盗汗出。盗汗者，睡而汗出也。阳明病里热者自汗，表热者盗汗。

张隐庵　此言阳明津液不和于内外，而为潮热盗汗也。阳明病脉浮而紧者，阳明之邪内干太阴湿土为病，必潮热而发作有时。脉但浮者，阳气外浮，不干太阴，故必盗汗出。盗汗者，睡中汗觉，阳气不固，而阴液外注也。夫潮热、盗汗，则津液漏泄而不和于内外矣。金氏曰："无病之人，虽曰有潮而不觉，病则随潮外见矣。"

钱潢　邪在太阳，以浮紧为寒，浮缓为风；在阳明，则紧为在里，浮为在表。脉浮而紧者，言浮而且紧也，谓邪虽在经，大半已入于里也。邪入于里，必发潮热，其发作有时者，阳明气旺于申酉，故日晡时潮热也。潮热则已成可下之证矣，若脉但浮者，风邪未全入里，其在经之邪未解，必盗汗出，犹未可下也。阳明本多汗多眠，故有盗汗，然不必阳明始有盗汗，如太阳上篇，脉浮而动数，因自汗出之中风，即有盗汗，盖由目瞑则卫阳内入，皮肤不阖，则盗汗出矣。此示人当以脉证辨认表里，未可因潮热而轻用下法也。

张锡驹　睡中盗汗，如盗贼乘人之不觉而窃去也。

程应旄　脉浮而紧者，缘里伏阴寒，系阳于外故也。阴盛阳不敢争，仅乘旺时而一争，故潮热发作有时也。但浮者，胃阳虚，而中气失守也。睡则阴气盛，阳益不能入，而盗汗出也。夫潮热汗出，皆阳明里实证，而今属之虚寒，则于其脉辨之，更可互参及能食不能食之内法也。

陈修园　阳明原主里病，今诊其脉浮而紧者，仍见太阳表实无汗之脉。阳明被太阳之寒邪外束，则阳气不能宣发而为热，故必乘其所旺申酉时而潮热，如潮水之发作有定时。若脉但浮而不紧者，是见太阳表虚自汗之脉。阳明被太阳之风邪外涣，则阳气尽浮于表，及卧而阴血归肝之顷两不相顾，必为浮阳盗去而汗出。

丹波元简　案：《补亡论》，与柴胡桂枝汤。汪氏及《金鉴》云：桂枝加葛根汤。《补亡论》为是。又曰，《集注》金氏所说太奇。

205. 陽明病，口燥，但欲漱水不欲咽者，此必衄。

成无己　阳明之脉起于鼻，络于口。阳明里热，则渴欲饮水，此口燥但欲漱水，不能咽者，是在经而无里热也。阳明气血俱多，经中热甚，迫血妄行，必作衄也。

张隐庵　此明阳明津液不濡于经脉，而为衄病也。口燥者，病阳明之燥气也。津液不荣于经脉，故但欲漱水；不涉火热之气化，故不欲咽。夫胃足阳明之经脉主血所生病，又主汗出鼻衄，此必衄者，经脉不得津液以相滋也。

魏荔彤　漱者，非渴也，口中黏也。

丹波元简　周氏云："使此时以葛根汤汗之，不亦可以夺汗而无血乎？此必衄者，仲景正欲人之早为治，不致衄后更问成流与否也。"汪氏云"常器之曰：可黄芩芍药地黄汤，一云，当作黄芩芍药甘草汤"。愚以此二汤，乃衄后之药，于未衄时，还宜用葛根等汤加减主之。柯氏云"宜桃仁承气、犀角地黄辈"。案本条下一必字，宜衄前防衄，犀角、地黄之类，盖为的对矣。

206.陽明病，本自汗出，醫更重發汗，病已差，尚微煩不了了者，此必大便鞕^①故也。以亡津液^②，胃中乾燥，故令大便鞕。當問其小便日幾行。若本小便日三四行，今日再行，故知大便不久出；今爲小便數^③少，以津液當還^④入胃中，故知不久必大便也。

正方注 ①此必大便鞕。成本作"此大便必鞕"。②津液，《玉函》作"精液"。③數，柯注，"如"字是也。④當還，汪氏云，作"還當"，其義乃順，非是。

成无己 先亡津液，使大便鞕，小便数少。津液分别，大便必自下也。

张隐庵 本自汗出而重发汗，则津液外亡，以致大便鞕而津液内竭，外内之相通也；小便多则津液外泄，小便少则还入胃中，上下之相济也，此犹海水与天气相应，而复于地中之义。

汪琥 病家如欲用药，宜少与麻仁丸。

柯韵伯 以此见津液素盛者，虽亡津液，而津液终自还，正以见胃家实者，每踌躇顾虑，示人以勿妄下与妄汗也。历举治法，脉迟不可攻，心下满不可攻，呕多不可攻，小便自利与小便数少不可攻，总见胃家实不可攻证。

正方按 以上十八条，刘栋、山田氏皆以为后人之言。虽有重复可疑之发，然亦贤者之注文，亦不无可取处。且久为人所习，不敢妄予删削。

207. 傷寒嘔多，雖有陽明證，不可攻之。

成无己 呕者，热在上焦，未全入府，故不可下。

张隐庵 伤寒呕多，胃气虚也，虽有阳明实热之证，不可攻之。此下凡六节，前三节言不可攻，后三节言三承气证，而属可攻。大意谓阳明乃燥热之证，可与攻下，然必以胃气为本，详审邪正虚实，当知攻邪所以救正，若因攻而反伤其正气，何异攻贼而并害其良民。高子曰："《太阳篇》多从升降出入上体认。《阳明篇》多从邪正虚实上体认。若胃气虚者，虽多实热不可妄攻，盖人以胃气为本，是乃阳明之大关也。"

沈明宗 呕多则气已上逆，邪气偏侵上脘，或带少阳，故虽有阳明证，慎不可攻也。

柯韵伯 呕多是水气在上焦，虽有胃实证，只宜小柴胡以通液，攻之恐有利遂不止之祸。要知阳明病，津液未亡者，慎不可攻。盖腹满呕吐，是太阴阳明相关证；胃实胃虚，是阳明太阴分别处。胃家实，虽变证百出，不失为生阳，下利不止，参附不能挽回，便是死阴矣。

喻嘉言 呕多，诸病不可攻下，不特伤寒也。

曹颖甫 此上湿下燥之证，必当先治其呕而后可行攻下。盖即《金匮》"病人欲吐者，不可下之"之说也。胃中郁热上泛，湿痰壅于上膈，便当用瓜蒂散以吐之。胃中虚气上逆而胸

伤寒论备讲

满者，则吴茱萸汤以降之。否则无论何药入咽即吐，虽欲攻之，乌得而攻之。故必先杀其上逆之势，然后可行攻下。予每遇此证，或先用一味吴茱萸汤，兼亦有肝胆郁热而用茱连汤者。呕吐既止，然后以大承气汤继之，阳明实热乃得一下而尽。须知"有阳明证"四字，即隐示人以可攻，若不于无字处求之，但狃于胃气之虚，视芒硝、大黄如蛇蝎，真瞌睡汉耳。

丹波元简 常氏云，宜小柴胡汤。汪氏云，兼有阳明证，宜用葛根加半夏汤。案汪氏以葛根为阳明药，不可从。

208.阳明病，心下鞕满者，不可攻之，攻之，利遂不止者死，利止者愈。

成无己 阳明病，腹满者，为邪气入府，可下之。心下鞕满，则邪气尚浅，未全入府，不可便下之。得利止者，为邪气去，正气安则愈。若因下利不止者，为正气脱而死。

汪琥 结胸证，心下鞕满而痛，此为胃中实，故可下。此证不痛，当是虚鞕虚满，故云不可攻也。常器之云：未攻者，可与生姜泻心汤；利不止者，四逆汤。愚以须理中汤救之。

陈修园 心下鞕满者，止在心下，尚未及腹；止是鞕满而不兼痛。

丹波元简 程氏云，心下鞕满者，邪聚阳明之膈，膈实者腹必虚，气从虚闭，亦见阳明假实证，攻之是为重虚。锡驹云：心下鞕满者，胃中水谷空虚，胃为所仰，虚气上逆，反鞕满也。故太阳篇云：此非热结，但以胃中空虚，客气上逆，故使鞕也。案以上二说，以心下鞕满为虚满假满，此证世多有之，然今考经文，惟云心下鞕满，并不拈出虚候，故难信据焉。

209.陽明病，面合赤色，不可攻①之，必發熱色黃②，小便不利也。

正方注　①"攻"之後，《玉函》、成本，更有"攻之"二字，是也，當補之。②《玉函》、成本，"黃"後無"者"字。

成无己　合，通也。阳明病面色通赤者，热在经也，不可下之。下之，虚其胃气，耗其津液，经中之热，乘虚入胃，必发热色黄，小便不利也。

张隐庵　阳明病，面合赤色，此阳气怫郁在表，当解之熏之。若攻其里，则阳热之邪不能外解，必发热，肌表之热内乘中土，故色黄。夫表气外达于皮毛而后小便行，今表怫郁，湿气发黄，则小便不利也。

柯韵伯　总因津液枯涸，不能通调水道而然。须栀子柏皮，滋化源而致津液，非渗泄之剂所宜矣。

汪琥　郭白云曰："既不可攻，但茵陈蒿汤，调五苓散服之"，大谬之极。此与二阳并病，面色缘缘正赤相同，可小发汗，宜桂枝加葛根汤，以微汗之。

曹颖甫　此节"太阳篇"二阳并病之证也。"太阳篇"云，汗先出不彻，因转属阳明，续自微汗出，不恶寒。若太阳病证不罢者，不可下，下之为逆，如此可小发汗。设面色缘缘正赤者，阳气怫郁在表，当解之熏之。盖此证不惟表热无汗，两太阳穴必痛，或用麻杏石甘汤表里双解，或并用药汁烧沸取下，俯首药甄之上，蒙衣物而熏之，则表汗出而头痛愈矣。若阳郁于表而反攻其里，于是汗液欲从外泄者，反挟表阳内陷而成湿热。夫水以清洁而流，流则小便利。小便利者不能发黄，湿以胶黏而滞，滞则小便不利，小便不利者，故热郁而发黄。设因误攻而见此证，欲救其失，惟茵陈五苓散庶为近之。若湿热太甚者，栀子柏皮汤亦当可用也。

正方按 张璐云，下虚之人才感外邪，则挟虚火，而面色通红，总由真阳素虚，无根之火，随表药之性再升，云云。恐非此条之义矣。汪氏所驳郭氏之言颇是，然所举桂枝加葛根汤，尚有商量处也。若如曹氏所云之表热无汗者，又当思及麻杏石甘之方矣。若已误治发黄，则茵陈五苓之类耳。

210. 陽明病，不吐不下，心煩者，可與調胃承氣湯。

調胃承氣湯方

芒硝半斤 大黃四兩，去皮，清酒洗 甘草二兩，炙

上以水三升，煮大黃、甘草，取一升，去滓，內芒硝，更上微火，煮令沸，稍稍溫服之。

成无己 吐后心烦，谓之内烦；下后心烦，谓之虚烦。今阳明病不吐不下心烦，即是胃有郁热也。与调胃承气汤，以下郁热。

张隐庵 此明调胃承气。主调少阴火热之气于中胃也。阳明病，不吐不下，则阳明胃气不虚。心烦者，少阴君火受邪而逆于中胃也。故可与调胃承气汤上承火热之气而调胃中之实邪，用芒硝承君火之热以解心烦，甘草调中，大黄行热，邪从肠胃

而出。曾氏曰：“《太阳篇》云，‘若胃气不和谵语者，少与调胃承气汤’，言胃络上通于心，君火亢极而然也。若汗多亡阳，则主四逆汤，少阴之为热为寒如此。”

柯韵伯　言阳明病，则身热汗出，不恶寒者反恶热矣。若吐下后而烦，为虚邪，宜栀子豉汤。

汪琥　不吐不下者，热邪上不得越，下不得泄，郁胃府之中，其气必上蒸于膈则心烦。烦，闷而热也。

钱潢　但心烦，不若潮热便鞕之胃实，所以不必攻下，而可与调胃承气汤也。

张璐　可与者，欲人临病裁酌，不可竟行攻击也。

曹颖甫　不吐不下似胃气尚和，然不吐不下而见不恶寒反恶热、濈然汗出之阳明病，则胃中已燥。胃中干燥热故心烦，恶人多言，而不耐久视书籍，不欲见生客，似愠非愠，似怒非怒。烦出于心，而所以致烦者，则本于胃中燥热。故见此证者，譬犹釜中沸水，釜底之薪不去则沸必不停，此其所以宜调胃承气汤也。独怪近人遇此证动称邪犯心包，犀角、羚羊、至宝丹等任意杂投，卒至胃中燥热日甚一日，以致枯槁而死，可哀也已。

舒诏　案心烦一证，阴阳互关，宜加细察而后用药。调胃承气不可轻试。

山田正珍　病人呕吐而心烦者，少阳柴胡证也；下利而心烦者，少阴猪肤汤证也。今不吐不下而心烦，乃阳明热烦，但未至潮热谵语，便秘腹满，大渴引饮诸候，故先与调胃承气汤，以解内热也，盖一时权用之方耳。又按，成无己诸人，皆谓未经吐下而心烦也，其说颇凿，不可从矣。

211. 陽明病，脈遲，雖汗出不惡寒者，其身必重，短氣腹滿而喘，有潮熱者，此外欲解，可攻裏也。手足濈然汗出者，此大便已鞕也，大承氣湯主之；若汗多，微發熱惡寒者，外未解也①，其熱不潮，未可與承氣湯；若腹大滿不通者，可與小承氣湯，微和胃氣，勿令至大泄下。

正方注　①“外未解也”後，《千金》《外台》，有“桂枝湯主之”五字，不可從。

大承氣湯方

芒硝半斤　　大黄四兩，酒洗　　枳實五枚，炙　　厚朴半斤，炙，去皮

上四味，以水一斗，先煮枳樸取五升，去滓，内大黄，煮取二升，去滓，内芒硝，更上微火一兩沸，分温再服，得下，餘勿服。

正方按　此大承气汤曰“得下”，谓上承热邪而下也。下小承气汤曰“当更衣”，谓通泄肠胃也。

成本枳朴二字，作二物。渣，作滓。微火，作火微，非也。又芒硝半斤，成本，作二合。

小承氣湯

大黄四兩，酒洗　　厚朴二兩　　枳實三枚

上三味，以水四升，煮取一升二合，去滓，分温二服。初服湯，當更衣，不爾者，盡飲之；若更衣，勿

服。

正方按　成本末句，作"若更衣者，勿服之"。义无出入。

成无己　阳明病脉迟，若汗出多，微发热恶寒者，表未解也。若脉迟，虽汗出而不恶寒者，表证罢也。身重，短气，腹满而喘，有潮热者，热入府也。四肢诸阳之本。津液足，为热蒸之，则周身汗出；津液不足，为热蒸之，其手足濈然而汗出，知大便已鞭也，与大承气汤以下胃热。经曰，潮热者，实也，其热不潮，是热未成实，故不可便与大承气汤。虽有腹大满不通之急，亦不可与大承气汤，与小承气汤，微和胃气。又方解曰：《内经》曰：燥淫所胜，以苦下之。大黄枳实之苦，以润燥除热。又曰：燥淫于内，治以苦温。厚朴之苦，下结燥。又曰：热淫所胜，治以咸寒。芒硝之咸，以攻蕴热。又小承气方解曰：大热结实者，与大承气汤。小热微结者，与小承气汤。以热不大甚，故于大承气汤，去芒硝。又瘀结不至坚，故减厚朴枳实也。

张隐庵　阳明病脉迟，病阳明而内干太阴之气化也。虽汗出，不恶寒者，言虽有阳明汗自出，不恶寒之证。内干太阴，故其身必重，短气腹满而喘。兼有潮热，此阳明外证欲解，可攻里也。若手足濈然汗出，乃土中湿气外注，此大便已鞭也，大承气汤主之，上承火热之气，下行腐秽之邪。若汗多，微发热恶寒者，乃津液外注，而肌腠之邪未解，其热不潮者，不随太阴之气以出入，故未可与大承气汤，此亦审证慎戒之意也。若腹大满不通者，实在阳明肠胃，故可与小承气汤微和其胃气。若更衣勿服，而勿令大泄下也，此言大承气治潮热便鞭，小承气治腹满不通之意。愚按：大承气者，乃大无不该，主承通体之火热。芒硝生于水卤之地，感地水之咸气结成，能下承在上之热气，《内经》所谓"热气在上，水气承之"，此命名之大义也；大黄气味苦寒，主破瘀积宿食，荡涤肠胃，推陈致新，通利而下利者也；枳实臭香，形圆，气味苦寒，炙用主益胃气，行留滞；厚朴气味苦温，色性赤烈，炙香主厚脾土而破积滞。夫太阴腐浊之邪，上合阳明悍热之气，腐秽内实，火热外蒸，乃上承火热之气而下泄其腐秽，名曰大承气，即大青龙之义也。所谓调胃承气者，乃调和中气，泻少阴君火之热气内结于中胃。胃气上通于心也，故用芒硝以承气，大黄以下行，配甘草以和中，不用枳朴之破泄，此调胃承气之义也。所谓小承气者，乃小无不破，止内行肠胃之实，而不外承气分之热，故不用上承之芒硝，止用大黄之下行，配不炙之枳、朴，以通泄其肠胃。此三承气之各有所主也。再按：热毒下利，乃伏热在于形身之气分血分，当用承气者，必须芒硝以承在上之热。又如痘与疹，初起表里热甚而不透发，当用承气汤者，亦宜芒硝上承心包络之热，若止用大黄而不用芒硝，是犹鸟自高飞而张罗于下也。是以痢疾、痘疹诸证，而当用承气者，剧者用大承气；稍缓者用调胃承气；若仅以小承气治之，不能承泄邪热，而反伤胃气矣。

魏荔彤 汗出，太阳所有，而不恶寒，则太阳所无也；身疼体痛，太阳所有，而身重则太阳所无也；兼以短气腹满，喘而潮热，纯见里证，而不见表证，知此外之太阳病，欲解而非解也，乃转属阳明，而阳明之胃实将成也。考验于此八者，乃可攻里无疑矣。但攻里又非一途，更必于汗、于热辨之。如手足溅然而汗出者，胃热盛而逼汗于四末，津液知在内亡矣。大便必已干鞭，胃实之成，确乎不易，大承气汤，荡积通幽，何容缓乎？若汗虽多，而发热反微，且带恶寒，仍存于表可知矣。再谛之于热，汗出虽多，热却不潮，则阳明之病未尽全，仍当从太阳表治可也。或病人患腹大满不通者，则胃家已有闷塞之征，小承气、调和胃气，下而非下，勿令大泄下，以伤正气也。

张璐　仲景既言脉迟尚未可攻，而此证首言脉迟，复言可攻者，何也？夫所谓脉迟，尚未可攻者，以腹中热尚未甚，燥结未定，故尚未宜攻下。攻之必胀满不食，而变结胸痞满等证，须俟脉实结定，后方可攻之。此条虽云脉迟，而按之必实，且其证一一尽显胃实，故当攻下无疑。若以脉迟，妨碍一切下证，则大陷脉之下证最急者，亦将因循缩手待毙乎？

程应旄　身重者，经脉有所阻也。表里邪盛，皆能令经脉阻，邪气在表而喘者，满或在胸而不在腹，此则腹满而喘，知外欲解，可攻里也。

舒诏　吾家有时宗者，三月病热，予与仲远同往视之，身壮热而谵语，胎刺满口，秽气逼人，少腹鞭满，大便闭，小便短，脉实大而迟。仲远谓热结在里，其人发狂，小腹鞭满，胃实而兼蓄血也，法以救胃为急，但此人年已六旬，证兼蓄血，下药中宜重加生地黄，一以保护元阴，一以破瘀行血。予然其言，主大承气汤，硝、黄各用八钱，加生地一两，捣如泥，先炊数十沸，乃纳诸药同煎。连进五剂，得大下数次，人事贴然，少进米饮，一二口辄不食，呼之不应，欲言不言。但见舌苔干燥异常，口内喷热如火，则知里燥尚未衰减，复用犀角地黄汤加大黄。三剂又下胶滞二次，色如败酱，臭恶无状，于是口臭乃除，里燥仍盛，三四日无小便，忽自取夜壶，小便一回，予令其子取出视之，半壶鲜血，观者骇然，经言血自下，下者愈，亦生地之功也。复诊之，脉转浮矣，此溃邪有向表之机，合以柴胡汤，迎其机而导之。但此时表里俱还热极，阴津所存无几，柴胡亦非所宜，惟宜白虎汤，加生地、黄芩以救里，倍用石膏之质重气轻，专达肌表而兼解外也。如是二剂，得微汗而脉静身凉，舌苔退而人事清矣。再用清燥养荣汤，二十剂而全愈。

《金鉴》 诸积热结于里而成满痞燥实者，均以大承气汤下之也。满者，腹胁满急膜胀，故用厚朴以消气壅；痞者，心下痞塞鞕坚，故用枳实以破气结；燥者，肠中燥屎干结，故用芒硝润燥软坚；实者，腹痛大便不通，故用大黄攻积泻热。然必审四证之轻重，四药之多少适其宜，始可与也。若邪重剂轻，则邪气不服；邪轻剂重，则正气转伤，不可不慎也。

柯韵伯 诸病皆因于气，秽物之不去，由气之不顺也，故攻积之剂，必用气分之药，故以承气名汤。煎法更有妙义，大承气用水一斗，煮枳、朴取五升，去滓，内大黄，再煮取二升，纳芒硝。何哉？盖生者气锐而先行，熟者气纯而和缓，仲景欲使芒硝先化燥屎，大黄继通地道，而后枳朴除其痞满。若小承气，以三味同煎，不分次第，同一大黄，而煎法不同，此可见仲景微和之意也。

程知 调胃承气，大黄用酒浸，大承气，大黄用酒洗，皆为芒硝之咸寒，而以酒制之。若小承气，不用芒硝，则亦不事酒浸洗矣。

正方按 柯氏释承为顺，山田氏亦然。方有执谓承气者，承上以逮下，推陈致新之谓也。张隐庵谓大承气者，乃大无不该，主承通体之火热，能下承在上之热气。钱潢谓之承气者，盖承其邪盛气实，而以咸寒苦泄，荡涤攻下之也，但实之盛者可用，无实热而正气虚馁者，不可攻也。此无气可承之故也。前二人之说简切，后三者之说迂而远矣。

212. 陽明病，潮熱，大便微鞕者，可與大承氣湯；不鞕者，不可與之。若不大便六七日，恐有燥屎，欲知之法，少與小承氣湯，湯入腹中，轉矢氣者，此有燥屎也，乃可攻之；若不轉矢氣者，此但初頭鞕，後必溏，不可攻之，攻之，必脹滿不能食也。欲飲水者，飲水則噦。其後發熱者，必大便復鞕而少也，以小承氣湯和之。不能轉矢氣者，慎不可攻也。

成无己 潮热者实，得大便微鞕者，便可攻之；若便不鞕者，则热未成实，微有潮热，亦未可攻。若不大便六七日，恐有燥屎，当先与小承气渍之，如有燥屎，小承气汤药势缓，不能宣泄，必转气下矢；若不转矢气，是胃中无燥屎，但肠间稍鞕尔，止初头鞕，后必溏，攻之则虚其胃气，致腹胀满不能食也。

正方按 古屎与矢通，矢气，即放屁也。山田正珍谓"欲饮水后三十八字乃叔和所挽"，亦是。此条教人用大承气当审慎之意。

213. 夫實則譫語，虛則鄭聲。鄭聲者，重語也^①。直視譫語，喘滿者死。下利者亦死。

正方注 ①《玉函》"也"前，有"是"字，有"若"字；成本，脱"鄭聲者"之"者"字，當補之；《外台》，以"鄭聲重語也"五字，爲細注。

成无己 《内经》曰：邪气盛则实，精气夺则虚。谵语由邪气盛，而神识昏也；郑声由精气夺，而声不全也。

王肯堂 谵语者，谓乱言无次，数数更端也；郑声者，谓郑重频烦也。只将一句旧言，重叠频言之，终日殷勤，不换他声也。盖神有余则能机变，而乱语数数更端，神不足则无机变，而只守一声也，成氏谓郑卫之声，非是。

张璐 重语者，字句重叠，不能转出下语，真气夺之征也。

喻嘉言 此条当会意读，谓谵语之人，直视者死，喘满者死，下利者死，其义始明。

程应旄 直视谵语，尚非死证，即带微喘，亦有脉弦者生一条，惟兼喘满兼下利，则真气脱而难回矣。

《金鉴》 直视者，精不注乎目也。

山田正珍 盖此条主谵语立论。所谓下利者，亦谵语而下利也。大抵病人谵语而下利也，多属死证，然间亦有得而治者。厥阴篇所载下利谵语者，有燥屎也，宜小承气汤，是也。故曰下利者亦死，亦字有味。

214. 發汗多^①，若重發汗者，亡其陽，譫語脈短者死，脈自和者不死。

正方注　①“發汗多，若重發汗者”，《玉函》作“發汗多，重發其汗，若巳下，復發其汗”。

张隐庵　此言汗多，亡阳，谵语，凭脉而决其生死也。发汗多，则亡中焦之津液矣，若重发汗，更亡心主之血液矣。夫汗虽阴液，必由阳气蒸发而出，故汗多、重汗则亡其阳，表阳外亡，心气内乱故谵语。脉者，心之所主也，脉短则血液虚而心气内竭，故死，脉自和则心气调而血液渐生，故不死。

山田正珍　亡阳，谓损失元气，详见太阳上篇。凡病人谵语，其脉洪大滑数者，是脉与证不相龃龉，是以谓之和也，非无病之平脉也。短乃微弱，为亡阳之诊，故为死证。若其自和者，邪热炽乎内之候，其阳不亡，故为不死，宜与承气汤矣。

正方按　谵语有二，一为胃实，一为心虚。谓发汗过多亡津液使大便鞕，其脉心洪大滑数，是可与承气下之而愈也；若汗多亡其心液，则脉必短，是以危亡。此亦承上条之谵语而分其虚实，明其能治与不能治也。

215.傷寒若吐、若下後，不解，不大便五六日，上至十餘日，日晡所發潮熱，不惡寒，獨語如見鬼狀。若劇者，發則不識人，循衣摸床①，惕而②不安，微喘直視，脈弦者生，澀者死。微者，但發讝語者，大承氣湯主之。若一服利，止③後服。

正方注　①“摸床”，《玉函》作“撮空”。②“惕而”，《玉函》作"怵惕"。③"利止"之间，《伤寒论集成》補一"則"字，謂成本脱者。可不必矣。

成无己　其邪热微而未至于剧者，但发热谵语，可与大承气汤，以下胃中热。

赵嗣真弦字当是滑字，弦为阴负之脉，岂有必生之理？惟滑脉为阳，始有生理。玩下条（按指二百一十七条）脉滑而疾者，小承气汤主之。脉微涩者，里虚为难治，益见其误。

钱潢　独语，谵语妄语也。剧者，病之甚也。发，发作之时也。直视，目光直而睛不转动也。

山田正珍　引发秘伤寒下，疑脱"若发汗"三字。又引刘栋曰：谵语者之者，当作也。又曰，此证也，胃中邪实有燥屎者，剧者宜大承气，微者宜小承气。

正方按　此条更承前条之虚实而引申之也。赵氏改弦为滑，刘氏改者为也，皆是。补发汗二字亦可。

216. 陽明病，其人多汗，以津液外出，胃中燥，大便必鞕，鞕則譫語，小承氣湯主之。若一服譫語止者①，更莫復服。

正方注　①成本，脱"者"字。

成无己　亡津液，胃燥，大便鞕而谵语，虽无大热内结，亦须与小承气汤，和其胃气。得一服谵语止，则胃燥以润，更莫复与承气汤，以本无实热故也。

张隐庵　此言汗多津液竭，胃燥便鞕而谵语者，小承气主之。更莫复服者，即"上文一服利，止后服"，而为诫慎之意也。

山田正珍　此即前条所谓微者。

217. 陽明病，譫語發潮熱，脈滑而疾者，小承氣湯主之。因與承氣湯一升，腹中轉矢氣者，更服一升；若不轉矢氣者①，勿更與之。明日又②不大便，脈反微濇者，裏虛也，爲難治，不可更與承氣湯③也。

正方注　①《玉函》作"轉矢氣"，是也。成本脱"不轉矢氣者"之"者"字。②成本脱"明日又"之"又"字，《集注》亦然，當補之。③《脈經》《千金翼》，俱無"小"字，似可從。

成无己　阳明病，谵语，发潮热，若脉沉实者，内实者也，则可下；若脉滑疾，为里热未实，则未可下，先与小承气汤和之。汤入腹中，转矢气者，中有燥屎，可更与小承气汤一升以除之；若不转矢气者，是无燥屎，不可更与小承气汤。至明日邪气转时，脉得沉实紧牢之类，是里实也；反得微涩者，里气大虚也。若大便利后，脉微涩者，止是里虚而犹可，不曾大便，脉反微涩，是正气内衰，为邪所胜，故云难治。

张隐庵　此言谵语潮热之有虚实，审证而更须凭脉也。谵语发潮热，病阳明而兼太阴之气化也。滑疾为实，故主小承气汤。胃气清而潮热可愈，与之转矢气则宜，不转则不宜。脉微涩而里虚，则为难治，小承气之不可轻与如此。

山田正珍　"不可更与承气汤也"八字，古注文掺入，亦当删之。承气汤不言大小者，要在随证辨用也。言阳明病，谵语发潮热，不大便，脉滑而疾者，此为里实，承气汤主之。本文虽不及不大便，脉证既已若斯，则其不大便者，可从而知也。因与承气汤一升，汤入腹中，转矢气者，是有燥屎，可更与一升以下之。若其不转矢气者，是无燥屎，不可更与之。如是者，宜与柴胡加芒硝汤辈以和之也。阳明病不大便者，其脉当滑疾，今反微涩者，此为里虚，故为难治也。前举谵语潮热而略不大便，后举不大便，而略谵语潮热，本论错综之妙若斯。

正方按 山田氏之说极精透。非他注所及矣。

218. 陽明病，譫語有潮熱，反①不能食者，胃中必有燥屎五六枚也；若能食者，但鞕耳，宜大承氣湯下之②。

正方注 ①"反"前，《玉函》有"而"字。②"宜大承氣湯下之"，《玉函》無"宜"字，"下之"，作"主之"。

山田正珍 反当作烦，因声近而误，所谓心中懊憹而烦，胃中有燥屎者可攻及烦躁发作有时者，此有燥屎，及烦不解，腹满痛者，此有燥屎。皆见本篇皆可以征矣。凡伤寒谵语，有潮热者，固应不能食，岂得谓反乎？《金匮·产后病篇》曰：病解能食，七八日更发热者，此为胃实，大承气汤主之。可见病之未解，乃不能食，此为其法也。成无己谓，胃热当消谷引食。殊不知胃热消谷，《灵枢·师传篇》曰，中热消瘅则便寒，寒中之属则便热。胃中热则消谷，令人悬心善饥。本以内因之病言之，而与伤寒外邪入胃者，毫无关涉，可谓牵强矣。燥屎五六枚者，以腹诊言之，此证诊其腹，则必有粪块五六枚应于手也。后藤省所著《伤风约言》中，所谓若夫里结必有里热，鞕粪多少，阻住去路，脐下底如着饼，或如杏核鸡卵者是也。

如是者，宜以大承气汤下之。若其不烦且能食者，但鞕而已，与小承气汤可也。大承气汤一句，当在也字下，而在于此者，乃本论属辞之法也耳。《金鉴》以为错置，非也。或问曰：尝详《和兰解体》之实说，所谓胃府，惟是容受水谷之所，而非燥屎所留也。水谷之作秽物，必在入肠之后也，今谓胃中有燥屎者何也？予曰：凡阳明病，大便不通者，皆由邪之聚胃中也。屎虽则在肠中，使之鞕且燥者，实由邪之入胃，且亦肠胃原是一府，胃为本，肠为末，固非他物，故举胃隶肠，概言胃中有燥屎矣。

正方按　此事难知曰：胃实者，非有物也，地道塞而不通也。《难经》云，胃上口为贲门，胃下口为幽门，幽门接小肠上口，小肠下口，即大肠上口也。大小二肠相会，为阑门，水渗泄入于膀胱，相渗入于大肠，结广肠，广肠者，地道也，地道不通，上壅塞也。则火逆上行至胃，名曰胃实，所以言阳明当下者，言上下阳明经不通也，言胃中有燥屎五六枚者，非在胃中也，言胃是连及大肠也。魏氏云，胃中必有燥屎五六枚，阻塞于胃底肠间，与山田氏之说同观，是有出入矣。然于理皆通，总为阳明之道不通而否塞，则一也。是邪在胃而使肠道不通，或广肠阻塞而火逆于胃，或结在肠胃之间，似不必据一以定之矣。

219. 陽明病，下血譫語者，此爲熱入血室；但頭汗出者，刺期門，隨其實而瀉之，濈然汗出則愈。

成无己　阳明病，热入血室，迫血下行，使下血谵语。阳明病法多汗，以夺血者无汗，故但头汗出也。刺期门以散血室之热，随其实而泻之，以除阳明之邪热。散邪除热，荣卫得通，津液得复，濈然汗出而解。

汪琥 此条，当亦是妇人病。邪热郁于阳明之经，迫血从下而行，血下则经脉空虚，热得乘虚而入其室，亦作谵语。《后条辨》云：血室，虽冲脉所属，而心君实血室之主，室被热扰，其主必昏故也。但头汗出者，血下夺则无汗，热上扰则汗蒸也。刺期门以泻经中之实，则邪热得除，而津液回复，遂濈然汗出而解矣。或问此条病，仲景不言是妇人，所以《尚论》诸家，直指为男子，今子偏以妇人论之，何也？余答云：仲景于《太阳篇》中，一则曰，妇人中风，云云，"经水适来，此为热入血室"，则是热入血室，明系妇人之证，至此实不待言而可知矣。且也此条，言下血，当是经水及期，而交错妄行，以故血室有亏，而邪热得以乘之，故成热入血室之证。考之《灵枢·海论》云：冲脉为十二经之海。注云：此即血海也，冲脉起于胞中。又考《素问·天真论》云：女子二七而天癸至，任脉通，太冲脉盛，月事以时下。夫任者，冲也，其经脉皆行于腹，故其血必由前阴而下。斯血室有亏，邪热方得而入，则是仲景云下血，乃经水交错妄行，又不问而自明矣。

丹波元简 此条证，喻氏断为男子病，方氏、三阳、志聪、锡驹、柯氏、周氏皆为男女俱有之证，《金鉴》则与喻同，特汪氏以妇人论之，可谓超卓之见矣。然不知血室即是胞，殊可惜耳。程氏、魏氏、钱氏并无男女之说，疑是疑而不决欤。

山田正珍 此论妇人阳明病，热入血室者也。病状如是，当必自愈，以热随血而下也，详见太阳下篇。若其但头汗出者，瘀热在里，而不得越故也。当刺期门以泻其郁热，则热得发越，遍身濈然汗出而愈。其不用茵陈蒿汤者，以未及腹满、烦渴、小便不利等，自无发黄之势也。按太阳下篇，妇人中风刺期门者，以胸胁下满也；此条刺期门者，以瘀热在里也。注家皆谓期门肝之募，肝主血，故刺之以泻血室之热。果如此说乎？凡热入血室诸条，何不及刺法乎？成无己谓夺血者无汗，故但头汗出也。不知伤寒发黄证，其先致头汗者，亦以为夺血之由乎？王三阳云：此男子亦有之。夫下血谵语者，男子固当有之，虽然，所谓血室，即是子宫，男子岂有之乎？方有执、《金鉴》亦皆以为夫丈之病，不可从矣。再按，《金匮》以此章，入妇人杂病篇，脉经亦然。

220. 汗出谵语者，以有燥屎在胃中，此爲風也，須下之①，過經乃可下之。下之若早，語言必亂，以表虛裏實故也。下之則愈，宜大承氣湯。

正方注　①"須下之"三字，宋本作"者非"。

成无己　胃中有燥屎，则谵语，以汗出为表未罢，故云风也。燥屎在胃则当下，以表未和则未可下，须过太阳经，无表证乃可下之。

王三阳　阳明多汗，况有谵语，故又当下。但风家有汗，恐汗出则表未罢，故须过经可下。若早，燥屎虽除，表邪乘虚复陷，又将表虚里实矣。下之则愈二句，又申明乃可下之一句耳。

钱潢 若下早，则胃气一虚，外邪内陷，必至热盛神昏，语言必乱。盖以表间之邪气，皆陷入于里，表空无邪，邪皆在里，故谓知表虚里实也。

丹波元简 魏氏以此条证为《内经》所谓胃风、肠风，汪氏则为风燥证，并非也。

山田正珍 风当作实，传写之误也。本篇有之，大便难，身微热者，此为实也，急下之，宜大承气汤。辨可下篇亦言。病腹中满痛者，此为实也，当下之，宜大承气汤是也。魏荔彤以《内经》肠风胃风牵强立论，可谓妄也。下之若早，语言必乱八字，错简也，当在宜大承气汤句下始合。言汗出谵语者，此燥屎在胃中为实也，须下之，虽然表证未尽解者，不可下之。过经，谓表解也，邪气去表入里，是以表虚里实也。唯其表虚里实，故下之则愈，宜大承气汤。下之若早，语言必乱，以表未虚里未实故也。虚实二字，当作邪气之去来看焉。再按魏荔彤过经解曰，过经者，去经入府也，不知柴胡汤，亦有称过经者矣。

正方按 曹氏谓末二句，当与须下之直接，不当隶于节末。过经为太阳证罢，不恶风之谓也。亦未若山田氏之说为妥也。若曰此为风也，当下之，虽至辨者，不能为无辞矣。

221. 伤寒四五日，脉沉而喘满。沉为在里，而反发其汗，津液越出，大便为难，表虚里实，久则谵语。

成无己 邪气入内之时，得脉沉而喘满，里证具也，则当下之。反发其汗，令津液越出，胃中干燥，大便必难，久则屎燥胃实，必发谵语。

张隐庵 此言寒邪入于阴分，始病太阴而后及少阴也。伤寒四五日，当太阴少阴主气之期。寒邪入内，故脉沉。手足太阴不相通贯故喘满。又曰，此太阴脾土为病，久则少阴心主之神机不能出入，故谵语，此先病太阴而后及少阴也。合上两节，同是表虚里实、汗出谵语之证，一言过经乃下，一言久则谵语，其虑终谋始之意，为何如耶？

舒诏 脉沉而喘满，则知为阳明宿燥阻滞，浊气上干而然也，故曰沉为在里，明非表也。而反发其汗，则津越便难，而成实矣，至久则谵语者，自宜大承气汤，此因夺液而成燥者，原非大热入胃者比。故仲景不出方，尚有微甚之斟酌耳。

正方按 山田正珍谓此证宜白虎汤以解其里热，隐庵首谓寒邪入于阴分，再则曰，寒邪入里，然前后多条皆证承气与白虎之适应证，而言不离寒，得非迂乎。

222. 三陽合病，腹滿身重，難以轉側，口不仁，面垢，譫語，遺尿。發汗則譫語，下之則額上生汗，手足逆冷。若自汗出者，白虎湯主之。

白虎湯方

知母六兩　石膏一斤　甘草二兩　粳米六合

上四味，以水一斗，煮米熟，湯成去滓，溫服一升，日三服。

成无己 腹满身重，难以反侧，口不仁，谵语者，阳明也。《针经》曰：少阳病甚则面微尘。此面垢者，少阳也；遗尿者，太阳也。三阳者以阳明证多，故出阳明篇中。三阳合病，为表里有邪，若发汗攻表，则燥热益甚，必愈谵语；若下之攻里，表热乘虚内陷，必额上汗出，手足厥冷；其自汗出者，三阳经热甚也。

张隐庵 此言三阳合病于太阴，不宜汗下，宜从里阴而发越于外也。三阳合病在太阴所主之地中，外肌腠而内坤土，是以见在内之腹满，在外之身重。《经》云："少阳是动病，不能转侧。"病少阳之气也。"浊气出于胃，走唇舌而为味"。"阳明之脉起于鼻，交额中"，口不仁，面垢者，病阳明之气也。或曰："面垢者，少阳也。"乃少阳"面微有尘"之义，亦通。谵语者，太阳合神气而虚于上；遗尿者，下挟膀胱而虚于下也。此三阳之气合病于太阴所主之地中，宜从里阴而发越三阳之气于外。若发汗则伤其心主之神、血而谵语，下之则逆其中土之阳气而额上生汗，土气不达，故手足逆冷。若自汗出者，乃太阴湿土蒸发阳气外达矣。按：石膏质重入里，纹理似肌，主从里以达肌；甘草粳米助其中土，知母内黄白而外皮毛，主从里阴而中土，中土而皮毛，则三阳邪热俱从太阴而出矣。

《金鉴》 三阳合病者，必太阳之头痛发热，阳明之恶热不眠，少阳之耳聋寒热等证皆具也。太阳主背，阳明主腹，少阳主侧。今一身尽为三阳热邪所困，故身重难以转侧也。胃之窍出于口，热邪上攻，故口不仁也。阳明主面，热邪蒸越，故面垢也。热结于里，则腹满，热盛于胃，故谵语也。热迫膀胱，则遗尿；热蒸肌腠，故自汗也。证虽属于三阳，而热皆聚胃中，故当从阳明热证主治也。若从太阳之表发汗，则津液愈竭，而胃热愈深，必更增谵语。若从阳明之里下之，则阴益伤，而阳无依则散，故额汗肢冷也。要当审其未经汗下，而身热自汗出者，始为阳明的证，宜主以白虎汤，大清胃热，急救津液，以存其阴可也。

柯韵伯 里热而非里实，故当用白虎而不当用承气。若妄汗则津竭而谵语，误下则亡阳，而额汗出，手足厥也。此自汗出，为内热甚者言耳，接遗尿句末。若自汗，而无大烦大渴证，无洪大浮滑脉，当从虚治，不得妄用白虎。若额上汗出，手足冷者，见烦渴谵语等证，与洪滑之脉，亦可用白虎汤。

山田正珍 此证虽以三阳命焉，腹满身重谵语，皆属阳明内热之病，故不发汗、不和解，惟用大寒以挫其壮热也。发汗则谵语下似脱一"甚"字，当补之。《内经·痓湿暍篇》云：太阳中暍云云：发汗则恶寒甚，加温针则发热甚，数下之则淋甚，以此文势考之，脱简明甚。若其发汗则谵语甚者，由津液越出，大便燥结也。如斯者，当议大小承气汤也。若其下之，则额上生汗，痓湿暍篇曰，湿家下之，额上汗出微喘，小便不利者死，可见下后额上汗出者，果为虚寒危急之证矣。手足逆冷，或自汗出者，大便未鞕，其里未实，而下之颇早故也。如是者急可救之，宜通脉四逆汤。厥阴篇曰，大汗若大下利，而厥冷者，四逆汤主之，下利清谷，里寒外热，汗出而厥者，通脉四逆汤主之。又曰，若其所谓口中不仁者，或口不能言语，或口不觉寒热痛痒，或口不能辨五味，皆谓之口中不仁。岂唯不知味一事为然矣。

正方按 发秘谓"白虎汤主之"五字，当移遗尿句下读焉，山田氏引之，并引寓义方解，亦同。愚以为当连上句"若自汗出者"五字，一并移之。否则手足逆冷下，有若自汗出者，不成语矣，且上已云额上生汗，今又云，若自汗出者，作何解乎？且自汗出，正合白虎汤治。

223. 二陽並病，太陽證罷，但發潮熱，手足漐漐汗出，大便難而譫語者，下之則愈，宜大承氣湯。

成无己　本太阳病，并于阳明，名曰并病。太阳证罢，是无表证；但发潮热，是热并阳明。一身汗出为热越，今手足漐漐汗出，是热聚于胃也，必大便难而谵语。经曰，手足漐漐然而汗出者，必大便已鞕也，与大承气汤，以下胃中实热。

柯韵伯　太阳症罢，是全属阳明矣。先揭二阳并病者，见未罢时便有可下之症，今太阳一罢，则种种皆下症。

224. 陽明病，脈浮而緊，咽燥口苦，腹滿而喘，發熱汗出，不惡寒，反惡熱①，身重。若發汗則燥，心憒憒，反譫語；若加溫針②，必怵惕煩躁不得眠；若下之則胃中空虛，客氣動膈，心中懊憹；舌上胎者③，梔子豉湯主之。

正方注　①"惡熱"前，《脈經》《千金翼》有"偏"字。②"溫針"，成本作"燒針"。③"舌上胎"，《總病論》作苔生舌上。

成无己　脉浮发热，为邪在表；咽燥口苦，为热在经。脉紧腹满而喘，汗出不恶寒反恶热，身重，为邪在里，此表里俱有邪，犹当和解之。若发汗攻表，表热虽除，而内热益甚，故躁而愦愦，反谵语。愦愦者，心乱。经曰：荣气微者，加烧针则血不行，更发热而燥烦。此表里有热，若加烧针，则损动阴气，故怵惕烦躁不得眠也。若下之，里热虽去，则胃中空虚，表中客邪之气，乘虚陷于上焦，烦动于膈，使心中懊侬，而不了了也。舌上苔黄者，热气客于胃中；舌上苔白，知热气客于胸中，与栀子豉汤，以吐胸中之邪。

张隐庵 此言阳明太阴合病于内外，不宜汗、下、温针，更伤少阴水火之神气也。阳明病，脉浮而紧，乃阳明病气而内搏于太阴。阳明热气上承，故咽燥口苦。太阴脾肺不交，故腹满而喘。此病阳明太阴之气于内也。阳明热气外陈，故发热汗出，不恶寒，反恶热。太阴土气不和，故身重。此病阳明太阴之气于外也。夫内外皆病，不宜汗、下、温针，若发汗则躁者，动少阴肾藏之气也；心愦愦反谵语者，动少阴君火之气也。若加温针，则心肾两虚，故怵惕烦躁；阴阳不和，故不得眠。若下之，则胃中土气空虚，客气乘虚动膈，心中懊侬者，火气上炎也；舌上胎者，膈热内盛也，故以栀子豉汤主之。夫君火之气虚则舌上白胎滑，火热盛则舌上胎。

柯韵伯 连用五若字，见仲景设法愈病之详，栀豉汤所不及者，白虎汤继之，（按见下一条。）白虎汤所不及者，猪苓汤继之，（按见下二条。）此阳明起手之三法。所以然者，总为胃家惜津液，既不肯令胃燥，亦不肯令水渍入胃耳。

程应旄 热在上焦，故用栀子豉汤。热在中焦，故用白虎加人参汤。热在下焦，故用猪苓汤。

伤寒论备讲

汪琥 陈亮斯云：案本文，汗下烧针，独详言汗误下治法者，以阳明一篇，所重在下，故辨之独深悉焉。又曰：白虎汤证，即或有小便不利者，但病人汗出多，水气得以外泄。今观下条云：汗出多，不可与猪苓汤。乃知此证，其汗亦少，汗与溺俱无。则所饮之水既多，一时小便岂能尽去？况人既病热，则气必偏胜，水自趋下，火自炎上，此即是水湿停而燥渴之征。故猪苓汤，润燥渴而利湿热也。

喻嘉言 汗出，不恶寒，反恶热，身重，四端，则皆阳明之见证。

钱潢 舌上胎，当是初邪入里，胃邪未实，其色犹未至于黄黑焦紫，必是白中微黄耳。

丹波元简 脉浮之浮，其义未详。魏氏、钱氏、锡驹并云：表邪未尽，果然，则与五苓散证何别？汪氏云，非风邪在表之脉浮，乃热邪伤气之脉浮也，此亦未见经中有此说。张氏乃以此条编入《温热病篇》云：伤寒小便不利，以脉浮者属气分，五苓散；脉沉者属血分，猪苓汤；而温热病之小便不利，脉浮者属表证，猪苓汤；脉沉者，属里证，承气汤。此说亦是臆造，经无明文，不可从也。特《活人书》：若伤寒引饮，下焦有热，小便不通，脉浮者，五苓散；脉沉者，猪苓汤。王氏则云，此条浮字，误也。若脉字下，脱一不字矣。成氏直以脉浮释之，而朱氏却以脉沉言之，胥失之矣。若曰脉浮者五苓散，不浮者猪苓汤，则得仲景之意矣。盖其作沉，作不浮，未知本经旧文果然否，然推之于处方之理，极觉明确，故姑从其说焉。汪昂云，改脉浮，为不浮，方书中，无此文法。又案喻氏云，四段，总顶首段，《医学纲目》引本条云：阳明病脉浮紧，咽燥口苦，腹满发热，汗出不恶寒。若下后，脉浮发热，渴欲饮水，小便不利者，猪苓汤主之。正与喻意符矣。

山田正珍　阳明病至身重二十七字，乃热结在里，而无燥屎之证，与前三阳合病条同焉，宜与白虎汤，以挫其热。若认其脉之浮以为表未解而发其汗，则津液越出，大便为鞭，令人烦躁心乱而为谵语，乃承气证也。谓之反者，以其发汗不徒无益，反使之增剧也。若加温针则致火逆，怵惕烦躁不得眠，所谓太阳伤寒者，加温针必惊是也。乃桂枝去芍药加蜀漆牡蛎龙骨汤、桂枝甘草龙骨牡蛎汤等证也。若认其腹满汗出恶热，以为燥屎而下之，则胃中空虚，客气动膈，令人心下痞鞭。所以然者，以本无燥屎也。乃甘草泻心汤证也。心中懊憹以下，不与上文相属，当别为一条也。心中懊憹上当补入"阳明病"三字，盖脱简也，若其旨义，则太阳篇中已具，兹不复解云。胎字说，见后二百三十八条注中。按：其二百三十八条注云，胎与焰古字通用，焰，煤也，字本作臽，小补韵会字註云，说文灰，臽煤也。徐曰，火烟所生也，字典云，臽，集韵，或书作焰，汤来切音胎，王篇，臽煤，烟尘也，合而考之，胎之为焰明甚，痉湿暍篇云，舌上如胎者，以丹田有热，胸中有寒，如字可味矣，一说云，胎，苔也，非也，盖焰者火烟所生，而伤寒舌苔，亦是热气所生，于义尤为深切著明，若夫苔者水气所生，与伤寒舌苔之义，冰炭相反，下兼详慎，智虑周密者，当不应若是。

正方按　山田氏之注，条理分明，引据详确，善矣。柯、程、汪、喻等诸注皆连下二条，丹波、山田二氏亦然，岂有些本皆连下二条合此为一条也。

225. 若渴欲飲水，口乾舌燥者，白虎加人參湯主之。

白虎加人參湯方

知母六兩　石膏一斤　甘草二兩　粳米六合　人參二兩

上五味，以水一斗，煮米熟湯成，去滓，温服一升，日三服。

成无己　若下后，邪热客于上焦者为虚烦；此下后，邪热不客于上焦，而客于中焦者，是为干燥烦渴。与白虎加人参汤，散热润燥。

张隐庵　此承上文栀子豉汤而言，若渴欲饮水，口干舌燥而属于阳明之虚热者，白虎加人参汤主之。盖火热上乘于心，则心中懊侬而为栀子豉汤证；若火热入于胃络，则为白虎加人参证。

226. 若脈浮發熱，渴欲飲水，小便不利者，豬苓湯主之。

豬苓湯方

豬苓　茯苓　澤瀉　滑石　阿膠各一兩

上五味，以水四升，先煮四味，取二升，去滓，内阿膠烊消，温服七合，日三服。

成无己　此下后，客热客于下焦者也。邪气自表入里，客于下焦，三焦俱带热也。脉浮发热者，上焦热也；渴欲饮水者，中焦热也；小便不利者，邪客下焦，津液不得下通也。与猪苓汤利小便，以泻下焦之热也。又方解曰：甘甚而反淡，淡味渗泄为阳，猪苓、茯苓之甘，以行小便；咸涌泄为阴，泽泻之咸，以泄伏水；滑利窍，阿胶、滑石之滑，以利水道。

张隐庵　此承上文白虎加人参汤，而言若脉浮发热，亦欲渴饮水而小便不利者，则以猪苓汤主之。夫脉浮发热，乃心肺之阳热外浮。小便不利乃脾胃之水津不化。泽泻、猪苓助脾土之水津以上行，滑石、茯苓导胃府之阳热以下降，阿胶乃阿井之济水煎驴皮而成胶，夫心合济水，肺主皮毛，能解心肺之热气以和于阴。夫心气和则脉浮可愈，肺气和则发热自除，水津上行而渴止，阳热下降而小便利也。

正方按　此二条亦承上条而明汗下温针，为救逆之方也。上节为实热内蕴，浮阳外越之证，若阳不外越，而津液内伤，则为渴欲饮水，口干舌燥之白虎加人参汤证，若浮热在表，水湿内积，则有渴欲饮水，小便不利之变。此二证皆较前证为轻，津液内伤，则以清胃热生津液为主，用人参者，为燥气之在气分也。热浮于外，而水郁于里，则以导水邪、清血热为主，用阿胶者，为热邪之在营分也。

227. 陽明病，汗出多而渴者，不可與与猪苓湯，以汗多胃中燥，猪苓湯復利其小便故也。

张隐庵　此承上文猪苓汤，而言病属阳明汗出多而渴者，乃津液外注，胃中燥竭而渴，非如上文之阳热浮而水津不化，故不与猪苓汤。所以然者，以猪苓汤复利其小便故也。以上三节乃承栀子豉汤而反复申明之意。

228. 脉浮而迟，表热里寒，下利清穀者，四逆汤主之。

成无己　浮为表热，迟为里寒。下利清谷者，里寒甚也，与四逆汤，温里散寒。

张隐庵　谓表有阳明之热，里有少阴之寒。生气不升，故下利清谷，宜四逆汤启少阴之生阳，助阳明之土气。

钱潢　此与少阴、厥阴里寒外热同义。若风脉浮而表热，则浮脉必数。今表虽热而脉迟，则知阴寒在里，阴盛格阳于外而表热也。虚阳在外，故脉浮；阴寒在里，故脉迟。所以下利清谷，此为真寒假热，故以四逆汤，祛除寒气，恢复真阳也。若以为表邪而汗之则殆矣。

魏荔彤　此虽有表证，且不治表而治里，则虽有阳明假热之证，宁容不治真寒而治假热乎？是皆学者所宜明辨，而慎出之者也。

山田正珍　是三阴篇中错乱之文，表热里寒者，明其因之辞，谓外有太阳表热，内有太阴里寒，如下利腹胀满，身体疼痛者亦然，大抵表里俱病者，先治其表而后治里，今以下利清谷之急，故先救其里也。

229. 若胃中虚冷①，不能食者，飲水则噦。

正方注　①《玉函》，"冷"後有"其人"二字，《千金翼》

無"若"字，《脈經》，"若"前有"陽明病"三字，"冷"後有"其人"二字，是。

成无己 哕者，咳逆是也。《千金》曰：咳逆者，哕逆之名。胃中虚冷，得水则水寒相搏，胃气逆而哕。

张隐庵 此承上文生气不升，而言戊癸不能合化，火气衰微。若胃中虚冷，不能食者，乃土虚不纳，故饮水则哕，此胃气虚寒而为败呃也。盖三焦火气蒸泌水谷于府外，少阴生气，上合戊土于胃中。

张锡驹 此论阳明中焦虚冷也。若者，承上文而言也，言不特下焦生阳不启，而为虚寒，即中焦火土衰微，而亦虚冷也。夫胃气壮，则谷消而水化，若胃中虚冷，则谷不消，而不能食。夫既不能食，则水必不化，两寒相得，是以发哕。

汪琥 武陵陈氏云：法当大温，上节已用四逆，故不更言治法。愚按常器之云：宜温中汤，然不若用茯苓四逆汤，即四逆汤中，加人参以补虚，茯苓以利水也。

《金鉴》 宜理中汤，加丁香、吴茱萸，温而降之可也。

曹颖甫 此时急需半夏、干姜散以温之。如独阴上僭，将成反胃者，尤当用吴茱萸汤以抑之，附子理中以和之。

正方按 当以曹氏法为灵活妥当。盖前条属少阴缺火，此则阳明无热也。隐庵谓前条为系在少阴，为火虚，此则为土虚，理最能贯。

230. 脈浮發熱，口乾鼻燥，能食者則衄。

正方注 《千金翼》"鼻"作"舌"。

成无己　脉浮发热，口干鼻燥者，热在经也，能食者里和也。热甚于经，迫血为衄。

张隐庵　此反结上文两节之意。阳明胃脉起于鼻，交頍中，挟口环唇。脉浮发热，阳明之表热也；口干鼻燥，经脉之里热也。但病阳明而无脉迟里寒、下利清谷之阴证矣，能食则阳明胃气自和，故经脉充溢而为衄，衄乃解，复无胃中虚冷、饮水则哕之寒证矣，此所以反结上文两节之意也。

魏荔彤　脉浮发热，太阳病尚有存者，而口干鼻燥能食，虽阳明里证未全成，阳明内热已太盛。热盛则上逆，上逆则引血，血上则衄，此又气足阳亢之故，热邪亦随之而泄。

张锡驹　能食者则衄，言病不在胃，非因能食而致衄也。

汪琥　常器之云：可与黄芩汤。愚云，宜犀角地黄汤。

曹颖甫　脉浮发热，太阳之病多有之，未可决为阳明病也。阳明为病，要以大渴引饮，为候胃中燥热，势不得不借助于外，于是有口干之证。阳明之脉起于鼻交頍中。頍上生汗。热在于经，郁而不达，于是有鼻燥之证。然犹恐客热不能消谷也，必验其能食与否。若能食者，则胃中谷气不虚；而初非客热，但此证大便不鞕，胃中无燥实之证，承气汤既不当用。热上于头，无热结在里之变，白虎汤又不宜用。阳热之上浮者，无所发泄必上搏于脑。颅骨受蒸，合缝处当有微隙，血之溢出者，乃由鼻交頍中下注鼻孔，于是热随衄解。凡遇此证，頍上不可早拍凉水，诚恐热泄未尽转为他证。近世医家以衄为红汗者，正其泄郁热故也。

正方按　山田正珍云，能食当作不能食，右二条通计二十七字（旧二十六字，今补"不"字合二十七字），当在下条栀子豉汤主之句下，合为一章，盖承上文不能食，触类长之者也已。然上条言虚冷故不能食，今言热故能食，于义未悖，若以文势观之，则先有大承气汤证，继之有误下之栀子豉证，再继有白虎加人参证。白虎加人参是真渴，随即继之以胃中冷不能食，饮水则哕，再之以口鼻干之能食，皆作反复排比，以资鉴别，则亦无不合，斯言难从矣，类长之方为合理耶，其言难从矣。又如232条之大便溏胸胁满，与233条之胸胁满不大便作比，皆可例也。

231. 陽明病，下之，其外有热，手足温，不結胸，心中懊憹，飢不能食，但頭汗出者，栀子豉汤主之。

张隐庵 此下凡五节，证阳明之气内通于心、胸、腹、胃，凭胁而枢转于外内之义，此言阳明中土之气不能上交于心，而为心中懊恼之证也。阳明病下之，则中土已虚。其外有热而手足温，则外邪未尽。邪在外故不结胸。土气虚不能上交于心，故心中懊恼。饥不能食者，心气内逆也。但头汗出者，心气不下交于中土而心液上蒸也。宜栀子豉汤解心中之虚热以下交，则上下调和，而在外之热亦清矣。

汪琥 此亦阳明病误下之变证。阳明误下，邪热虽应内陷，不比太阳病误下之深，故其身外犹有余热，手足温，不结胸。手足温者，征其表和而无大邪。不结胸者，征其里和而无大邪。表里已无大邪，其邪但在胸膈之间，以故心中懊恼。饥不能食者，言懊恼之甚，则似饥非饥，嘈杂不能食也。但头汗出者，成注云：热自胸中，熏蒸于上，故但头汗出，而身无汗也。

山田正珍 此阳明病下后，大邪已去，而余热少伏于内，而不得越者，与栀子汤以解余热则愈。

232.陽明病，發潮熱，大便溏，小便自可，胸脅滿而不去者，小柴胡湯主之。

成无己 阳明病潮热，为胃实，大便鞕而小便数；今大便溏，小便自可，则胃热未实，而水谷不别也。大便溏者，应气降而胸胁满去；今反不去者，邪气犹在半表半里之间，以小柴胡汤以去表里之邪。

张隐庵 合下两节言阳明中土之气不能从胸胁以外出，而为小柴胡汤证也。夫阳明中土之气下合脾土，上连胸膈，凭枢胁而转输于内外。阳明病，发潮热，大便溏者，阳明病气陷于脾土，故见太阴潮热之湿化。小便自可者，脾土之气犹能为胃行其津液。胸胁满而不去者，阳明之气下陷，不能上出于胸而枢胁不利，故以小柴胡汤主之。夫小柴胡汤能从中土而达太阳之气于肌表，亦能从枢胁而达阳明之气于内外也。

王肯堂 阳明为病，胃家实是也。今便溏而言阳明病者，谓有阳明外证，身热汗出不恶寒，反恶热也。

《金鉴》 阳明病，发潮热当大便鞕，小便数也。今大便溏，小便如常，非阳明入府之潮热可知矣。况有胸胁满不去之少阳证乎，故不从阳明治，而从少阳，与小柴胡汤主之也。

山田正珍 阳明病有潮热者，大便当鞕，小便当数赤。今反大便溏，小便可者，知其人藏府有虚寒，而邪未实矣。此与柴胡加芒硝条，证全同而因稍有异，故先与小柴胡，以解少阳余邪。凡云与者，皆权用之义，与主字不同也。胸胁满不去者，是邪犹在少阳，而未全归于里也。故仍以柴胡，解之于中位也。若与柴胡而不解，当与柴胡加芒硝汤。又曰：此条宜与柴胡加芒硝条参考。

233. 陽明病，脅下鞭滿，不大便而嘔，舌上白胎者，可與小柴胡湯。上焦得通，津液得下，胃氣因和，身濈然汗出而解也。

成无己 阳明病，腹满，不大便，舌上胎黄者，为邪热入府，可下；若胁下鞭满，虽不大便而呕，舌上白胎者，为邪未入府，在表里之间，与小柴胡汤以和解之。上焦得通，则呕止；津液得下，则胃气因和，汗出而解。

张隐庵 此承上文言小柴胡汤治胁下鞭满，更调和胸胃之气于上下而流通于内外也。阳明病，胁下鞭满者，气机内逆不能从枢开合也。不大便者，土气不和于下也。呕者，土气不和于上也。舌上白胎者，少阳枢转不利而火气虚微也。故可与小柴胡汤从胁下出中胃而上达于膺胸，故上焦得通于上，津液得行于下，胃气得和于中，上中下气机旋转，则身濈然汗出，内外交通而病解矣。

程应旄 胁下鞭满，不大便而呕，自是大柴胡汤证也。其用小柴胡汤者，以舌上白胎，犹带表寒故也。若胎不滑而涩，则所谓舌上干燥而烦，欲饮水数升，谓里热已耗及津液，此汤不可主矣。

钱潢 此亦阳明兼少阳之证也。上文虽潮热，而大便反溏，小便自可也。此虽不大便而未见潮热，皆为阳明热邪未实于胃之证。又曰：不大便为阳明里热，然呕则又为少阳证也。若邪热实于胃，则舌胎非黄即黑，或干鞕，或芒刺矣。舌上白胎，为舌胎之初现，若夫邪初在表，舌尚无胎，既有白胎，邪虽未必全在于表，然犹未尽入于里，故仍为半表半里之证。

正方按 山田正珍引刘栋曰："上焦得通以下，后人之诠，误混本文也。"似可信，然于义无害焉。

234. 陽明中風，脈弦浮大而短氣，腹都滿，脅下及心痛，久按之氣不通，鼻乾，不得汗，嗜臥，一身及目悉黃，小便難，有潮熱，時時噦，耳前後腫，刺之小差。外不解，病過十日，脈續浮者，與小柴胡湯。脈但浮，無餘證者，與麻黃湯；若不尿，腹滿加噦者，不治。

张隐庵 上三节论心、胸、胁、胃而涉于三阳，此节言三阳受病逆于三阴，内干腹分，得少阳之枢转可出，少阳之机旋可出，得太阳之开浮可出，三者不能则逆死矣。阳明中风，脉弦浮大者，少阳之脉弦，太阳之脉浮，阳明之脉大，此病阳明而见三阳之脉象也。短气者，三阳之气逆于中土而上下内外枢机不利也。腹都满者，内干太阴也。胁下及心痛者，内干厥阴、少阴也。久按之气不通者，三阳之气并逆于地中，短气而不相通也。鼻干不得汗者，风中阳明，入于里阴而无汗也。嗜卧者，阳气留阴而不得外出也。一身及面目悉黄者，土气病于内而色见于外也。小便难，有潮热者，太阴之脾土不和于内外也。时时哕者，少阴之神机不和于上下也。耳前后肿者，厥阴之气合病于少阳也。刺之小差者，少通少阳经脉之气而小差，乃得少阳之枢转而可出也。夫三阳之气应司天在外，而主升降；三阴之气五运在中，而主出入。病过十日，少阴主气之期。脉续浮者，神气乃浮也。与小柴胡汤达三阳之气从神机以外出，乃得少阴之机转而可出也。脉但浮无余证者，此三阳合并于太阳而从开，但得太阴之气浮而可出也。若不尿，腹满，乃五运之气逆于中土；加哕者，生阳之气脱于下。《经》云："升降息则气立孤危，出入废则神机化灭。"故为不治。燕氏曰："此三阴三阳之气血并逆于地中，得少阴之枢转而三阳并出矣；得太阳之从开，而三阴旋转矣。夫六气以太阳少阴为主，而太、少之气又标本相合也。"莫氏曰："若不尿则甚于小便难；加哕，则甚于时时哕，有增无减，故属不治。"张氏曰："耳前后肿，即伤寒中风之发颐证，但发颐之证有死有生。阴阳并逆者死，气机旋转者生。"朱氏曰："此与《太阳篇》中'十日以去，胸满胁痛者，与小柴胡汤，脉但浮者，与麻黄汤'同一义也。"

方有执 弦，少阳；浮，太阳；大，阳明；胁下痛，少阳也；小便难，太阳之膀胱不利也；腹满，鼻干，嗜卧，一身及面目悉黄、潮热，阳明也。时时哕，三阳俱见，而气逆甚也；耳前后肿，阳明之脉，出大迎，循颊车，上耳前，太阳之脉，其支者，从巅至耳，少阳之脉，下耳后。其支者，从耳后，耳中，出走耳前也；然则三阳俱见证，而曰阳明者，以阳明居多，而任重也。

钱潢 久按之，气不通者，言不按已自短气，若久按之，则气愈不通，盖言其邪气充斥也；嗜卧，阳明里邪也；小便难者，邪热闭塞，三焦气化不行也。若小便利，则不能发黄也。

程应旄 此条证，以不得汗三字为主，盖风热两壅，阳气重矣。怫郁不得越，欲出不得出，欲入不得入，经缠被扰，无所不至，究竟无宣泄处，故见证如此。刺法，从经脉中，泄其热耳。其风邪被缠者固未去也。故纾而缓之，乃酌量于柴胡、麻黄二汤间，以通其久闭，总是要得汗耳。不尿、腹满加哕，胃气已竭，而三焦不复流通，邪永无出路矣。

柯韵伯 本条不言发热，看"中风"二字，便藏表热在内。外不解，即指表热而言，即暗伏内已解句。病过十日，是内已解之互文也，当作外不解句上。无余证句，接外不解句来。刺之，是刺足阳明，随其实而泻之。少差句，言内能俱减，但外证未解耳，非刺耳前后，其肿少差之谓也。脉弦浮者，向之浮大减小，而弦尚存，是阳明之证已罢，惟少阳之表邪尚存，故可用小柴胡以解外。若脉但浮，而不弦大，则非阳明少阳脉，无余证，则上文诸证悉罢，是无阳明少阳证，惟太阳之表邪未散，故可与麻黄汤以解外。若不尿、腹满加哕，是接耳前后肿来，此是内不解，故小便难者竟不尿，腹部满者竟不减，时时哕者，更加哕矣。非刺后所致，亦非用柴胡、麻黄后变证也。

《金鉴》 此等阴阳错杂，表里混淆之证，但教人俟其病势所向，乘机而施治也，故用刺法，待其小差。

丹波元简 案:《金鉴》云：续浮之浮字，当是弦字，始与文义相属，则可与小柴胡汤。若俱是浮字，则上之浮，既宜用小柴胡汤，下之浮，又如何用麻黄汤耶，此说近是。

正方按 成本、《玉函》，目上有面字，《脉经》注云：按之气不通，一作按之不痛，正脉，腹都，作腹部，皆宜从之。朱氏所云出三十七条。又山田正珍引刘栋曰："此条后人之所记也，因太阳中篇，太阳病十日已去，脉浮细之条，又论柴胡汤、麻黄汤之别也。似可信，然此条多出若不尿、腹满、加哕者不治之义也。《金鉴》云，续浮之浮字为弦字，是也。三十七条言胸满胁痛，柴胡证也，此言脉，必是弦矣。若谓浮弦，则与下之但浮，更切对矣。此条总结小柴胡之不但太、少阳兼病，或阳明少阳兼可以借输转以并解而三阳皆病，得之亦能并解也。"

235. 陽明病，自汗出，若發汗，小便自利者，此爲津液內竭，雖鞭不可攻之，當須自欲大便，宜蜜煎導而通之。若土瓜根及大豬膽汁皆可爲導。

蜜煎、土瓜根、豬膽汁導方

蜜七合

上一味，於銅器內，微火煎，凝如飴粉狀攪之，勿令焦褐。欲可丸，並手撚作挺，令頭銳大如拇指，長二寸許，當熱時急作，冷則鞭。內穀道中，欲大便，須緩去之。

或用土瓜根搗汁，竹管灌入穀道。

如無土瓜根，膽汁和醋導之。

正方注 成等本，內穀道中，有"以手即抱之"句，又成本另有"豬膽汁方，大豬膽一枚，瀉汁，和醋少許，以灌穀道中，如一食顷，当大便出"。或本谷道下有"中"字或"内"字。醋或有"法"字。搅或作攉。欲可丸，或作俟可丸。挺下，或有"子"字。抱之，又或作捺之，义皆无不同，然抱字不如捺字矣。

成无己 津液内竭，肠胃干燥，大便因鞕。此非结热，故不可攻，宜以药外治，而导引之。

《金鉴》 阳明病自汗出，或发汗，小便自利者，以为津液内竭，虽大便鞕，而无满痛之苦，不可攻之。当待津液还胃，自欲大便，燥屎已至直肠，难出肛门之时，则用蜜煎，润窍滋燥，导而利之；或土瓜根，宣气通燥；或猪胆汁，清热润燥，皆可为引导法，择而用之可也。

柯韵伯 连用三自字，见胃实而无变证者，当任其自然，而不可妄治。更当探苦欲之情，于欲大便时，因其势而利导之，不欲便者，宜静以俟之矣。

正方按 末四句系隐庵依《肘后》补添者，钱本蜜煎及猪胆汁法，与原文不同，今录之。蜜煎导法：白蜜七合，一味，入铜铫中，微火煎老，试其冷则鞕，勿令焦，入猪牙皂角末少许，热时手捻作挺，令头锐根凹，长寸半者三枚，待冷鞕，蘸油少许，纳谷道中，其次以锐头顶凹，而入三枚尽，以布着手指抵定，若即欲大便，勿轻去，俟先入者已化，大便急甚，有旁流者出，方去手，随大便出。猪胆导法：极大猪胆一枚，用芦管长三寸余通之，磨光一头，以便插入谷道。用尖锋刀，刺开胆口，以管插入胆中，用线扎定管口，抹油，捻入谷道，插尽芦管，外以布衬手，用力捻之，则胆汁尽入，方去之，少顷大便即出。《伤寒准绳》云，凡多汗伤津，或屡计不解，或尺中脉迟弱，元气素虚人，便欲下而不能出者，并宜导法。但须分津液枯者用蜜导，邪热盛者用胆导，湿热痰饮固结，姜汁、麻油浸栝楼根导，惟下傍流水者导之无益，非诸承气汤攻之不效。至于阴结便闭者，宜于蜜煎中，加姜汁、生附子末，或削陈酱姜导之。《外台秘要》，胃中有燥粪，令人错语，正热盛，令人错语，宜服承气汤，亦应外用生姜兑（读作锐），使必去燥粪。姜兑法，削生姜，如小指，长二寸，盐涂之，内下部中，立通。以上诸法皆足供参考，观《外台》姜兑法，则《准绳》所谓阴结者，又不一定矣。惟今时西药有甘油锭，用之极便，蜜煎诸法，似不必用，只姜兑法，若在农村中，甘油锭无觅处时，用之颇便，因并录之。

236. 陽明病，脈遲，汗出多[1]，微惡寒者，表未解也，可發汗，宜桂枝湯。

正方注 [1]《玉函》，"多"字後有"而"字。

成无己 阳明病，脉迟，汗出多，当责邪在里，以微恶寒，知表未解，与桂枝汤和表。

张隐庵 此下凡四节，论阳明之气外合于太阳。前二节，言病气在于肌表而为桂枝、麻黄汤证，后二节言病气沉以内薄而为瘀热、蓄血之证也。阳明病脉迟者，荣卫血气本于阳明所生，故病则脉迟也。汗出多者，气机在表，开发毛窍，内干肌腠而津液外泄也。微恶寒者，表邪未尽，故曰"表未解也"。宜桂枝汤解肌以达表。

汪琥　此条言阳明病，非胃家实之证，乃太阳病初传阳明，经中有风邪也。脉迟者，太阳中风缓脉之所变，传至阳明，邪将入里，故脉变迟。汗出多者，阳明热而肌腠疏也。微恶寒者，太阳在表之风邪未尽解也。治宜桂枝汤，以解肌发汗。以其病从太阳经来，故仍从太阳经例治之。

陈修园　此节合下节，言阳明病在肌表而可以汗解也。盖阳明以肌腠为表，在太阳则谓之解肌，在阳明则谓之发汗也。

正方按　《金鉴》谓，汗出多之后，当有发热二字。丹波元简以为，揭阳明病三字，其发热，可不须言而知也，是山田正珍谓加发热二字极是，非矣。汪氏谓太阳病，初传阳明，然则何不云太阳阳明并病耶，以陈修园之说为当矣。正以见有汗恶寒之证，即可用桂枝，不必一定是太阳病也。下节麻黄汤亦然。可发汗，正是微发汗以和表也。《金鉴》又谓岂有桂枝发汗之理乎，则桂枝岂为止汗者耶，桂枝汤服法所谓证犹在者，更作服，若汗不出者，乃服至二三剂。何也？但不可如水流离而已。夫桂枝为解肌，然必使渐汗出，故亦可云发汗，若麻黄则只可云发汗，不可云解肌矣，以其发皮毛之汗故也。如论中每云当发汗，宜桂枝汤，发汗宜麻黄汤，从未有云，当解肌宜麻黄汤者。

237. 陽明病，脈浮，無汗而喘者，發汗則愈，宜麻黃湯。

陈修园　此阳明之表证、表脉也。二证俱是太阳，而属之阳明者，不头痛项强故也。要知二方，全在表邪而设，不为太阳而设。见麻黄证即用麻黄汤，见桂枝证即用桂枝汤，不必问其为太阳、阳明也。若恶寒已罢，则二方所必禁矣。

正方按 陈氏之解极当，余皆支蔓，不必录矣。

238.陽明病，發熱汗出者，此爲熱越不能發黄也。但頭汗出，身無汗，劑頸而還，小便不利，渴欲飲水漿者，此爲瘀熱在裏，身必發黄，茵陳蒿湯主之。

茵陳蒿湯方

茵陳蒿六兩　栀子十四枚　大黄二兩

上三味，以水一斗，先煮茵陳，減六升，内二味，煮取三升，去滓，分温三服，小便當利，尿如皂角汁狀，色正赤，一宿腹減，黄從小便出也。

正方注 成本一斗作一斗二升；汁，《千金》《千金翼》作沫；一宿，《千金》作當；小便出，作小便去。

成无己 但头汗出，身无汗，剂颈而还者，热不得越也。小便不利，渴饮水浆者，热甚于胃，津液内竭也。胃为土而色黄，胃为热蒸，则色夺于外，必发黄也。与茵陈汤，逐热退黄。

张隐庵 此承上文言阳明病气不在太阳之表肌，留于中土而瘀热发黄也。阳明病发热汗者，此为病在肌表。热气发越于外，不涉中土，故不能发黄。若其汗但出于头，不周于身，剂颈而还，此热邪内留于中土。土气不能输津于下，是以小便不利；土气不能散津于上，是以渴饮水浆。此阳明合太阳之热留于中土，津液不行则湿热相瞀，身必发黄。茵陈蒿汤主之，《经》云："春三月，此为发陈。"茵陈感春生发育之气，因旧本而生，盖能启冬令水阴之气以上行，栀子导君火之气以下降，大黄推荡中土之邪热，此太阳内热之邪，当从小便而出，气化水行则中土之湿热除矣。愚按：此节乃阳明合太阳而逆于中土，故发黄；下节乃阳明合太阳而热心胞中，故下血。

钱潢 茵陈，性虽微寒，而能治湿热黄疸及伤寒滞热，通身发黄，小便不利；栀子苦寒，泻三焦火，除胃热时疾黄病，通小便，解消渴，心烦懊憹，郁热结气，更入血分；大黄苦寒下泄，逐邪热，通肠胃。三者皆能蠲湿热，去郁滞，故为阳明发黄之首剂云。

陈修园 此言热郁气分而为茵陈蒿汤证也。合下节，言阳明为燥热之经，总统气血，故可病于气而亦可病于血也。

山田正珍 阳明病，发热汗出而渴者，白虎加人参汤证也。若发热汗多而不渴者，此为有燥屎，大承气汤证也。二证俱不能发黄，以其热发扬也。越犹言发，剂犹言限，详见于前。瘀盖与菸通用，衣虚切，音于。《说文》云：菸，郁也。瘀热即郁热也已。先辈诸家不达其义，或谓热之不得越，譬犹瘀血之不行，是以谓之瘀热。吁，迂亦甚矣！若其但头汗出者，郁热不越，上蒸攻头也。其身发黄者，其热外薄肌肤而郁蒸也。茵陈蒿汤以通大便，则郁从而解矣。《金鉴》云：小便不利，湿蓄膀胱也，非也。何者？湿是外邪之名，犹风之与暑也，故曰中风中湿中暑，则可，若谓湿蓄某处、风蓄某处、暑蓄某处则不可。况非此证，本从中湿而来乎。又曰：小便当利以下二十三字，后人所搀，当删之。何则？此证小便不利者，因瘀热熬津液，而不因停饮，故方中无一品之主利水者，则小便当利之语，颇失主当，征一也。夫服大黄者，虽无病之人，其尿皆赤，岂惟黄病而然耶，又其黄从小便去一语，尤为无谓。盖黄之解于此汤，病根已去也，岂在从小便去乎？果是，则表病面赤，发汗而去，亦谓赤从此汗去乎？征二也。一宿腹减之语，依后之茵陈蒿汤腹微满文而言，然诸治腹满方，俱未见方后有腹减之文者，岂独于其微满者而言乎？征三也。三征既得，挽其可掩邪？一说云，黄从小便去之黄，指大黄而言，凿矣。

正方按 二百零二条为无汗小便不利，心中懊侬者，身必发黄，二百零三条，被火额上微汗出而小便不利，不利者必发黄，盖皆证状仿佛，总皆为小便不利，无汗故也，或虽有汗，非全身有汗，有汗亦止仅乃头颈而已。是皆不能发越于外也。是皆茵陈蒿汤以发越其湿热矣。

239. 陽明證，其人喜忘①者，必有蓄血。所以然者，本有久瘀血，故令喜忘。屎雖鞕，大便反易，其色必黑者②，宜抵當湯下之③。

正方注 ①"喜忘"，《外台》作"善忘"。②成本"黑"後無"者"字。③《玉函》"下"作"主"。

成无己 《内经》曰：血并于下，乱而喜忘。此下本有久瘀血，所以喜忘也。津液少，大便鞕，以蓄血在内。屎虽鞕，大便反易，其色黑也。与抵当汤，以下瘀血。

陈修园 热有瘀于血分者。《内经》云："上气不足，下气有余，久之不以时止，则善忘。今阳明证，其人善忘者，乃血随气行，俱并于下，故必有蓄血。"又曰：师辨太阳蓄血证，必验其小便利；辨阳明蓄血证，必验其大便易。亦各从其府而言之。

钱潢 喜忘者，语言动静，随过随忘也。言所以喜忘者，以平日本有积久之瘀血在里故也。前太阳证中，因郁热之表邪不解，故随经之瘀热，内结膀胱，所以有如狂发狂之证。此无瘀热，故但善忘耳。《素问·调经论》曰：血气未并，五藏安定，血并于下，气并于上，乱而喜忘者，是也。

程应旄 血蓄于下，则心窍易塞，而识智昏，故应酬问答，必失常也。病属阳明，故屎鞕，血与粪并，故易而黑。

曹颖甫 凡病蓄血者，必发狂。《太阳篇》："太阳病不解，热结膀胱，其人如狂，血自下，下者愈"。又云："太阳病表证仍在，脉微而沉，反不结胸，其人发狂者，以热在下焦，少腹当鞕满，小便自利者，下血乃愈。"一为桃核承气汤证，一为抵当汤证，皆明言发狂。然则喜忘者，即发狂之变文。今人于妄自尊大，无故怒詈者谓之狂妄，足为旁证。

山田正珍 喜忘，谓数忘。畜，蓄同。《韵会小补》蓄字注云：敕六切。《说文》：积也，通作畜。是也。所以然以下二十五字，王叔和释文，当删之。此论阳明证下焦有蓄血之证，凡论中称少阴证、阳明证者，皆于章中言之。其以为冒首，特斯一条已。阳明二字，以其久不大便而言，言病人久不大便，喜忘前言往事者，以下焦有久瘀血也，抵当汤下之则愈也。程应旄谓血与粪并，故易而黑。张璐谓大便色黑，虽曰瘀血，而燥结亦黑，但瘀血则黏如漆，燥结则晦如煤，此为明辨也。吁！二子者，何其为叔和所欺之甚。

正方按 山田氏之言可从也。程张二氏辨大便有血之状，证之临床，诚然，但所注为山田氏所谓叔和之文耳，故山田氏非之。曹说之言虽辨，恐不可信。喜忘善忘相去无几，岂能以为发狂耶，若忘即为狂，则发狂亦可谓之发妄耶，殊令人喷饭矣。

240. 陽明病，下之，心中懊憹而煩，胃中有燥屎者，可攻；腹微滿，初頭鞕，後必溏，不可攻之；若有燥屎者，宜大承氣湯。

成无己 下后，心中懊恼而烦者，当与栀子豉汤。若胃中有燥屎者，非虚烦也，可与大承气汤下之。其腹满，初鞕后溏，是无燥屎，此热不在胃而在上也，故不可攻。

张隐庵 若无燥屎而腹微满，乃太阴脾土内虚，初虽鞕后必溏，不可攻之。

《金鉴》 阳明病，下之后，心中懊恼而烦者，若腹大满，不大便，小便数，知胃中未尽之燥屎复鞕也，乃可攻之。

241. 病人不大便五六日，繞臍痛，煩躁，發作有時者，此有燥屎，故使不大便也。

成无己 不大便五六日者，则大便必结为燥屎也。胃中燥实，其气不得下通，故绕脐痛，烦躁，发作有时也。

张隐庵 不言大承气汤者，省文也。上文云："若有燥屎者，宜大承气汤。"此接上文而言，此有燥屎则亦宜大承气汤明矣。

242. 病人煩熱，汗出則解，又①如瘧狀，日晡所發熱者，屬陽明也。脈實者，宜下之；脈浮虛者，宜發②汗。下之與大承氣湯，發汗宜桂枝湯。

正方注　①《玉函》"又"，作"復"。②"宜下""宜發"之"宜"，並作"當"，皆是也，當從而改之。

成无己　虽得阳明证，未可便为里实，审看脉候，以别内外。其脉实者，热已入府，为实，可与大承气汤下之；其脉浮虚者，是热未入府，犹在表也，可与桂枝汤，发汗则愈。

张隐庵　此言阳明病在肌腠，发热似疟，凭脉而施汗下之法也。病人烦热，阳明火热之证也。汗出而阴液相滋，则病当解。设不解而又如疟状，日晡所发热者，乃阳明中土之潮热，病属阳明也。如病干中土而脉实者，宜大承气汤下之，以解阳明之潮热；病在肌腠而脉虚浮者，宜桂枝汤以解肌而发汗，不得概与大承气汤也。

正方按　《金鉴》及方钱二氏皆谓病人是太阳，方云，烦热太阳也；钱云，脉浮虚者，即浮缓之义，为风邪犹在太阳之表；山田正珍云，言太阳病烦热者，发汗，汗出则解，汗出不富不解，反如瘤状潮热者转属阳明病也。似不可从，盖承上条阳明病而言，如上条所云，病人不大便五六日，绕脐痛，烦躁，发作有时者，此有燥屎，故使不大便也。又将指属何病乎？正如二百四十条首未以阳明病，末云可发汗宜桂枝汤，二百四十二条首亦未以阳明病，末云发汗则愈，宜麻黄汤是一例也，有是证即用是方，证之临床，虽杂证亦然已，初非用桂枝则定系中风，用麻黄则定属伤寒也。且下二条皆为承气证而皆未冠阳明病，可知，皆承上之阳明病言之也。

243. 大下後，六七日不大便，煩不解，腹滿痛者，此有燥屎也。所以然者，本有宿食故也，宜大承氣湯。

成无己 大下之后，则胃弱不能消谷，至六七日不大便，则宿食已结不消，故使烦热不解而腹满痛，是知有燥屎也。与大承气汤以下除之。

张隐庵 大下之后亡其津液，而胃中干燥，故六七日不大便。烦不解者，火热仍炽于上也。腹满痛者，脾不磨而胃家实也，此有燥屎也。所以然者，胃为阳明所生之本，本有宿食故也，宜大承气汤上解烦热而下行其燥屎。

《金鉴》 下之未尽，仍当下之。

曹颖甫 此即吴又可所谓"温病下后，不妨再下之证"也。大下后六七日不大便，设中无所苦，但得小便减少，即大便当下；唯烦热不解，腹满痛者，乃可决为阳明燥实之证。盖以本有宿食，下后未尽与阳明燥气并居，郁久而复炽故也。此唯大承气汤足以彻其余邪而不嫌猛峻。设畏承气猛峻而漫用焦谷、麦芽、炒莱菔子、焦六曲及瓜蒌、麻仁等味，则阳明伏热即不能除，肠中燥屎又不能尽，有精气日渐消耗而至死者，为可恨也。

正方按 山田正珍曰："所以然十字，叔和释文，当删之。"隐庵释本字云："胃为阳明所生之本。"未免凿矣。

244.病人小便不利，大便乍難乍易，時有微熱，喘冒不能臥者，有燥屎，宜大承氣湯。

张隐庵 此承上文大下后亡津液而言，病人小便不利乍难乍易者，津液内亡则大便乍难，小便不利而津液当还入胃中，则大便乍易。时有微热者，随阳明气旺之时而微发其热也。喘冒者，火热之气逆于上而不能下。不能卧者，胃不和则睡不安。此有燥屎也，宜大承气汤上清喘冒，而下行其燥屎。愚按：以上五节，前四节言烦，末节言喘，皆病燥屎而有上焦烦热之证，故以大承气汤主之。

山田正珍 燥屎乃日外所食之糟粕，牢结而干着肠内者。大便乃现今所食之糟粕，润软而顺下肛门者。今病人小便不利，大便乍难乍易者，燥屎横道，为之障碍也。况微热喘冒不能卧，是烦躁谵狂之渐乎？虽无满痛，亦必有燥屎，故宜大承气汤下之。《金鉴》云：大便乍难乍易者，盖热将欲作结，而液未竭也。吁！果如是则鞕已，岂谓之燥屎哉？钱潢云：乍难大便燥结也；乍易，旁流时出也。虽然本文难易二字，惟于一大便上而言，岂分配燥与润而言乎？

正方按 山田氏之说极明确。盖条文所言之证状，皆由有燥屎故也；若无燥屎，即无以上之证状矣。所以然者，即上条所谓本有宿食故也。与张注合观之，无余义矣。

245.食谷欲嘔，屬陽明也，吳茱萸湯主之。得湯反劇者，屬上焦也[1]。

正方注 ①方見少陰篇，按成等本，方列本條下，今從而改置於下。

吳茱萸湯方

吳茱萸一升，洗　人參三兩　生薑六兩，切　大棗十二枚，擘

上四味，以水七升，煮取二升，溫服七合，日三服。

成无己　得湯反劇者，上焦不內也，以治上焦法治之。

方有执　食谷欲呕，胃寒也。

程应旄　食谷欲哕者，纳不能纳之象，属胃气虚寒，不能消谷使不行也。曰属阳明者，别其少阳喜呕之兼半表，太阳干呕不呕食之属表者不同，温中降逆为主。

汪琥　得湯反剧者，成注云：以治上焦法治之，而无其方。《准绳》云：葛根半夏汤，误矣。《尚论篇》云：仍属太阳热邪，而非胃寒。《条辨》云：上焦以膈言，戒下之意，此又泥于伤寒呕多，虽有阳明证，不可攻之。皆大谬之极。穷思先贤用药，岂如今医之鲁莽，误以胃家虚寒为实热证？但虚寒在膈以上，不与胃府之中溷同一治。上条证，治以吴茱萸汤，寒热虚实，原无误矣，其有得汤反剧者，《补亡论》常器之云：宜橘皮汤，注云：《类要方》用橘皮二两，甘草一两，生姜四两，人参三两，水煎服，斯言庶得之矣。又方解曰：呕为气逆，气逆者必散之，吴茱萸辛苦，味重下泄，治呕为最，兼以生姜，又治呕圣药，非若四逆中之干姜，守而不走也。武陵陈氏云，其所以致呕之故，因胃中虚生寒，使温而不补，呕终不愈，故用人

参补中，合大枣，以为和脾之剂焉。

丹波元简 魏氏云，何以得汤反剧耶？不知者，以为胃热而非胃寒矣。仲师示之曰，此固有热也，而热不在胃脘之中焦，乃在胸膈之上焦，惟其中焦有寒，所以上焦有热。此吴茱萸之所以宜用而未全宜耳。主治者，见兹上热下寒之证，则固有黄连炒吴茱萸，生姜易干姜一法，似为温中而不僭上，一得之愚，不知当否？喻谓得汤则剧，属太阳，谬矣。程谓仍与吴茱萸，亦胶柱之见也。热因寒用，以猪胆为引，如用于理中汤之法，或亦有当乎。案柯氏云：服汤反剧者，以痰饮在上焦为患，呕尽自愈，非谓不宜服也。钱氏云：得汤反剧者，邪犹在胸，当以栀子豉汤涌之，庶几近似，二氏并失经旨矣。

《医方集解》 服汤反剧者，宜葛根加半夏汤、小柴胡汤、栀子豉汤、黄芩汤。又云：吴茱萸，为厥阴本药，故又治肝气上逆，呕涎头痛。本方加附子，名吴茱萸加附子汤，治寒疝腰痛，牵引睾丸，尺脉沉迟。

正方按 魏氏之解近之矣。然此条，当是阳明虚而有热之证，故与吴茱萸汤，人参补其虚，姜枣益中土而和胃，吴茱萸救厥阴之逆，其治当矣。若肝逆甚不受折，反并属于上焦，故见呕加剧，则宜黄连炒吴茱萸等法矣。或应如《医方集解》所谓小柴胡、黄芩等汤矣。特仲师但指出属上焦，未出方治，故诸子纷然也。所谓属者，亦如二阳并病，太阳初得病时，发其汗，汗先出不彻，因转属阳明同一例也。岂能谓发汗为不当乎，特证其药轻，不能彻耳。今肝逆甚，吴茱萸汤不足以扶之挟胃热以上行，故反见呕多而并属上焦矣。或问曰，仲师初何不用此方耶。回亦先用调胃后用大承气汤之意耳，谨慎之道焉。隐庵谓属阳明中胃之虚寒，故主吴茱萸汤，温补其中土，得汤反剧者，非中胃虚寒，乃属上焦火热，则是先作寒治，待病加剧，方知是火热矣，其以何等视仲师耶？谬之极矣。

246. 太陽病，寸緩關^①浮尺弱，其人發熱汗出，復惡寒，不嘔，但心下痞者，此以醫下之也。如其^②不下者，病人不惡寒而渴者，此轉屬陽明也。小便數者，大便必鞕，不更衣十日，無所苦也。渴欲飲水，少少與之，但以法救之。渴者，宜五苓散。

正方注 ①《玉函》"關"後有小字。②"如其"以後"不下者，病人不惡寒而渴者"，作"若不下，其人復不惡寒而渴"。

成无己 太阳病，脉阳浮而阴弱，为邪在表；今寸缓、关浮、尺弱，邪气渐传里，则发热汗出，复恶寒者，表未解也。传经之邪入里，里不和者，必呕；此不呕，但心下痞者，医下之早，邪气留于心下也。如其不下者，必渐不恶寒而渴，太阳之邪转属阳明也。若吐、若下、若发汗后，小便数，大便鞕者，当与小承气汤和之；此不因吐下、发汗后，小便数，大便鞕，若是无满实，虽不更衣十日，无所苦也，候津液还入胃中，小便数少，大便必自出也。渴欲饮水者，少少与之，以润胃气。但审邪气所在，以法救之。如渴不止，与五苓散是也。

吴仪洛 寸缓，风伤卫也；关浮，邪犹在经，未入府也；尺弱，其人阴津素亏也。

《金鉴》 "但以法救之"五字，当是若小便不利，方与上文小便数，下文渴之义相合。此条病势不急，救之之文，殊觉无谓，必有遗误。

汪琥 渴欲饮水，至救之十三字，当在小便数者之前，不恶寒而渴者，者字可删。吴仪洛删渴欲以下十九字，注云：旧本多衍文，今删之。

山田正珍 "寸缓关浮尺弱，其人"八字，叔和所搀，当删之。发热汗出复恶寒者，太阳中风也；不呕，为其里未受邪也；但心下痞者，此以医下之也。如是者，当先与桂枝以解表，表解已而后，与大黄黄连泻心汤，以治其痞。例见前百七十三条（按此在一百六十四条）。如不下之，其人不恶寒，而渴者，此为转属阳明也。当俟其表悉解，而与白虎加人参汤也。小便数以下似有阙文，不可强解，姑存疑云。

正方按 此条众说纷纭，难归一是。愚以为上段应从山田氏删寸缓以后八字，末段应以《金鉴》改"但以法救之"一句为"若小便不利"，则语义方能通也。

247. 脈陽微而汗出少者，爲自和也；汗出多者爲太過。陽脈實①，因發其汗，出多者，亦爲太過。太過者②，爲陽絕於裏，亡津液，大便因鞕也。

正方注 ①"陽脈實"以後，外另一條，他本多同，如方、周、錢、汪、魏等。②成本"太過"後，無"者"字。

张隐庵 此言汗少为阴阳自和，汗多则阳盛阴虚，故为太过。阳绝于里者，以阴液外亡，表阳内陷，如绝于里而不行于外者然是以土炎燥而大便因鞕也。

《金鉴》 脉阳微，谓脉浮无力而微也。阳脉实，谓脉浮有力而盛也。凡中风伤寒，脉阳微则热微，微热蒸表作汗，若汗出少者，为自欲和解；汗出多者，为太过不解也。阳脉实则热盛，因热盛而发其汗，出多者，亦为太过，则阳极于里，亡津液，大便因鞕，而成内实之证。

魏荔彤 经文阳绝之义，似是阻绝，盖谓阳盛阻阴也，非断绝之绝。《内经》言绝，多如此。

程应旄 阳绝于里者，燥从中起，阳气闭绝于内而不下通也，下条其阳则绝，同此。

248.脈浮而芤，浮爲陽，芤爲陰，浮芤相搏，胃氣生熱，其陽則絕。

钱潢 浮为阳邪盛，芤为阴血虚。阳邪盛则胃气生热，阴血虚则津液内竭，故其阳则绝。绝者，非断绝、败绝之绝，言阳邪独治，阴气虚竭，阴阳不相为用，故阴阳阻绝而不相流通也，即《生气通天论》所谓"阴阳离决，精气乃绝"之义也。

沈明宗 此辨阳明津竭之脉也。若见此脉，当养津液，不可便攻也。

张隐庵 其阳则绝者，即太阳阳热之气入于地中，阴津消亡而成脾约之意也。

249.跌陽脈浮而澀，浮則衛氣強，澀則小便數，浮數相搏，大便則鞕，其脾爲約，麻仁丸主之。

麻仁丸方

麻仁二升　芍藥半斤　枳實半斤，炙　大黄一斤　厚朴一
斤　杏仁一斤，去皮尖，別研作脂

上六味爲末，煉蜜爲丸，如梧桐子大，飮服十丸，
漸加，以知爲度。

正方注　小便利，腹中和爲知。

成无己　跌阳者，脾胃之脉，诊浮为阳，知胃气强；涩为
阴，知脾为约。约者，俭约之约，又约束之约。《内经》曰：饮
入于胃，游溢精气，上输于脾，脾气散精，上归于肺，通调水
道，下输膀胱，水精四布，五经并行。是脾土为胃行津液者也。
今胃强脾弱，约束津液，不得四布，但输膀胱，致小便数，大
便难，与脾约丸，通肠润燥。

汪琥　跌阳者，胃脉也。在足跌上五寸骨间，去陷骨三寸，
即足阳明经，冲阳二穴。按之，其脉应手而起，按成注，以胃
强脾弱作解。推其意，以胃中之邪热甚为阳强，故见脉浮；脾
家之津液少为阴弱，故见脉涩。

程应旄　脾约者，脾阴外渗，无液以滋，脾家先自干槁了，
何能以馀阴荫与肠胃？所以胃火盛而肠枯，大便坚而粪粒小也。
麻仁丸，宽肠润燥，以软其坚，欲使脾阴从内转耳。

丹波元简　《伤寒选录》曰，愚按跌阳脉，一名会元，又名
冲阳，在足背上去陷谷三寸，脉动处是也，此阳明胃脉之用由
出。夫胃者，水谷之海，五藏六府之长也。若胃气以惫，水谷
不进，谷神以去，藏府无所禀受，其脉不动而死也。故诊跌阳
脉，以察胃气之有无。仲景又谓跌阳脉，不惟伤寒，虽杂病危

急，亦当诊此以察其吉凶。又曰：案喻氏讥成氏脾约之说云，脾弱，即当补矣，何为麻仁丸中，反用大黄、枳实、厚朴乎？汪氏则暗为成注解纷，大是。又案胃强脾弱，究竟是中焦阳盛而阴弱之义，不必拘拘脾与胃也。

山田正珍　麻仁丸，疑非仲景氏之方，厚朴一尺，枳实半斤，杏仁一升，炼蜜和丸，皆非本论文法也。（《外台》引《古今录验》，而不引仲景《伤寒论》，亦可以征矣）

正方按　山田氏说可信，如杏仁不以升而以斤，本书中无此例也。又按，他本厚朴多作一尺，杏仁作一升，《集注》以《玉函》为一斤、一升，则又非本书之例矣。

250.太陽病三日，發汗不解，蒸蒸發熱者，屬胃也，調胃承氣湯主之。

钱潢　蒸蒸发热，犹釜甑之蒸物，热气蒸腾，从内达外，气蒸湿润之状，非若翕翕发热之在皮肤也。

程应旄　此即大便已鞕之征，故曰属胃也。热虽聚于胃，而未见潮热谵语等证，主以调胃承气者，于下法内从乎中治，以其曰未深故也。

正方按　山田正珍曰：三日发汗不解，谓发汗及乎三日，仍未解也。不解者，邪气之不解也，非表之不解也。又曰，按调胃承气汤五字，脉经作承气汤三字，宜从之。凡单称承气者，统大小承气而言之。若夫调胃承气，乃吐下后之主药，自有差别，不可混用也。然则再下一条乃若吐、若下、若发汗后，何亦用小承气而不用调胃乎？山田氏于彼又不之议何也。

251.傷寒吐後，腹脹滿者，與調胃承氣湯。

程应旄 吐法为膈邪而设，吐后无虚烦等证，必吐其所当吐者。只因胃家素实，吐亡津液，燥气不能下达，遂成土郁，是以腹胀，其实无大秽浊之在肠也。

正方按 成氏以吐为呕吐，以胀满为邪热入胃，山田氏以为伤寒行吐方之后，诸证皆去，惟胃中不和，其腹胀满者，药毒遗害也，皆不可从，程氏之说，是也。

252.太陽病，若吐若下若發汗後，微煩，小便數，大便因鞕者，與小承氣湯，和之愈。

喻嘉言 微烦小便数，大便因鞕，皆是邪渐入里之机，故用小承气汤和之。

《金鉴》 太阳病，若吐若下，若发汗后不解，入里微烦者，乃栀子豉汤证也。今小便数，大便因鞕，是津液下夺也，当与小承气汤和之，以其结热未甚，入里未深也。

正方按 此亦示人以但有微烦小便数，大便因鞕者，即可与小承气汤，不拘定于是吐是下是汗后也。成氏所谓吐下发汗，皆损津液者耳。

253.病得二三日，脈弱，無太陽，柴胡證，煩躁，心下鞕，至四五日，雖能食，以小承氣稍稍與，微和之，令小安；至六日，與承氣湯一升；若不大便，六七日，小便少者，雖不能食，但初頭鞕，後必溏，未定成鞕，攻之必溏，须小便利，屎定鞕，乃可攻之，宜大承气汤。

方有执　太阳不言药，以有桂枝、麻黄之不同也。柴胡不言证，以专少阳也。凡似此为文者，皆互发也。

钱潢　须，待也。

陈修园　自得之病，不关转属，故无太阳柴胡证。

山田正珍　脉弱者，其热不炽盛可知也。无太阳柴胡证，烦躁心下鞕者，其邪已入里可知也。不大便至四五日者，其人虽能食，当以小承气汤，少少与微和之，令小安也。少少者不过三四合之谓，对一升而言也。若少少与之而不得屎，延至五六日者，乃与小承气汤一升。虽然，若其小便少者，则虽不大便至六七日，且不能食哉，攻之则令人溏，必待其小便数，屎为定鞕，始可攻之。宜大承气汤。

正方按　此恐人误认能食且心下鞕止四五日，未能定认为小承气证，已不大便至六七日，即使不能食，亦不可攻，是以此证似较前段易误认为阳明之实，而错攻之，特简出小便少一证以否之。结其必待小便利，始可定为大便之已鞕，乃可用大承气攻之也，少少与是慎重之意也。隐庵谓无太阳柴胡证者，言病属少阳阳明，而无太阳表邪内入之柴胡证也，似太迂曲。

254. 伤寒六七日，目中不了了，睛不和，无表里证，大便难，身微热者，此为实也。急下之，宜大承气汤。

张隐庵 此言悍热之气循空窍而上炎者，急下之。《灵枢·动输篇》曰："胃气上注与肺，其悍气上冲头者，循咽，上走空窍，循眼系，入络脑，出颅，下客主人，循牙车，合阳明，并下人迎。此卫气别走于阳明，故阴阳上下，其动若一。"伤寒六七日，气当来复于高表。目中不了了者，乃悍热之气循眼系而上走于空窍也。睛不和者，脑为精髓之海，遂随之精为瞳子，悍热之气入络于脑故也。无表里证者，言悍热之气止上走空窍，而非在表在里也。即有里证，而大便难，犹无里证也。即有表证而身微热，犹无表证也。此为空窍不虚而热邪上实也。《经》云："火热在上，水气承之。"亢则害矣，故当急下之，宜大承气汤，若不急下，则神枯髓散矣。

陈修园 此言阳明悍热为病，是当急下，又不可拘于小便利而后下之也。不了了者，病人之目视物不明了也。睛不和者，医者视病人之睛光，或昏暗或散乱也。按：此证初看似不甚重，至八九日必死。若遇读薛立斋、张景岳书及老秀才多阅八家书，惯走富贵门者从中作主，其死定矣。余所以不肯为无益之谈，止令拂衣而去矣！

正方按 此条证张、陈二家之注，大义颇明，愚以为悍热之气直线上冲，不横不下，横则身当大热汗出，下则腹满鞕痛。且不留中，留中则谵语烦躁，诚阳明之最急者，故特云急下之，以见较其他大承气证加一等也。更指出，非必是小便利，大便鞕，腹满烦躁谵语等，才是大承气所主也。下条即出阳明热邪横发，再下一条即出下走也。三条皆急下之例，盖皆阳明悍热之气也，而此条又为之首焉。仲师之法，其用备如此。汪氏及《伤寒选录》皆谓表里之里字宜删，失经旨矣。今人曾有以大承气治脑炎而获愈者，当系类此条证者。若谓统治一切病情之脑炎，如西医之用链霉素治肺病然，则死者多于生者矣。前修谓伤寒方能治一切病，谓不受病名拘，岂能不受证状病因约束耶？

255. 陽明病①，發熱汗②多者，急下之，宜大承氣湯。

正方注 ①成本無"病"字。②張本"汗"後有"出"字。

成无己 邪热入府，外发热，汗多者，热迫津液将竭，急与大承气汤。

张隐庵 此悍热之在脉外内者，急下之。夫胃之悍气合阳明而循行于经脉，其性剽悍滑疾，乘两火之热，故阳明病发热，则荣血之所生泉之竭矣；汗多，则卫外之津液熯其干矣。阳热盛而阴液亡，若不急下，独阳不生矣。愚按：此病无白虎之渴证，无肠胃实之府证，止发热汗出多者，病阳明之别气，非阳明之本气也。

程应旄 发热而汗复多，阳气大蒸于外，虑阴液暴亡于中，虽无内实之兼证，宜急下之，以大承气汤矣。此等之下，皆为救阴而设，不在夺实。夺实之下可缓，救阴之下不可缓，不急下，防成五实。经曰，五实者死。

正方按 此亦承上文出一急下之例。与下条共成三例。

256. 發汗不解，腹滿痛者，急下之，宜大承氣湯。

成无己 发汗不解，邪热传入府，而成腹满痛者，传之迅也，是须急下之。

程应旄 发汗不解，津液已经外夺，腹满痛者，胃热遂尔迅攻，邪阳盛实而弥漫，不急下之，热毒熏蒸，糜烂速及肠胃矣。阴虚不任阳填也。

正方按 柯氏云，表虽不解，邪甚于里，急当救里，里和而表自解矣。山田氏云，病人虽表不解，腹满痛者，不得不下之。盖皆据太阳篇之本先下之，而反汗之为逆；若先下之，治不为逆。俱不可从，盖不解者，乃邪气不解，岂谓表不解乎？彼太阳篇云，盖太阳病也，此则为阳明矣。且首谓以发汗后不解，义不难明。陈修园谓腹满痛者，与燥屎之可以缓下者不同，急下之，宜大承气汤。此言悍热之气，不上走于空窍，而下循于脐腹者，亦宜急下也。

257. 腹满不减，减不足言，当下之，宜大承氣湯。

成无己 若腹满时减，非内实也，则不可下。《金匮要略》曰，腹满时减，复如故，此为寒，当与温病。

陈修园 三急下之外，又有不可以言急，而亦不可以姑缓者，医者不可不明。腹虽不痛，而常满不减，即偶减一二分亦不足言，虽不甚危，亦当下之。以其病在阳明，无形之悍气，从肓膜而聚，有形之胸腹又与阳明之本气不同，必大承气汤方足以济之也。述：承上文而言，腹满痛者固宜急下，若不痛而满云云，虽不甚急，而病在悍气，非下不足以济之也。悍气者，别走阳明而下循于脐腹。《素问·痹论》云：卫气者，水谷之悍气也。其气悍疾滑利，不入于脉，循皮肤之中、分肉之间，熏于肓膜，散于胸腹。目中不了了，睛不和者，上走空窍也。发热汗多者，循皮肤分肉之间也；腹满痛者，熏肓膜而散胸腹也。悍慓之气伤人甚捷，非若阳明燥实之证内归中土、无所复传，可以缓治也。故下一"急"字，有急不容待之意焉，所谓意不尽言也。学者得其意而通之，则缓急攸分，轻重立见，庶不临时舛错也。按：仲师自序云撰用《素问》九卷，可知《伤寒论》全书，皆《素问》九卷之菁华也。钱塘张氏注中补出"悍气"二字，可谓读书得间。然长沙何以不明提此二字乎？不知《伤寒论》字字皆经，却无一字引经，撰用之，所以入神也。

正方按 修园此篇文字，虽长沙生见，当亦怡然首肯。学者当熟读之。他家对此多不关痛痒，何也？凡拘拘于痞满燥实坚五者具而方可下者，直见秋毫而不见舆薪也矣，岂不大可哀哉耶。皆不注意"急"字，何也。

258. 陽明少陽合病，必下利。其脈不負者，爲順也。負者，失也，互相剋賊，名曰負也。脈滑而數者，有宿食也。當下之，宜大承氣湯。

正方注 山田正珍謂舊本脱落一條，錯入《金匱要略》中，今依《玉函》補之，"傷寒腹滿，按之不痛者爲虛，痛者爲實，當下之，舌黃未下者，下之黃自去，宜大承氣湯。"曰此承上條以辨腹滿之虛實也。

成无己 阳明土，少阳木，二经合病，气不相和，则必下利。少阳脉不胜，阳明不负，是不相克为顺也。若少阳脉胜，阳明脉负者，是鬼贼相克，为正气失也。《脉经》曰：脉滑者，为病食也。又曰：滑数则胃气实。下利者，脉当微厥；今脉滑数，知胃有宿食，与大承气汤以下除之。

张隐庵 合下三节论阳明之入于经脉，以征经气相通之义。

259. 病人無表裏證，發熱七八日，雖脈浮數者，可下之。假令已下，脈數不解，合熱則消穀善飢，至六七日不大便者，有瘀血，宜抵當湯。

成无己 七八日邪入府之时，病人无表里证，但发热，虽脉浮数，亦可与大承气汤下之。浮为热客于气，数而热客于血，下之邪热去，而浮数之脉俱当解。若下后，数脉去而脉但浮，则是荣血间热并于卫气间也，当为邪气独留，心中则饥，邪热不杀谷，潮热发渴之证；此下之后，浮脉去而数不解，则是卫气间热，合于荣血间也，热气合并，迫血下行，胃虚协热，消谷善饥。血至下焦，若大便利者，下血乃愈。若六七日不大便，则血不得行，蓄积于下为瘀血，与抵当汤以下去之。

张隐庵 夫急下涉于阳明悍气，则曰"无表里证"，此涉阳明经脉，亦曰"无表里证"，学者所当明辨者也。

260. 若脈數不解，而下不止，必協熱便膿血也。

张隐庵 此承上文"脉数不解"，而言脉络之热邪不随太阳之经而成瘀血，乃入内府肠胃之中，而下利不止，必协热而便脓血。协热者，肠胃协经脉之热；脓血者，经脉之血化而为脓也。

261.傷寒，發汗已，身目俱黃，所以然者，以寒濕在裏不解故也。以爲不可下也，於寒濕中求之。

张隐庵　此下凡四节皆论伤寒发黄，以见阳明主经脉而外合太阳，阳明主中土而内合太阴之义。伤寒发汗已，则表邪已尽。身目俱黄者，太阴之气主周身，太阳之脉起目眦。所以然者，"太阳之上，寒气主之"，"太阴之上，湿气主之"，以寒湿在里，不解故也。非阳明之为病，故为不可下也。于太阳、太阴寒湿中求其义而治之。

山田正珍　上四条叔和所搀，当删之。

正方按　上四条，文语琐杂，山田氏之说可信。

262.傷寒七八日，身黃如橘子色，小便不利，腹微滿者，茵陳蒿湯主之。

钱潢　此言阳明发黄之色状，与阴黄如烟熏之不同也。伤寒至七八日，邪气入里已深，身黄如橘子色者，湿热之邪在胃，独伤阳分，故发黄也。小便不利，则水湿内蓄，邪食壅滞，而腹微满也。以湿热实于胃，故以茵陈蒿汤主之。

张隐庵　身如橘子色者，太阳阳明之热与太阴脾土之湿相晷成黄，故如橘色之明亮。小便不利者，脾气之不输也。腹微满者，太阴之气逆也。宜茵陈蒿汤导湿热之邪从小便气分而出。愚按：潮热乃脾家实，故当从腐秽而出；燥鞭乃肠胃实，故当从后便而出，湿热成黄，乃太阳阳明之热，与太阴脾湿相晷，故当从小便而出。

正方按 此条与二百三十八条同，彼言汗仅及头颈，此则增腹微满，但皆属阳明瘀热而发之黄也，故皆与茵陈蒿汤。

263. 傷寒身黃發熱，梔子蘗皮湯主之。

成无己 伤寒身黄，胃有瘀热，须当下去之。此以发热，为热未实，与栀子蘗皮汤解之。

汪琥 武林陈氏曰：发热身黄者，乃黄证中之发热，而非麻黄桂枝证之发热也。热既郁而为黄，虽表而非纯乎表证，但当清其郁以退其黄，则发热自愈。

《金鉴》 伤寒身黄发热者，设有汗之表，宜用麻黄连轺赤小豆汗之可也；若有成实之里，宜用茵陈蒿汤下之亦可也。今外无可汗之表证，内无可下之里证，故惟宜以栀子蘗皮汤清之也。

264. 傷寒，瘀熱在裏，身必發黃，麻黃連軺赤小豆湯主之。

麻黃連軺赤小豆湯方

麻黃二兩　　連軺二兩　　赤小豆一升　　生梓白皮切，一斤
杏仁四十枚　　大棗十二枚　　生薑二兩　　甘草二兩

上八味，以潦水一斗，先煮麻黃，再沸，去上沫，內諸藥，煮取三升，去滓，分溫三服，半日服盡。

（陈注，雨水谓之潦，又淫雨为潦，用潦水者，取其从下而升，盖地气升而为雨也）

曹颖甫 伤寒为病，起于表寒，血热内抗，因生表热。血为脾所统，散在孙络而密布于分肉之中，表热不从汗解，与太

阴之湿并居，乃为瘀热在里，肌表为之发黄。麻黄连轺赤小豆汤，连轺以清上热，生梓白皮以清相火，赤小豆以去里湿，加麻黄、杏仁以疏肺与皮毛，大枣、生姜、甘草以助脾阳，使里气与表气相接，则湿随汗解而里热不瘀矣。按：此方连轺、赤小豆、生梓白皮合桂枝麻黄各半汤，而去桂枝、芍药。以卫气之阻表，汗不出而君麻黄；以营气虚而生热，而去桂、芍；以一身上下皆热，而用连轺、生梓白皮；以瘀湿成热毒留血分而用赤小豆。（《金匮》下血用之，痈脓亦用之，可证也）又非以上三证之发黄所可混同施治矣。

钱潢　潦水，乃雨水所积。韩退之诗云，潢潦无根源，朝灌夕已除。

山田正珍　连轺，《千金方》及《千金翼》并作连翘。尝考郭璞《尔雅》连异翘，疏云，亦名连苕，又名连草。《本草》云，由此观之，连轺，即连翘明甚。注云，疑根字即字讹已。

正方按　潦水，乃雨水所积甚是。《左传》，潢污行潦之水，同一义也。有作劳水者，不可以，盖劳水即甘澜水也。连轺即是连翘，山田氏之说甚明，轺字，岂可作根字解耶，且连翘根，药肆之中从无是品。

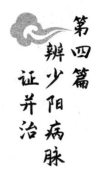

265.少陽之爲病，口苦、咽乾、目眩也。

成无己　足少阳胆经也。《内经》曰：有病口苦者，名曰胆瘅。《甲乙经》曰，胆者中精之府，五藏取决于胆，咽为之使。少阳之脉，起于目锐眦。少阳受邪，故口苦咽干，目眩。

张隐庵　此论少阳风火主气。夫少阳之上，相火主之，标本皆热，故病则口苦、咽干。《六元正纪论》云"少阳所至为飘风，燔燎"，故目眩。目眩者，风火相煽也。

山田正珍　按少阳篇纲领，本亡而不传矣。王叔和患其阙典，补以"口苦咽干目眩也"七字者已，固非仲景氏之旧也。按阳明篇云：阳明病，脉浮而紧，咽燥口苦，腹满而喘，可见口苦咽干，则是阳明属证，而非少阳之正证矣。若夫目眩多逆治所致，如桂苓术甘汤、真武汤证是也，亦非少阳之正证也。况目眩之文，六经篇中无再见乎。又况柴胡诸条，一不及此等证候乎？盖少阳者，指半表半里之号，如其病证则所谓往来寒热，胸胁苦满，默默不欲饮食，心烦喜呕，是也。凡伤寒阳证其浅者为太阳，其深者为阳明，其在浅深之间者，此为少阳，是少阳篇当在太阳之后者也。今本论次之阳明后者，盖依《素问》之次序也。再按少阳篇诸条，今本混入太阳篇中者过半，盖古经篇简错杂，叔和从而为之撰次也。

正方按 山田氏之说，颇为审确，然注家不及此者，盖循旧之过也。

266. 少陽中風，兩耳無所聞，目赤，胸中滿而煩者，不可吐下，吐下則悸而驚。

成无己 少阳之脉，起于目眦，走于耳中；其支者，下胸中贯膈。风伤气，风则为热。少阳中风，气壅而热，故耳聋，目赤，胸满而烦。邪在少阳，为半表半里。以吐除烦，吐则伤气，气虚者悸；以下除满，下则亡血，血虚者惊。

张隐庵 胸中满而烦者，三焦之气不和也。此少阳风火之气病于上，三焦之气逆于中，故不可吐下，吐下则津液虚而风火内入，留于心包则心悸，合于肝木则发惊，盖少阳木火之气内合于手足厥阴也。

267. 傷寒，脈弦細，頭痛發熱者，屬少陽。少陽不可發汗，發汗則譫語。此屬胃，胃和則愈，胃不和則煩而悸。

成无己 经曰：三部俱弦者，少阳受病。脉细者，邪渐传里，虽头痛，发热，为表未解。以邪客少阳，为半表半里，则不可发汗，发汗亡津液，胃中干燥，少阳之邪因传入胃，必发谵语，当与调胃承气汤下之，胃和则愈，不下，则胃为少阳木邪干之，故烦而悸。

正方按　此不从头痛发热之表证治，而从弦细之脉诊之也。山田正诊谓悸是燥之误，是也。

268. 本太陽病不解，轉入少陽者，脅下鞕滿，乾嘔不能食，往來寒熱，尚未吐下，脈沉緊者，與小柴胡湯。

成无己　太阳转入少阳，是表邪入于里。胁下鞕满，不能食，往来寒热者，邪在半表半里之间。若已经吐下，脉沉紧者，邪气入府为内实；尚未经吐下，而脉沉紧为传里，虽深，未全入府，外犹未解也，与小柴胡汤以和解之。

张隐庵　此太阳受病而转入少阳也。胁下者，少阳所主之分部，病人少阳枢转不得，故胁下鞕满。干呕不能食者，上下之气不和也。往来寒热者，开阖之机不利也。如吐下而脉沉紧，则病入于阴，今尚未吐下，中土不虚，脉沉紧者，乃太阳本寒内与少阳火热相搏，故与小柴胡汤从枢转而达太阳之气于外也。小柴胡汤详列《太阳篇》中，至《少阳篇》则云"本太阳病不解，转入少阳"云云，则与小柴胡汤，前人何据，谓小柴胡为少阳之主方耶？

正方按　隐庵谓小柴胡非少阳主方，以其详列太阳篇中也，若据山田氏之说，乃古经篇简错杂，叔和从而撰次之，非仲师之原意矣。又不能以小柴胡方之详列太阳篇，而逆以为太阳药焉。

269. 若已吐、下、發汗、溫針，譫語，柴胡證罷，此爲壞病，知犯何逆，以法治之。

成无己 若妄吐、下、发汗、温针，损耗津液，胃中干燥，木邪干胃，必发谵语。若柴胡证不罢者，则不为逆；柴胡证罢者，坏病也，详其因何治之逆，以法救之。

张隐庵 此总结上文之意。夫"少阳不可吐下，吐下则悸而惊"；"少阳不可发汗，发汗则谵语"。若已吐、下、发汗则温针，谵语。夫温针者，惊也。本论云："太阳伤寒，加温针必惊。"故仲祖以温针为惊也。夫惊而谵语，病非少阳，如柴胡汤证罢者，此为里虚自败之病。知犯何逆，随其病之所在而以法治之，又不可与小柴胡汤，所以结上文三节之意也。

按《金鉴》云，脉沉紧，当是脉沉弦，若是沉紧，当是寒实在胸，当吐之征也。愚以为弦与紧相类，似不必定改为弦矣。沈明宗云太阳不解，而传少阳，当与小柴胡和解，乃为定法，反以吐下发汗温针以犯少阳之戒，而邪热陷入阳明，故发谵语，已为坏证。

正方按 此两条系从宋原版者，喻、张、柯、钱、魏诸家皆合为一条。盖从《玉函》及《千金翼》二书者，《玉函》，《千金翼》无本字，食下有饮字，《巢源》无谵语二字。愚细读此条文及诸家注解，总觉牵强。夫太阳病不解转属少阳者，见胁下鞕满，干呕不能食，往来寒热，又尚未经吐下之误治，脉复沉紧，（《金鉴》谓当是沉弦亦可，但弦与紧同类，不改亦可，）自当与小柴胡汤和解之。若已吐下一段，文语颇晦，或有脱文也。

若吐下发汗后，柴胡证仍在者，仍应以小柴胡汤治之，所谓不为逆也，即使误治后邪入阳明而谵语，则应以阳明法治之。上文不乏此例，何骤名为坏病耶？即使为坏病，则其条亦应为：若已吐下发汗温针，谵语者，虽柴胡证罢，此为坏病云云，语意始明。而究竟少阳转属阳明而谵语，亦不能即名坏证。若据巢沅去"谵语"二字，则原是太阳转属少阳，虽经误治，然柴胡证且罢，例已自愈矣，更有何证而为坏病乎？字里行间，实寻不出一个证状来。愚不敢强不知以为知。亦未肯人云亦云，姑存疑矣。又按，山田氏亦同意巢源删去谵语二字，然又云坏病谓正证自败，不可以少阳阳明等目名焉云云。凡此皆不能统一此条之解释矣。山田氏之言，亦殊难信从。

270. 三陽合病，脈浮大上關上，但欲眠睡[1]，目合則汗。

正方注　①按睡眠二字，《玉函》《千金翼》作寐字，吴本與二百二十二條合爲一條。

成无己　少阴病，但欲眠睡，目合则无汗，以阴不得有汗。但欲眠睡，目合则汗，知三阳合病，胆有热也。

张隐庵　三阳之气主外，病则反从外而内，是以但欲眠睡。夫"阳加于阴谓之汗"，目合则阳气归阴，阳盛阴虚，是以目合作汗，而为三阳合病之证也。

钱潢　关上者，指关脉而言也，仲景《辨脉篇》中，称尺脉曰尺中，关脉曰关上，寸脉曰寸口。

程应旄　大为阳明主脉，太阳以其脉合，故浮大，上关上，从关部连上寸口也。少阳以其证合，故但欲眠睡，目合则汗，但欲眠，为胆热，盗汗为半表里也。当是有汗则主白虎汤，无汗则主小柴胡汤也。

吴仪洛 上关上，热势弥漫之象也。

《金鉴》 但欲眠睡，非少阴也，乃阳盛神昏之睡也。

山田正珍 引刘栋曰："此条后人之所搀也。"

271. 傷寒六七日，無大熱，其人躁煩者，此爲陽去入陰故也。

成无己 此病少阳而入于少阴也，伤寒六七日，少阳之邪，当从太阳而外出，无外热则不能外出于阳，其人躁烦者，病少阴标本之气化，表为阳，里为阴。邪在表，则外有热，六七日邪气入里之时，外无大热，内有躁烦者，表邪传里也，故曰阳去入阴。

张隐庵 此为去太阳，故无大热；入于少阴，故烦躁也。夫七日乃再经之第一日，盖太阳、少阴标本相合，雌雄相应，故七日而不出乎太阳，即可入手少阴也。

山田正珍 无大热，无翕翕发热也。躁烦，当作烦躁，字之颠倒也。阴阳，乃表里之别称。阳去入阴者，谓其邪去表入里。阳去二字，似倒而非倒。

272. 傷寒三日，三陽爲盡，三陰當受邪。其人反能食而不嘔，此爲三陰不受邪也。

成无己 伤寒四日，表邪传里，里不和则不能食而呕，今反能食而不呕，是邪不传阴，但在阳也。

273. **傷寒三日，少陽脈小者，欲已也。**

成无己 《内经》曰：大则邪至，小则平。伤寒三日，邪传少阳，脉当弦紧；今脉小者，邪气微而欲已也。

张隐庵 若少阳脉小者，小则病退，其病欲已，不但三阴不受邪也。

274. **少陽病，欲解時，從寅至辰上。**

成无己 《内经》曰，阳中之少阳，通于春气。寅、卯、辰，少阳木壬之时。

山田正珍 刘栋曰："上三条，后人之所搀也。"

275. 太陰之爲病，腹滿而吐，食不下，自利益甚，時腹自痛。若下之，必胸下結鞕。

成无己 太阴为病，阳邪传里也。太阴之脉布胃中，邪气壅而腹满。上不得降者，呕吐而食不下。下不得上者，自利益甚。时腹自痛，阴寒在内而为腹痛者，则为常痛；此阳邪干里，虽痛而亦不常痛，但时时腹自痛者。若下之，则阴邪留于胸下为结鞕。经曰：病发于阴，而反下之，因作痞。

张隐庵 太阳之气若天日，太阴之气由地土，此言太阴受病，地气不升而自利、自痛也。太阴为病，腹满者，腹为脾土太阴之所居也，脾气不能上交于胃，故腹满。胃气不能下交于脾，故吐。脾胃之气不相通贯，故食不下。自利益甚者，湿气下注也。时腹自痛者，脾络不通也。若下之，则更伤阳明胃土之气，故必胸下结鞕。

陈修园 此太阴病之提纲也。按是后言太阴中风，未言太阴伤寒，至第六节，方言太阴伤寒，学者当知仲景书互文见意。

《金鉴》 此太阴里虚，邪从寒化之证也，当以理中四逆辈温之。

吴人驹 自利有时而腹自痛者，非若积蓄而常痛者。

程应旄 腹满而吐，食不下，则满为寒胀，吐与食不下，总为寒格也。阳邪亦有下利，然乍微乍甚，而痛随利减。今下利益甚，时腹自痛，则肠虚而寒益留中也。虽曰邪之在藏，实由胃中阳乏，以致阴邪用事，升降失职，故有此下之则胸中结鞕。不顶上文吐利末，直接上"太阴之为病"句，如后条"设当行大黄芍药者"亦是也。曰胸下，阴邪结于阴分，异于结胸之在胸，而且按痛矣。曰结鞕，无阳以化气，则为坚阴，异于痞之濡而软矣。彼皆阳从上陷而阻留，此独阴从上逆而不归，寒热大别。

276. 太陰中風，四肢煩疼，陽微陰澀而長者，爲欲愈。

成无己 太阴脾也，主营四末。太阴中风，四肢烦疼者，风淫末疾也。表邪少则微，里向和则涩而长。长者阳也，阴病见阳脉则生，以阴得阳则解，故云欲愈。

张隐庵 此言风为阳邪，得太阴土旺之脉而欲愈也。

277. 太陰病欲解時，從亥至丑上。

成无己 脾为阴土，旺于丑、亥、子，向旺故云解时。

张隐庵 太阴为阴中之至阴，而主开。亥者，阴之极；丑者，地气开辟矣。

278. 太陰病，脈浮者，可發汗，宜桂枝湯。

成无己　经曰：浮为在表，沉为在里。太阴病脉浮者，邪在经也，故当汗解之。

张隐庵　太阴在内主募原，太阴在外主肌腠，故病太阴而脉浮者，宜桂枝汤以解肌而发汗也。《金匮要略》云："腠者，三焦通会元真之处；理者，皮肤藏府之纹理。"盖皮肤有此纹理，而藏府之募原亦有此纹理，外内相通，太阴主之。程氏曰："纹理，即肌腠也，其曰皮肤之纹理，以肌腠外连于皮肤，而藏府之纹理可意会矣。"

279. 自利不渴者，屬太陰，以其藏有寒故也。當温之，宜服四逆輩。

张隐庵　上节病太阴之在外，此节病太阴之在内，在外故宜桂枝汤，在内故宜四逆辈。愚按：上文病太阴在外，此病太阴在内，下文病在外而转系于内，太阴主外主内，而外内相通者如此。

280. 傷寒脈浮而緩，手足自温者，繫在太陰。太陰當發身黃；若小便自利者，不能發黃。至七八日，雖暴煩，下利日十餘行，必自止，以脾家濕，腐穢當去故也。

张隐庵　上文病太阴而属藏寒，此言系在太阴而为脾实也。"伤寒脉浮而缓"，至"不能发黄"，解同《阳明篇》。七八日，乃太阳阳明主气之期。暴烦，下利者，太阴承阳热之邪而下利也。故虽烦利，必自止，所以然者，以脾家受盛实热，而腐秽当去故也。

281. 本太陽病，醫反下之，因而腹滿時痛者，屬太陰也，桂枝加芍藥湯主之；大實痛①者，桂枝加大黄湯主之。

正方注 ①成本大實痛以下，另作一條。

桂枝加芍藥湯方

桂枝三兩　芍藥六兩　甘草二兩　生薑三兩　大棗十二枚

上五味，以水七升，煮取三升，去滓分溫三服。

桂枝加大黄湯方

即前方加大黄二兩

成无己 表邪未罢，医下之，邪因乘虚传于太阴，里气不和，故腹满时痛，与桂枝汤以解表，加芍药以和里。太实大满自可除下之，故加大黄以下大实。

张隐庵 此承上文"腐秽当去"之意，而推言本太阳病，医反下之，因尔腹满时痛者，乃太阳之邪入于地土，而脾络不通，故宜桂枝加芍药汤主之，此即小建中汤治腹中急痛之义也。大实痛者，乃腐秽有余而不能去，故以桂枝加大黄汤主之。

正方按 此即太阳太阴并病也，故以桂枝治太阳加芍药以治太阴脾之腹满痛也。可见三阴皆为直中之病非矣。实痛者以有腐秽积滞存焉，故加大黄以除之。仲景之方不惟治伤寒，凡百病有斯证用斯方，此仲景方所以能治百病也。

282. 太陰爲病，脈弱，其人續自便利，設當行大黄芍藥者，宜減之，以其人胃氣弱，易動故也。

成无己　腹满痛者，太阴病也。脉弱，其人续自便利，则邪虽在里，未成大实。欲与大黄、芍药攻满痛者，宜少与之，以胃气尚弱，易为动利也。

张隐庵　此因上文加芍药大黄，而申言胃气弱者，宜减之。太阴为病，脉弱，其人续自便利，乃太阴之湿为病，土气内虚不得阳明中见之化。设客邪内实而当行大黄芍药者，亦宜减之。减者，少其分两也。以其人胃气虚弱而易动故也，治太阴者，尤当以胃气为本矣。

正方按　山田氏引刘栋谓第二百七十六、二百七十七、二百八十，及此条，皆后人所加。观太阴病脉浮者，可发汗宜桂枝汤，自利不渴者属太阴，以其藏有寒故也，当温之宜四逆辈，太阳病，医反下之，因尔腹满时痛者，属太阴也，桂枝加芍药汤主之，大实痛者，桂枝加大黄汤主之。试思有此脉证，能不用此方耶？又岂但伤寒能用此等方耶？此仲景方所以能治百病也。本篇仅数条，人皆谓其太少，君特感其义该多耳。以在临床上太阴病不过如此而已。

第六篇
辨辨少阴病
脉证并治

283. 少陰之爲病，脈微細，但欲寐也。

张隐庵 合下三节皆论少阴标本水火、阴阳之气，"少阴之上，君火主之"，本热而标阴，火上而水下。火之精为神，水之精为精。脉微者，神气微也，细者，精气虚也，此少阴水火为病而见于脉也；少阴主枢，外内出入，但欲寐，则神气不能外浮而阴阳转枢不利，此少阴阴阳为病而见于证也。少阴标本，不外水火、阴阳，故此节首论水火、阴阳，而为少阴病之总纲也。太阳、少阴，本于先天一气，并主寒水之精、君火之神，夫精取汁于中焦，神内藏于血脉，是以太阳、少阴为病而言脉也。

山田正珍 但字下，脱恶寒二字，当补之，何则？但者示无他事之辞，但头汗出，余处无汗，不恶寒但热，及温疟身无寒但热（《金匮》疟疾篇）等语，可见矣。少阴病，岂但欲寐一证，得以尽之乎。若以其但欲寐，谓之少阴病，则所谓太阳病十日以去，脉浮细而嗜卧者，亦名为少阴病乎，阙文明矣。但恶寒者，所谓无热恶寒即是也。故麻黄附子细辛汤条云：少阴病始得之，反发热。通脉四逆汤条云：少阴病反不恶寒。可见无热恶寒，乃为少阴本证矣。凡外邪之中人，其人素属实热者，则发为太阳，其人素属虚寒者，则发为少阴，寒热虽不同，均是外感初证也已。故太阳篇辨之云：发热恶寒者发于阳也，无热恶寒发于阴也。二发字，示其为初证也。今邪从其虚寒而化，故其脉微细，但恶寒而欲寐也，宜与麻黄附子甘草汤，微发其汗也。成无己谓脉微细为邪气传里深也，非矣，按六经纲领诸条，脉证兼说者，惟太阳少阴，而其他四经，唯言证而不及脉，可见太阳乃三阳之始，而少阴果为三阴之首矣。古人未有此说。因赘于兹。

正方按 二家之说合而观之，其义尽矣。山田氏谓当加恶寒二字是也。

284.少陰病，欲吐不吐，心煩，但欲寐，五六日，自利而渴者，屬少陰也，虛故引水自救。若小便色白者，少陰病形悉具，小便白者，以下焦虛有寒，不能制水，故令色白也。

成无己 少阴为病，脉微细为邪气传里深也。卫气行于阳则寤，行于阴则寐，邪传少阴，则气行于阴而不行于阳，故但欲寐。

张隐庵 此言少阴标本水火之为病也。少阴病，欲吐不吐者，病少阴寒水之气则欲吐，得少阴君火之气则不吐。心烦者，水不济其火也。但欲寐者，神气逆于阴也。若至五日，当少阴主气之机，病在少阴而复更传厥阴矣，故五六日，自利而渴者，属少阴水火之为病也，夫自利者，水寒，渴者，火热。然由肾气内虚，故外引水以自救。若更小便色白，为少阴病形悉具而无火热之证，夫小便白以下焦虚而有寒，不能壮火之原以制其水，故令色白。由是而知少阴水火之气上下交济，而后可以无咎也。莫氏曰："病属太阳，'其小便清者，知不在里，仍在表也'；病属少阴，'小便色白，乃下焦虚寒，不能制水'。"则表里阴阳不可执一而论，或曰清与白，亦各有别也。

285. 病人脈陰陽俱緊，反汗出者，亡陽也，此屬少陰，法當咽痛，而復吐利。

张隐庵 咽痛者，少阴阳热之气也。吐利者，少阴阴寒之气也。法当咽痛而复吐利者，先病阳而后病阴也。

周扬俊 此属少阴，正用四逆急温之，时庶几真阳骤回，里证不作，否则阴邪上逆，则为咽痛，为吐，阴寒下泄，而复为利，种种危候，不一而足也。

魏荔彤 利者少阴本证，吐而咽痛，则孤阳飞越，欲自上脱也。可不急回其阳，镇奠其肾藏阴寒，以救欲亡之阳乎。真武、四逆、附子等汤，斟酌用之可也。

286. 少陰病，咳而下利，讝語者，被火氣劫故也。小便必難，以強責少陰汗也。

张隐庵 此下三节皆言少阴不可发汗之意。少阴病咳者，乃肾精下竭，奔气上迫于肺也。下利者，水气不升。谵语者，被火气劫故也。火劫其汗，小便必难，以强责少阴之精而为汗故也。愚按：此论少阴肾藏之精气上通心肺，真气上蒸而后汗出溱溱，非可以火劫夺之意。

287.少陰病，脈細沉數，病爲在裏，不可發汗。

张隐庵 此病少阴，而中焦、心肾之经脉内虚，病为在里，不可发汗而更伤其心肾也。

288.少陰病，脈微，不可發汗，亡陽故也。陽已虚，尺脈弱澀者，復不可下之。

张隐庵 《平脉篇》云："寸口诸微亡阳。"故少阴病，脉微，不可发汗者，以亡阳故也。夫阳亡则阳已虚。尺脉弱涩者，乃下焦精血不足，故复不可下之。

289.少陰病脈緊，至七八日，自下利，脈暴微，手足反溫，脈緊反去者，爲欲解也。雖煩下利，必自愈。

张隐庵 此下五节，皆论少阴欲解之证，此言少阴病气得阳明之热化而可愈也。

钱潢 脉紧，见于太阳，恶热恶寒而为寒邪在表；见于少阴，则无热恶寒，而为寒邪在里。至七八日，则阴阳相持已久，而始下利，则阳气耐久，足以自守矣。虽至下利而以绞索之紧，忽变而为轻细软弱之微，脉微则恐又为上文不可发汗之亡阳脉矣，为之如何？不知少阴病，其脉自微，方可谓之无阳。若以寒邪极盛之紧脉忽见暴微，则紧峭化而为宽缓矣，乃寒邪弛解之兆也。曰手足反温，则知脉紧下利之时，手足已寒，若寒邪不解，则手足不当温，脉紧不当去，因脉本不微，而忽见暴微，故手足得温，脉紧得去，是以谓之反也。反温反去，寒气已弛，故为欲解也。虽其人心烦，然烦属阳，而为暖气已回，故阴寒之利，必自愈也。

290. 少陰病，下利，若利自止，惡寒而踡臥，手足温者，可治。

张隐庵　此病少阴而得火土之生气者，可治也。下利者，病少阴阴寒在下。若利自止，下焦之火气自生矣。恶寒而踡卧者，病少阴阴寒在外。手足温者，中焦之土气自和矣。火土相生，故为可治。

291. 少陰病，惡寒而踡，時自煩，欲去衣被者，可治。

张隐庵　上文恶寒踡卧、手足温而土气和者可治；此言恶寒而踡，但得君火之气者，亦可治也。夫恶寒而踡，病少阴阴寒在外，时自烦而欲去衣被者，自得君火之气外浮也，故为可治。朱氏曰："以上三节，每节中'自'字宜玩，谓少阴之阴寒自得三阳之气化者，皆为可治也。"

292. 少陰中風，脈陽微陰浮者，爲欲愈。

陈修园　少阴中风，风为阳邪，则寸口阳脉当浮，今脉阳寸已微，则知外邪不复入矣。邪在少阴，则尺部阴脉当沉，今阴尺反浮者，则内邪尽从外出矣，此为欲愈。此言少阴中风欲愈之脉也。少阴伤寒之愈脉，自可类推。

293. 少陰病欲解時，從子至寅上。

张隐庵　少阴秉先天之水火，主后天之阴阳，病则阴阳、水火不交，从子至寅乃一阳渐生，三才气合，故邪不能容而病解矣。

294. 少陰病，吐利，手足不逆冷，反發熱者，不死。脈不至者，灸少陰七壯。

陈修园　少阴阴寒之病，上吐下利，而手足不逆冷，反发热者，此少阴而得太阳之标阳也。阴病得阳，故为不死。若不得太阳之标热，则少阴之气反陷于下，而脉不至者，当灸少阴之太溪二穴七壮，以启在下之阳。此论少阴病而得太阳标热之化也。太溪二穴在足内踝后五分跟骨上动脉陷中。

295. 少陰病，八九日，一身手足盡熱者，以熱在膀胱，必便血也。

张隐庵　此言少阴得三阳之气而热入膀胱也。少阴病，八九日，当阳明少阳主气。一身手足尽热者，阳明少阳之气合并于太阳通体而为热也。夫太阳秉膀胱之气而周遍一身，今一身手足尽热，以热在太阳之膀胱，膀胱受热，散入胞中，故必便血也。

陈修园　此言少阴热化太过，藏病于府，而为便血也。按：柯注下利便脓血，指大便言；热在膀胱而便血，是指小便言。

汪注肾主二便，从前后便而出，皆是。

296. 少陰病，但厥無汗，而強發之，必動其血，未知從何道出，或從口鼻，或從目出者，是名下厥上竭，爲難治。

成无己 但厥无汗，热行于里也，而强发汗，虚使经络，热乘经虚，迫血妄行，从虚而出，或从口鼻，或从目出。诸厥者，皆属于下，但厥为下厥，血溢于上为上竭，伤气损血，邪甚正虚，故为难治。

陈修园 少阴热化太过，内行于里，热深者厥亦深，故少阴病但厥无汗，本无发汗之理。医者不知，而强发之，不但不能作汗，反增内热，必动其少阴之血，逆行上窍。然未知从何道之窍而出，少阴之脉循喉咙，挟舌本，系目系，或从口鼻，或从目出者，是名下厥上竭。然其名亦何所取？考《内经·厥论》云：阳气衰于下则为寒厥，阴气衰于下则为热厥。其起必于足下者，以阳气起于足五指之表，阴气起于足五指之里也。今以但厥无汗之少阴病，因发汗而鼓激少阴热化之邪自下而逆上，上因失血而竭。少阴原少血之藏，血竭故为难治。此言少阴热化太过，误发少阴寒之变证难治也。以上三节，皆言少阴热化证。

297. 少陰病，惡寒身踡而利，手足逆冷者，不治。

张隐庵 此下六节言少阴阴寒为病而涉于内、外、上、下，此节病少阴之在外，二节病少阴之在内，三节在上，四节在下，五节合上下，六节合外内，皆言不得阳热之化者，死不治也。少阴病，恶寒者，少阴标阴外呈而不得太阳之表阳也。身蜷者，少阴神机内逆而不得君火之本热也。若更下焦生气不升而利，中焦土气不和而手足逆冷，此病阴寒而不得阳热之化，故为不治。愚按：此节不言"死"而但言"不治"者，乃少阴死证之总纲。夫少阴阴寒为病，得太阳之表阳者不死，得君火之本热者不死，下焦生气上升者不死，中焦土气自和者不死，今四者全无，故言不治而死证之总纲。其下则分言死证之条目。再按：手足逆冷者，手足厥逆而冷，与厥冷相同，故逆冷。厥冷，但至腕踝而止，若四逆则冷至肘膝矣。或问："恶寒、身蜷、手足冷病少阴之在外，利非在外，何以称焉？"曰："仲祖不径言下利，而言身蜷而利，则在外之意，盖可见矣。"

298. 少阴病，吐利，躁烦，四逆者，死。

成无己 吐利者，寒甚于里；四逆者，寒甚于表。躁烦则阳气欲绝，是知死矣。

张隐庵 此病少阴在内，而土气内绝者死。少阴病，吐利者，阴阳之气不归中土，故上吐而下利也。躁烦者，水火之气不归中土，故下躁而上烦也。夫阴阳水火之神机，皆从中土而交会，今土气内绝而四逆，四逆者，冷至肘膝也，故死。

299. 少阴病，下利止，而头眩，时时自冒者，死。

成无己 下利止，则水谷竭，眩冒则阳气脱，故死。

张隐庵 此病少阴在上，而阳气上脱者死。少阴病，下利止者，气机从下而上也。头眩者，阳气虚于上。时时自冒者，迫阳于上而阳气欲脱也。阴寒上承，头眩自冒，则孤阳上出，有上无下，故死。

钱潢 前条利自止而手足温，则为可治；此则下利止而头眩。头眩者，头目眩晕也，且时时自冒，冒者，蒙冒昏晕也。虚阳上冒于巅顶，则阳已离根而上脱，下利无因而自止，则阴寒凝闭而下竭。于此可见阳回之利止则可治，阳脱之利止则必死矣。正所谓有阳气则生，无阳气则死也。然既曰死证，则头眩自冒之外，或更有恶寒四逆等证及可死之脉未可知也。但未备言之耳。

300. 少陰病，四逆惡寒而身踡，脈不至，不煩而躁者，死。

成无己 四逆恶寒而身踡，则寒甚。脉不至，则真气绝。烦，热也；躁，乱也。若愤躁之躁，从烦至躁，为热来有渐则犹可；不烦而躁，是气欲脱而争也，譬犹灯将灭而暴明，其能久乎？

张隐庵 愚按：土气内绝、阳气上脱、生气下陷，皆为死证，不必言矣。然医者知死之所从去，即知生之所从来，得一线生机而挽回之功德莫大矣。

钱潢 恶寒身踡而利，手足逆冷者，固为不治，此条但不利耳，上文吐利烦躁四逆者死，此虽不吐利，而已不见阳烦，但见阴躁，则有阴无阳矣，其为死证无疑，况又脉不至乎？前已有脉不至者，因反发热，故云不死。又有脉不出者，虽里寒而犹有外热，身反不恶寒而面赤，其阳气未绝，故有通脉四逆汤之治。此则皆现阴极无阳之证，且不烦而躁，并虚阳上逆之烦亦不可得矣，宁有不死者乎？

301. 少陰病，六七日，息高者，死。

张隐庵 此言少阴不能从下而上，由阴而阳，故六七日息高而死也。夫六七日，乃由阴出阳之期。息高乃肾气绝于下，而肺气脱于上，故死。

程应旄 夫肺主气，而肾为生气之源，盖呼吸之门也，关系人之生死者最巨。息高者，生气已绝于下而不复纳，故游息仅呼于上而无所吸也。死虽成于六七日之后，而机自兆于六七日之前，既值少阴变病，何不预为固护，预为提防，迫今真阳涣散，走而莫追，谁任杀人之咎？

302. 少陰病，脈微細沉，但欲臥，汗出不煩，自欲吐，至五六日，自利，復煩躁，不得臥寐者，死。

成无己 阴气方盛，至五六日传经尽，阳气得复则愈。反更自利，烦躁不得卧寐，则正气弱，阳不能复，病胜藏，故死。

张隐庵 此言少阴不能从外合内，由阳入阴，故五六日，烦躁不得卧寐而死也。少阴病，脉微细沉，但欲卧者，少阴神气、精气内虚而阴寒外呈之象也。汗出者，阳气外浮也。不烦，自欲吐者，不得君火之烦热，自得阴寒之欲吐也。至五六日，乃三阴主气之期。自利者，少阴不得阳热之气而阴津下泄也。其未至五六日之时，少阴阴寒为病，故不烦，但欲卧，至此而复烦躁，不得卧寐，乃虚阳外浮，真阴内竭，不能从阳入阴，而外内离脱，故死。莫氏曰："此节死证在'复烦躁，不得卧寐'二语，乃少阴神机外脱而不内归于阴也。"

正方按 以上十九条，山田正珍以为王叔和所挽，当删之，待考。

303. 少陰病，始得之，反發熱，脈沉者，麻黃細辛附子湯主之。

麻黃細辛附子湯方

麻黃 細辛各二兩 附子一枚，炮

上三味，以水一斗，先煮麻黃，減二升，去上沫，内諸藥，煮取三升，去滓，服一升，日三服。

成无已 少阴病，当无热恶寒，反发热者，邪在表也。虽脉沉，以始得，则邪气未深，亦当温剂发汗以散之。又方解曰："《内经》曰：寒淫于内，治以甘热，佐以苦辛，以辛润之。"麻黄之甘，以解少阴之寒；细辛、附子之辛，以温少阴之经。

张隐庵 此下八节论少阴始得之，邪不能上合太阳之阳，不能上济君火之热，随其在气、在经而施救治之法也，此言始病少阴而阴阳外内之气贵相接也。少阴病，始得之，言寒邪始伤少阴。是当无热，反发热者，太阳标阳外呈也。脉沉者，少阴生气不升也。夫标阳外呈，生气不升，阴阳外内不相接矣，故以麻黄附子细辛汤主之。炮熟附子助太阳之表阳而内合于三阴，细辛、麻黄启少阴之水阴而外合太阳。按：《本草》，值麻黄之地，冬不积雪，其体空通亦主从里阴而外达于毛窍。盖少阴之气主水阴，太阳之气主天表也。少阴篇中凡云"反发热者"，皆在太阳上看。

钱潢 此言少阴之表证也。曰始得之者，言少阴初感之邪也。始得之，而即称少阴病，则知非阳经传邪，亦非直入中藏，乃本经之自感也。始得之而发热，在阳经则常事耳，然脉沉，则已属阴寒。篇首云：无热而恶寒者，发于阴也。发于阴而又发热，是不当发之热，故云反也。察其发热，则寒邪在表；诊其脉沉，则阴寒在里。表者，足太阳膀胱也；里者，足少阴肾也。肾与膀胱，一表一里，而为一合，表里兼治。又方解曰：麻黄，发太阳之汗，以解其在表之寒邪。以附子温少阴之里，以补其命门之真阳。又以细辛之气温味辛，专走少阴者，以助其辛温发散。三者合用，补散兼施，虽发微汗，无损于阳气矣，故为温经散寒之神剂云。

程应旄 脉沉者，由其人肾经素寒，虽表中阳邪，而里阳不能协应，故沉而不能浮也。

丹波元简 引《伤寒琐言》赵嗣真曰：仲景《太阳篇》云：病发热头痛，脉反沉，身体疼痛，当救其里，宜四逆汤。《少阴篇》云：少阴病，始得之，反发热，脉沉者，麻黄附子细辛汤。均是发热脉沉，以其头痛，故属太阳。阳证，脉当浮，而反不能浮者，以里久虚寒，正气衰微，又身体疼痛，故宜救里，使正气内强，逼邪外出，而干姜、附子，亦能出汗而散。假令里不虚寒而脉浮，则正属太阳麻黄证矣。均是脉沉发热，以无头痛，故名少阴病。阴病当无热，今反热，寒邪在表，未全传里，但皮肤郁闭为热，故用麻黄、细辛，以发表热，附子以温少阴之经。假使寒邪入里，外必无热，当见吐利、厥逆等证，而正属少阴四逆汤证矣。由此观之，表邪浮浅，发热之反犹轻，正气衰微，脉沉之反为重，此四逆汤，不为不重于麻黄附子细辛矣。又可见熟附配麻黄，发中有补，生附配干姜，补中有发，仲景之旨微矣。

山田正珍　仲景氏之用附子，其与干姜配者皆生，四逆、通脉四逆、白通加猪胆汁、茯苓四逆、干姜附子诸剂是也；其与他药配者皆炮，附子汤、真武汤、麻黄附子细辛汤、麻黄附子甘草汤、甘草附子汤、桂枝附子汤、附子泻心汤是也。生用者，其证皆急，炮用者，其证皆缓。可见生则峻烈，炮则和缓，疗体本自有别矣，赵说不可从也。

304.　少陰病，得之二三日，麻黄附子甘草湯微發汗。以二三日無裏證①，故微發汗也。

正方注　①《玉函》《景岳全書》證前有"裏"字，方本以下皆同，蓋原文遺脱，當補入。

麻黄附子甘草湯方

麻黄　甘草炙，餘同，各二兩　附子一枚，炮

上三味，以水七升，先煮麻黄一兩沸，去上沫，内諸藥，煮取三升，去滓，温服一升，日三服。

成无己　二三日，邪未深也。既无吐利厥逆诸里证，则可与麻黄附子甘草汤，微汗以散之。又方解曰：麻黄、甘草之甘，以散表寒；附子之辛，以温经气。

张隐庵　上文言"始得之"，此言"二三日"乃承上文而言

也。夫二三日无里证，则病少阴而外合于太阳，故以麻黄附子甘草汤微发其汗也。夫少阴之气外合太阳，三日在外，三日在内，少阴之汗乃心肾精血所化，故用熟附以资肾藏之精，麻黄以开心藏之血，合并于中胃而为汗，故用炙草和中以滋其微汗。上节麻黄附子细辛汤主助太阳之阳内归于少阴，少阴之阴外通于太阳，非为汗也；此麻黄附子甘草汤主开通心肾之精血，合于中土而为汗，故此则曰"微发汗"，而上文不言也。宋元诸家谓麻黄配细辛，乃发汗之重剂，麻黄配甘草乃发汗之轻剂，又谓生附配干姜补中有发，熟附配麻黄发中有补，是皆不明撰论本义，不体立方大旨而妄生臆说，后人从而和之，此又不能探本澄源，而随人嚬笑耳。夫舍正路而不由，蔽其心而不知求，哀哉！高子曰："阴阳六气主肌腠之第二层，唯少阴、阳明之气与太阳相合而出表，盖少阴主太阳之君火，阳明主秋金之天气也。"

周扬俊 案此条当与前条合看，补出"无里证"三字，知前条原无吐利躁渴里证也。前条已有"反发热"三字，而此条专言无里证，知此条亦有发热表证也。少阴证见，当用附子，太阳热见，可用麻黄，已为定法。但易细辛以甘草，其义安在？只因得之二三日，津液渐耗，比始得者不同，故去细辛之辛散，益以甘草之甘和。相机施治，分毫不爽耳。

程应旄 既云"微发汗"矣，仍用"以"字、"故"字推原之，足见郑重之意。

柯韵伯 要知此条是微恶寒，微发热，故微发汗也。

305. 少陰病，得之二三日以①上，心中煩，不得臥，黃連阿膠湯主之。

正方注 ①《千金翼》《外台》"以"後，有"者"字，當補之。

黃連阿膠湯方

黃連四兩　阿膠三兩　黃芩　芍藥各二兩　鷄子黃二枚

上五味，以水六升，先煮三物，取二升，去滓，内阿膠，烊盡小冷，内鷄子黃攪令相得，溫服一合，日三。

正方按 成本、《玉函》《千金翼》《外台》黃芩皆作一兩。成本、《玉函》"水七升"，作"五升"，"日三"後，有"服"字。

張隱庵 首節言"始得之"，次節言"二三日"，此言"二三日以上"，乃通承上文而亦"始得之"之意也。少陰病，得之二三日以上，則始病少陰而少陰之氣不能上濟，君火之陽熱伤经脉，故心中煩，煩則不得卧，故以黃連阿胶汤主之。黃連、黃芩清心中之煩熱，芍藥、阿胶养心主之神血，卵乃未分之形，白象天而主气，黃象土而主血，用鸡子黃二枚，合地二之數，以資中土，助其四散，心气和而脉络通，不致有下文"下利脓血"之证矣。

柯韻伯 此少陰之泻心汤也。凡泻心，必藉芩、連而導引，有阴阳之别。病在三阳，胃中不和而心下痞鞕者，虚則加参、甘补之，实則加大黃下之。病在少陰而心中煩不得卧者，既不得用参、甘以助阳，亦不得用大黄以伤胃也，故用芩、连，以直折心火；用阿胶，以补肾阴；鸡子黄佐芩、连，于泻心中补心血；芍药佐阿胶，于补阴中敛阴气。斯则心肾交合，水升火降，是以扶阴泻阳之方，而变为滋阴和阳之剂也。

吴仪洛 此汤本治少阴温热之证，以其阳邪暴虐，伤犯真阴，故二三日以上，便见心烦不得卧。所以始病之际，即用芩、连大寒之药，兼芍药、阿胶、鸡子黄，以滋养阴血也。然伤寒六七日后，热传少阴，伤其阴血者，亦可取用。与阳明府实，用承气汤法，虽虚实补泻悬殊，而祛热救阴之意则一耳。

正方按 《肘后方》时气差后，虚烦不得眠，眼中疼痛，懊憹，黄连四两，芍药二两，黄芩一两，阿胶三小挺，水六升，煮取三升，分三服，亦可内鸡子黄二枚，与此证同。山田正珍谓宜从《肘后方》，改作大病差后四字，似又不必。少阴病岂绝无此等证耶？

306. 少陰病，得之一二日，口中和，其背惡寒者，當灸之，附子湯主之[①]。

正方注 ①《脈經》無"附子湯主之"五字。

附子湯方

附子二枚，炮，破八片去皮　茯苓三兩　人参二兩　白术四兩　芍藥三兩

上五味，以水八升，煮取三升，去滓，温服一升，日三服。

成无己 少阴客热，则口燥舌干而渴。口中和者，不苦不

燥，是无热也。背为阳，背恶寒者，阳气弱，阴气胜也。经曰：无热恶寒者，发于阴也。灸之助阳消阴；与附子汤温经散寒。

张隐庵 承上文"二三日以上"，而言二三日以前则为一二日，不但为"始得之"之意也。《经》云："心气通于舌，舌和则知五味矣。"一二日而口中和，则不病君火之热，所以然者，少阴水阴之气能上济其君火也。其背恶寒者，乃太阳阳虚，不与君火相合，故当灸之，以益太阳之阳，更以附子汤主之。用熟附二枚者，一助太阳之真阳，一助少阴之生阳，人参、白术补中焦之谷精，芍药、茯苓资心主之神气，则少阴神机外盛，而太阳表阳内合矣。

正方按 隐庵熟附二枚之解，未免穿凿。山田正珍谓"附子汤主之"五字，当从《脉经》删去。愚以为恶寒若甚，灸之不能愈者，酌以附子汤助之，未为不可。其亦与太阳中风，服桂枝汤不愈，刺风池、风府却与桂枝汤同一法乎？

307. 少陰病，身體疼，手足寒，骨節痛，脈沉者，附子湯主之。

成无己 少阴肾水，而主骨节，身体疼痛，支冷，脉沉者，寒盛于阴也。身疼骨痛，若脉浮，手足热，则可发汗；此手足寒，脉沉，故当与附子汤温经。

张隐庵 上文言附子汤助太阳之阳，此言附子汤助君火之热，所以足上文之意也。少阴病，身体疼者，君火之气不能周遍于一身。手足寒者，君火之气不能充达于四肢。骨节痛者，君火之神机不能游行以出入。脉沉者，君火之神机不能自下以达上。此少阴为病而君火内虚、神机不转，故亦以附子汤主之，所以足上文之意者如此。

钱潢 身体骨节痛，乃太阳寒伤营之表证也。然在太阳则脉紧，而无手足寒之证，故有麻黄汤发汗之治；此以脉沉而手足寒，则知寒邪过盛，阳气不流，营阴滞涩，故身体骨节皆痛耳；且四肢为诸阴之本，阳虚不能充实于四肢，所以手足寒，此皆沉脉之见证也。故以附子汤主之，以温补其虚寒也。即此推之，《太阳篇》之"发汗病不解，虚故也，以芍药甘草附子汤"，及"发汗后，身疼痛，脉沉迟者，桂枝加芍药生姜人参新加汤主之"者，皆汗多亡阳，阴盛阳虚之证，即此义也。

柯韵伯 此与麻黄附子甘草汤，皆是治少阴证，而有出入之不同。经曰，少阴之阴，其入于经也，从阳部注于经，其出者，从阴内注于骨，发热脉沉，无里证者，从阳部注于经也。身体痛，骨节痛，脉沉者，从阴内注于骨也。从阳注经，是表热里寒，病从外来，故温而兼散，从阴注骨，是表寒里虚，病从内出，故温而兼补。

陈修园 少阴病，下焦生阳之气不周于一身，故身体痛，生阳之气不充于四肢，故手足寒，生阳之气不行于骨节，故骨节痛。脉沉者，生阳之气陷而不举也，亦以附子汤主之。

308. 少陰病，下利便膿血者，桃花湯主之。

桃花湯方

赤石脂一斤，一半全用，一半篩末　乾薑一兩　粳米一升上三味，以水七升，煮米令熟，去滓，内赤石脂末方寸匕，温服七合，日三。若一服愈，馀勿服。

成无己 阳病下利，便脓血者，协热也；少阴病下利便脓血者，下焦不约，而里寒也，与桃花汤固下散寒。又方解曰，涩可去脱，赤石脂涩以固肠胃；辛以散之，干姜之辛，以散里寒；粳米之甘，以补正气。

张隐庵 合下三节言少阴水阴之气，不能上济其君火，热伤经脉下入募原，而为下利脓血之证也。桃花汤主之者，赤石脂气味甘温，主养心气，疗腹痛，也治下利脓血。一半全用者，取其圆赤象心以养心气，心主血也；一半筛末者，取其散于经脉，而外达于孙络。配干姜、粳米以温养其中土，盖血脉本于中焦所化也。赤石脂色如桃花，故名桃花汤，或曰赤石脂即桃花石也。

《医方集解》 昂案此证，成氏以为寒，而吴鹤皋、王肯堂，皆以为热。窃谓便脓血者，固多属热，然岂无下焦虚寒，肠胃不固，而亦便脓血者乎？若以此为传经热邪，仲景当用寒剂，以彻其热，而反用石脂固涩之药，使热闭于内，而不得泄，岂非关门养盗，自贻伊戚也耶？观仲景之治协热利，如甘草泻心、生姜泻心、白头翁等汤，皆用芩、连、黄柏，而治下焦虚寒下利者，用赤石脂禹余粮汤，比类以观，斯可见矣。此症乃因虚以见寒，非大寒者，故不必用诸药，惟用甘辛温之剂，以镇固之耳。《本草》言石脂性温，能益气调中固下，未闻寒能损胃也。

《肘后方》 疗伤寒若下脓血者，赤石脂汤方。赤石脂二两，碎，干姜二两，切，附子一两，炮，破。上三味，以水五升，煮取三升，去滓。温分三服。脐下痛者，加当归一两，芍药二两，用水六升。

《千金方》桃花圆，治下冷脐下搅痛。干姜、赤石脂各十两。上二味，蜜丸如豌豆。服十丸，日三服。加至二十丸。《和剂局方》：桃花圆，治肠胃虚弱，冷气乘之，脐腹搅痛，下利纯白，或冷热相搏，赤白相杂，肠滑不禁，日夜无度。方同上，只面和为丸为异。

正方按《千金翼》干姜丸，主胃中冷不能食，或食已不消方。干姜十两，赤石脂六两。上捣筛为末，炼蜜和丸如梧子。服十丸，日三。《外台秘要》，崔氏疗伤寒后，赤白滞下无数，阮氏桃华汤方。赤石脂八两，冷多白滞者，加四两，粳米一升，干姜四两，冷多白滞者，加四两，切。上三味，以水一斗，煮米熟，汤成去滓。服一升，不差复作。热多则带赤，冷多则带白。盖皆从此方出也。山田正珍谓便脓血三条，并系今之痢病，决非伤寒也。引《金匮要略·下利篇》，及《外台》白桃花汤下，引崔氏方书，疗伤寒后赤白滞下无数等为证，意是杂病论中文错乱入此者，以为虚利下脓血者，当与此汤，若其热邪炽盛，里急后重者，非此汤所宜也，亦未为可信。钱潢谓腹痛小便不利，下利不止，便脓血者，痢疾也。自成氏以来，凡注皆为里寒，惟当论为少阳热邪，若果热邪填塞胃中，如何可用干姜之辛热以散之。似属背理，恐指为寒邪者，未为大误，指为热邪者，反贻误后人不少矣。若以干姜为误，其误当责之立法之仲景矣，但观痢证，有用大黄黄连而愈者，有用干姜肉果人参附子而愈者，皆非明证耶。丹波元简颇然其说。谓其能得经旨，并谓千金诸书所用，亦皆不过寒以热之意尔，况名医别录，赤石脂酸辛大温，无毒，治肠癖下利赤白，亦复一证矣。

309. 少陰病，二三日至四五日，腹痛，小便不利，下利不止，便膿血者，桃花湯主之。

成无己 二三日以至四五日，寒邪入里深也，腹痛者，里寒也。小便不利者，水谷不别也。下利不止便脓血者，肠胃虚弱下焦不固也。与桃花汤，固肠止利也。

张隐庵 少阴病，得之二三日，不从微汗而解，则内伤经脉。至四五日入于太阴之脾络，故腹痛。脾不转输，故小便不利。经脉伤而下入募原，故下利不止，便脓血。桃花汤主之。

310. 少陰病，下利便膿血者，可刺。

张隐庵 此承上文两节，言病在经脉而为下利便脓血者，可刺，以明便脓血之在经脉也。

钱潢 邪入少阴而下利，则下焦壅滞而不流行，气血腐化而为脓血，故可刺之以泄其邪，通行其脉络，则其病可已。不曰刺何经穴者，盖刺少阴之井荣俞经合也。其所以不言者，以良工必知之熟矣，故不必赘也。

张璐 先下利日久，而后便脓血，则用桃花汤。若不先下利而下利便脓血，则可刺经穴。若刺经穴不愈，则当从事白头翁汤。设更咽干，心烦，不得眠，则又须黄连阿胶汤为合法也。

汪琥 《补亡论》常器之云：可刺幽门、交信。

丹波元简 案：此条证，与"少阴病八九日，一身手足尽热者，以热在膀胱，必便血也"正相同，乃是热迫血分而便脓血者。钱注为是。方氏则为里寒滑脱证，汪氏则亦改刺字作灸字，并误矣。

311. 少陰病，吐利，手足逆冷，煩躁欲死者，吳茱萸湯主之。

吳茱萸湯方

吳茱萸一升，洗　　人參三兩　　生薑六兩　　大棗十二枚

上四味，以水七升，煮取二升，去滓，溫服七合，日三。

成无己 吐利，手足厥冷，则阴寒气甚；烦躁欲死者，阳气内争。与吴茱萸汤，助阳散寒。

张隐庵 此下五节，论少阴神机逆于经脉而为病，首节言不能合于中土，二节言不能通贯三焦，三节言不能自内而外，四节言不能自下而上，五节言或从经脉而出，或从中土而出，所以总结上文之意也。少阴病吐利者，神机不能交会于中土，故上吐而下利。土气内虚不能充达于四肢，故手足逆冷，烦躁欲死者，少阴神机挟寒邪而逆于经脉，心脉不能下交于肾则烦，肾脉不能上通于心则躁，上下经脉之气不交故烦躁欲死。吴茱萸汤主之，吴茱萸具木火之性能温中土而使神机内转，姜、枣、参秉辛甘之味，能补精汁而使经脉流通。神机转而吐利除，经脉通而烦躁宁矣。

张璐 少阴病，兼厥阴之候也。

刘栋 下利清谷，而手足厥冷，烦躁欲死者，四逆之主也。呕吐而下利，手足厥冷，烦躁欲死者，吴茱萸汤之主也。故吴茱萸汤以吐为主也，四逆汤以利为主也，是下利二证之别，不可不识也。

山田正珍 少阴病，以无热恶寒脉微细言之，吐利逆冷，烦躁欲死，已见里证也。盖少阴兼厥阴者，如不合病，则是并病已。阳明篇云：食谷欲呕者，吴茱萸汤主之。厥阴篇云：干呕吐涎沫头痛者，吴茱萸汤主之。此条依呕为主者谛矣，若原其因，则胃中虚寒，而饮水瘀蓄，阳气为是被困，因乃厥逆者也。

312. 少陰病，下利，咽痛，胸滿心煩者，豬膚湯主之。

豬膚湯方

豬膚一斤

上一味，以水一斗，煮取五升，去滓，加白蜜一升，白粉五合，熬香，和令相得，温分六服。

张隐庵 夫少阴神机内合三焦，少阴病下利，则下焦生气不升。咽痛，则上焦火气不降。胸满，则中焦枢转不利。心烦者，神机内逆于经脉也。神机内逆，不能合三焦而游行旋转，故以猪肤汤主之。猪乃水畜，能助水精而上滋其火热，肤遍周身，能从皮肤而内通于腠理；蜂采四时之花以酿蜜；粉为中土之谷而四散，熬香者，稼穑作甘，其臭香。温分六服者，温暖经脉而分布上下四旁。土气充盛则三焦之气外行肌腠，而内通经脉矣。

喻嘉言　猪肤者，猪厚皮去肥白油者也，白粉，白米粉也。

钱潢　猪肤一味，方中向未注明。以何者为肤？致使前后注家，议论纷然各异。如吴绶谓燖猪时，刮下黑肤也；方有执谓本草不载，义不可故，说者不一，用者不同，然既曰肤，当以燖猪时所起之皮外毛根薄肤为是；王好古以为猪皮。《尚论》云，若以燖猪皮外薄肤，则荬劣无力，且与熬者之说不符，但用外皮，去其内层之肥白为是。其说颇通。若果以燖猪时毛根薄肤，则薄过于纸，且与垢腻同下，熬之有何香味？以意度之，必是毛根深入之皮，尚可称肤。试观刮去皮根薄肤，毛断处，毛根尚存皮内。所谓皮之去内层，极为允当。

正方按　《外台》深师贴喉膏，《集验》乌扇膏，并用猪膏脂，治喉痛。《本草逢源》，猪肤者，皮上白膏是也，取其咸寒入肾，用以调阴散热，故仲景治少阴病，下利咽痛，胸满心烦，有猪肤汤。予尝用之，其效最捷，则当是皮上腻脂矣。又《张氏医通》载，徐君育素禀阴虚多火，且有脾约便血证，十月间患冬温，发热咽痛，里医用麻仁、杏仁、半夏、枳橘之属，遂喘逆倚息，不得卧，声飒如哑，头面赤热，手足逆冷，右手寸关虚大微数，此热伤手太阴气分也，与萎蕤、甘草等药不应，为制猪肤汤一瓯，令满汤顿热，不时挑服，三日声清，终剂而痛如失。颇足为临床参考，因便录此。

313. 少陰病，二三日，咽痛者，可與甘草湯；不差與桔梗湯。

甘草湯方

甘草二两，生用

上一味，以水三升，煮取一升半，去滓，分温再服。

桔梗湯方

即前方加桔梗一两

上二味，以水三升，煮取一升，去滓，分温再服。

成无己　阳邪传于少阴，邪热为咽痛，服甘草汤则差；若寒热相搏为咽痛者，服甘草汤。若不差，与桔梗汤，以和少阴之气。又方解曰：桔梗辛温以散寒，甘草甘平以除热，甘、梗相合，以调寒热。

张隐庵　本论汤方甘草俱炙，炙则助脾土而守中，惟此生用，生则和经脉而流通，学者不可以其近而忽之也。

314. 少阴病，咽中伤生疮，不能语言，声不出者，苦酒汤主之。

苦酒湯方

半夏十四枚，匕乃水之生成积，十四乃偶匕而成，偶中之奇，升也
鸡子一枚，去黄，内上苦酒，着鸡子壳中

上二味，内半夏著苦酒中，以鸡子置刀环中，安火上令三沸，去滓，少少含咽之，不差，更作三剂。

张隐庵　少阴病，咽中伤，则甚于咽中痛矣，痛极咽伤，火热久炎。故生疮，不能语言者，少阴之生阳不升。声不出者，肺管之会厌不发。故以苦酒汤主之。苦酒，醯也，具春生之木

味，主达生阳之气以上升；半夏生当夏半，能启一阴之气；鸡属酉金，卵白象天，主助肺天之气；刀乃金类，环者，还也，取金声之环转也；火上三沸者，金遇火而三伏，则金气盛矣。苦酒汤方主引水气上升而上清其火热，水气上济于肺则能言而声出，上交于心则咽清而火降，以明少阴之气当从下而达上也。

正方按 《玉函》及成本，半夏后，皆作"洗破如枣核大十四枚"，"着"作"于"，并宜从之。盖"着"字乃"于"字之误也。《圣济总录》：苦酒汤，治少阴病，咽中生疮，语声不出，半夏十四枚，鸡子一枚，去黄留白，入苦酒于蛋中，又以半夏入苦酒内，以鸡壳放剪刀环中，安火上，煮三沸，少少含咽。予前岁（在安徽省全椒县马厂镇）治一久病人咽痛声不出，曾经多方治疗无效，予以生半夏七枚置去黄之鸡蛋中，更注白米醋令将满，置火上三二沸取出慢咽之。二三剂即愈。隐庵所注环者，取金声之环转也，未免凿矣，盖鸡蛋底尖不平，不得不置金属环状物之上耳。予则仅放置火盆之灰火上，亦同样有效也。

315. 少阴病，咽中痛，半夏散及汤主之。

半夏散及汤方

半夏洗 桂枝去皮 甘草炙

上三味，等分，各别捣筛已，合治之，白饮和，服方寸匕，日三服。若不能散服者，以水一升，煎七沸，内散两方寸匕，更煎三沸，下火令小冷，少少咽之。

成无己 甘草汤，主少阴客热咽痛；桔梗汤，主少阴寒热相搏咽痛；半夏散及汤，主少阴客寒咽痛也。又方解曰：《内经》曰：寒淫所胜，平以辛热，佐以甘苦。半夏、桂枝之辛，以散经寒；甘草之甘，以缓正气。

钱潢 咽中痛，则阳邪较重，故以半夏之辛滑，以利咽喉而开其粘饮，仍用桂枝，以解卫分之风邪，又以甘草和之。

正方按 《活人书》用本方作汤入生姜四片煎服。多半夏桂枝甘草汤治伏气之病，非谓时有暴寒中人，伏气于少阴经，始不觉病，旬月乃发，脉便微弱，法先咽痛，似伤寒，非咽痹之病，次必下利，始用半夏桂枝甘草汤主之，次四逆散主之，此病只二日便差，古方谓之肾伤寒也。云云。山田正诊谓"此一治咽喉之一方，意者病因有异已"。又曰，"痛字下似脱一者字"。

316. 少陰病，下利，白通湯主之。

白通湯方

葱白四茎 乾薑一兩 附子一枚，生用，去皮，破八片

上三味，以水三升，煮取一升，去滓，分温再服。

成无己 少阴主水，少阴客寒，不能剌水，故自利也。白通汤，温里散寒。又方解曰：《内经》曰：肾苦燥，急食辛以润之。葱白之辛，以通阳气；姜附之辛，以散阴寒。

钱潢 下利已多，皆属寒在少阴，下焦清阳不升，胃中阳气不守之病，而未有用白通汤者。此条但云下利，而用白通汤者，以上有少阴病三字，则知有脉微细，但欲寐，手足厥之少阴证。观下文，下利，脉微，方与白通汤，则知之矣。利不止，

而厥逆无脉，又加猪胆、人尿，则尤知非平常下利矣。盖白通汤，即四逆汤，而以葱易甘草，甘草所以缓阴气之逆，和姜附而调护中州，葱则辛滑行气，可以通行阳气，而解散寒邪，二者相较，一缓一速，故其治亦颇有缓急之殊也。

方有执 用葱白，而曰白通者，通其阳，则阴自消也。

山田正珍 按白通，即人尿之别称，此方以人尿为主，故云白通汤也。《后汉书》载就传云：卧就覆船下，以马通熏之。注云，马通，马矢也。《韵会小补》云：马矢曰通。《本草纲目》鹜条云：白鸭通，即鸭屎也，与马通同义。附方引《圣惠方》云：乳石发功，用白鸭通一合。由此考之，通乃大便之别称。今加以一白字，示其为小便也。若其叙药名，则直书人尿，命其方则称白通者，何也？丑秽之物，不欲斥言，犹秽器之名清器。方有执、程应旄诸人皆云，用葱白而曰白通者，通其阳，则阴自消也，果如其言，则橘皮直书皮可乎，杏仁单曰仁可乎，大可笑矣。又曰：上三味当作上四味，去滓下当补入"内人尿"三字。

正方按 山田氏之说是也。以上两条文及方，隐庵本缺，今从成本补入。不知他本之集注，亦缺此二条否也。然于下条注云，上文言少阴下利与白通汤，此承上文而兼言脉微者，云云，则知为版落矣。柯本删去上一条，以其证治疏略也。

317. 少陰病，下利脈微者，與白通湯。利不止，厥逆無脈，乾嘔，煩者，白通加豬膽汁湯主之。服湯，脈暴出者死，微續者生。

白通加猪膽汁湯方

即白通加人尿五合 猪膽汁一合

上五味，以水三升，煮取一升，去滓，内膽汁、人尿，和令相得，分温再服，無膽汁亦可。

成无己 少阴病，下利脉微为寒极阴胜，与白通汤复阳散寒。服汤利不止，厥逆无脉，干呕烦者，寒气太甚，内为格拒，阳气逆乱也，与白通汤加猪胆汁汤以和之。《内经》曰：逆而从之，从而逆之。又曰：逆者正治，从者反治。此之谓也。服汤脉暴出者，正气因发泄而脱也，故死；脉微续者，阳气渐复也，故生。

张隐庵 上文言少阴下利与白通汤，此承上文而兼言脉微者，以脉始于肾，主于心，生于中土，以明上文下利及肾精不升，心火不降，土气内虚之意。利不止，厥逆无脉者，言服汤不解，始焉下利，继则利不止；始焉脉微，继则厥逆无脉。更兼干呕心烦者，乃阴阳水火并竭，不相交济，故以白通加猪胆汁汤。夫猪乃水畜，胆具精汁，可以灌少阴而济其烦呕；人尿乃胃之饮，水精四布，五经并行，可以资中土而和其厥逆，中土相济则烦呕自除，故曰"无胆汁亦可"。服汤脉暴出死，微续生者，以脉之生原，从下而上，由阴而阳，暴出无根，故主死，微续有本故主生。

318. 少陰病，二三日不已，至四五日，腹痛，小便不利，四肢沉重疼痛，自下利者，此爲有水氣，其人或咳，或小便利，或下利，或嘔者，真武湯主之。

真武湯方

茯苓　芍藥　生薑各三兩　白术三兩　附子一枚，炮

上五味，以水八升，煮取三升，去滓，溫服七合，日三服。若咳者，加五味子半斤，細辛一兩，乾薑一兩。若小便利者，去茯苓。若下利者，去芍藥加乾薑二兩。若嘔者，去附子加生薑，足前爲半斤。

成无己　少阴病，二三日，则邪气犹浅，至四五日，邪气已深。肾主水，肾病不能制水，水饮停为水气。腹痛者，寒湿内甚也。四肢疼痛，寒湿外甚也。小便不利，自下利者，湿胜而水谷不别也。《内经》曰：湿胜则濡泄。与真武汤，益阳气散寒湿。

张隐庵　少阴病二三日，在外不已，至四五日则内归于阴，太阴主腹，故腹痛。脾不能输，故小便不利。土属四旁而外邪未解，故四肢沉重疼痛。土气虚微，故自下利。此为有水气者，肾为水藏，藉土气之输布。今神机内陷，土气不升，故以真武汤主之。白术、茯苓运脾土而制服其水气，芍药资养心气，生姜宣通胃气，附子壮大火土，以温寒水，以助神机。其人或咳者，肺气虚于上也，加五味子、细辛助少阴初阳之气以上升，干姜温太阴脾土之气以上达，少阴气升则水天一气，太阴气达则天地交泰矣；或小便利者，水道泄于下也，故去渗泄之茯苓；或下利者，中土虚于内也，故去芍药之苦泄，加干姜以温通；呕者，气逆而津竭也，故去附子之火热，加生姜以宣通。名曰真武汤者，以真武乃北方元武七宿，而为镇水之神也。

张璐　此方，本治少阴病水饮内结，所以首推术、附，兼

茯苓、生姜之运脾渗水为务，此人所易明也。至用芍药之微旨，非圣人不能。盖此证，虽曰少阴本病，而实缘水饮内结，所以腹痛自利，四肢疼重，而小便反不利也，若极虚极寒，则小便必清白无禁矣，安有反不利之理哉？则知其人不但真阳不足，真阴亦已素亏，若不用芍药固护其阴，岂能胜附子之雄烈乎？即如附子汤，桂枝加附子汤，芍药甘草附子汤，皆芍药与附子并用。其温经护营之法，与保阴回阳不殊。后世用药，护仲景心法者，几人哉！

程知 白通、通脉、真武，皆为少阴下利而设，白通四逆，附子皆生用，唯真武一证，熟用者，盖附子生用，则温经散寒，炮熟则温中去饮。白通诸汤，以通阳为重，真武汤以益阳为先，故用药有轻重之殊。干姜能佐生附以温经，生姜能资熟附以散饮也。

钱潢 加减法，为后世俗医所增，察其文理纰缪，恶其紫之乱朱，故逐一指摘其误，使学者有所别识云。

正方按 钱氏指摘之文繁不录，汪氏亦引武陵陈氏云，加减法系后人所附，而非仲景原文矣。可从。

319. 少陰病，下利清穀，裏寒外熱，手足厥逆，脈微欲絕，身反不惡寒，其人面色赤，或腹痛，或乾嘔，或咽痛，或利止，脈不出者，通脈四逆湯主之。

通脈四逆湯方

甘草三兩　乾薑三兩（強人四兩）　附子一枚，生上三味，以水三升，煮取一升二合，去滓，分温再服，其脉即出者愈。面色赤者，加葱九茎。腹中痛者，去葱加芍药二两。呕者，加生姜二两。咽痛者，去芍药，加桔梗一两。利止脉不出者，去桔梗，加人参二两。

成无己　下利清谷，手足厥逆，脉微欲绝，为里寒；不恶寒，反外热，此阴甚于内，格阳于外，不相通也。与通脉四逆汤，散阴通阳。

张隐庵　此言通脉四逆汤治下利清谷、脉微欲绝也。下利清谷，少阴阴寒之证也。里寒外热，内真寒而外假热也。手足厥冷，则阳气外虚。脉微欲绝，则生气内竭。夫内外俱虚，身当恶寒，今反不恶寒，乃真阴内脱，虚阳外浮，故以通脉四逆汤主之。夫四逆汤而曰通脉者，以倍加干姜，土气温和，又主通脉也，故曰"其脉即出者愈"。用生附启下焦之生阳，干姜、甘草温中焦之土气，中土温而阳气生，其脉即出矣。若其人面色赤，乃虚阳上浮，加葱九茎以通阳气之下交；或腹痛者，乃脾络不通，非阳气上浮，故去葱，芍药主通经脉，故加芍药；或干呕者，乃胃气内逆，故加宣达之生姜；或咽痛者，火气上承，故去经脉之芍药，加利肺之桔梗；或利止脉不出者，下焦阳气将复，中焦精血内虚，故去开通之桔梗，加补益之人参。夫桔梗乃《神农本草经》下品之药，色白味辛，主治胸胁痛如刀刺，盖能开胸胁之痹闭，而宣通宗气、肺气者也，故凡有余气闭而胸痛、咽痛、惊悸、鼻塞者宜之，如三焦元气虚者，大忌。后人谓桔梗乃舟楫之药，载诸药而不沉，杜撰已甚，今人安苟简而袭臆说者，不特一桔梗为然也。

正方按 成本无加减法，钱潢亦谓，后加减法非仲景本意，宜从之。盖所列或有之证，条文中已具矣，隐庵亦不察，可惜。此方与四逆同，然较比为重矣。彼但有厥逆，此则兼脉不出，故附子加大，甘草、干姜皆加其分量也。药味同，分量不同，遂变其名，盖以其用别耳，后人怪四逆散与当归四逆汤内无姜附而疑是脱落，或竟妄为加入，又岂知桂枝去桂加茯苓白术汤之义乎？自不解悟，反疑而妄改之，《伤寒》真文奥义，被此辈斲损尽矣。方氏云，通脉者，加葱之谓，汪氏信之。钱氏云，以四逆汤而倍加干姜，其助阳之力，或较胜。然既增通脉二字，当自不同，恐是已加葱白，以通阳气，有白通之义，故有是名，疑是久远差讹，或偏次之失，致原方中脱落，未可知也。是迷于白通为葱白，再迷于通而及白也。然既以加减法为后人所入矣，又可反用其说耶？山田正珍谓："此证虽有外热，非表有实邪，乃后世方书所谓无根虚火上泛者也，此汤以救其虚脱则瘥。"是。

320. 少陰病，四逆，其人或咳，或悸，或小便不利，或腹中痛，或泄利下重者，四逆散主之。

四逆散方

甘草　枳實　柴胡　芍藥

上四味，各十分，搗篩，白飲和，服方寸匕，日三服。咳者，加五味子、乾薑各五分，並主下利。悸者，加桂枝五分。小便不利者，加茯苓五分。（分俱去聲）

腹中痛者，加附子一枚，炮令坼。泄利下重者，先以水五升，煮薤白（三升），煮取三升，去滓，以散方寸匕，内汤中，煮取一升半，分温再服。

成无己　四逆者，四肢不温也。伤寒邪在三阳，则手足必热，传到太阴，手足自温，至少阴则邪热渐深，故四肢逆而不温也。及至厥阴，则手足厥冷，是又甚于逆。四逆散，以散传阴之热。

张隐庵　本篇论少阴下利，皆主土寒水泄，阳气虚微。此言少阴四逆，不必尽属阳虚，亦有土气郁结、胃气不舒而为四逆之证，所以结四逆之义也。故方中用柴胡、炙草和中而达外，枳实宣达胃土，芍药疏通经脉。用散者，取其四散于外内之意。咳者，加五味子、干姜温敛肺气，并主下利者，干姜能温而五味子能敛也；悸者，加桂枝以保心气；小便不利者，加茯苓以疏通；腹中痛者，加附子以温阴湿之土；泄利下重者，加薤白以启陷下之阳。

张锡驹　凡少阴病，四逆，俱属阳气虚寒，然亦有阳气内郁，不得外达而四逆者，又宜四逆散主之。枳实，胃家之宣品，所以宣通胃络；芍药，疏泄经络之血脉；甘草，调中；柴胡，启达阳气以外行，阳气通而四肢温矣。魏士千曰泄利下重者，里急后重也，其非下利清谷明矣。

《金鉴》　但四逆而无诸寒热证，是既无可温之寒，又可无下之热，唯宜疏畅其阳，故用四逆散主之。

柯韵伯　加味俱用五分，而附子一枚、薤白三升，何多寡不同若是？不能不疑于叔和编集之误耳。

丹波元简 《医学入门》：祝仲宁号橘泉，四明人，治周身百节痛，及胸腹胀满，目闭肢厥，爪甲青黑，医以伤寒治之。七日昏沉，弗效。公曰，此得之怒火，与痰相搏，与四逆散，加芩、连，泻三焦火而愈。按此案本出《程篁墩文集·橘泉翁传》，但不着四逆散之名，云与柴胡、枳壳、芍药、芩、连，泻三焦火。明日而省，久之愈。

正方按 钱氏谓详推后加减法，凡原文中，每具诸或有之证者，皆有之，如小柴胡汤、小青龙汤、真武汤、通脉四逆汤、四逆散，皆是也。愚揆之以理，恐未必皆出于仲景。

321. 少陰病，下利①六七日，咳而嘔渴，心煩不得眠者，猪苓汤主之。（汤方见阳明篇）

正方注 ①《千金翼》"下利"，作"不利"。

成无己 下利不渴者，里寒也。经曰：自利不渴者，属太阴，以其藏寒故也。此下利呕渴，知非里寒；心烦不得眠，知协热也。与猪苓汤，渗泄小便，分别水谷。经曰：复不止，当利其小便，此为谓欤。

张隐庵 本篇论少阴下利，皆主土寒水泄，阳气虚微。此言少阴下利，至六七日则阴尽而阳复。咳者，肺主皮毛而里邪外出也。呕渴心烦者，少阴合心主之神而来复于阳也。不得眠者，因于烦也。凡此皆为阳热下利，故以猪苓汤主之，所以结下利之义也。合上两节乃造论之章法，学者不知其原，漫言四逆散治少阴四逆，猪苓汤治少阴下利，举一废百，不亦诬乎？

《金鉴》 凡少阴下利清谷，咳呕不渴，属寒饮也。今少阴病六七日下利黏秽，咳而呕，渴，烦不得眠，是少阴热饮为病也。饮热相搏，上攻则咳，中攻则呕，下攻则利，热耗律液，故渴；热扰于心，故烦不得眠。宜猪苓汤，利水滋燥，饮热之证，皆可愈矣。

汪琥 此方乃治阳明病，热渴引饮，小便不利之剂。此条病亦借用之，何也？盖阳明病，发热渴欲饮水，小便不利者乃水热相结而不行；兹者少阴病，下利，咳而呕，渴，心烦不得眠者，亦水热搏结而不行也。病名虽异，而病源则同，故仲景同用猪苓汤主之，不过是清热利水，兼润燥滋阴之义。

丹波元简 案此条，视之黄连阿胶汤证，乃有咳、呕、渴及小便不利而大便下利之诸证，所以不同也。又案前条云：少阴病，欲吐不吐，心烦但欲寐，五六日自利而渴者，属少阴也，虚故引水自救，若小便色白者，少阴病形悉具，小便白者，以下焦虚有寒，不能制水，故令色白也。可知此条下利、呕、渴、心烦同证，而有不得眠及不白之异，乃是寒热分别处。

山田正珍 前三百十八条云：少阴病，下利咽痛，胸满心烦者，猪肤汤主之，由是观之，此条猪苓汤，当作猪肤汤，盖传写之误也。若夫猪苓汤，主小便不利而渴者，若其小便自利而渴者，猪苓汤在所禁也。故阳明篇云，阳明病，汗出多而渴者，不可与猪苓汤，以汗多胃中燥，猪苓汤复利其小便故也。是也。况下利、咳呕、心烦不得眠，皆不为猪苓汤证乎，此亦少阴病权用之方也。再按，曰少阴病，曰下利，曰心烦，皆同猪肤汤证也。若夫少阴而咳，而呕，系真武汤所兼之证，故虽渴非白虎五苓之渴，虽烦不得眠，非栀子豉汤证也。

正方按 此条，实兼黄连阿胶、猪肤、猪苓三方之证矣，而所以用猪苓者，以大便利，则小便不利在其中矣，且无咽痛胸满，自与猪肤证有别。咳呕渴皆当以饮热解，应从《金鉴》。

322. 少陰病，得之二三日，口燥咽乾者，急下之，宜大承氣湯。

成无己 伤寒传经，五六日邪传少阴，则口燥舌干而渴，为邪渐深也。今少阴病得之二三日，邪气未深入之时，便作口燥咽干者，是邪热已甚，肾水干也，急与大承气汤下之，以全肾也。

张隐庵 此下三节皆言急下，首节言君火上炎，次节言君相两火煽燔，末节言火入地中，明而见伤，皆当急下之意。少阴病得之二三日，此少阴自得之邪，将去外而入内。口燥者，心窍开于舌，君火盛而口燥也。咽干者，心脉上挟咽，心血枯而咽干也。若不急下，将自焚矣，宜大承气汤上承君火之热而下泄以养阴，所谓急者，如人堕于水火之中，不容须臾缓也。

正方按 阳明有急下之证，今少阴也有之也。诸家以承气乃阳明之方，在此条，而亦多以阳明设解，一似非阳明则不可用承气者。有是证，而用是方，仲师以六经辨证，不以六经拘方也。伤寒方，能治百病者，类此矣。上条，以猪苓汤治少阴病者，亦此类也。若必以阳明拘承气，未免拙之甚矣。聊摄与钱塘，独就少阴设解，所以高出彼辈也。山田氏谓此下三条，并是阳明有燥屎者，而实非少阴证，今冒以少阴病三字者，以其有无热欲寐等证也。应是杜撰。

323. 少陰病，自利清水，色純青，心下必痛，口乾
燥者，急下之，宜大承氣湯。

成无己 少阴，肾水也；青，肝色也。自利色青，为肝邪
乘肾。《难经》曰：从前来者为实邪。肾蕴实邪，必心下痛，口
干燥也，与大承气汤，以下实邪。

张隐庵 上文言君火在上，不得阴血以相滋；此言君相二
火相煽，不得阴液以相济也。少阴病，自利清水者，君火在上
而水精下泄也。色纯青者，君相二火相合于上而少阳木色下现
也。阴液不上，两火如焚，则血液并竭，故心下必痛而口干燥。
若不急下，火烈伤人，宜大承气汤，急以水济火也。愚按：离
卦九四，乃两离相继，故曰"突如其来如"，有"焚如、死如、
弃如"之象。此不得火之明而得火之烈也，此之君相二火即两
离相继也。

《名医类案》 孙兆，治东华门窦太郎，患伤寒，经十余
日，口燥舌干而渴，心中疼，自利清水，众医皆相守，但调理
耳，汗下皆所不敢。窦氏亲故相谓曰："伤寒邪气，害人性命甚
速，安可以不次之疾，投不明之医乎？"召孙至曰："明日即不
可下，今日正当下。"遂投小承气汤，大便通得睡，明日平复。
众人皆曰："此证因何下之而愈？"孙曰："读书不精，徒有书
尔。口燥舌干而渴，岂非少阴证耶？少阴证，固不可下，岂不
闻少阴一证，自利清水，心下痛，下之而愈，仲景之书，明有
此说也。"众皆钦服。

正方按 钱潢曰"自利，寒邪在里也。自利清水，即所谓

清水完谷，此则并无完谷，而止利清水，其色且纯青矣。清水
固属寒邪，而青则又寒色也，故属少阴。成氏及方注皆以为肝
色，误矣。若证之如此，其为四逆汤证无疑。不谓胃中清水，
虽自利而去，其谷食之渣滓，邪热尚留于胃，所以心下按之必
痛，且口中干燥，则知邪气虽入少阴，而阳明实热尚在，非但
少阴证也。其邪热炽盛，迫胁胃中之津液下奔，下焦寒甚，故
皆清水而色纯青也。阳邪暴迫，上则胃中之津液，下则肾加之
真阴，皆可立尽，故当急下之也。"似亦言之成理，然总迷于下
肾寒甚，且迷于少阴病皆寒，又迷于承气之专治阳明，若下肾
果寒，其亦可用承气乎？乃反以成等为误正，不知误之属谁也。
《名医类案》一则，大可参证。为使学者，能得正悟，故并录
于此。又按，清，圊也，非清浊之清也。钱云胃中清水，又误
解矣。若是清水，何下句又谓色纯青，青则有色，不为清白之
水矣。

324. 少陰病，六七日，腹脹，不大便者，急下之，宜大承氣湯。

成无己　此少阴入府也，六七日，少阴之邪，入府之时，
阳明内热壅甚，腹满不大便也。阳明病，土胜肾水则干，急与
大承气汤下之，以救肾水。

张隐庵　此言火入地中，犹明夷自伤之义。夫少阴神机三
日在外，三日在内，六七日，气机又当来复于外，腹胀不大便
乃日入地中，闭塞冒明，若不急下，则一息不运而神机化灭，
故亦宜大承气汤急下也。愚按：明夷之上六日，曰："不明晦，

初癸于天，后入于地。"以上首节乃初登于天也，次节两离相继，末节乃后入于地也。所谓始则处高位，以伤人之明，终不至于自伤而坠厥命，救人急难者，当急留意焉。

325. 少阴病，脉沉者，急温之，宜四逆汤。

四逆汤方
甘草二两　乾薑一两半　附子一枚
上三味，以水三升，煮取一升二合，去滓，分温再服。

成无己　既吐且利，小便复利，而大汗出，下利清谷，内寒外热，脉微欲绝者，不云急温；此少阴病脉沉而云急温者，彼虽寒甚，然而证已形见于外，治之则有成法。此初头脉沉，未有形证，不知邪气所之，将发何病，是急与四逆汤温之。

张隐庵　此承上文急下而并及于急温，意谓少阴水火主气，病火热在上而无水阴相济者，宜急下；病阴寒在下，而无阳热之化者，当急温，缓则如焚如溺矣。夫病有缓急，方有大小，若以平和汤治急证者，与庸医杀人同律。夫元气发原于下，从中上而达于四肢，脉沉乃生气不能从下而中，故用下焦之附子，配中焦之炙草、干姜。若中焦为病，而生原无恙者，止用理中圆而不必附子矣。后人有"附子无干姜则不热，得甘草则性缓"之说，此撰不经之语，而贻误后昆者也。如当急用附子而先以桂试之者，亦误事匪浅。

山田正珍　本节，不说病证，而独说脉者，盖承上三条而发之也。言少阴病，虽有如上三条所述者，若其脉沉者，不可下之，急温之可也。乃知上三条，虽名曰少阴，其脉不沉可知矣。再按，少阴病，脉沉，乃脉微细而沉也。微细二字含畜，在少阴病三字中也。

326. 少陰病，飲食入口則吐，心中溫溫欲吐，復不能吐，始得之，手足寒，脈弦遲者，此胸中實，不可下也，當吐之；若膈上有寒飲，乾嘔者，不可吐也，當溫之，宜四逆湯。

成无己 伤寒表邪传里，至于少阴。少阴之脉，从肺出，络心注胸中。邪既留于胸中而不散者，饮食入口则吐。心中温温欲吐，阳受气于胸中，邪既留于胸中，则阳气不得宣发于外，是以始得之，手足寒，脉弦者，此是胸中实，不可下，而当吐。其膈上有寒饮，亦使人心中温温，而手足寒。吐则物出，呕则物不出，吐与呕别焉。胸中实，则吐而物出；若膈上有寒饮，则但干呕而不吐也。此不可吐，可与四逆汤以温其膈。

张隐庵 合下两节皆论少阴神机内外环转，上下无方，以终少阴标本寒热、阴阳、水火之义。饮食入口则吐者，少阴神机内逆而水火不交也。心中温温欲吐，复不能吐者，病标阴寒水之气则欲吐，得上承火热之气则不吐。始得之者，原其始得病之时。手足寒，则少阴真阳之气不能从内而外。脉弦迟，则少阴真阴之气不能自下而上。此胸中实者，言真阳真阴之气不能外行上达，则邪实胸中。是虽邪实，而少阴神机当自下而上，故不可下也，当吐之而神机上达矣。若膈上有寒饮，干呕者，亦少阴真阳真阴之气不能外行上达，故膈寒而呕。是虽寒呕而少阴神机当从内而外，故不可吐也，当以四逆汤温之而神机外出矣。夫神机出入，环转无方，则少阴标本寒热、阴阳、水火变幻之微，可从此而会悟矣。

山田正珍 温温即愠愠，古字通用也，当以愠愠为正字。膈上当归膈下，《脉经》第七卷不可吐篇，引此条云，若膈下有寒饮干呕者，不可吐当温之。本论劳复篇云：胃上有寒，当以丸药温之，宜理中丸。太阳中篇，小青龙汤条云，心下有水气干呕。合而考之，上字当作下字。复，反也。少阴病三字，以始得之，无热恶寒言之。言少阴病，饮食入口，则心下愠愠，欲吐反不能吐，自始得之，手足寒而其脉弦迟者，此为邪气实于胸中。盖邪实于胸中，则阳气为是所闭，而不能通达四末，是以令人手足厥寒，其脉弦迟。如是者，当以瓜蒂散吐之。《素问》所谓其高者，因而越之是也。若下之则于治为逆，故曰不可下也。"厥阴篇"三百六十三条云（此为三百四十条），病人手足厥冷，脉乍紧者，邪结在胸中，心下满而烦，饥不能食者，病在胸中当须吐之，宜瓜蒂散，盖与本节同因而殊证者耳。按小柴胡汤之心烦喜呕，黄连汤之欲呕吐，干姜黄连黄芩人参汤之食入口即吐，皆胸中有热也。吴茱萸汤之食谷欲呕，中焦有寒也，《金匮》大黄甘草汤之食已即吐，亦由胸中有热也。此条饮食入口则吐，心中愠愠欲吐反不能吐，自始得之，手足寒，脉弦迟者，此为邪气实于胸中，而阳气为是所闭，故不论其寒热，吐以达其郁闭也。若其人手足厥冷，饮食不吐，而惟干呕者，此为膈下有寒饮，盖脾胃虚冷，不能转化水浆之所致，故不可吐，宜以四逆汤急温之，中焦得温，而寒饮自散也。注家云寒饮乃痰，大非也。再按，手足寒即厥冷，四逆汤、通脉四逆汤、白通加猪胆汤，共有之证也，唯彼则下利清谷，脉微欲绝，而此则无下利脉微等候，故虽有厥冷，不用姜附也。

正方按 山田氏引解详确，柯亦云当吐之，宜瓜蒂散。

327. 少陰病，下利，脈微澀，嘔而汗出，必數更衣；反少者，當溫其上，灸之。

成无己 脉微为亡阳，涩为亡血。下利呕而汗出者，亡阳亡血也。津液不足，里有虚寒，必数更衣；反少者，温其上，以助其阳也。灸之以消其阴。

张隐庵 此亦上文之意，言少阴神机彻上彻下，或内或外，不可略有阻滞也。少阴病下利，下焦之气虚寒也。脉微涩，中焦之精血内虚也，呕而汗出，上焦虚而水津外泄也。夫既下利，必数更衣。反少者，言利减而更衣反少也。夫下利少则其病在上，故当温其上以助上焦之气，然少阴神机从下而上，故更当灸之，以启下焦之气，上下内外，不可略有阻滞也。

舒诏 此证阳虚气坠，阴弱津衰，故数更衣而出弓反少也。曾医一妇人，腹中急痛，恶寒厥逆，呕而下利，脉见微涩，予以四逆投之，无效。其夫告曰：昨夜依然，作泄无度，然多空坐，醉胀异常，尤可奇者，前阴醉出一物，大如柚子，想是尿脬，老妇尚可生乎？予即商之仲远，仲远踌躇曰：是证不可温其下，以逼迫其阴，当用灸法温其上，以升其阳而病自愈。予然其言，而依其法，用生姜一片，贴头顶百会穴上，灸艾火三壮，其脬即收。仍服四逆汤，加芪、术，一剂而愈。

正方按　温其上，灸之，注家所言不一，有谓百会。钱氏云，非必颠顶，然后谓之上也，盖胃在肾之上，当以补暖升阳之药温其胃，且灸之，则清阳升，而浊阴降，水谷分消，而下利自止矣，灸之者，灸少阴之脉穴，或更灸胃之三脘也。即前所谓当灸之，附子汤主之之法。汪氏云，百会，治小儿脱肛久不差，此证亦灸之者，升举其阳也。汪氏又引常器之云，灸太冲。郭白云云，灸太溪，《脉经》云，灸厥阴俞。曹氏曹颖甫谓，少阴病下利脉微涩，此为水分太多，血之热度受寒水压迫而益见低弱，此本四逆汤证，若呕而汗出，则肺胃气疏于上，而小肠大肠之积垢必将以上部开泄而脱然下坠，故知必数更衣。反少者，则为浮阳在上，吸引大肠水液而不得泄，然则当温其上之上字，当为下字之误。所灸必在足少阴太溪三阴交诸穴，盖温下以收散亡之阳气，兼以温在里之虚寒，否在呕而汗出，方苦浮阳在上，而又温其上，以张其焰，稍知医理者，尚不肯为，奈何证仲师乎？山田氏谓非仲景辞气，当删。各有所见。然当温其上灸之，不似仲师辞气，多为错简也。

328. 厥陰之爲病，消渴，氣上撞心，心中疼熱，飲而不欲食，食則吐蚘，下之利不止。

成无己　邪传厥阴，则热已深也。邪自太阳传至太阴，则腹满而嗌干，未成渴也；邪至少阴者，口燥舌干而渴，未成消也；至厥阴成消渴者，热甚能消水故也。饮水多而小便少者，谓之消渴。木生于火，肝气通心，厥阴客热，气上撞心，心中疼热。伤寒六七日，厥阴受病之时，为传经尽，则当入府，胃虚客热，饥不欲食，蚘在胃中，无食则动，闻食臭而出，得食吐蚘，此热在厥阴经也。若便下之，虚其胃气，厥阴木邪相乘，必吐下不止。

张隐庵　厥阴者，阴之极也。夫两阴交尽，是为厥阴，阴极而阳生，故厥阴不从标本，从中见少阳之气化也。厥阴之为病，消渴者，《经》云："厥阴之上，风气主之。"所谓本也，病干本气，故风消而渴也。气上撞心，下焦之气不和也；心中疼热，中焦之气不和也；饥而不欲食，上焦之气不和也。夫三焦者，少阳也。《经》云："本之下，中之见也。"厥阴中见少阳，故有三焦之病也。食则吐蚘，下之利不止者，乃厥阴标阴为病。《经》云："见之下，气之标也。"厥阴以阴寒为标，蚘乃阴类，不得阳热之化则顿生而吐，下之则阴极而阳不生，故利不止。愚按：此节乃厥阴为病之总纲。莫氏曰："厥阴之为病，消渴，厥阴之主气也；气上撞心，疼热而不欲食，厥阴心包之主血也，消渴而利不止，厥阴有寒热之气化也。气血寒热四者乃厥阴之大纲也。"

正方按　隐庵云，蚘乃阴类，不得阳热之化则顿生而吐，顿字，颇欠斟酌。

329.厥陰中風，脈微浮爲欲愈；不浮爲未愈。

成无己　经曰：阴病见阳脉而生。浮者，阳也。厥阴中风，脉微浮，为邪气还表，向汗之时，故云欲愈。

张隐庵　厥阴中风者，风伤厥阴之气也。脉微浮，为欲愈者，风为阳邪，脉主阴血，得阴血之微浮而热病当愈，不得阴血之微浮而未愈也。

《金鉴》　厥阴中风，该伤寒而言也。脉微，厥阴脉也；浮，表阳脉也。厥阴之病，既得阳浮之脉，是其邪已还于表，故为欲愈也。不浮则沉，沉，里阴脉也，是其邪仍在于里，故为未愈也。

张锡驹　王良能曰，阳病得阴脉者死。不浮，未必即是阴脉，故止未愈。不曰沉而曰不浮，下字极活。

张璐　案仲景三阴，皆有中风，然但言欲愈之脉，而未及于证治者，以风为阳邪，阴经之中，得风气流动，反为欲愈之机。

330. 厥陰病欲解時，從丑至卯上①。

正方注　①《玉函》《千金翼》作"從丑盡卯"。

成无己　厥阴，木也，旺于卯丑寅，向旺，故为解时。

张隐庵　合下两节申明厥阴藉中见少阳木火之气化也。从丑至卯上，乃少阳木气生旺之时，厥阴而得木气之阳春，故欲解也。

正方按　三阳病欲解，在三阳旺时，三阴病，亦在三阳旺时也。伤寒，阳回则生耳。

331. 厥陰病，渴欲飲水者，少少與之，愈。

成无己　邪至厥阴，为传经尽，欲汗之时，渴欲得水者，少少与之，胃气得润则愈。

山田正珍　按厥阴篇亡而不传矣，王叔和患其厥文，补以四章，所谓厥阴之为病消渴云云。厥阴中风云云。厥阴病欲解云云。厥阴病，渴欲饮水云云。是也。后人复患其若斯浅略，拾取其散落者，附以杂病之文，何以知其然也。盖厥阴者，阴证之极，至深至急者也，其文虽缺，以意推之，四肢厥逆，烦躁吐利，脉微欲绝者，固不误言，如少阴篇所收，吴茱萸汤、通脉四逆汤证是也，而今厥阴云云四章，无一及此者，其非仲景之旧可知也。《玉函》经，才举此四章以充厥阴一篇，而不及下利呕哕诸条，岂非叔和真面目乎。其下利有微热以下，至呕哕等条，皆《金匮》之所载，非《伤寒》之文也。岂非后人捡取其散落者附以杂病之文乎。

正方按　山田氏之说是。

332. 諸四逆厥者，不可下之，虚家亦然。

成无己　四逆者，四肢不温也。厥者，手足冷也。皆阳气少而阴气多，故不可下，虚家亦然。《金匮玉函》曰：虚者十补，勿一泻之。

333. 傷寒先厥，後發熱而利者，必自止。見厥復利。

成无己　阴气胜，则厥逆而利；阳气复，则发热，利必自止。见厥则阴气还胜而复利也。

正方按　伤寒至厥阴，入已极深，故其热亦深极，后发热者，外寒不胜里热，故里热得发而出，里热出则不致内煎而利自止矣，见厥复利者，外寒胜，里热不得外泄，必然内煎而复作利也。成氏亦未能解此，后世各家，亦多不解此。张隐庵注曰："伤寒一日，厥阴受之，故先厥也，后发热而利者，言二日太阳主气，便得三阳之热化，故发热。夫发热而利，则阳气已复，非同厥利，故必自止，见厥复利者，言病不从三阳而解，复交三阴主气，故复见手足厥冷而得下利之证。"呜呼！习伤寒者，最是要能破此关，然自河间而外，殊少见矣。此关不破，而望其见病知源，难矣。古今来误人多矣，而今而后当未已也，哀哉。凡见三阴病皆勿忘此，以求少杀人也。张氏以迂虚之言，累赘连篇皆隔靴搔痒，有何济乎。少阴篇中吾之按语皆少，盖各家误解者多，亦皆以未透此关故也。此条皆可供参考。

334. 傷寒始發熱六日，厥反九日而利。凡厥利者，當不能食；今反能食者，恐爲除中。食以索餅，不發熱者，知胃氣尚在，必愈，恐暴熱來出而復去也。後三日脈之，其熱續在者，期之旦日夜半愈。所以然者，本發熱六日，厥反九日，復發熱三日，並前六日，亦爲九日，與厥相應，故期之旦日夜半愈。後三日脈之而脈數，其熱不罷者，此爲熱氣有餘，必發癰膿也。

成无己 经曰：数脉不时，则生恶疮。

钱潢 自始发热，至夜半愈，是上半节原文，所以然者，至必发痈脓止，乃仲景自为注脚也。但厥反九日而利句下，疑脱"复发热三日利止"七字，不然，如何下文有恐暴热来出而复去二句？且所以然句下云，发热六日，厥反九日，复发热三日，并前六日，亦为九日，是明明说出，其为脱落无疑矣……索饼者，疑即今之条子面及馓子之类，取其易化也。

汪琥 即来缓骤去者，此胃中真气，得食而尽泄于外，即名除中而必死矣。

正方按 即上条之注文也，或谓出叔和乎，亦似，多热胜发痈脓。张隐庵谓"太阳阳明热气有余，必内伤血分而发痈脓也，盖厥阴包络主血，若热气有余，则伤血分而化为如痈之脓，非发痈也。"亦可。

335. 傷寒脈遲六七日，而反與黃芩湯徹其熱。脈遲爲寒，今與黃芩湯，復除其熱，腹中應冷，當不能食，今反能食，此名除中，必死。

成无己 伤寒脉迟六七日，为寒气已深，反与黄芩汤寒药，两寒相搏，腹中当冷，冷不消谷，则不能食；反能食者，除中也。四时皆以胃气为本，胃气已绝，故云必死。

张隐庵 或曰"阳明居太少之中，故名除中"。张氏曰："黄芩汤但指黄芩，不拘泥本论之黃芩汤也"。

336. 傷寒，先厥後發熱，下利必自止。而反汗出，咽中痛者，其喉爲痹。發熱無汗，而利必自止；若不止，必便膿血。便膿血者，其喉不痹。

成无己 伤寒先厥而利，阴寒气胜也。寒极变热后发热，下利必自止，而反汗出，咽中痛，其喉为痹者，热气上行也，发热无汗而利必自止，利不止，必便脓血者，热气下行也。热气下而不上，其喉亦不痹也。

正方按 成氏寒极变热一语，误也。寒极岂能变热耶，寒变热，岂得不从不寒不热之温而突然越过耶？不知先厥是寒胜，后厥发热是伤败而热得外泄，故不内逼而作利也。与333条参看自明，古今注家，大略皆如此，他不再引。

337. 傷寒一二日至四五日，厥者必發熱，前熱者後必厥，厥深者熱亦深，厥微者熱亦微。厥應下之，而反發汗者，必口傷爛赤。

成无己　前厥后发热者，寒极生热也；前热后厥者，阳气内陷也。厥深热深，厥微热微，随阳气陷之深浅也。热之伏深，必须下去之，反发汗者，引热上行，必口伤烂赤。《内经》曰：火气内发，上为口糜。

正方按　成氏热极生寒之言，其误与见前条同。

338.傷寒病，厥五日，熱亦五日，設六日當復厥，不厥者自愈。厥終不過五日，以熱五日，故知自愈。

成无己　阴胜则厥，阳胜则热。先厥五日为阴胜，至六日阳复胜，热亦五日，后复厥者，阴复胜，若不厥为阳全胜，故自愈。经曰：发热四日，厥反三日，复热四日，厥少热多，其病为愈。

339.凡厥者，陰陽氣不相順接，便爲厥。厥者，手足逆冷者是也。

正方按　山田正珍曰："此条疑是后人注文已。"

340.傷寒脈微而厥，至七八日膚冷，其人躁無暫安時者，此爲藏厥，非蚘厥也。蚘厥者，其人常吐蚘。令病者靜，而復時煩者，此爲藏寒。蚘上入其膈，故煩，須臾復止，得食而嘔，又煩者，蚘聞食臭出，其人當自吐蚘。蚘厥者，烏梅丸主之。又主久利①。

正方注　①成本利後有"方"字，去之是也。

乌梅丸方

乌梅三百個　細辛六兩　乾薑十兩　黄連一斤　當歸四兩

附子六兩　蜀椒四兩,去汗　桂枝六兩　人參六兩　黄蘗六兩

上十味，異搗篩，以苦酒漬乌梅一宿，去核，蒸之五升米下，飯熟，搗成泥，和藥令相得，内臼中，與蜜杵二千下，丸如梧子大。先食，後服十丸，日三服，稍加至二十丸。禁生冷、滑物、臭食等。

成无己　藏厥者死，阳气绝也。蚘厥，虽厥易烦，吐蚘已则静，不若藏厥而躁，无暂安时也。病人藏寒胃虚，蚘动上膈，闻食臭出，因而吐蚘，与乌梅丸，温藏安虫。

正方按　藏厥则躁无暂安时，寒邪独胜正阳将绝故也，蚘厥者，因厥而蚘不能安，故上膈也。（西医谓之胆道蛔虫病）厥逆则外寒可知，烦则内热可知也，与藏厥合论，则寒已全占有府，烦则热之被逼入藏可知，府热藏寒，两不相调虫不能安逆上膈矣。大队辛之热药以温散府寒，大队苦寒之药以清藏热，参归双补气血，乌梅君之是双敛寒热使寒热在较平之下协调，且制蚘之力强，则病愈矣。诸注家皆不明伤寒而成热证之原理，故总在门外兜圈子也。河间以之为阴阳交杂之证，是真能神其用者。陈修园谓可治肝传脾病，是亦知此丸不仅治蚘厥也。躁与烦二字相对看，一死一生判焉，当细味之。

341.伤寒热少厥微，指頭寒，默默不欲食，烦躁數日，小便利，色白者，此热除也。欲得食，其病爲愈。若厥而嘔，胸脅烦满者，其後必便血。

成无己 指头寒者，是厥微热少也。默默不欲食，烦躁者，邪热初传里也。数日之后，小便色白，里热去，欲得食，为胃气已和，其病为愈。厥阴之脉，挟胃贯膈，布胁肋，厥而呕，胸胁烦满者，传邪之热，甚于里也。厥阴肝主血，后数日热不去，又不得外泄，迫血下行，必至便血。

342. 病者手足厥冷，言我不結胸，小腹滿，按之痛者，此冷結在膀胱關元也。

成无己 手足厥，不结胸者，无热也；小腹满，按之痛，下焦冷结也。

343. 傷寒發熱四日，厥反三日，復熱四日，厥少熱多者，其病當愈。四日至七日，熱不除者，必便膿血。

正方按 336 条、338 条参看义同，热甚厥者必自愈，热不除，上则为喉烂，下则为利为便脓血也。

344. 傷寒厥四日，熱反三日，復厥五日，其病爲進。寒多熱少，陽氣退，故爲進也。

成无己 伤寒阴胜者先厥，至四日邪传里，重阴必阳，却热三日，七日传经尽，当愈。若不愈而复厥者，传作再经，至四日则当复热；若不复热，至五日厥不除者，阴胜于阳，其病进也。

345. 傷寒六七日，脈微，手足厥冷，煩躁，灸厥陰。厥不還者，死。

成无己　伤寒六七日，则正气当复，邪气当罢，脉浮身热为欲解；若反脉微而厥，则阴胜阳也。烦躁者，阳虚而争也。灸厥阴以复其阳；厥不还，则阳气已绝，不能复正而死。

张令韶　灸厥阴宜灸荣穴、会穴、关元、百会等处，荣者，行间穴也，在足大指中缝间，会者，章门穴也，在季胁之端，乃厥阴少阳之会，关元在脐下三寸，足三阴经脉之会，百会在顶上中央，厥阴督脉之会。

沈丹彩　可灸太冲二穴，在足大指下后二寸陷中，灸三壮，盖此穴属厥阴脉之所注也。

346.傷寒發熱，下利厥逆，躁不得臥者，死。

成无己　伤寒发热，邪在表也；下利厥逆，阳气虚也。躁不得卧者，病胜藏也。故死。

张隐庵　此阳明土气内绝而为死证也。伤寒发热，乃阳气外浮。下利则阴液下泄。厥逆者，土气内虚，厥冷而吐逆也。躁不得卧者，胃不和则睡不安，阴气下竭不交于阳明，故躁不得卧也。此为土气内绝，故死也。

喻嘉言　厥证，但发热则不死，以发热则邪出于表，而里证自除，下利自止也。若反下利厥逆，烦躁有加，则其发热，又为阳气外散之候，阴阳两绝，亦主死也。

正方按　喻解是也。

347.傷寒發熱，下利至甚，厥不止者，死。

成无己　《金匮要略》曰：六府气绝于外者，手足寒；五藏气绝于内者，利下不禁。伤寒发热，为邪气独甚；下利至甚，厥不止，为府藏气绝，故死。

348.傷寒六七日不利，便發熱而利，其人汗出不止者，死。有陰無陽故也。

成无己 伤寒至七日，为邪正争之时，正胜则生，邪胜则死。始不下利，而暴忽发热，下利汗出不止者，邪气胜正，阳气脱也，故死。

魏荔彤 伤寒六七日不下利，此必见阳微之证于他端也，而人不反觉，遂延误其扶阳之方。其人忽而热发利行，汗出且不止，则孤阳为盛阴所逼，自内而出亡于外，为汗为热，自上而随阴下泄，为利，顷刻之间，阳不守其宅，阴自独于里，有阴无阳而死。倘早为图维，何致噬脐莫追乎？

正方按 不利便句殊不成文，山田正珍谓"当作小便不利。有阴无阳故也六字，系后人所加"。可信。

349.傷寒五六日，不結胸，腹濡，脈虛復厥者，不可下，此亡血，下之死。

成无己 伤寒五六日，邪气当作里实之时。若不结胸，而腹濡者，里无热也；脉虚者，亡血也；复厥者，阳气少也。不可下，下之为重虚，故死。《金匮玉函》曰：虚者重泻，真气乃绝。

山田正珍 濡字，程应旄改作满，是也。若腹濡脉虚而厥，皆无可下之理，而曰不可下，则为无谓。按《金鉴》改结胸作大便，方有执训亡为无，皆非矣。

350. 發熱而厥，七日下利者，爲難治。

成无己 发热而厥，邪传里也。至七日传经尽，则正气胜邪，当汗出而解，反下利，则邪气胜，里气虚，则为难治。

山田正珍 此亦系后人之言，当删之。

351. 傷寒脈促，手足厥逆，可灸之。

成无己 脉促则为阳虚不相续，厥逆，则为阳虚不相接，灸之以助阳气。

陈修园 可于厥阴之井、荥、俞等穴灸之，以通其阳。

山田正珍 灸可以挽回阳气，继以四逆辈可也。

352. 傷寒脈滑而厥者，裏有熱，白虎湯主之。

成无己 滑为阳厥，气内陷，是里热也，与白虎汤以散里热也。

钱潢 滑者，动数流利之象，无沉细微涩之形，故为阳脉。乃伤寒郁热之邪在里，阻绝阳气，不得畅达于四肢而厥，所谓厥深热亦深也。

正方按 钱注极明，诸家之所不及也，聊摄仍是门外之言也。与下节相对，此为正足阳胜之人，彼则为正虚阳弱之人也。于脉鉴之。

353. 手足厥寒，脈細欲絕者，當歸四逆湯主之。若其人内有久寒者，宜当归四逆加吴茱萸生姜汤。

当归四逆汤方

当归　桂枝　芍药　细辛各三两　大枣二十五枚　甘草

通草各二两

上七味，以水八升，煮取三升，去滓，温服一升，日三服。

当归四逆加吴茱萸生姜汤方

即前方加生姜半斤　吴茱萸二升

上九味，以水六升，清酒六升，煮取五升，温分五服。

成无己　手足厥寒者，阳气外虚，不温四末；脉细欲绝者，阴血内弱，脉行不利。与当归四逆汤，助阳生阴也。《内经》曰：脉者，血之府也。诸血皆属心。通脉者，必先补心益血。若先入于心，当归之苦，以助心血；心苦缓，急食酸以收之，芍药之酸，以收心气；肝苦急，急食甘以缓之，大枣、甘草、通草之甘，以缓阴血。茱萸辛温，以散久寒；生姜辛温，以行阳气。

正方按　钱氏、柯氏，皆以为应有姜附，柯且以桂枝为不合，可酌之。

354. 大汗出，热不去，内拘急，四肢疼，又下利厥逆而恶寒者，四逆汤主之。

成无己　大汗出，则热当去；热反不去者，亡阳也。内拘急下利者，寒甚于里。四肢疼，厥逆而恶寒者，寒甚于表，与四逆汤复阳散寒。

丹波元简　方氏云：内拘急，四肢疼者，亡津液而骨气不利也，乃以内拘急，为手足拘急。然内字不妥帖。

山田正珍　内者腹内也，此证而脉微欲绝者，通脉四逆汤所主。

355. 大汗，若大下利而厥冷者，四逆汤主之。

成无己　大汗，若大下利，内外虽殊，其亡津液、损阳气则一也。阳虚阴胜，故生厥逆，与四逆汤，固阳退阴。

356. 病人手足厥冷，脉乍紧者，邪结在胸中，心中满而烦，饥不能食者，病在胸中，当须吐之，宜瓜蒂散。

成无己　手足厥冷者，邪气内陷也。脉紧牢者，为实；邪气入府则脉沉。今脉乍紧，知邪结在胸中为实，故心下满而烦；胃中无邪则喜饥。以病在胸中，虽饥而不能食，以瓜蒂散，以吐胸中之邪。

张隐庵　愚按：四逆汤乃启在下之生阳，生阳者，正气也，正气启而中外温和；瓜蒂散乃吐在上之结邪，结邪者，寒邪也，寒邪去而阴阳交会。启正以散邪，除邪而救正，此类是已。

357. 伤寒厥而心下悸者，宜先治水，当服茯苓甘草汤，却治其厥。不尔，水渍入胃，必作利也。

成无己　《金匮要略》曰：水停心下，甚者则悸，厥虽寒胜，然以心下悸，为水饮内甚，先与茯苓甘草汤治其水，而后治其厥；若先治厥，则水饮清渍入胃，必作下利。

358. 傷寒六七日，大下後，寸脈沉而遲^①，手足厥逆，下部脈不至，喉咽不利，吐膿血，泄利不止者，爲難治，麻黃升麻湯主之。

正方注 ①《玉函》無"而"字，《千金翼》無"寸"字。

麻黃升麻湯方

麻黃二兩半 升麻一兩一分 當歸一兩一分 知母 黃芩

芍藥 萎蕤各十八銖 桂枝 茯苓 甘草 乾薑 白术

各六銖 石膏六銖，碎，綿裹 天門冬六銖，去心

上十四味，以水一斗，先煮麻黃一兩沸，去上沫，內諸藥，煮取三升，去滓，分溫三服，相去如炊三斗米頃，令盡汗出，愈。

柯韵伯 此为下厥上竭，阴阳离决之候，生气将绝于内也。麻黄升麻汤，其方味数多而分两轻，重汗散而畏温补，乃后世粗工之伎，必非仲景方也。此证此脉，急用参附以回阳，尚恐不救，以治阳实之品，治亡阳之证，是操戈下石矣，敢望其汗出而愈哉？绝汗出而死，是为可必。

丹波元简 此条，证方不对，注家皆以为阴阳错杂之证，回护调停，为之诠释。而柯氏断然非仲景真方，可谓千古卓见矣。

359. 傷寒四五日，腹中痛，若轉氣下趨少腹者，此欲自利也。

成无己　伤寒四五日，邪气传里之时。腹中痛，转气下趋少腹者，里虚遇寒，寒气下行，欲作自利也。

360.伤寒本自寒下，医复吐下之，寒格更逆吐下，若食入口即吐，乾薑黄连黄芩人参汤主之。

干姜黄连黄芩人参汤方

干姜　黄连　黄芩　人参各三两

上四味，以水六升，煮取二升，去滓，分温再服。

张隐庵　此言下利本自于寒，不可更逆以吐下也。自，从也，伤寒本自寒下者，言伤寒本从于寒而下利也。医复吐下之，则正气虚而寒气内格矣。更逆吐下，即医复吐下之谓也。若食入口即吐，即寒格之谓也。按《平脉篇》曰："格则吐逆。"干姜黄连黄芩人参汤主之者，厥阴风气在上，火热在中，标阴在下，故以芩、连清中土之风热，干姜温下利之阴寒，人参补中土而调和其上下。

山田正珍　伤寒至逆吐下十七字，阙误错乱，不可强解，王肯堂以寒下，为吐下之误写矣。按《金匮》云：食已即吐者，用大黄甘草汤，由此考之，饮食有间而吐者，多因虚寒，其入口即时吐出者，多因上焦有热，故用芩连解热之品主之也。

361.下利有微热而渴，脉弱者，令自愈。

成无己　下利阴寒之疾，反大热者逆。有微热而渴，里气方温也。经曰：诸弱发热，脉弱者，阳气得复也。今必自愈。

362. 下利，脈數，有微熱汗出，令自愈，設復緊，爲未解。

张隐庵　此即上文之意，而申言脉紧为未解也。

山田正珍　上二条系后人之言。

363. 下利，手足厥冷，無脈者，灸之不溫，若脈不還，反微喘者，死，少陰負跌陽者，爲順也。

成无己　下利，手足厥逆无脉者，阴气独胜，阳气大虚也。灸之，阳气复，手足温而脉还，为欲愈；若手足不温，脉不还者，阳已绝也。反微喘者，阳气脱也。少阴肾水，跌阳脾土。下利为肾邪干脾，水不胜土，则为微邪，故为顺也。

正方按　成等本自少阴负跌阳者下，另为一条。山田正珍谓系白通加猪胆汁汤证。

364. 下利，寸脈反浮數，尺中自澀者，必圊膿血。

成无己　下利者，脉当沉而迟，反浮数者，里有热也。涩为无血，尺中自涩者，肠胃血散也，随利下，必便脓血，清与圊通。《脉经》曰：清者圊也。

山田正珍　上二条，亦系后人所加。

365. 下利清穀，不可攻表，汗出必脹滿。

成无己　下利者，脾胃虚也。胃为津液之主，发汗亡津液，则胃气愈虚，必胀满。

山田正珍　下利清谷，里寒为甚，可与四逆汤温之。虽有表证，不可发汗，汗下则表里俱虚，而中气不能宣通，故令人胀满，亦四逆汤证也。

366. 下利，脈沉弦者，下重也；脈大者，爲未止；脈微弱數者，爲欲自止，雖發熱，不死。

成无己　沉为在里，弦为拘急，里气不足，是主下重；大则病进，此利未止；脉微弱数者，邪气微而阳气复，为欲自止，虽发热止。由阳胜，非大逆也。

367. 下利，脈沉而遲，其人面少赤，身有微熱，下利清穀者，必鬱冒汗出而解，病人必微厥。所以然者，其面戴陽，下虛故也。

成无己　下利清谷，脉沉而迟，里有寒也。面少赤，身有微热，表未解也。病人微厥，《针经》曰：下虚则厥。表邪欲解，临汗之时，以里先虚，必郁冒，然后汗出而解也。

368. 下利，脈數而渴者，令自愈；設不差，必圊膿血，以有熱故也。

成无己　经曰：脉数不解，而下不止，必协热便脓血也。
山田正珍　上三条，亦系后人之言。

369. 下利後脈絶，手足厥冷，晬時脈還，手足溫者生，脈不還者死。

成无己　下利后，脉绝，手足厥冷者，无阳也。晬时，周时也。周时厥愈，脉出，为阳气复则生；若手足不温，脉不还者，为阳气绝则死。

山田正珍　此条盖以通脉四逆汤言之。

370. **傷寒下利，日十餘行，脈反實者，死。**

成无己　下利者，里虚也，脉当微弱，反实者，病胜藏也，故死。《难经》曰：脉不应病，病不应脉，是为死脉。

山田正珍　《素问·玉机真藏论》曰：泄而脉大，脱血而脉实，皆难治。

371. **下利清穀，裏寒外熱，汗出而厥者，通脈四逆湯主之。**

成无己　下利消谷，为里寒；身热不解，为外热。汗出阳气通行于外，则未当厥；其汗出而厥者，阳气大虚也。与通脉四逆汤，以固阳气。

山田正珍　此证，其脉微欲绝，盖寒邪太盛，阳气虚脱者也。宜与前三百二十五条参考。

正方按　山田氏之三百二十五条，即此本之三百一十九条也，两家注皆明确。此证患者，盖正阳素虚之人，寒邪太盛，正阳微不能守而外脱也。

372. **熱利下重者，白頭翁湯主之。**

白頭翁湯方

白頭翁二兩　黄蘗　黄連　秦皮各三兩

上四味，以水七升，煮取二升，去滓，温服一升。

成无己　利则津液少，热则伤气，气虚不利，致后重也，与白头翁汤，散热厚肠。又方解曰:《内经》曰:肾欲坚，急食苦以坚之。利则下焦虚，是以纯苦之剂坚之。

张隐庵　此下利而涉于太阴也。热利者，乃协厥阴中见之阳热而下利也。下重者，邪实而地气不升也。故以白头翁汤主之，白头翁气味苦温，其体能立，其用能行，性从下而上达者也；连苗、柏叶，经冬不凋，皆得冬令寒水之气，上滋火热以下行；秦皮气味苦寒，渍水和墨，其色青碧，亦得水阴之气而上行下泄者也。白头翁与柴胡同类，主治温疟，功用与柴胡相同，能启下焦之阳气，故此方启陷下之阳，清下利之热。

373. 下利，腹脹滿，身體疼痛者，先温其裏，乃攻其表。温裏宜四逆湯，攻表宜桂枝湯。

成无己　下利腹满者，里有虚寒，先与四逆汤温里；身疼痛，为表未解，利止里和，与桂枝汤攻表。

山田正珍　下利腹胀满者，以里虚而气不能宣通也。前第九十三条（按本编为九十二条）曰：伤寒医下之，续得下利清谷不止，身疼痛者，急当救里，后身疼痛，清便自调者，急当救表。救里宜四逆汤，救表宜桂枝汤。

正方按　下利腹胀满，为寒邪内迫，身体疼痛，是有邪在表。四逆以温散内迫之寒邪，桂枝以解在表之寒邪也，成氏虚寒二字欠妥，其亦未能真解四逆之义也焉，注家如成氏之误者多矣。如下条下利欲水者，亦联系此条之言内有热也。

374. 下利，欲飲水者，以有熱故也。白頭翁湯主之。

成无己 自利不渴为藏寒，与四逆汤以温藏，下利饮水为有热，与白头翁汤以凉中。

山田正珍 饮水二字指渴而言。水字泛言饮物，训为冷水，非也。

正方按 下利饮水多，是内有热邪所致，间亦有津液内竭而然者。或大汗后，或大下若大吐后，或痘疮灌脓后，往往有之，概为热邪所致非也。又因其所饮之冷热以辨其虚实亦非也。

375. 下利，譫語者，有燥屎也，宜小承氣湯。

《金鉴》 其下利之物，必稠黏臭秽，知热与宿食合而为之也，此可决其有燥屎也。

正方按 《金鉴》之说是也，非必大便鞕，或急耳。

376. 下利後更煩，按之心下濡者，爲虛煩也，宜梔子豉湯。

成无己 下利后不烦为欲解；若更烦而心下坚者，恐为谷烦。此烦者而心下濡者，是邪热乘虚客于胸中，为虚烦也，与栀子豉汤，吐之则愈。

正方按 成注吐之二字，误。栀子豉汤非吐剂。详见上。

377. 嘔家有癰膿者，不可治嘔，膿盡自愈。

成无己　胃脘有痈，则呕而吐脓，不可治呕，得脓尽，呕即愈。

《金鉴》　心烦而呕者，内热之呕也；渴而欲水呕者，停水之呕也。今呕而有脓者，此必内有痈脓，故曰不可治，但俟呕脓尽自愈也。

378. 嘔而脈弱，小便復利，身有微熱，見厥者難治，四逆湯主之。

成无己　呕而脉弱，为邪气传里。呕则气上逆，而小便当不利，小便复利者，里虚也。身有微热见厥者，阴胜阳也，为难治。与四逆汤，温里助阳。

山田正珍　既云难治，又处以四逆汤，论中断无此例，疑非仲景之言。

379. 乾嘔，吐涎沫，頭痛者，吳茱萸湯主之。

成无己　干呕，吐涎沫者，里寒也。头痛者，寒气上攻也。与吴茱萸汤，温里散寒。

山田正珍　此胃虚寒，而饮水瘀蓄者，与少阴篇膈下有寒饮干呕，与四逆汤，差后病篇，大病差后喜唾，久不了了，胃上有寒，宜理中丸者，同胃寒有饮之证，故与吴茱萸汤，以温胃逐水也。又按吐涎沫，乃是吐痰，古无痰字，详见瓜蒂散下，再按此证也，今世所谓痰厥头痛者。《外台》第八卷，载痰厥头痛方八首。至于后世，则有元人李杲，半夏白术天麻汤方，载在《兰台秘藏》。盖皆吴茱萸汤之支流馀裔耳。

380. 嘔而發熱者，小柴胡湯主之。

成无己 经曰，呕而发热者，柴胡证具。

381. 傷寒大吐大下之，極虛，復極汗者，其人外氣怫鬱，復與之水，以發其汗，因得噦。所以然者，胃中寒冷故也。

正方按 此条文义决非出于仲景。复极汗出以后，外邪岂尚怫郁于表耶？山田正珍亦以为非仲景而删之。诸注家强解，不录。成本，《玉函》，"极汗"下，有出字，"其人"前，有"以"字。

382. 傷寒，噦而腹滿，視其前後，知何部不利，利之即愈。

成无己 哕而腹满，气上而不下也。视其前后部，有不利者即利之，以降其气。前部小便也；后部者，大便也。

朱肱 前部宜猪苓汤，后部宜调胃承气汤。

张璐 一为胃气虚寒，一为胃中实热，不可不辨。虚寒者温之，四逆、理中是也。实热者利之，承气、五苓是也。

《金鉴》 伤寒哕而不腹满者，为正气虚，吴茱萸汤证是也。哕而腹满者，为邪气实，视其二便何部不利，利之则愈也。

山田正珍 《素问·标本病传论》曰，先病而后生中满者，治其标。又曰，小大不利，治其标。此条不拘哕而专主腹满者，盖先疗其急者也。

正方按 伤寒哕者，亦非专为胃中虚寒与实热也，常多虚热上逆之证，余每治以橘皮竹茹之类获效。但此条重在腹满耳。

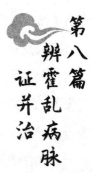

第
八
篇
辨
霍
乱
病
脉
证
并
治

383. 问曰：病有霍乱者，何？答曰：呕吐而利，此名霍乱。

成无己　三焦者，水谷之道路。邪在上焦，则吐而不利；邪在下焦，则利而不吐；邪在中焦，则既吐且利。以饮食不节，寒热不调，清浊相干，阴阳乘隔，遂成霍乱。轻者，止曰吐利，重者，挥霍撩乱，名曰霍乱。

张隐庵　夫以霍乱接于六篇之后者，霍乱为病，从内而外，以证伤寒从外而内也。霍乱者挥霍撩乱，由邪实于胃，脾气内虚，转输不力，以致呕吐而利，一时并发，是名霍乱。

山田正珍　按此一篇，本是《金匮》杂病篇之文，然《金匮》之所逸，故今详释其义矣。霍乱者，上吐下泻之病名。篇首呕吐而利，此名霍乱一条，盖系王叔和之解，虽非仲景氏言乎，实是古训也。原夫霍乱之为病，夏月暑时，食饮过度之所致，胃中扰乱，上吐下泻者是也。《汉书·严助传》云：夏月暑时，呕泄霍乱之疾，相随属也。孙思邈《千金方》云：霍乱之病，皆因饮食，非关鬼神。夫饮食肫脍，复飡乳酪海陆百品，无所不啖，眠卧冷席，多饮寒浆，胃中诸食，结而不消，阴阳二气拥而反戾，阳气欲升，阴气欲降，阴阳乘隔，变成吐利。又曰，大凡霍乱，皆中食脍酪及饱食杂物，过度不能自裁，夜卧失覆，不善将息所致，殒命者众。谚曰，百病从口生，盖不虚也。成无己《明理论》云，伤寒吐利者，邪气所致。霍乱吐利者，饮食所伤也。唐僧义净《南海寄归传》云：凡四大之有病者，咸从多食而起，或由劳力而发，夜餐未泄，平旦便餐，或旦食不消，午时还食，因兹发动，遂成霍乱。可见霍乱，乃是暑时伤食之所致也。虽然，冬月间亦有之，唯不若夏秋间为多耳。唯霍乱之为伤食，前人未明言及之，至香川太仲《行余医言》，断然定为一病，考征明白，真可谓千古一人矣！虽然，其名曰霍乱，犹不得不依挥霍撩乱之说，是以世人动致疑于其间，惜哉！然则其所以名曰霍乱者，何也？霍与臛古字通用。《汉书·鲍宣传》云：浆酒霍肉，可征矣。《说文》云：臛，肉羹也。大氐人之为食所伤，肉食居多，故特举臛以统一应食物也，凡人溺其所嗜欲，皆为之乱。孔子曰，唯酒无量，不及乱也。《左传》昭元年，医和诊晋侯之疾曰，是为近女室，淫溺惑乱之所生也，乱字义可以知矣。前辈诸解，纷纭不归一，皆坐不知其为伤食故尔，今集诸家异同，附于下方，以待有识者之订。《病源候论》云：霍乱，言其病挥霍之间，便致缭乱也。成无己曰：伤寒霍乱，何以名之？上吐而下利，挥霍而撩乱也。又曰，轻者，止曰吐利，重者，挥霍撩乱，名曰霍乱。方有执曰，霍，吐也，乱，杂乱也。钱潢曰，霍字未详其义。大约是倏忽吐泻扰乱之意耳，成氏以挥霍撩乱解之，恐未必然。《伤

寒发秘》曰，霍乱之名，千古以来，未有一人之得其旨者。按
《左传》闵公元年，晋献公作二军，公将上军，太子申生将下
军，以灭耿灭霍。《国语》亦载，献公十六年，公作二军，公将
上军，太子将下军，以伐霍。注云，霍，周文王之子，霍叔武
之国也。由是考之，霍乱之霍，乃国名，所以谓之霍乱病者，
盖以霍国之乱，军士多病此证，故时人遂呼为霍乱病已。昔者
东晋建武中，南阳击虏，得天行斑疮，仍呼为虏疮。(《外台》
天行发斑病篇，引《肘后》云：世人云以建武中，于南阳击虏
所得，仍呼为虏疮) 后世又有广东疮之名。(俞弁《续医说》
云：弘治末年，民间患恶疮，自广东人始，吴人不识，呼为广
疮。又以其形似，谓之杨梅疮) 我东方俗间，亦有肥前疮、大
坂肿、江户疱疮等称。可见霍乱之称，果起于献公伐霍之役也。

384. 問曰：病發熱頭痛，身疼惡寒，吐利者，此屬
何病？答曰：此名霍亂。霍亂自吐下，又利止，復，更
發热也。

成无己　发热头痛，身疼恶寒者，本是伤寒，因邪入里，
伤于脾胃，上吐下利，令为霍乱。利止里和，复更发热者，还
是伤寒，必汗出而解。

张隐庵　上文但言"呕吐而利，是名霍乱"，此言寒邪在表
而兼吐利之霍乱也。

385. 傷寒，其脈微澀者，本是霍亂，今是傷寒，卻
四五日，至陰經上，轉入陰必利。本嘔下利者，不可治

也。欲似大便，而反矢氣，仍不利者，此屬陽明也。便必鞕，十三日愈，所以然者，經盡故也。

成无己 微为亡阳，涩为亡血。伤寒脉微涩，则本是霍乱吐利，亡阳亡血，吐利止，伤寒之邪未已，还是伤寒，却四五日邪传阴经之时，里虚遇邪，必作自利。本呕者，邪甚于上，又利者，邪甚于下，先霍乱，里气大虚，又伤寒之邪，再传为吐利，是重虚也，故为不治。若欲似大便，而反矢气仍不利者，利为虚，不利为实，欲大便而反矢气，里气热也，此属阳明，便必鞕也。十三日愈者，伤寒六日，传遍三阴三阳后，六日再传经尽，则阴阳之气和，大邪之气去而愈也。

山田正珍 刘栋曰，后人之所记也。

386. 下利後，當便鞕，鞕則能食者愈；今反不能食，到後經中，頗能食，復過一經能食，過之一日當愈。不愈者，不屬陽明也。

成无己 下利后，亡津液，当便鞕，能食为胃和，必自愈；不能食者，为未和。到后经中，为复过一经，言七日后再经也。颇能食者，胃气方和，过一日当愈。不愈者，暴热使之能食，非阳明气和也。

山田正珍 此亦系后人之言。

387. 惡寒，脈微而復利，利止亡血也，四逆加人參湯主之。

成无己 恶寒脉微而利者，阳虚阴胜也，利止则津液内竭，故云亡血。《金匮玉函》曰：水竭则无血。与四逆汤，温经助阳，加人参生津液益血。

丹波元简 案：《金鉴》曰，利止亡血，如何用大热补药？利止，当是利不止，亡血，当是亡阳。钱氏亦疑亡血之为亡阳，然徐大椿曰，案亡阴，即为亡血，不必真脱血也。此说似是。

388. 霍亂，頭痛，發熱，身疼痛，熱多欲飲水者，五苓散主之；寒多不用水者，理中丸主之。

理中丸方

人参　甘草炙　白术　乾薑各三兩

上四味，搗篩爲末，蜜和爲丸，如鷄子黃大，以沸湯數合一丸，研碎，温服之。日三服，夜二服。腹中未熱，益至三四丸，然不及湯。湯法，以四物依兩數切，用水八升，煮取三升，去滓，温服一升，日三服。若臍上築者，腎氣劫也，去术加桂四兩。吐多者，去术，加生薑三兩。下多者，還用术；悸者，加茯苓二兩。渴欲得水者，加术，足前成四兩半。腹中痛者，加人参，足前成四兩半。寒者，加乾薑，足前成四兩半。腹滿者，去术，加附子一枚。服湯後如食頃，飲熱粥一升許，微自温，勿揭衣被。

正方注 按成本、《玉函》"若臍上築者"前有"加減法"三字。

魏荔彤 伤寒者，外感病；霍乱者，内伤病也。伤寒之发热头痛，身疼恶寒，风寒在营卫；霍乱之头痛身疼恶寒，必兼吐下，风寒在胃府也。风寒外邪，何以遂入于胃府？则平日中气虚歉，暴感风寒，透表入里，为病于内。因其为风寒客邪，故发热头痛，身疼恶寒，与伤寒同。因其暴感胃府，故兼行吐利，与伤寒异。此二病分关之源头也。其所以吐利时不热，利止复热者，则亦因中气虚弱，当吐利行时，邪虽在胃而气散热不能发，利止气收方发耳，亦异于伤寒之热发在表，无作息时也。既明霍乱致病之由，为病与伤寒之异，而治法方可就其人之寒热施之。热多者，胃虽虚自热，多虚热者，吐利行必大饮水，五苓散主之，导湿清热滋干，所必用也；寒多者，胃素虚且寒，多虚寒者，吐利行，必不用水，理中丸主之，温中燥湿补虚，所以必用也。

《伤寒类方》 霍乱之证，皆由寒热之气不和，阴阳拒格，上下不通、水火不济之所致。五苓，所以分其清浊，理中，所以壮其阳气，皆中焦之治法也。

《医史·戴良撰吕沧州翁传》 内子王，病伤寒，乃阴隔阳，面赤足蹼，而下利躁扰不得眠，论者有主寒主温之不一，余不能决，翁以紫雪匮理中丸进，徐以水渍甘草干姜汤饮之愈，且告之曰，下利足蹼，四逆证也，苟用常法，则上焦之热弥甚，今以紫雪折之，徐引辛甘以温里，此热因寒用也，闻者皆叹服。

方有执 理，治也，料理之谓；中，里也，里阴之谓。参、术之甘，温里也；甘草甘平，和中也；干姜辛热，散寒也。

程应旄 阳之动始于温，温气得而谷精运，谷气升而中气赡，故名曰理中，实以燮理之功，予中焦之阳也。盖谓阳虚，即中气失守，膻中无发宣之用，六府无洒陈之功，犹如釜薪失焰，故下至清谷，上失滋味，五藏凌夺，诸证所由来也。参、术、炙甘，所以守中州，干姜辛以温中，必假之以燃釜薪而腾阳气，是以谷入于阴，长气于阳，上输华盖，下摄州都，五藏六府，皆受气矣，此理中之旨也。

钱潢　后加减方，文理背谬，量非仲景之法。

山田正珍　腹中未热以下，至汤法及加减方，皆王叔和所搀，可删矣。理中者，丸剂之名也，非汤剂之名，故药味分量虽同，于其作汤者，名曰人参汤，见于《金匮要略》。至其加桂枝者，则谓之桂枝人参汤，况标理中丸方，而不标理中丸及汤法乎，又况言汤法以四物依两数切，而不言汤法以四物依两数㕮咀乎？后人不察，妄指人参汤以为理中汤，虽无害于大义，终非立方之本旨也。又至如其处理中丸证以人参汤，则以牛易马之类，驮重致远虽同也，迟疾利钝则殊异，不可不择矣。又按《晋书·齐献王传》云，齐献王攸居丧哀毁过礼，杖而后起，左右以稻米干饭杂理中丸进之，不知指此理中丸否？

389. 吐利止而身痛不休者，当消息和解其外，宜桂枝汤小和之。

成无己　吐利止，里和也；身痛不休，表未解也。与桂枝汤小和之。《外台》云：里和表病，汗之则愈。

方有执　消息，犹斟酌也。

390. 吐利汗出，發熱惡寒，四肢拘急，手足厥冷者，四逆汤主之。

成无己　上吐下利里虚汗出，发热恶寒，表未解也；四肢拘急，手足厥冷，阳虚阴胜也。与四逆汤助阳退阴。

山田正珍　此亦霍乱而里寒甚者，故先救其里。

391. 既吐且利，小便復利而大汗出，下利清穀，内寒外熱，脈微欲絶者，四逆湯主之。

成无己　吐利亡津液，则小便当少，小便复利而大汗出，津液不禁，阳气大虚也。脉微为亡阳，若无外热，但内寒，下利清谷，为纯阴；此以外热，为阳未绝，犹可与四逆汤救之。

山田正珍　此是虚寒盛于内，而阳气脱去也。四逆上脱通脉二字也。一说云：复利当作不利，是也。

392. 吐已下斷，汗出而厥，四肢拘急不解，脈微欲絶者，通脈四逆加猪膽汁湯主之。

成无己　吐已下断，津液内竭，则不当汗出，汗出者，不当厥。今汗出而厥，四肢拘急不解，脉微欲绝者，阳气大虚，阴气独胜也。若纯与阳药，恐阴为格拒，或呕或躁，不得复入也。与通脉四逆汤加猪胆汁，胆苦入心而通脉，胆寒补肝而和阴，引置汤药不被格拒，《内经》曰：微者逆之，甚者从之。此之谓也。

山田正珍　汗出而厥，四肢拘急，脉微欲绝者，寒邪内盛而阳气虚脱也，固无吐已下断之理。今无其理而止，乃阳气被闭而然也。故本方以固其脱，猪胆以开其闭也。四肢拘急不解，盖转筋之轻者。今人治伤食用熊胆，本于兹。

通脉四逆加猪胆汁汤方

甘草二两　乾薑三两，强人可四两　附子大者一枚，生去皮，破八片　猪胆汁半合

上四味，以水三升，煮取一升二合，去滓，内猪胆汁，分温再服，其脉即来，无猪胆，以羊胆代之。

正方注　猪胆二合，《玉函》作四合，耐庵作一合，皆非。

张隐庵　愚按：风雨寒暑之邪直入中焦，皆为霍乱。若吐利太过而生气内伤，手足厥冷，脉微欲绝，皆宜四逆汤主之，无分寒与暑也。盖正气受伤止救正而不论邪，后人补立藿香正气散以治吐利，此治微邪在胃，正气不伤，如此之证，弗药亦愈，即阴阳汤、黄土汤皆能疗之。若霍乱里虚，上古止立四逆、理中二方为急救正气之法，有谓藿香正气散治暑霍乱者，亦非也。愚每见暑月病霍乱，四肢逆冷，无脉而死，藿香正气，不过宽胸解表之剂，岂能治之？况夏月元气发泄在外，中气大虚，外邪卒至，救正犹迟。夫邪正相持，有风雨寒暑之分，正受邪伤，止论正气之虚实，入藏即为不治之死证，非风暑为阳而寒雨为阴也，此为霍乱之大纲，学者宜服膺而弗失。高子曰：霍乱之证，至汗出而厥、四肢拘急、脉微欲绝，乃唯阴无阳，用四逆不必言矣。又加胆汁、人尿者，津液竭而阴血并虚，不当但助其阳，更当滋益其阴之意。每见夏月霍乱之证，四肢厥逆、脉微欲绝，投以理中、四逆，不能取效，反以明矾少许和凉水服之而即愈，亦即胆汁、人尿之意，先贤立法可谓周遍详明矣。

正方按　霍乱有真性假性之别，真性者，吐泻暴作，腹不

至痛，指螺瘪，目眶陷，顷刻之间，危象毕现。假性者腹痛剧，其他危象少，有缓也，最忌米饮，胃中得米即吐不止（见《千金方》），虽将愈，得之便可复发不可救治。《张氏医通》云："霍乱在证，阳气已脱，或遗溺不知，或气怯不语，或膏汗如珠，或躁欲入水，或四肢不收，舌卷囊缩，皆为死证。"治法总以驱邪为急，非比他证。养正而邪自除也。如不得吐，则邪无所出，称于霍乱，闷乱躁烦，可顷刻致人死亡，治以豉汤探吐法，最妙得吐，则无危矣。至简至易之法，乃治此急剧危险之证，慎勿轻而弃之也。

汗出而厥，四肢拘急，脉微欲绝，在吐已下断之后则阴虚甚，阳亦无所守矣，四逆温散寒邪以固阳，加猪胆汁以固阴，实为至当不易之法。隐庵但以一补字视之，是坐未能知四逆之用也。若谓但补正即可，何以霍乱得米则剧也。张氏以驱邪为急，是也。盖霍乱之病总由先伤饮食后感外邪也。大虚欲脱时，今世用盐水注射，大是妙法，不可忽也，口入补品，应为切忌。

393. 吐利發汗，脈平，小煩者，以新虛不勝穀氣故也。

成无己 《内经》曰：食入于阴，长气于阳。新虚不胜谷气，是生小烦。

第九篇
辨阴阳易
辨差后劳复
治病脉证并

394.傷寒陰陽易之爲病，其人身體重，少氣，少腹裏急，或引陰中拘攣，熱上衝胸，頭重不欲舉，眼中生花，膝脛拘急者，燒褌散主之。

燒褌散方

上取婦人中褌近隱處，剪燒灰，以水和服方寸匕，日三服，小便即利，陰頭散腫則愈，婦人病取男子中褌燒灰。

成无己 大病新差，血气未复，余热未尽，强合阴阳，得病者，名曰易。男子病新差，未平复，妇人与之交得病，名曰阳易；妇人病新差未平复，男子与之交，名曰阴易。以阴阳相感动，其余毒相染著，如换易也。其人病身体重、少气者，损动真气也；少腹里急，引阴中拘挛，膝脛拘急，阴气极也；热上冲胸，头重不欲举，眼中生花者，感动之毒，所易之气，熏蒸于上也。与烧褌散，以通阴气。

395.大病差後，勞復者，枳實梔子豉湯主之。若有宿食者，加大黄如博棋子大五六枚。

枳實梔子豉湯方

枳實三枚，炙　梔子十四枚　香豉一升

上三味，以水漿七升，空煮取四升，内枳實、梔子，煮取二升，下豉，更煮五六沸，去滓温分再服，覆令微似汗。

成无己　病有劳复，有食复。伤寒新差，血气未平，余热未尽，早作劳动病者，名曰劳复；病热少愈，而强食之，热有所藏。因其谷气留搏，两阳相合而病者，名曰食复。劳复则热气浮越，与枳实梔子豉汤以解之；食复则胃中有宿积，加大黄以下之，覆令微似汗出者，以其热聚于上，苦则吐之；热散于表者，苦则发之。《内经》曰：火淫所胜，以苦发之。此之谓也。

396.伤寒差以後，更發熱，小柴胡湯主之。脈浮者，以汗解之；脈沉實者，以下解之。

成无己　差后余热未尽，更发热者，与小柴胡汤以和解之。脉浮者，热在表也，故以汗解；脉沉者，热在里也，故以下解之。

397.大病差後，從腰以下有水氣者，牡蠣澤瀉散主之。

牡蠣澤瀉散方

牡蠣　澤瀉　蜀漆洗，去腥　海藻洗，去鹹　栝蔞根

商陆根^熬 葶苈子^{熬，以上各等分}

上七味，異搗下篩爲散，更入臼中治之，白飲和服
方寸匕。小便利，止後服。

成无己 大病差后，脾胃气虚，不能制约肾水，水溢下焦，
腰以下为肿也。《金匮要略》曰：腰以下肿，当利小便。与牡蛎
泽泻散，利小便而散水也。

张隐庵 此言差后而上下不和也。太阳膀胱之津水从下而
上，行于肤表，腰以下有水气，则津液不能上行而周遍，故以
牡蛎泽泻散主之。牡蛎、泽泻能行水上，栝蒌根、商陆根能启
阴液，性皆从下而上，蜀漆乃常山之苗，从阴出阳，海藻能散
水气于皮肤，葶苈能泻肺气而通表，气化水行，其病当愈。

398. 大病差後，喜唾，久不了了，胃中有寒，當以
丸藥溫之，宜理中丸。

成无己 汗出阳气不足，胃中虚寒，不内津液，故喜唾，
不了了。与理中丸以温其胃。

399. 傷寒解後，虛羸少氣，氣逆欲吐，竹葉石膏湯
主之。

竹葉石膏湯方
竹葉^{二把}　石膏^{一斤}　半夏^{半升}　人參^{三兩}　甘草^{二兩，}
^炙　粳米^{半升}　麥門冬^{一升}

上七味，以水一斗，煮取六升，去滓，内粳米，煮
米熟湯成，去米，溫服一升，日三服。

成无己　伤寒解后，津液不足而虚羸，余热未尽，热则伤气，故少气，气逆欲吐，与竹叶石膏汤，调胃散热。

400．病人脉已解，而日暮微煩，以病新差，人強與穀，脾胃氣尚弱，不能消穀，故令微煩，損穀則愈。

成无己　阳明至于申酉戌，宿食在胃，故日暮微烦，当小下之，以损宿谷。

张隐庵　此言差后强食，而为虚中之实证也。上文差后皆为病解，至此则云"脉已解"者，言脉解而病始解，所以通结上文之意。日暮微烦者，心气虚而脉络不和也。又申明所以微烦者，以病新差，人强于谷，脾胃气尚弱不能消谷，故令微烦。由是而知谷之不可强与，倘不当与而强与之，不必治以汤药，但当损谷则愈。

正方按　以上六条，俱为大病差后感不善将息，或自不了了者设，而在上插入霍乱一篇，何也？山田正珍以为金匮杂病篇之文。或有所考。然伤寒只言外感之邪，霍乱则非伤于食，略有不同。然皆外有所感以成病则无异焉。仲师之意，其以霍乱为伤寒之支离次。即使叔和所次，亦岂不加之虑耶？则山田氏之言，似不可信。

习伤寒者要知：

一、仲师谓伤寒，即《内经》所谓热病也。

仲师曰伤寒者，从因立名也。《内经》曰："今夫热病，皆伤寒之类也。"又曰："人之伤于寒也，则为病热。"仲师自序明谓："撰用素问八十一难。"云云。何近人强谓其虽用《内经》之名，而阴破其义耶？（章太炎《猝病新论》有此说。）

河间曰："伤寒谓之大病者，死生在六七日之间。经曰：人之伤于寒也则为病热，古今亦通谓之伤寒热病，前三日太阳阳明少阳受之，热壮于表，汗之则愈。后三日太阴少阴厥阴受之，热传于里，下之则痊。六经传受，自浅至深，皆是热证，非有阴寒之病。"

然昧者多将一寒字放在胸中，又不舍《活人书》之言，乃有三阳为热，三阴为寒之说，其去经旨远矣。或折中其说曰："三阴病有寒有热。"亦非经旨也。

或曰："三阴病无寒者。"何以太阴篇第二百七十九条云："自利不渴者属太阴，以其藏有寒也，当温之，宜服四逆辈。"少阴篇三百四十二条云："少阴病脉沉者，急温之，宜四逆汤。"

厥阴篇第三百五十三条曰："手足厥寒，脉细欲绝者，当归四逆汤主之，若其人内有久寒者，宜当归四逆加吴茱萸生姜汤。"三百五十四条曰："大汗出，热不去，内拘急，四肢疼，又下利厥逆而恶寒者，四逆汤主之。"皆非三阴之寒证乎？子何见之偏也？不知四逆乃三阴之表药，当温之者，谓温散其寒邪也，寒邪散，则邪热得泄也。仲师四逆用干姜、附子，取其走而不守，而不用肉桂，虑其守而不走，全论无用肉桂者，其意可知也。藏有寒者，乃寒邪迫藏，邪走而出之，则内热不泄也。如其前第二百七十八条云："太阴病，脉浮者，可发汗，宜桂枝汤。"谓脾主肌肉，而桂枝所以解肌，肌解而寒去则愈也。下第二百八十条云："脉浮而缓，手足自温者，系在太阴，太阴当发黄。"湿非有热，何能发黄也。下二百八十一条云："太阳病医反下之，因而腹满时痛者，属太阴也，桂枝加芍药汤主之。大实痛者，桂枝加大黄汤主之。"桂枝所以去外寒，大黄所以下里热也。少阴病脉沉者急温之，脉沉者寒邪深迫至少阴，阳热之气，不能外达，故脉自内沉，非四逆急温散其外寒，内热何能外泄乎？厥阴病，手足厥寒，脉细欲绝者，寒邪深迫厥阴，热郁已至深，而正阳已微。张隐庵曰："桂枝细辛助君火之神气以养阳，当归、芍药资中焦之血气以养阴，大枣、甘草益其中土，通其脉络，阴阳血气通调而脉体自和，寒厥可愈。"若其人内有久寒者，谓其人平素有久寒，则加吴茱萸、生姜，以温之也。谓久寒者，明非现所受之寒邪也。大汗出，热不去，四肢疼，是里热也。四肢疼，经论热也，下利厥逆而恶寒，则里热外寒之证也，非四逆以温散其寒邪，则里热亦不能去也。

夫寒从外侵，首遇皮毛，汗腺顿闭，内热郁蒸，人身之生温机制不停，而不得泄，所以为热病也。盖热乃正气，邪侵则起而抗之，所以为热病也。若设藏本虚损久，谓能迎乘气本虚且寒者，甚则可至藏厥，藏厥者，无阳也，谓正阳之气已尽，纯为寒邪所占有，故不可救，然为数亦少矣。故论曰："热深厥亦深。"热乃正气，厥乃邪气，故热多厥少则愈，谓正已胜邪也。其理颇不难明。《医宗金鉴·瘀血篇》云："病者如热状，烦满，口干燥而渴，其脉反不热，此为阴伏，是瘀血也，当下之，是瘀血伏热在内，而其脉反不热，为阴伏，同一理也。"

二、三阴三阳，乃表里之阴阳，非寒热之阴阳也，三阳病为病在表，三阴病为病在里也。

河间曰："古圣训阴阳为表里，此一经大节目，唯仲景深得其旨趣，厥后朱肱编《活人书》，将阴阳二字释作寒热，此盖之甚也。中间误罣横夭，嗟之何及。《素问》言人之藏府阴阳，藏者为阴，府者为阳。"又曰："夫辨伤寒阴阳之异证者，是以邪热在表，府病为阳，邪热在里，而藏病为阴也，且《素问》伤寒直言热病，诚非寒也。其三篇名曰热论，刺热论，评热病论，逐篇明言为热，毫无寒理。兼《素问》及《灵枢》诸篇，运气造化之理推之，则明为热病，诚非寒也。"又曰："凡世俗所谓阴毒诸证，以《素问》造化验之，皆阳热亢极之证，但言热极深在内，而身表有似阴寒也。经言亢则害，承乃制，若五行之逆，实甚过极，则反似克其己者，是为兼化，如万物热极，反出水液，以火炼金，热极而反似水，是以火极而似水之化也。五行皆然，故肝热甚则出泪，心热甚则出汗，脾热甚则出涎，肺热甚则出涕，肾热甚则生唾，今伤寒为作汗之病气者，乃阳热怫郁，而否极复泰，即热气蒸蒸而汗出也。如天时阳热亢旱，否极而泰，则复为雨，故欲雨则天乃郁热，晴霁则天反凉，人凉则病愈。"云云，其理精确，而后人不知深究，反谓其偏重寒凉，岂特仲景之不幸，实人类之不幸也。西医谓为肠热病，乃略与经旨合，但其治法未备。其治病亦大多为抗热药，又暗与经合焉。冯楚瞻曰："诸病不论虚实，未有不发热者，是矣。惜乎学者，多不深思耳。"

边正方

1965.7.2